全国中医药行业高等教育"十三五"创新教材

中药学专业实验指导

（供中药学专业用）

主　编　郑玉光　王占波　楚　立

中国中医药出版社

·北京·

图书在版编目（CIP）数据

中药学专业实验指导/郑玉光，王占波，楚立主编
. —北京：中国中医药出版社，2017.9（2021.8 重印）
全国中医药行业高等教育"十三五"创新教材
ISBN 978－7－5132－4396－4

Ⅰ.①中…　Ⅱ.①郑…　②王…　③楚…　Ⅲ.①中药学
—实验—中医学院—教材　Ⅳ.①R28－33

中国版本图书馆 CIP 数据核字（2017）第 199338 号

中国中医药出版社出版

北京经济技术开发区科创十三街 31 号院二区 8 号楼
邮政编码　100176
传真　010－64405721
河北品睿印刷有限公司印刷
各地新华书店经销

开本 850×1168　1/16 印张 29.5　字数 664 千字
2017 年 9 月第 1 版 2021 年 8 月第 4 次印刷
书号　ISBN 978－7－5132－4396－4

定价　83.00 元
网址　www.cptcm.com

社长热线　010－64405720
购书热线　010－64065415　010－64065413
微信服务号　zgzyycbs

书店网址　csln.net/qksd/
官方微博　http：//e.weibo.com/cptcm

淘宝天猫网址　http：//zgzyycbs.tmall.com

全国中医药行业高等教育"十三五"创新教材

《中药学专业实验指导》编委会

前　言

人才培养是高等学校的根本任务，"培养什么、怎么培养"始终是高等教育面对的主要问题。《中医药发展战略规划纲要（2016—2030年)》的颁布，标志着中医药发展已列入国家发展战略，其中推进高层次中医药人才培养是重要的组成部分。

依据《本科中药学类专业教学质量国家标准》，中药学专业本科生的总体培养目标可归纳为：培养适应社会主义现代化建设和中医药事业发展需要，具备中医药思维和中国传统文化知识，具备中药学基础理论、基本知识、基本技能，掌握一定的人文社会科学、自然科学科学知识，具有良好思想道德、职业素质、创新创业意识和社会服务能力，具有自主学习和终身学习的能力，具有传承传统中药学理论与技术的能力，能够从事中药生产、检验及药学服务等方面工作，并在中药教育、研究、管理、流通、国际交流及文化传播等行业具备发展潜能的人才。

实验教学是整个中药学教学的重要组成部分，中药学实验教学对中药学专业学生能力的培养具有重要作用。但目前，国内中药学专业实验教学内容，在不同课程之间缺乏紧密联系，有关中药学综合性实验的教材较少。为了加强对中药学专业人才的培养，提高学生动手能力和实践能力，培养学生的创新意识，我们按照河北省实验教学示范中心的建设要求，建立"实践能力与理论知识相结合、以能力培养为核心"的分层次教学体系，编写了本部整合性的实验教材。

本教材内容丰富，突出中药学实验基本技能和基础知识，强调中药学实验的整体性和创新性，注重培养学生的综合实践能力和创新精神。本书适用于本、专科中药学专业实验课的教学，还可作为中药学相关专业师生的参考用书。

郑玉光

2017 年 4 月

编写说明

当今社会对大学生提出了更高的要求，不仅要求掌握基础理论知识，还需要具有能够灵活应用本专业知识的能力，以及适应社会发展和经济建设需要的创新能力。高等中医药院校必须加快教学改革，培养创新型且具有综合能力的人才。对于中药学专业的学生来说，理论是基础，实验操作是灵魂，实验教学是对理论知识的进一步巩固，能够加深学生对专业知识的理解，是培养学生实践能力和创新意识的重要途径。对学生而言是一种探索、是独立发现的过程。

中药学学科是一门实践性很强的学科，中药学实验的操作方法、基本原理和注意事项等对初涉此领域的本科生来说尤为重要。本科生在学习期间除了必须掌握系统的理论知识以外，更重要的是应该主动培养自身对实验设计和研究方法优化选择的意识，开拓科研思路，提高科研素质。为了提高中药学和相关专业学生的实验操作能力，解决在药物研究和质量控制等过程中遇到的大量基础实验操作技能不熟练、不规范、不系统问题，我们组织河北中医学院药学院长期从事实验教学的教师们，在总结以往教学经验的基础上，编写了《中药学专业实验指导》教材。

《中药学专业实验指导》涵盖了中药学专业的所有实验课程，包括无机化学实验、有机化学实验、化学分析实验、物理化学实验、仪器分析实验、中药化学实验、中药分析实验、药用植物学实验、药用植物遗传育种学实验、药用植物生理学实验、药用植物生态学实验、分子生药学实验、中药生物技术实验、药理学实验、土壤肥料学实验、药用植物病虫害防治实验、药用植物栽培学实验、中药鉴定学实验、中药炮制学实验、中药药剂学实验、生物药剂学与药代动力学实验等内容。

本教材包含中药学实验的常规基本操作方法和注意事项，内容极其丰富，将对从事中药学、中药资源与开发等专业的本科生的基本实验操作，具有一定的指导意义和实用参考价值，可作为中药学和中药资源与开发等专业的实验教学教材。

《中药学专业实验指导》编委会

2017 年 6 月

目　录

实验室守则

1. 遵守实验室作息时间，不无故迟到、早退。确因有事不能按时到实验室，须事先向指导老师请假。

2. 非本实验室人员，未经实验室老师许可，不得进入实验室。

3. 未经同意，实验室的仪器设备、用品及实验试剂，不得擅自带走或借出。

4. 按规定取用试剂，厉行节约。使用后，应放回原处，以便他人取用。

5. 注意实验安全，在使用或接触有害试剂时，应按照规定做好防护措施，避免造成人身伤害。

6. 认真做好实验记录，保管好实验资料。离开实验室前，应将实验记录本交由实验室办公室老师登记备案。

7. 使用仪器设备前应进行必要的培训，完成培训后方可自行操作。爱护实验室仪器设备，严禁违规操作。使用设备前，应认真检查该设备是否完好，运行是否正常。如有异常，应及时向有关老师汇报。设备使用完毕后应进行登记，并进行必要的清理。

8. 实验室计算机只能用于查找资料或书写论文。严禁上网聊天，打游戏等。

9. 实验室实行安全、卫生轮流值班制度。值日人员应严格按照规定做好实验室防火、防盗安全检查，并负责保持实验室清洁卫生。

10. 不得在实验室内高声喧哗、打斗、吃零食等。注意实验室清洁卫生，不得随手乱扔、乱放杂物和垃圾。

实验室安全

1. 进入实验室前要摘除首饰，修剪指甲，以免刺破手套。长发应束在脑后，禁止在实验室内穿露脚趾的鞋。

2. 在实验室里工作时，要始终穿着实验服，实验室外禁止穿防护服。当有必要保护眼睛和面部以防实验对象喷溅或紫外线辐射时，必须佩戴护目镜、面罩（带护目镜的面罩）或其他防护用品。

3. 实验室工作区不允许吃、喝、化妆和操作隐形眼镜，禁止在实验室工作区内的任何地方贮存人用食品及饮料。

4. 当实验过程中可能直接或意外接触有传染性的材料时，必须戴上合适的手套。

5. 实验人员在操作完有具有感染性的实验材料后，必须进行"六步法"洗手，方可离开实验室。

6. 实验开始前应检查仪器是否完整无损，装置连接是否正确、稳妥。

7. 实验进行时要密切注意反应进行的情况和装置有无漏气、破裂等现象。

8. 操作有可能发生危险的实验时，要采取适当的安全措施，如戴防护眼镜、面罩、手套等防护设备。

9. 实验中所用的药品，不得随意散失、遗弃。实验中产生的有害气体，应按规定处理，以免污染环境，影响健康。

10. 实验结束后要及时洗手，严禁在实验室吸烟或饮食。

11. 熟悉使用各种安全用具（如灭火器、沙桶以及急救药箱），并妥善保管，不得移作他用或挪动存放位置。

12. 防火引起着火的原因很多，为了防止着火，实验中应注意以下几点。

（1）不能用敞口容器加热和放置易燃、易挥发的化学药品。应根据实验要求和物质的特性，选择正确的加热方法。

（2）尽量防止或减少易燃物气体的外逸。处理和使用易燃物时，应远离明火，注意室内通风，及时将蒸气排出。

（3）易燃、易挥发的废物，不得倒入废液缸和垃圾桶中。量大时，应专门回收处理；量小时，可倒入水池用水冲走，但与水发生猛烈反应者除外。

（4）实验室不得存放大量易燃、易挥发性物质。

（5）有煤气的实验室，应经常检查管道和阀门是否漏气。

（6）一旦发生着火，应沉着镇静地及时采取正确措施，控制事故的扩大。首先，立即切断电源，移走易燃物。然后，根据易燃物的性质和火势采取适当的方法进行扑救。

有机物、少量溶剂（几毫升）着火，可任其烧完。若在小器皿内着火可用湿布或石棉网把着火仪器盖住，使之隔绝空气而灭火。若实验台或地面着火可用沙子或灭火器灭火。绝对不能用口吹，更不能用水浇，这样反而会使火焰蔓延。

电器着火，先切断电源，不可用水冲，然后用二氧化碳灭火器灭火。使用灭火器时，应从火的四周向中心扑灭，并对准火焰的根部灭火。情况紧急应立即报警。

衣服着火　切勿奔跑，轻者应赶快把着火衣服脱下来用水淋熄，重者应立即在地上打滚（以免火焰烧向头部），其他人用防火毯或麻包布之类的东西将其包住，使火焰隔绝空气而熄灭。烧伤严重者应急送医院救治。

13. 防爆

（1）使用易燃易爆物品时，应严格按操作规程操作，要特别小心。

（2）反应过于猛烈时，应适当控制加料速度和反应温度，必要时应采取冷却措施。

（3）在用玻璃仪器组装实验装置之前，要先检查玻璃仪器是否有破损。

（4）常压操作时，不能在密闭体系内进行加热或反应，要经常检查反应装置是否被堵塞。如发现堵塞应停止加热或反应，将堵塞排除后再继续加热或反应。

（5）减压蒸馏时，不能用平底烧瓶、锥形瓶、薄壁试管等不耐压容器作为接收瓶或反应瓶。

（6）无论是常压蒸馏还是减压蒸馏，均不能将液体蒸干，以免局部过热或产生过氧化物而发生爆炸。

14. 防中毒

大多数化学药品都具有一定的毒性。中毒主要是通过呼吸道和皮肤接触有毒物品而对人体造成危害。因此，预防中毒应做到以下几点。

（1）称量药品时应使用工具，不得直接用手接触，尤其是有毒的药品。做完实验后，应彻底清洗双手。任何药品不能用嘴尝。

（2）使用和处理有毒或腐蚀性物质时，应在通风柜中进行或加气体吸收装置，并戴好防护用品。尽可能避免蒸气外逸，以防造成污染。

（3）如发生中毒现象，应让中毒者及时离开现场，到通风好的地方，解开衣扣，严重者应及时送往医院。

15. 防灼伤

皮肤接触了高温、低温或腐蚀性物质后均可能被灼伤。为避免灼伤，在接触这些物质时，最好戴橡胶手套和防护眼镜。发生灼伤时应按下列要求进行处理。

（1）被碱灼伤时，先用大量的水冲洗，然后用 1%～2% 的乙酸或硼酸溶液冲洗，再用水冲洗，最后涂上烫伤膏。

（2）被酸灼伤时，先用大量的水冲洗，然后用 1% 的碳酸氢钠溶液清洗，最后涂上烫伤膏。

（3）被溴灼伤时，应立即用大量的水冲洗，再用酒精擦洗或用 2% 的硫代硫酸钠溶液洗至灼伤处呈白色，然后涂上甘油或鱼肝油软膏加以按摩。

（4）被热水烫伤后，一般在患处涂上红花油，然后擦烫伤膏。

（5）以上这些物质一旦溅入眼睛中，应立即用大量的水冲洗，并及时去医院治疗。

16. 防割伤

（1）有机实验中主要使用玻璃仪器。使用玻璃仪器时，最基本的原则是：不能对玻璃仪器的任何部位施加过度的压力。

（2）发生割伤后，应将伤口处的玻璃碎片取出，再用生理盐水将伤口洗净，小伤口涂上碘酒或贴创可贴，若割破静（动）脉血管，流血不止时，应先止血。具体方法是：在伤口上方约 5～10cm 处用绷带扎紧或用双手掐住，然后再进行处理或送往医院。

（3）为处理事故需要，实验室应备有急救箱，内置以下物品：①纱布、橡皮膏、药棉、创可贴、医用镊子、剪刀等。②消炎粉、烫伤油膏、玉树油或鞣酸油膏、凡士林等。③醋酸溶液（2%）、硼酸溶液（1%）、碳酸氢钠溶液（1%及饱和）、酒精、甘油、龙胆紫、碘酒等。

17. 使用浓酸、浓碱以及其他腐蚀性试剂时，切勿溅在皮肤和衣物上。涉及浓硝酸、盐酸、硫酸、高氯酸、氨水等的操作，均应在通风橱内进行。夏天开启浓氨水、盐酸时一定先用自来水将其冲冷却，再打开瓶盖。使用汞、汞盐、砷化物、氰化物等剧毒品时，要实行登记制度，取用时要特别小心，切勿泼洒在实验台面和地面上，用过的废物、废液切不可乱扔，应分别回收、集中处理。实验中的其他废物、废液也要按照环保的要求妥善处理。

18. 每日工作完毕后，所有操作台面及实验设备等等必须擦拭、消毒。离开实验室时，应仔细检查水、电、气、门窗是否关好。

学生实验守则

实验课是育人成才的重要教学环节，为提高教学质量，取得良好的实验教学效果，实验课要求学生必须做到以下几点。

1. 理解实验的教学目的和要求，课前认真阅读教材和有关资料，按教师要求做好实验前各项准备工作。否则不能进入实验室做实验。

2. 进行实验时，应认真操作，细致观察，注意理论联系实际，用已学的知识判断、理解、分析和解决实验中所观察到的现象和所遇到的问题，注意提高分析问题和解决问题的实际能力。

3. 实验操作中要认真遵守操作规程，养成良好的实验室工作习惯。

4. 依据实验要求，如实而有条理地记录实验现象和所得数据，不得抄袭或弄虚作假。

5. 要有良好的实验室工作道德，爱护集体，关心他人。

6. 注意执行实验室各项安全规定，节约水电、药品，爱护实验器材。

7. 遵守实验室各项规章制度，实验课不得迟到或早退。

8. 实验完成后要注意分析讨论实验成败的原因，及时总结经验教训，不断提高实验操作能力。要认真书写实验报告，实验报告的字迹要工整，图表要清晰，并按时交老师批阅。

实验动物使用安全守则

实验动物作为科学实验对象大大推动了生命科学的发展，特别是医学的发展。虽然目前开始将一些动物模型以外的细胞、组织、器官以及基因材料用于科学研究和教学实验，但这些模型和材料不能完全模仿和替代人体或动物机体的复杂生理环境。因此，仍需要使用活的动物进行实验，以进一步促进与人类和动物健康相关的生命科学发展。

医学实验动物要求经过科学的育种、繁殖，遗传背景清楚，携带的微生物和寄生虫状况明确；因此，对其保护和使用也有严格的要求，一般应遵循以下原则。

1. 实验动物的饲养、使用应遵守国家的法律和规定。

2. 使用实验动物应目的明确，理由充分。不要盲目使用，造成不必要的伤害和浪费。

3. 使用动物应有种类和数量限制，数量满足统计学的要求即可。

4. 完善操作规程，避免或减轻因实验操作对动物造成的不适和痛苦。可使用适当的镇静、镇痛或麻醉方法；禁止不必要的重复；禁止在非麻醉状态下进行手术。

5. 严格按程序实施实验后动物的处理，包括麻醉、实验后的护理或实施安乐死。

6. 实验动物应有良好的生活条件，包括饲养环境、符合要求的饲料及细心地饲养。

7. 实验人员应接受实验动物的基本知识和操作技能的培训。

第一章　无机化学实验 ▷▷▷

实验一　化学实验报告的书写方法

正确书写实验报告是实验教学的主要内容之一，也是基本技能训练的需要。因此，完成实验报告的过程，不仅仅是学习能力、书写能力、灵活运用知识能力的培养过程，而且也是培养基础科研能力的过程。因此，必须完整准确、严肃认真地如实填写实验报告。

一、实验报告的要求

一份完善的实验报告应包括以下 6 个部分。

1. 实验目的　简述实验的目的要求。

2. 实验原理　简要地说明与实验有关的基本原理、性质、主要反应式及定量测定的方法原理。

3. 实验内容　对于实验现象记录与数据记录，按照实验指导用书的要求，要尽量使用表格、框图、符号等形式表示，如 5 滴简写为"5d"，加试剂用"＋"，加热用"△"，黄色沉淀用"↓黄"、棕红色气体放出用"↑棕红"表示，试剂名称和浓度则分别用化学符号表示。内容要具体详实，记录要表达准确，数据要完整真实。

4. 解释、计算与结论　对实验记录要做出简要的解释或者说明，要求做到科学严谨、简洁明确，写出主要化学反应、离子反应方程式；数据计算结果可列入表格中，但计算公式、过程等要在表下举例说明；按需要分标题小结或最后得出结论或结果。

5. 问题与讨论　主要针对实验中遇到的较难问题提出自己的见解；定量实验则应分析出现误差的原因，对实验的方法、内容等提出改进意见。

6. 思考题　完成实验思考题。

二、实验报告的基本格式

实验报告的具体格式因实验类型而异，但大体应遵循一定的格式，常见的可分为物质性质实验报告、定量测定实验报告、物质合成制备实验报告三种类型，具体格式示例如下，仅供参考，但不希望千篇一律地机械模仿。鼓励同学们发挥创造能力，结合实验内容写出具有自己风格的实验报告。

（一）性质实验报告

实验序号、名称（如实验二　电解质溶液）

一、实验目的

（略）

二、实验原理

（略）

三、实验内容

1. 强弱电解质比较

实验步骤	实验现象	解释及反应方程式	结论
HCl HAc	pH = pH =	$HCl \Longrightarrow H^+ + Cl^-$ $HAc \Longrightarrow H^+ + Ac^-$	HCl 是强电解质 HAc 是弱电解质
HCl + Zn HAc + Zn	有大量气体产生 有气体产生	$2HCl + Zn \Longrightarrow ZnCl_2 + H_2$ $2HAc + Zn \Longrightarrow ZnAc_2 + H_2$	

2. ⋯⋯

四、讨论

（略）

五、思考题

（略）

实验成绩_____　　　　　　　　　　指导教师（签名）_____

（二）定量测定实验报告

实验序号、名称（如实验四　醋酸电离度和电离平衡常数的测定）

一、实验目的

（略）

二、实验方法原理

（略）

三、实验内容

1. 配制不同浓度的 HAc 溶液　在三个 25mL 的容量瓶中，分别用吸量管准确移取 12.50、5.00、2.50mL 的 0.1mol/L HAc 溶液，加蒸馏水稀释至刻度，摇匀备用。

2. 测定 HAc 的 pH 值　取四个干燥洁净的小烧杯，将已配制的溶液分别倒入其中。另一个烧杯取 0.1mol/L HAc 溶液，用酸度计测定各溶液的 pH 值，将测得的数据填入下表。

四、数据记录、处理与结果（可用数据列表、作图等方式）

HAc 溶液	C_{HAc}	pH	C_{H^+}	α	$K_\alpha^\ominus$
$C/20$					
$C/10$					
$C/2$					
C					

实验平均值：$K_\alpha^\ominus =$ 相对误差 $= \dfrac{K_\alpha^\ominus - K_{\alpha理}^\ominus}{K_{\alpha理}^\ominus} \times 100\%$

五、误差与讨论

（略）

六、思考题

（略）

实验成绩_____   指导教师（签名）_____

（三）合成制备实验报告

实验序号、名称（如实验七 药用氯化钠的制备）

一、实验目的

（略）

二、实验原理

粗食盐中含有有机物、不溶性杂质（如炭化物、泥沙等）和可溶性杂质（如 SO_4^{2-}、Ca^{2+}、Mg^{2+}、Fe^{3+}、K^+、Br^-、I^- 等离子）。通过爆炒炭化及溶解、过滤的方法可除去有机物及不溶性杂质。可溶性杂质 SO_4^{2-}、Ca^{2+}、Mg^{2+}、Fe^{3+} 离子等可通过化学方法除去，反应方程式如下：

$$Ba^{2+} + SO_4^{2-} == BaSO_4 \downarrow$$

$$Ca^{2+} + CO_3^{2-} == CaCO_3 \downarrow$$

$$2Mg^{2+} + CO_3^{2-} + 2OH^- == Mg_2(OH)_2CO_3 \downarrow$$

$$CO_3^{2-} + 2H^+ == H_2O + CO_2 \uparrow$$

三、实验步骤

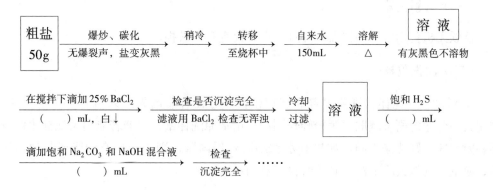

产物的颜色形态：

称重：NaCl 重（g）

$$产率 = \frac{实际产量}{理论产量} \times 100\%$$

四、讨论

（略）

五、思考题

（略）

实验成绩_____　　　　　　　　　　指导教师（签名）_____

实验二　仪器的认领和基本操作训练

【实验目的】

1. 认领常用的仪器。

2. 练习清洗仪器。

3. 通过粗食盐的提纯熟悉固体的取用、称量，量筒的使用，固体的加热溶解，常压过滤，减压过滤，蒸发，结晶等基本操作。

【仪器、试剂及其他】

1. 仪器　电子天平（1 台），量筒（50mL、100mL），滴管，玻璃棒，药匙，烧杯（100mL），研钵，洗瓶，酒精灯（或煤气灯），铁圈，石棉网，玻璃漏斗，铁架，蒸发皿，表面皿，布氏漏斗，抽滤瓶，铁夹，移液管，吸耳球，容量瓶，滴定管，锥形瓶，水浴锅，试管及试管夹，试管架，离心试管，试管刷，坩埚及泥三角，点滴板（黑、白）。

2. 试剂　粗食盐，洗液，酒精。

3. 其他　滤纸，火柴，蒸馏水。

【实验内容】

（一）认领仪器

认领无机化学常用的仪器，并且清点，检查有无破损。

（二）清洗仪器

1. 对试管、烧杯、量筒等普通玻璃仪器，可在容器内先加入量程 1/3 的自来水，选用大小合适的刷子蘸取去污粉轻轻刷洗。用水冲洗杯壁，仪器若能均匀地被水润湿而不黏附水珠，则洗涤干净。如果有水珠黏附容器内壁，则表明仍有油脂或其他垢迹污染，应重新洗涤去除油污。必要时再用蒸馏水冲洗 2～3 次。

2. 在进行精确定量实验时，一些容量仪器的洗净程度要求较高，而且这些仪器形状又较特殊，不宜用刷子刷洗，因此常用洗液进行洗涤，再用自来水冲洗干净后，最后用蒸馏水冲洗 2～3 次。

把洗净的仪器倒置片刻，整齐地放在实验柜内，柜内铺上白纸，将洗净的烧杯、蒸发皿、漏斗等倒置在纸上，试管、离心试管、小量筒等倒置在试管架上晾干。

（三）粗食盐的提纯

在托盘天平的左右托盘上放置两张大小相同的纸，然后用药匙取 5g 的粗食盐放在左盘上，砝码放在右盘上，加减砝码直至两边平衡，此时指针在刻度尺中间停止不动。盘上砝码的质量即为称量粗食盐的质量。将已称取的粗食盐放在研钵中研磨为均匀的粉末，倒入烧杯中，用量筒量取 20mL 蒸馏水，用玻璃棒轻轻搅拌为加速溶解常用加热的办法。一般在三脚架上面放置石棉网，然后将烧杯置于石棉网上，在网下用酒精灯（或煤气灯）加热，同时搅拌，直到沸腾为止。移去酒精灯，将烧杯连同石棉网置于实验台上，加盖表面皿，静置澄清。对澄清过的食盐溶液和不溶物进行过滤。将不溶物用少量蒸馏水洗涤 2～3 次弃去，留滤液备用。将滤液倒入干燥的洁净蒸发皿内，滤液不能超过蒸发皿容积的 2/3，以免溶液沸腾时向外飞溅。将此蒸发皿移置于装有石棉网的三脚架上，下面用酒精灯加热，当加热浓缩到蒸发皿底部出现结晶时，立即用玻璃棒搅拌，当快要蒸干时，应用干燥清洁的玻璃漏斗盖住，并撤去酒精灯，稍冷后减压过滤，分离得到纯净干燥的食盐晶体。[减压过滤所用的仪器是吸滤瓶和布氏漏斗，把食盐晶体与浓缩液转移至布氏漏斗中进行抽滤。过滤完毕，应先把连接吸滤瓶的橡皮管拔下，再关闭水龙头（或停真空泵），以防倒吸]。然后用药匙取出晶体，用托盘天平（精确到 0.1g）称重，计算产率。

【实验注意事项】

1. 洗液有强腐蚀性，使用时要小心，使用完毕后，应倒入废物缸，不要倒进水槽。

2. 使用酒精灯时应注意以下几点。

（1）装酒精必须在熄灯时用漏斗倒入，而且酒精量不得超过灯身容积的 3/4。

（2）点燃酒精灯时，必须用火柴或打火机点燃，不许用酒精灯点燃另一酒精灯，以免发生火灾或其他事故。

（3）不用时或用完后，要随手盖上灯罩，以免酒精挥发。具体操作是盖熄后再打开片刻，然后再盖上。熄灯时，不可用嘴吹。

（4）调节火焰时，应先熄灯，用镊子夹住灯芯进行调节，灯芯不能塞得太紧，发现灯口破裂时不能使用，以免发生火灾、爆炸。

（5）在浓缩结晶时，不能把母液蒸干。

（6）减压过滤完毕后应先把连接吸滤瓶的橡皮管拔下，然后关闭水龙头（或真空泵），以防倒吸。

【预习要求】

1. 掌握实验课学生守则、实验要求、实验室工作准则。
2. 掌握无机化学实验常用仪器简介。
3. 掌握无机化学实验技能及基本操作。

【思考题】

1. 洗液如何配制？怎样洗涤玻璃量器？使用洗液时要注意什么？
2. 在使用煤气灯时为什么有时会出现火焰缩至管内的现象？为什么有时又会出现火焰在灯管上空燃烧的现象？产生上述现象后如何处理？
3. 在减压过滤装置中，安全瓶的作用是什么？

实验三　电解质溶液

【实验目的】

1. 了解弱电解质溶液电离的差别及同离子效应。
2. 了解缓冲溶液的配制及其性质。
3. 了解盐类的水解反应及抑制水解的方法。
4. 了解难溶电解质的沉淀溶解平衡及溶度积原理的应用。
5. 学习离心分离和 pH 试纸的使用等基本操作。

【实验原理】

（一）弱电解质的电离平衡及同离子效应

若 AB 为弱酸或弱碱，则在水溶液中存在下列平衡：

$$AB \rightleftharpoons A^- + B^+$$

达到平衡时，各物质浓度关系满足 $K^\ominus = [A^+][B^-]/[AB]$，$K^\ominus$ 为电离平衡常数。

在此平衡体系中，如加入含有相同离子的强电解质，则增加 A 或 B 离子的浓度，则平衡向生成 AB 分子的方向移动，使弱电解质的电离度降低，这种效应叫做同离子效应。

（二）缓冲溶液

弱酸及其盐（例如 HAc 和 NaAc）或弱碱及其盐（例如 $NH_3 \cdot H_2O$ 和 NH_4Cl）的混合溶液，能在一定程度上对少量外来的强酸或强碱起缓冲作用，即加入少量弱酸、弱碱及其盐溶液稀释时，此混合溶液的 pH 值变化不大，这种溶液称为缓冲溶液。

（三）盐类的水解反应

盐类的水解反应是由组成盐的离子和水电离出来的 H^+ 和 OH^- 作用生成弱酸或弱碱

的反应过程。水解反应产生的水溶液往往显酸性或碱性。例如：

1. 弱酸强碱所形成的盐（如 NaAc）水解时溶液显碱性。

2. 强酸弱碱所生成的盐（如 NH_4Cl）水解时溶液显酸性。

3. 对于弱酸弱碱所生成的盐的水解，则视生成的弱酸与弱碱的相对强弱而定。例如 NH_4Ac 溶液几乎为中性，而 $(NH_4)_2S$ 溶液呈碱性。通常水解后生成的酸或碱越弱，则盐的水解度越大。水解反应是吸热反应，加热能促进水解作用。通常情况下，溶液的浓度及 pH 值的变化也会影响水解。

（四）沉淀溶解平衡、溶度积规则

1. 溶度积　在难溶电解质的饱和溶液中，未溶解的固体及溶解的离子间存在着多相平衡，即沉淀溶解平衡。如：

$$PbI_2 \Longrightarrow Pb^{2+} + 2I^-$$

$$K_{sp,PbI_2}^{\ominus} = [Pb^{2+}][I^-]^2$$

$K_{sp}^{\ominus}$ 表示在难溶电解质的饱和溶液中难溶电解质的离子浓度（以其系数为指数）的乘积，叫做溶度积常数，简称溶度积。

根据溶度积规则，可以判断沉淀的生成和溶解，例如：

$[Pb^{2+}][I^-]^2 > K_{sp,PbI_2}^{\ominus}$，有沉淀析出或溶液过饱和。

$[Pb^{2+}][I^-]^2 = K_{sp,PbI_2}^{\ominus}$，溶液恰好饱和或称达到沉淀平衡。

$[Pb^{2+}][I^-]^2 < K_{sp,PbI_2}^{\ominus}$，无沉淀析出或沉淀溶解。

2. 分步沉淀　有两种或两种以上的离子都能与加入的某种试剂（沉淀剂）反应生成难溶电解质时，沉淀的先后顺序决定于所需沉淀剂离子浓度的大小。所需沉淀剂离子浓度较小的先沉淀，所需沉淀剂离子浓度较大的后沉淀。这种先后沉淀的现象叫做分步沉淀。例如，往含有 Cu^{2+} 和 Cd^{2+} 混合液中（若 Cu^{2+}、Cd^{2+} 离子浓度相差不太大）加入少量沉淀剂 Na_2S，由于 $K_{sp,CuS}^{\ominus} < K_{sp,CdS}^{\ominus}$，$Cu^{2+}$ 与 S^{2-} 的离子浓度乘积将先达到的溶度积 $K_{sp,CuS}^{\ominus}$，先沉淀析出黑色 CuS，继续加入 Na_2S，达到 $[Cd^{2+}][S^{2-}] > K_{sp,CdS}^{\ominus}$ 时，黄色 CdS 才沉淀析出。

3. 沉淀的转化　使一种难溶电解质转化为另一种难溶电解质，即把一种沉淀转化为另一种沉淀的过程，叫做沉淀的转化。一般来说，溶度积较大的难溶电解质容易转化为溶度积较小的难溶电解质。

【仪器、试剂及其他】

1. 仪器　试管，试管架，试管夹，离心试管，小烧杯（50mL、100mL），量筒（10mL），洗瓶，点滴板，玻璃棒，酒精灯（或水浴锅），离心机。

2. 试剂

（1）酸：HAc（0.1mol/L、1mol/L、2mol/L），HCl（0.1mol/L、2mol/L、6mol/L）。

（2）碱：$NH_3 \cdot H_2O$（2mol/L），NaOH（0.1mol/L）。

（3）盐：$AgNO_3$（0.1mol/L），$Al_2(SO_4)_3$（0.1mol/L），K_2CrO_4（0.1mol/L），KI（0.1mol/L），$MgCl_2$（0.1mol/L），CH_3COONa（0.5mol/L），NaCl（0.1mol/L），Na_2CO_3（0.1mol/L），$Pb(NO_3)_2$（0.001mol/L），NH_4Cl（饱和，固体），Na_3PO_4（0.1mol/L），$NaHPO_4$（0.1mol/L），Na_2HPO_4（0.1mol/L），$SbCl_3$（固体）。

3. 其他　锌粒，甲基橙（0.1%），酚酞（1%），pH 试纸。

【实验内容】

（一）强弱电解质溶液的比较

1. 在 2 支试管中分别加入少量 0.1mol/L HCl 和 0.1mol/L HAc，用 pH 试纸测定两溶液的 pH 值，并与计算值相比较。

2. 在 2 支试管中分别加入 1mL 0.1mol/L HCl 和 0.1mol/L HAc 溶液，再分别加入 1 小颗锌粒（可用砂纸擦去表面的氧化层），并用酒精灯（或水浴）加热试管，观察哪支试管中产生氢气的反应比较剧烈。

由实验结果比较 HCl 和 HAc 的酸性有何不同？为什么？

（二）同离子效应

1. 取 2 支试管，各加入 1mL 蒸馏水，2 滴 2mol/L $NH_3 \cdot H_2O$ 溶液，再滴入 1 滴酚酞溶液，混合均匀观察溶液显什么颜色。在 1 支试管中加入 1/4 勺固体氯化铵，摇荡使之溶解，观察溶液的颜色，并与另 1 支试管中的溶液颜色比较。

根据以上实验指出同离子效应对电离度的影响。

2. 取 2 支小试管，各加入 5 滴 0.1mol/L $MgCl_2$ 溶液，其中 1 支试管中再加入 5 滴饱和氯化铵溶液，然后分别在两支试管中加入 5 滴 2mol/L 氨水，观察 2 支试管中发生的现象有何不同？写出有关反应式并说明原因。

（三）缓冲溶液的配制和性质

1. 两支试管中各加入 3mL 蒸馏水，用 pH 试纸测定其 pH 值，再分别加入 5 滴 0.1mol/L HCl 或 0.1mol/L NaOH 溶液，分别测定其 pH 值。

2. 在 1 个小烧杯中，加入 1mol/L 的 HAc 和 1mol/L 的 NaAc 溶液各 5mL（用量筒准确量取），用玻璃棒搅匀，配制成 HAc – NaAc 缓冲溶液。用精密 pH 试纸测定该溶液的 pH 值并与计算值比较。

3. 取 3 支试管，分别加入此缓冲溶液 3mL，然后分别加入 5 滴 0.1mol/L HCl、0.1mol/L NaOH 溶液及 5 滴蒸馏水，再用精密 pH 试纸分别测定其 pH 值。与原来缓冲溶液的 pH 比较，pH 值有何变化？

比较实验情况，并总结缓冲溶液的性质。

（四）盐类的水解和影响盐类水解的因素

1. 盐的水解与溶液的酸碱性　在 3 支试管中分别加入少量 1mol/L Na_2CO_3、NaCl、

$Al_2(SO_4)_3$ 溶液，用 pH 试纸测其酸碱性。写出水解的离子方程式，并解释之。

在 3 支试管中分别加入少量 0.1mol/L Na_3PO_4、Na_2HPO_4、NaH_2PO_4 溶液，用 pH 试纸测其酸碱性。酸式盐是否都呈酸性，为什么？

2. 影响盐类水解的因素

（1）温度对水解的影响：在 2 支试管中分别加入 1mL 0.5mol/L NaAc 溶液，并各加入 3 滴酚酞溶液，将其中 1 支试管用酒精灯（或水浴）加热，观察颜色的变化。冷却后颜色有何变化？为什么？

（2）相互水解：取 2 支试管，分别加入 3mL 0.1mol/L Na_2CO_3 溶液及 2mL 0.1mol/L $Al_2(SO_4)_3$ 溶液，先用 pH 试纸分别测其 pH 值，然后混合。观察有何现象？写出反应的离子方程式。

（五）溶解积原理的应用

1. 沉淀的生成 在 1 支试管中加入 1mL 0.1mol/L $Pb(NO_3)_2$ 溶液，再逐渐加入 1mL 0.1mol/L KI 溶液，观察沉淀的生成和颜色。

在另 1 支试管中加入 1mL 0.001mol/L $Pb(NO_3)_2$ 溶液，再逐渐加入 1mL 0.001mol/L KI 溶液，观察有无沉淀生成。

试以溶度积原理解释以上现象。

2. 分步沉淀 在离心试管中加入 3 滴 0.1mol/L NaCl 溶液和 1 滴 0.1mol/L K_2CrO_4 溶液，稀释至 1mL 摇匀后逐滴加入数滴（1～5 滴以内）0.1mol/L $AgNO_3$ 溶液（边摇边加）。当滴入 $AgNO_3$ 后，振摇使砖红色沉淀转化为白色沉淀较慢时，离心沉淀，观察生成的沉淀的颜色（注意沉淀和溶液颜色的差别）。再往清液中滴加数滴 0.1mol/L $AgNO_3$ 溶液，会出现什么颜色的沉淀？试根据沉淀颜色的变化（并通过有关溶度积的计算），判断哪一个难溶电解质先沉淀。

3. 沉淀的溶解 在试管中加入 2mL 0.1mol/L $MgCl_2$ 溶液，并滴入 2mol/L $NH_3 \cdot H_2O$ 溶液，观察沉淀的生成。再向此溶液中加入少量 NH_4Cl 固体，摇荡，观察原有沉淀是否溶解，用离子平衡移动的观点解释上述现象。

4. 沉淀的转化 在离心试管中加入 0.1mol/L $Pb(NO_3)_2$ 和 1.0mol/L NaCl 溶液各 10 滴。离心分离，弃去上层清液，向沉淀中滴加 0.1mol/L KI 溶液并搅拌，观察沉淀的颜色变化。说明原因并写出有关反应方程式。

【实验注意事项】

1. 用 pH 试纸测定溶液的性质时，方法是将一小片试纸放在干净的点滴板上，用洗净的玻璃棒蘸取待测溶液，滴在试纸上，观察其颜色的变化。注意，不要把试纸投入被测试液中测试。

2. 取用液体试剂时，严禁将滴瓶中的滴管伸入试管内，或用试验者的滴管到试剂瓶中吸取试剂，以免污染试剂。取用试剂后，必须把滴管放入试剂瓶中，不可置于实验台上，以免弄混交叉污染试剂。

3. 用试管盛液体加热时，液体量不能过多，一般以不超过试管体积的 1/3 为宜。试管夹应夹在距管口 1～2cm 处，然后斜持试管，从液体的上部开始加热，再过渡到试管下部，并不断地晃动试管，以免由于局部过热，液体喷出或受热不均使试管炸裂。加热时，应注意试管口不能朝向别人或自己。

4. 正确使用离心机，注意保持平衡，调整转速时不要过快。

5. 操作时注意试剂的用量，否则观察不到现象。

6. 使用酒精灯时应注意安全。

7. 锌粒回收至指定容器中。

【预习要求】

1. 复习电离平衡、同离子效应、缓冲原理及缓冲溶液的配制、盐类的水解及沉淀的生成和溶解等基本概念和原理。

2. 预习固体、液体试剂的取用，试管实验操作，试纸的使用，沉淀的分离与洗涤，离心机的使用等内容，掌握操作要点。

【思考题】

1. 试解释为什么 Na_2HPO_4、NaH_2PO_4 均属酸式盐，但前者的溶液呈弱碱性，后者却呈弱酸性？

2. 同离子效应对弱电解质的电离度和难溶电解质的电离度各有什么影响？

3. 使用离心机应注意什么？

4. 沉淀的溶解和转化的条件是什么？

附：离心机的使用注意事项

1. 离心管放入金属导管中，位置要对称，重量要平衡，否则易损坏离心机的轴。如果只有 1 只离心管的沉淀需要进行分离，可取另 1 只空的离心管，盛以相应质量的蒸馏水，然后把离心管分别对称地装入离心机的套管中，以保持平衡。

2. 离心时间和转速由沉淀的性质来决定。结晶形的紧密沉淀，转速 1000r/min，1～2分钟后即可停止。无定形的疏松沉淀，沉降时间要长些，转速可提高到2000r/min。如果经 3～4 分钟后仍不能使其分离，则应设法（如加入电解质或加热等）促使沉淀沉降，然后再进行离心分离。

实验四　碳酸钠溶液的配制和浓度标定的训练

【实验目的】

1. 了解配制一定浓度的溶液的方法。

2. 了解用滴定法测定溶液浓度的原理和操作方法。

3. 学习滴定管的使用。

【实验原理】

配制一定浓度的溶液的方法有多种，一般是根据溶质的性质而定。某些易于提纯而性质稳定的物质（如 Na_2CO_3 等），可以精确称取其纯晶体，并通过容量瓶等仪器直接制成所需的一定体积的准确浓度的溶液。某些不易提纯的物质（如 NaOH 等），可先配制近似浓度，然后用已知浓度的标准溶液来测定配制溶液的浓度。

溶液浓度的滴定：用移液管或滴定管准确量取一定体积的待测溶液，然后由滴定管逐滴放出已知准确浓度的标准溶液，使它们相互作用达到反应的计量点，并由此计算出待测溶液的浓度，这种操作称为滴定。

反应终点通常是利用指示剂来确定的，指示剂应能在反应计量点附近有明显的颜色变化。本实验是用 HCl 溶液滴定 Na_2CO_3 溶液，可用甲基橙作指示剂，甲基橙在碱性溶液中是黄色，在酸性溶液中是红色。刚开始滴定时，由于 Na_2CO_3 水解后显碱性，甲基橙在 Na_2CO_3 溶液中是黄色，当全部 Na_2CO_3 溶液与 HCl 溶液作用完毕时，只要有 1 滴过量的 HCl 溶液，甲基橙即由黄色变为橙色，表明此时该反应已达到反应的计量点。该滴定反应的反应式为：

$$Na_2CO_3 + 2HCl \rlap{=}{=} 2NaCl + CO_2 \uparrow + H_2O$$

由于 HCl 溶液的浓度、体积及 Na_2CO_3 溶液的体积都是已知的，则 Na_2CO_3 溶液的浓度即可求出。

$$C_{Na_2CO_3} = \frac{1}{2} \times \frac{C_{HCl} \cdot V_{HCl}}{V_{Na_2CO_3}}$$

【仪器、试剂及其他】

1. 仪器 量筒（250mL），酸式滴定管（50mL），移液管（25mL），吸耳球，洗瓶，滴定台（或铁架台），托盘天平，滴定管夹（蝴蝶夹），烧杯（400mL）玻璃棒，锥形瓶 3 个。

2. 试剂 分析纯无水 Na_2CO_3 溶液，甲基橙指示剂，HCl 标准溶液（0.1000mol/L 左右）。

【实验内容】

（一）Na_2CO_3 溶液的配制

本溶液只配成近似浓度，用托盘天平称 1.3～1.4g Na_2CO_3（准确至小数点后第一位），置于 400mL 烧杯中，用 250mL 量筒量取蒸馏水 250mL，并沿玻璃棒倒入烧杯中，注意不要过急以免外溢，用玻璃棒搅拌使 Na_2CO_3 溶解并混合均匀，备用。

（二）酸式滴定管的准备

先将滴定管用自来水冲洗，并检查是否漏液、旋塞转动是否灵活。如漏液，应卸下旋塞，洗净，擦干，重新涂上凡士林，直至检查不漏液为止。再将酸式滴定管用蒸馏水洗净，并以 HCl 标准溶液荡洗 3 次，注意旋塞及旋塞下部也应洗净。加入 HCl 标准溶液，调整液面凹处在滴定管"零"刻度线作为起点读数。

（三）Na$_2$CO$_3$溶液浓度标定

取 1 支洁净的 25mL 移液管，先用蒸馏水荡洗 3 次，再用移液管吸取少量所配的 Na$_2$CO$_3$溶液荡洗 3 次。用洗净的移液管，准确移取 25.00mL Na$_2$CO$_3$溶液，至锥形瓶中，加入 1 滴甲基橙指示剂，边摇动锥形瓶边滴加 HCl 标准溶液，至甲基橙由黄色变为橙色，反应到达终点，停止滴加 HCl 标准溶液（临近终点前应使用洗瓶以少量蒸馏水冲洗瓶壁以保证 Na$_2$CO$_3$滴定准确），并记下此时滴定管中 HCl 标准溶液的液面凹处位置（此数值减去起点读数记为本次滴定所用 HCl 标准溶液的体积）。

再重复滴定 2 次，每次从"零"刻度线开始，3 次滴定所用 HCl 标准溶液的体积，相差不超过 0.1mL（超过应重新滴定），取平均值记为 HCl 标准溶液的体积。

【注意事项】

注意，滴定时一定要逐滴加入 HCl 标准溶液，并且要边摇动锥形瓶边滴加 HCl 标准溶液，以免 HCl 溶液局部浓度过高，或加入 HCl 过量，造成"滴过"。

【预习要求】

1. 预习玻璃量器的使用和托盘天平的使用。
2. 预习酸碱滴定的基本原理。
3. 预习实验的大概步骤及注意事项。

【思考题】

怎样洗涤滴定管、移液管？为什么要在使用前用标准溶液荡洗？锥形瓶是否也应如此操作？

实验五　醋酸电离度和电离平衡常数的测定

【实验目的】

1. 测定醋酸的电离度和电离平衡常数。
2. 学习使用 pH 计。
3. 掌握容量瓶、移液管、滴定管基本操作。

【实验原理】

醋酸是弱电解质，在溶液中存在下列平衡：

$$HAc \rightleftharpoons H^+ + Ac^-$$

$$K_\alpha^\ominus = [H^+][Ac^-]/[HAc] = C\alpha^2/(1-\alpha)$$

式中：$[H^+]$、$[Ac^-]$、$[HAc]$ 分别是 H^+、Ac^-、HAc 的平衡浓度；C 为醋酸的起使浓度；$K_\alpha^\ominus$ 为醋酸的电离平衡常数。通过对已知浓度的醋酸的 pH 值的测定，按 $pH = -\lg[H^+]$ 换算成 $[H^+]$，根据电离度 $\alpha = [H^+]/C$，计算出电离度，再代入上式，即可求得电离平衡常数。

【仪器、试剂及其他】

1. 仪器 移液管，吸量管，容量瓶，烧杯，锥形瓶，碱式滴定管，铁架，滴定管夹，吸气橡皮球，pH 计。

2. 试剂 0.1mol/L HAc 溶液，标准缓冲溶液（pH = 6.86，pH = 4.01），酚酞指示剂，标准 0.1mol/L NaOH 溶液。

【实验内容】

（一）0.1mol/L 醋酸溶液的配制

取 6mol/L HAc 溶液 3.3mL 置于 250mL 烧杯中，加水稀释至 200mL，即得。

（二）醋酸溶液浓度的标定

用移液管吸取 25mL 0.1mol/L HAc 溶液 3 份，分别置于 3 个 250mL 锥形瓶中，各加 2 滴酚酞指示剂。分别用标准 NaOH 溶液滴定至溶液呈现微红色，半分钟不褪色为止，记下所用 NaOH 溶液的体积。从而求得 HAc 溶液的精确浓度（保留四位有效数字）。

（三）配制不同浓度的醋酸溶液

用移液管和吸量管分别取 25mL、5mL、2.5mL 已标定过浓度的 HAc 溶液于 3 个 50ml 容量瓶中，用蒸馏水稀释到刻度，摇匀，并求出各份稀释后的醋酸溶液的精确浓度（保留四位有效数字）。

（四）测定醋酸溶液的 pH 值

取 4 个干燥的 50mL 烧杯，分别取 30~40mL 上述 3 种浓度的 HAc 溶液及未经稀释的 HAc 溶液，浓度由低到高分别用 pH 计测定其 pH 值（保留三位有效数字），并记录室温。

（五）计算电离度与电离平衡常数

根据 4 种醋酸溶液的浓度和 pH 值计算电离度和电离平衡常数。

【数据记录和结果】

1. 醋酸溶液浓度的标定

滴定序号	1	2	3
标准 NaOH 溶液浓度（mol/L）			
所取 HAc 溶液的量（mL）			
标准 NaOH 溶液的用量（mL）			
实验测定 HAc 的测定值			
溶液精确浓度的平均值			

2. 醋酸溶液的 pH 值测定及 $K_\alpha^\ominus$、α 的计算，$t = $_____℃

醋酸溶液编号	C_{HAc}（mol/L）	pH	［H^+］（mol/L）	α（%）	$K_\alpha^\ominus$
1（$C/20$）					
2（$C/10$）					
3（$C/2$）					
4（C）					

【预习要求】

1. 认真预习电离平衡常数与电离度的计算方法，以及影响弱酸电离平衡常数与电离度的因素。

2. pH 计的型号不同，其使用方法也略有区别，使用前应认真预习，熟悉实验所用型号的 pH 计的使用方法。

【思考题】

1. 标定 HAc 浓度时，可否用甲基橙作指示剂？为什么？

2. 当 HAc 溶液浓度变小时，［H^+］、α、如何变化？$K_\alpha^\ominus$ 值是否随醋酸溶液浓度变化而变化？

3. 如果改变所测溶液的温度，则电离度和电离常数有无变化？

附：phs-3c 型酸度计使用方法

1. 开机前准备　电极梗旋入电极梗插座，调节电极夹到适当位置。把复合电极夹在电极夹上，取下电极前端的电极套。并用蒸馏水清洗电极，清洗后用滤纸吸干。

2. 开机　将电源线插入电源插座，按下电源开关，电源接通后，指示灯亮，屏幕出现读数（与数字多少无关），预热 20 分钟，接着进行标定。

3. 标定　仪器使用前，先要标定。一般来说，仪器在连续使用时，每天要标定 1 次。

（1）在测量电极插座处拔去短路插座，插上复合电极。

（2）将选择开关旋钮调到 pH 档，调节温度补偿旋钮，使旋钮白线对准温度值，把斜率调节旋钮顺时针旋到底（即调到 100%）。

（3）把清洗过的并用滤纸吸干的电极插入 pH6.86（RT）的缓冲溶液中，调节定位旋钮，使仪器显示读数与该缓冲溶液当时温度下的 pH 值一致（如用混合磷酸盐缓冲溶液，定位温度为 10℃时，pH6.92）。

（4）取出电极，用蒸馏水清洗，并用滤纸吸干残留的水，再插入 pH4.00（待测液 pH < 7）或 pH9.18（待测液 pH > 7）的标准溶液中，调节斜率旋钮使仪器显示读数与该缓冲溶液当时温度下的 pH 值一致。

（5）重复（3）至（4）步骤直至仪器读数稳定为止，完成标定。

4. 测量 pH 值

（1）用蒸馏水清洗电极头部，并用滤纸吸干残留的水，把电极浸入到被测溶液中，用玻璃棒搅拌溶液，使溶液均匀，在显示屏上读出溶液的 pH 值。

（2）若被测溶液和定位温度不同时，先用温度计测出被测溶液的温度值，调节"温度"调节旋钮，使白线对准被测溶液的温度值。再把清洗擦干的电极插入被测溶液中，用玻璃棒搅拌溶液，使溶液均匀后读出 pH 值。

5. 注意事项

（1）复合电极不用时，须充分浸泡在 3mol/L KCl 溶液中。切忌用洗涤液或其他吸水性试剂浸洗。

（2）使用前，检查玻璃电极前端的球泡。正常情况下，电极应该透明而无裂纹；球泡内要充满溶液，不能有气泡存在。

（3）测量浓度较大的溶液时，应尽量缩短测量时间，用后仔细清洗，防止污染电极。

（4）清洗电极后，不要用滤纸擦拭电极球泡，而应用滤纸吸干，避免损坏玻璃膜，防止交叉污染，影响测量精度。

（5）测量中注意 Ag/AgCl 参比电极与球泡之间不能存有气泡，以免酸度计显示部分出现数字乱跳现象。使用时，注意将电极轻轻甩几下。

（6）电极不能用于强酸、强碱或其他腐蚀性溶液。严禁在脱水性介质，如无水乙醇、重铬酸钾等中使用。

实验六　药用 NaCl 的制备

【实验目的】

1. 掌握药用氯化钠的制备方法。
2. 练习和巩固称量、溶解、沉淀、过滤、蒸发浓缩等基本操作。

【实验原理】

粗盐中除了含有泥沙等不溶性杂质外，还含有 K^+、Ca^{2+}、Mg^{2+}、SO_4^{2-} 等相应盐类的可溶性杂质。不溶性的杂质可以用过滤的方法除去，Ca^{2+}、Mg^{2+}、SO_4^{2-} 等离子则用化学方法处理才能除去。由于氯化钠的溶解度随温度的变化不大，不能用重结晶的方法进行提纯。

化学方法是先加入稍过量的 $BaCl_2$ 溶液，使 SO_4^{2-} 转化为难溶的 $BaSO_4$ 沉淀而除去：

$$Ba^{2+} + SO_4^{2-} == BaSO_4 \downarrow$$

再向除去沉淀后的溶液中加入 $NaOH$ 和 Na_2CO_3 的混合溶液，Ca^{2+}，Mg^{2+} 及过量的 Ba^{2+} 离子都生成沉淀：

$$Ba^{2+} + CO_3^{2-} == BaCO_3 \downarrow$$
$$Ca^{2+} + CO_3^{2-} == CaCO_3 \downarrow$$
$$2Mg^{2+} + 2OH^- + CO_3^{2-} == Mg_2(OH)_2CO_3 \downarrow$$

过滤后，原溶液中的 Ca^{2+}、Mg^{2+} 和 Ba^{2+} 离子都已除去，但又引进了过量的 CO_3^{2-} 和 OH^- 离子，最后加入纯盐酸将溶液调至弱酸性除去 CO_3^{2-} 和 OH^- 离子：

$$CO_3^{2-} + 2H^+ == CO_2 + H_2O$$
$$H^+ + OH^- == H_2O$$

对于存在的少量 KCl 等杂质，由于它们的含量少，而溶解度又很大，在最后的浓缩结晶过程中，绝大部分仍留在母液中而与氯化钠分离。

【仪器、试剂及其他】

1. 仪器 托盘天平，烧杯，量筒，布氏漏斗，吸滤瓶，蒸发皿，电炉，石棉网，玻璃棒等。

2. 试剂

（1）酸：饱和 H_2S 溶液，0.1mol/L、2mol/L HCl 溶液，2mol/L H_2SO_4 溶液。

（2）碱：0.1mol/L NaOH 溶液。

（3）盐：粗食盐，25% $BaCl_2$ 溶液，饱和 $NaCO_3$ 溶液。

【实验内容】

用托盘天平称取粗食盐 50g，置于蒸发皿中，在电炉上炒至无爆裂声（或由实验室炒好粗盐备用）。转移至烧杯中，加水 100mL 搅拌，继续加水 50mL 至粗盐完全溶解，趁热用过滤法滤过，滤渣弃去。将所得滤液加热近沸，滴加 25% $BaCl_2$ 溶液，边加边搅拌，直至不再有沉淀生成为止（需 10mL 左右）。加热至沸，为了检验 SO_4^{2-} 是否沉淀完全，将烧杯从石棉网上取下，停止搅拌，待沉淀沉降后，沿烧杯壁滴加数滴 $BaCl_2$ 溶液，应无沉淀生成。待沉淀完全后，继续加热煮沸数分钟，过滤，弃去沉淀。

将所得滤液，移至另一干净的烧杯中，加入饱和 H_2S 溶液数滴，若无沉淀生成，不必再多加 H_2S 溶液。可逐滴加入 NaOH 溶液和饱和 $NaCO_3$ 溶液所组成的混合溶液（体积比为 1∶1）。将溶液的 pH 值调至 11 左右，加热至沸，使反应完全，减压过滤，弃去沉淀。

将滤液移至蒸发皿中，滴加 2mol/L HCl，调溶液的 pH4～5，缓慢加热蒸发，将滤液蒸发浓缩至糊状稠液为止（停止搅拌）。冷却至室温后，用布氏漏斗抽滤。

将所得晶体转移至蒸发皿中，慢慢烘干。冷却后用托盘天平进行称量。计算产率。

【思考题】

1. 为什么不能用重结晶法提纯氯化钠？为什么最后的氯化钠溶液不能蒸干？

2. 除去 Ca^{2+}、Mg^{2+}、SO_4^{2-} 离子的先后顺序是否可以倒置过来？如先除 Ca^{2+}、Mg^{2+}，再除 SO_4^{2-}，有何不同？

3. 粗盐中不溶性杂质和可溶性杂质如何除去？

附：减压过滤

为了获得比较干燥的结晶和沉淀，常用减压过滤（或称抽滤）。这种过滤方法速度快，但不适合颗粒很小的沉淀和胶状沉淀，因为前者更易透过滤纸，后者更易堵塞滤孔或在滤纸上形成一层密实的沉淀，使溶液不易透过，结果事与愿违。减压过滤的装置由水泵、安全泵、安全瓶、吸滤瓶和布氏漏斗彼此相连而成（见图 1-1）。

操作时应该注意以下几点。

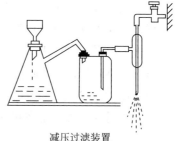

减压过滤装置

图 1-1　减压过滤装置

1. 过滤前须检查，漏斗的颈口应对准吸滤瓶的支管，安全瓶的长玻璃管接水泵，短的接吸滤瓶。

2. 滤纸的大小应剪得恰好掩盖住漏斗的瓷孔，先用水或相应的试剂润湿，然后开启水泵，使其贴紧漏斗不留孔隙，这时才能进行过滤操作。

3. 过滤时，先将上部澄清液沿着玻璃棒注入漏斗中，然后再将晶体或沉淀转入漏斗进行吸滤。未能完全转移的固体应用母液冲洗再进行转移，而不能用水或相应的溶剂，以减少沉淀的损失。

4. 滤液即将充满吸滤瓶时（但不能使它上升至吸滤瓶支管的水平位置），应拔去橡皮管，停止抽气，将漏斗拿下，将滤液从吸滤瓶中倒出（支管朝上）后再继续吸滤。

5. 在吸滤过程中，不得突然关闭水泵，如欲取出沉淀或是倒出滤液而需要停止吸滤时，应该先将吸滤瓶支管上的橡皮管拔下，停止吸滤，然后再关上水泵，否则会使水倒吸。

6. 在漏斗内洗涤结晶时，应停止吸滤，让少量水或相应的溶液缓慢通过晶体。然后再进行吸滤和压干。

有些强酸性、强碱性或强氧化性的溶液过滤时不能用滤纸，因为溶液会和滤纸作用而破坏滤纸。可用石棉纤维来代替滤纸，此法适用于分析或滤液有用的情况。还有使用玻璃熔砂漏斗的，这种漏斗常见的规格有四种，即 1 号、2 号、3 号、4 号，1 号的孔径最大，可以根据沉淀颗粒粒径不同来选用。但本漏斗不能用于强碱性溶液的过滤，因为强碱会腐蚀玻璃。

实验七 药用氯化钠的性质及杂质限度的检查

【实验目的】

1. 初步了解药典对药用氯化钠的鉴别、检查方法。
2. 练习和巩固称量、溶解、沉淀、过滤、蒸发浓缩等基本操作。

【实验原理】

鉴别试验是被检药品组成或其离子的特征试验，如氯化钠的组成离子 Na^+ 和 Cl^-。

钡盐、钾盐、钙盐、镁盐及硫酸盐的限度检验是根据沉淀反应的原理，样品管和标准管在相同条件下进行比浊试验，样品管不得比标准管更深。

重金属系指 Pb、Bi、Cu、Hg、Sb、Sn、Co、Zn 等金属离子，它们在一定条件下能与 H_2S 或 Na_2S 作用而显色。中国药典规定是在弱酸条件下进行，用稀醋酸调节。实验证明，在 pH=3 时，PbS 沉淀最完全。

重金属的检查，是在相同条件下进行比色试验。

【仪器、试剂及其他】

1. 仪器 蒸发皿，烧杯，漏斗，抽滤瓶，奈氏比色管，离心机。

2. 试剂

（1）酸：饱和 H_2S 溶液，0.1mol/L、2mol/L 的 HCl，0.5mol/L H_2SO_4，0.1mol/L 和 3mol/L 的 HAc。

（2）碱：氨试液。

（3）盐：粗食盐，25% $BaCl_2$，饱和 Na_2CO_3，0.1mol/L $AgNO_3$，0.1mol/L $KMnO_4$，KI 淀粉试纸，氯仿，0.1mol/L KI，0.1mol/L KBr，氯水，0.1mol/L $(NH_4)_2S_2O_8$，0.1mol/L NH_4SCN，0.1mol/L $NaB(C_6H_5)_4$ 溶液，0.1mol/L Na_2HPO_4，0.1mol/L $(NH_4)_2C_2O_4$，0.1mol/L $CaCl_2$，0.1mol/L $MgCl_2$，标准 K_2SO_4 钾溶液，标准铁盐溶液，标准铅盐溶液。

【实验内容】

（一）氯化物的鉴别反应

1. 生成氯化银沉淀 取本品少许溶解，加硝酸银溶液，既生成凝乳状沉淀，沉淀溶于氨试液，但不溶于硝酸。

$$Cl^- + Ag^+ \longrightarrow AgCl$$

2. 还原性实验 取本品少许，加水溶解后，加 $KMnO_4$ 与稀 H_2SO_4 加热，即产生氯气，遇淀粉试纸即显蓝色。

$$10Cl^- + 2MnO_4^- + 16H^+ === 5Cl_2 + 2Mn^{2+} + 8H_2O$$

（二）钡盐

取本品 4g，用蒸馏水 20mL 溶解，过滤，滤液分为两等份，一份加稀 H_2SO_4 2mL，一份加水 1mL，静置 2 小时，两液应同样透明。

（三）钾盐

取本品 5.0g，加水 20mL 溶解后，加稀醋酸两滴，加四苯硼钠溶液 2mL（取四苯硼钠 1.5 克，至乳钵中，加水 10mL 后研磨，再加水 40mL，研匀，用质密的滤纸滤过，即得），加水使其成 50mL，如显浑浊，与标准 H_2SO_4 溶液 12.3mL 用同一方法制成的对照液比较，不得更浓（0.02%），反应式为

$$K^+ + B(C_6H_5)_4^- \longrightarrow KB(C_6H_5)_4$$

标准硫酸钾溶液的制备：精密称取在 105℃ 干燥至恒重的硫酸钾 0.181g，至 1000mL 量瓶中，加水适量，使溶解，并稀释至刻度，摇匀，即得（每 1mL 相当于 81.1μg 的钾）。

（四）硫酸盐

取 50mL 奈氏比色管两支，甲管中加标准 K_2SO_4 溶液 1mL，（每 1mL 标准 K_2SO_4 溶液相当于 100μg 的 SO_4^{2-}），加蒸馏水稀释至约 25mL 后，加 0.1mol/L HCl 5mL，至水浴中，保温，加 25% $BaCl_2$ 溶液 3mL，加适量水使其成 50mL，摇匀，放置 10 分钟。

取本品 5g 置乙管中，加水溶解至约 25mL，溶液应透明，如不透明可过滤，于滤液中加 0.1mol/L HCl 5mL，置 30～35℃ 水浴中，保温 10 分钟。加 25% $BaCl_2$ 溶液 3mL，用蒸馏水稀释，使成 50mL，摇匀，放置 10 分钟。

甲乙两管放置 10 分钟后，置比色架上，在光线明亮处双眼由上而下透视，比较两管的混浊度，乙管混浊度不得高于甲管（0.002%）。

（五）钙盐与镁盐

取本品 4g，加水 20mL 溶解后，加氨试液 2mL 摇匀，分成两等份。一份加草酸铵试液 1mL，另一份加磷酸氢二钠试液 1mL，5 分钟内均不得发生混浊。

对照试验：取钙盐溶液 1mL，加草酸铵试液 1mL，滴加氨试液至显微碱性，溶液有白色结晶析出。反应式为：

$$Ca^{2+} + C_2O_4^{2-} \longrightarrow CaC_2O_4 \downarrow （白色）$$

取镁盐溶液 1mL，加磷酸氢二钠 1mL，加氨试液 10 滴，有白色结晶析出。反应式为：

$$Mg^{2+} + HPO_4^{2-} + NH_3 \cdot H_2O^- \longrightarrow MgNH_4PO_4 \downarrow （白色） + H_2O$$

（六）铁盐

取本品 5g，置于 50mL 奈氏比色管中，加蒸馏水 35mL 溶解，加 0.1mol/L HCl 5mL，

新配过硫酸铵几滴，再加硫氢化铵 5mL，加适量蒸馏水至 50mL，摇匀。如显色与标准溶液 1.5mL，用同法处理后制得的标准管颜色比较，不得更深（0.0003%）。反应式为：

$$Fe^{3+} + SCN^- \longrightarrow Fe(SCN)^{2+}（血红色）$$

标准铁盐溶液的制备　精确称取未风化的硫酸铁铵 0.8630g，溶解后转入 1000mL 容量瓶中，加硫酸 2.5mL，加水稀释至刻度，摇匀。临用时精确量取 10mL，置于 100mL 量瓶中，加水稀释至刻度、摇匀，即得每 1mL 相当于 10μg 的铁。

（七）重金属

取 50mL 比色管两支，于第一支中加入标准铅溶液（10μgPb/mL）1mL，加稀醋酸 2mL，加水稀释至 25mL。于第二支中加样品 5g，加水 20mL 溶解后，加稀醋酸 2mL 与水适量使成 25mL。两管中分别加 H_2S 试液各 10mL，摇匀，在暗处放置 10 分钟，同置白纸上，自上面透视，第二管中显出的颜色与第一管比较，不得更深（含重金属不得超过 2%）。

铅储备液的制备　精确称取在 105℃ 干燥至恒重的硝酸铅 0.1598g，加硝酸 5mL 与水 50mL，溶解后，配制成 1000mL，摇匀，即得（每 1mL 相当于 100μg 的 Pb）。

标准铅溶液的制备　精确量取铅储备液 10mL，置 100mL 容量瓶中，加水稀释至刻度，摇匀，即得（每 1mL 相当于 10μg 的 Pb）。

标准铅溶液应新鲜配制，配制与存用的玻璃容器均不得含有铅。

【思考题】

1. 本实验中各鉴别反应的原理是什么？
2. 何种离子的检验可选用比色试验？何种分析方法称为限量分析？

实验八　氧化还原反应

【实验目的】

1. 掌握电极电势对氧化还原反应的影响。
2. 定性观察浓度、酸度对电极电势的影响。
3. 定性观察浓度、酸度、催化剂对氧化还原反应的影响。
4. 学习微实验仪器的操作，树立环保意识。

【实验原理】

氧化剂和还原剂的氧化、还原能力强弱，可根据它们的电极电势的相对大小来衡量。电极电势的值越大，则氧化性的氧化能力越强，其氧化型物质是较强的氧化剂。电极电势的值越小，则还原型的还原能力越强，其还原型物质是较强的还原剂。只有较强的氧化剂才能和较强的还原剂反应。即：$E_{（氧化剂）} - E_{（还原剂）} > 0$ 时，氧化还原反应可以正向进行。故根据电极电势可以判断氧化还原反应的方向。

利用氧化还原反应产生电流的装置，称原电池。原电池的电动势等于两个电极电势之差：

$$E_{MF} = E_{(+)} - E_{(-)}$$

根据能斯特方程：$E_i = E_i^{\ominus} + \dfrac{RT}{nF} \ln \dfrac{C_{(氧化型)}}{C_{(还原型)}}$

式中：$C_{(氧化型)}/C_{(还原型)}$ 表示氧化型一边各物质浓度幂次方的乘积与还原型一边各物质浓度幂次方的乘积之比。所以当氧化型或还原型的浓度、酸度改变时，电极电势 E 值必定发生改变，从而引起电动势 E_{MF} 也将发生改变。准确测定电动势是用对消法在电位计上进行的。本实验只是为了定性比较，所以采用伏特计。

浓度及酸度对电极电势的影响，可能导致氧化还原反应方向的改变，也可以影响氧化还原反应的产物。

【仪器、试剂及其他】

1. 仪器 小烧杯（5mL），点滴板，试管（5mL），电压表（伏特计），玻璃棒。

2. 试剂 0.2mol/L 硫酸，0.2mol/L $H_2C_2O_4$ 溶液，6mol/L NaOH 溶液，浓氨水，0.5mol/L 硫酸铜溶液，0.5mol/L $ZnSO_4$ 溶液，1mol/L NH_4F 溶液，0.2mol/L $ZnSO_4$ 溶液，0.1mol/L NH_4SCN 溶液，0.1mol/L KI 溶液，0.1mol/L $FeCl_3$溶液，0.1mol/L KBr 溶液，0.5mol/L $K_3[Fe(CN)_6]$ 溶液，0.5mol/L $FeSO_4$ 溶液，0.01mol/L $KMnO_4$ 溶液，0.5mol/L Na_2SO_3溶液，0.2mol/L $K_2Cr_2O_7$溶液，0.2mol/L $MnSO_4$ 溶液。

3. 其他 NH_4F 固体，CCl_4，Br_2，碘水，淀粉溶液，锌片，铜片，导线，盐桥。

【实验内容】

（一）电极电势和氧化还原反应

1. 在 5mL 的小试管中，滴加 5 滴 0.1mol/L 的 KI 溶液和 2 滴 0.1mol/L $FeCl_3$溶液，摇匀，再滴加 3 滴 CCl_4 溶液，充分振荡，观察、记录 CCl_4 层颜色变化。若 CCl_4 层颜色看不清楚，可向小试管中补加 1mL 蒸馏水稀释后再滴加 1 滴 0.5mol/L $K_3[Fe(CN)_6]$ 溶液，若出现蓝色沉淀，说明有 Fe^{2+} 离子生成。

2. 用 0.1mol/L KBr 溶液代替 0.1mol/L 的 KI 溶液进行同一实验，观察变化。

3. 在 5mL 的于小试管中，滴加 5 滴溴水，2 滴新配制的 0.5mol/L $FeSO_4$溶液，摇匀，充分振荡，观察、记录颜色变化。再滴加 1 滴 0.1mol/L NH_4SCN 溶液，又有何现象。

比较电对 I_2/I^-、Br_2/Br^-、Fe^{3+}/Fe^{2+} 的电极电势大小，判断氧化剂、还原剂强弱。

（二）浓度和酸度对电极电势的影响

1. 在甲乙两只 5mL 小烧杯中，分别加入 0.5mol/L $CuSO_4$ 溶液和 0.5mol/L $ZnSO_4$溶液各 4mL，用盐桥将两只烧杯连接。在甲杯中插入 Cu 片，乙杯中插入 Zn 片，并用导线和伏特计相连。记录伏特计读数。

2. 取出盐桥，在甲杯中逐滴加入浓氨水，边加边搅拌至生成的沉淀重新消失，溶液呈深蓝色，放入盐桥，记录伏特计变化。

3. 取出盐桥，在乙杯中逐滴加入浓氨水，边加边搅拌至生成的沉淀重新消失，呈无色溶液，放入盐桥，记录伏特计变化。

4. 在点滴板的凹槽滴加 1 滴 0.2mol/L $K_2Cr_2O_7$ 溶液，向其中加 2 滴 0.5mol/L Na_2SO_3溶液，记录颜色变化。再向其中加 2 滴 0.2mol/L 硫酸，又如何变化？

用能斯特方程式解释上述各实验现象。

（三）浓度对氧化还原反应的影响

1. 在甲乙两支小烧杯中，分别加入 5 滴 0.1mol/L 的 KI 溶液和 0.1mol/L $FeCl_3$溶液，在甲杯中加入少许 NH_4F 固体，搅拌后观察并记录两杯颜色。

2. 在 5mL 的小试管中，滴加 10 滴 0.1mol/L 的 KI 溶液和 2 滴 0.5mol/L $K_3[Fe(CN)_6]$溶液，摇匀，再滴加 2 滴 CCl_4 溶液，充分振荡，观察、记录 CCl_4 层颜色变化。再滴加 3 滴 0.2mol/L $ZnSO_4$ 溶液，摇匀，记录现象。用电极电势解释。

$$2[Fe(CN)_6]^{3-} + 4Zn^{2+} + 2I^- \longrightarrow 2Zn_2[Fe(CN)_6]\downarrow 白色 + I_2$$

（四）酸度对氧化还原反应的影响

1. 酸度对氧化还原反应产物的影响　在点滴板的 3 个凹槽中各滴加 5 滴 0.01mol/L $KMnO_4$ 溶液后，分别向其中加 2 滴 0.2mol/L H_2SO_4 溶液，2 滴蒸馏水，2 滴 6mol/L NaOH 溶液，用玻璃棒搅匀。再分别向其中加 5 滴 0.5mol/L 亚硫酸钠溶液，又如何变化？

2. 酸度对氧化还原反应方向的影响　在点滴板的 1 个凹槽中滴加 1 滴碘水后，向其中加 6mol/L NaOH 溶液，用玻璃棒搅匀至颜色刚好退去。再向其中加 0.2mol/L 硫酸溶液，又如何变化（可滴 1 滴淀粉溶液）？用标准电极电势解释。

（五）催化剂对氧化还原反应速度的影响

在 3 支 5mL 的小试管中滴加 0.2mol/L 硫酸，0.2mol/L $H_2C_2O_4$ 溶液各 5 滴后，在第一支小试管中继续滴加 1 滴 0.2mol/L $MnSO_4$ 溶液，在第二支小试管中继续滴加 1 滴 1mol/L NH_4F 溶液，然后再向三支小试管中分别滴加 0.01mol/L $KMnO_4$ 溶液，比较三只小试管中紫红色退去的快慢。

$$Mn^{2+} + 6F^- \longrightarrow [MnF_6]^{4-}$$

【注意事项】

1. 在 5mL 的小试管中微实验时，因管径小，要充分摇匀，否则反应不充分。

2. 在点滴板凹槽实验时，用玻璃棒搅拌，现象更明显。

实验九 配合物的生成、性质及应用

【实验目的】

1. 掌握配合物的生成和组成，比较配离子的稳定性。
2. 了解配位平衡的条件和浓度、酸度对配位平衡的影响。
3. 了解螯合剂的特性和在金属离子鉴定方面的应用。
4. 了解配合物医药应用及其在抗癌新药开发的应用前景。
5. 学习微实验仪器操作，树立环保意识。

【实验原理】

由中心离子（或原子）和一定数目的中性分子或阴离子通过形成配位共价键相结合而成的复杂结构单位称配合单元，凡是含有配位单元的化合物都称作配位化合物。在配合物中，中心离子已体现不出其游离存在时的性质。而在简单化合物或复盐的溶液中，各种离子都能体现出游离离子的性质。由此，可以区分出有否配合物存在。

配合物在水溶液中存在有配合平衡。配合物的稳定性可用平衡常数来衡量。根据化学平衡的知识可知，增加配体或金属离子浓度有利于配合物的形成，而降低配体或金属离子的浓度则有利于配合物的解离。因此，弱酸或弱碱作为配体时，溶液酸碱性的改变会导致配合物的解离。若有沉淀能与中心离子形成沉淀反应，则会减少中心离子的浓度，使配合平朝离解方向移动，最终导致配合物的解离。若另加入一种配体，能与中心离子形成稳定性更好的配合物，则又可能使沉淀溶解。总之，配合平衡与沉淀平衡的关系是朝着生成更难解离或更难溶解的方向移动。

中心离子与配体结合形成配合物后，由于中心离子的浓度发生了改变，因此电极电势值也改变，从而中心离子的氧化还原能力。

中心离子与多基配体反应可生成具有环状结构的稳定性很好的螯合物。很多金属螯合物具有特征颜色，且难溶于水而易溶于有机溶剂。特征反应常用来作为金属离子鉴定反应。

【仪器、试剂及其他】

1. 仪器 小烧杯（5mL、10mL），点滴板，试管（5mL、10mL），多用滴管，玻璃棒，离心机，离心试管。

2. 试剂 0.1mol/L $H_2C_2O_4$ 溶液，0.1mol/L 和 6mol/L NaOH 溶液，浓氨水，1mol/L 和 0.1mol/L $CuSO_4$ 溶液，0.1mol/L $BaCl_2$ 溶液，10% NH_4F 溶液，0.1mol/L $HgCl_2$ 溶液，0.1mol/L $SnCl_2$ 溶液，0.1mol/L 和 1mol/L KSCN 溶液，0.1mol/L NaCl 溶液，0.1mol/L $AgNO_3$ 溶液，0.1mol/L KI 溶液，0.1mol/L $FeCl_3$ 溶液，0.1mol/L KBr 溶液，0.1mol/L Na_2S 溶液，0.1mol/L Na_2CO_3 溶液，0.1mol/L $Pb(NO_3)_2$ 溶液，0.1mol/L $NiSO_4$ 溶液，0.1% 二乙酰二肟溶液，0.25% 邻菲罗啉溶液，0.1mol/L 和 0.2mol/L $CoCl_2$ 溶液，

0.1mol/L $K_3[Fe(CN)_6]$ 溶液，0.1mol/L $K_3[Fe(CN)_6]$ 溶液，0.5mol/L $Na_2S_2O_3$ 溶液，0.1mol/L $CaCl_2$ 溶液，0.1mol/L EDTA 溶液，CCl_4 溶液，戊醇。

【实验内容】

（一）配合物的组成和生成

1. 在 5mL 的 1 号小试管中，滴加 1 滴 0.1mol/L 的 $HgCl_2$ 溶液和 1 滴 0.1mol/L KI 溶液，摇匀，有何变化？继续滴加 KI 溶液，观察现象，得到什么产物？写出方程式。

2. 在 5mL 的 2 号、3 号小试管中，分别滴加 2 滴 0.1mol/L 的 $CuSO_4$ 溶液，然后在 2 号加入 3 滴 0.1mol/L $BaCl_2$ 溶液，3 号加 3 滴 0.1mol/L NaOH 溶液，摇匀，观察现象，得到什么产物？写出方程式。

3. 在 10mL 的小烧杯中，滴加 1mL 的 1mol/L $CuSO_4$ 溶液，逐滴加入浓氨水边加边摇匀，有无沉淀生成，继续滴加过量氨水，充分振荡，观察、记录颜色变化。

将上述蓝色溶液分成三份于 4#、5#、6#（离心）小试管中，在 4# 小试管中滴加 0.1mol/L $BaCl_2$ 溶液；在 5# 小试管中滴加 0.1mol/L NaOH 溶液，观察有无沉淀生成？根据实验结果，说明铜氨配合物的组成写出有关反应方程式。

4. 小试管中滴加 0.1mol/L $FeCl_3$ 溶液，10 滴 0.1mol/L KSCN 溶液，有何现象？然后加饱和草酸铵溶液 3 滴，观察现象？再加入 6mol/L NaOH 溶液有无沉淀生成？解释上述现象。

另取一只 10mL 小烧杯滴加 2 滴 0.1mol/L $K_3[Fe(CN)_6]$ 溶液，再加入 6mol/L NaOH 溶液有无沉淀生成？

从实验现象判断 Fe（Ⅲ）配离子稳定性大小。

（二）配离子的转化和掩蔽作用

在 5mL 小试管中加入 0.2mol/L $CoCl_2$ 溶液 5 滴、戊醇 10 滴、1mol/L KSCN 溶液 10 滴，充分震荡，记录戊醇层颜色变化（此为 Co^{2+} 鉴定方法）。再向其中加 0.1mol/L $FeCl_3$ 溶液 1 滴，又如何变化（Fe^{3+} 对 Co^{2+} 鉴定起什么作用），然后一边振荡，一边向试管内加入 10% NH_4F 溶液数滴（以血红色刚好退去为宜），充分振摇后，观察现象。分析原因。

（三）配合平衡的移动

1. 配合平衡与沉淀平衡 在甲乙两个小烧杯中，分别加入 1 滴 0.1mol/L 的 Na_2S 溶液和 0.1mol/L 草酸溶液，然后各加入 1 滴 1mol/L $CuSO_4$ 溶液，观察并记录现象。再分别滴入浓氨水，有何现象？用平衡移动理论解释。

另取一只 10mL 小烧杯滴加 1 滴 0.1mol/L $AgNO_3$ 溶液和 1 滴 0.1mol/L NaCl 溶液有无沉淀生成？滴入浓氨水，有何现象？再滴入 1 滴 0.1mol/L KBr 溶液，有无变化？然后再加入 3 滴 0.5mol/L $Na_2S_2O_3$ 溶液，又有何变化？

根据溶度积规则和配合平衡理论解释，写出方程式。

2. 配合平衡与氧化还原平衡 在甲乙两支 5mL 的小试管中，甲管滴加 1 滴 0.1mol/L 的 $HgCl_2$ 溶液，再滴加 0.1mol/L 的 $SnCl_2$ 溶液，充分振荡，观察记录现象。写出方程式。

在乙管中加入 5 滴 0.1mol/L 的 $FeCl_3$ 溶液及 1 滴 0.1mol/L KI，10 滴 CCl_4 后，再滴加 10% 的 NH_4F 溶液，充分振荡，观察 CCl_4 层的颜色，记录现象。写出方程式。

3. 配合平衡与酸碱平衡 在两只 5mL 的小试管中，各滴加 2 滴 0.2mol/L 的 $CoCl_2$ 溶液，再滴加浓 HCl，充分振荡，观察记录现象，再逐滴加水稀释，有何变化？反复操作，解释现象，写出方程式。

（四）配合物和螯合物的应用

1. 在 5mL 的小试管中，滴加 2 滴 0.1mol/L 的 $NiSO_4$ 溶液，再滴加 1 滴氨水和 2 滴 0.1% 二乙酰二肟溶液，充分振荡，观察记录现象，此为 Ni^{2+} 鉴别反应。

2. 在 5mL 的小试管中，滴加 2 滴 0.1mol/L 的 $FeSO_4$ 溶液，再滴加 3 滴 0.25% 邻菲罗啉溶液，充分振荡，观察记录现象，此为 Fe^{2+} 鉴别反应。

3. 在 5mL 的小试管中，滴加 2 滴 0.1mol/L 的 $CaCl_2$ 溶液，再滴加 2 滴 0.1mol/L 的 Na_2CO_3 溶液，有无沉淀生成，继续滴加 0.1mol/L 的 EDTA 溶液，边加边摇，有何现象？继续加入 0.1mol/L 的 $Pb(NO_3)_2$ 溶液 2 滴，充分振荡后，再逐滴加入 0.1mol/L 的 Na_2CO_3 溶液，有无沉淀生成，观察记录现象。（此为人体排铅原理）

【思考题】

1. 配合物在溶液中如何解离？与复盐有何区别？
2. 根据实验结果归纳影响配合平衡的因素有哪些。
3. 配合物和螯合物有哪些医药应用？

实验十 硫酸亚铁铵的制备

【实验目的】

1. 了解硫酸亚铁铵的制备方法。
2. 练习各种仪器的使用，加热（水浴加热），溶解，过滤（减压蒸发），蒸发，浓缩，结晶，干燥等基本操作。

【实验原理】

铁溶于稀硫酸后生成硫酸亚铁

$$Fe + H_2SO_4 =\!\!=\!\!= FeSO_4 + H_2$$

若在硫酸亚铁溶液中加入等物质的量的硫酸铵，能生成硫酸亚铁铵，其溶解度较硫酸亚铁小，蒸发浓缩所得溶液，可制取浅绿色硫酸亚铁铵晶体。

$$FeSO_4 + (NH_4)_2SO_4 + 6H_2O \Longrightarrow (NH_4)\ SO_4 \cdot FeSO_4 \cdot 6H_2O$$

一般亚铁盐在空气中易被氧化，但形成复盐硫酸亚铁铵后却比较稳定，在空气中不易被氧化。此晶体叫摩尔盐，在定量分析中常用来作配制亚铁离子的标准溶液。

【仪器、试剂及其他】

1. 仪器 锥形瓶（50mL），酒精灯，托盘天平，石棉网，量筒（10mL），漏斗，漏斗架，玻璃棒，布氏漏斗，吸滤瓶，温度计，蒸发皿，台秤，滤纸，水浴锅。

2. 试剂 3mol/L H_2SO_4，90% 乙醇，$(NH_4)_2SO_4$ 固体。

3. 其他 铁屑。

【实验内容】

（一）铁屑的预处理

用托盘天平称取 2g 碎铁屑，放入 50mL 锥形瓶中，加入 30% NaOH 溶液 10mL，放在电热套中加热煮约 10 分钟，边煮边振摇。用倾析法倾去碱液，用蒸馏水把碎铁屑洗至中性。（避免使用锈蚀程度过大的铁屑，因其表面 Fe_2O_3 过多无法被铁和 NaOH 溶液完全反应，会导致 Fe^{3+} 留在溶液中而影响产品的质量。）

（二）硫酸亚铁的制备

将处理过的铁屑，放入锥形瓶中，再加入 15mL 3mol/L H_2SO_4 溶液，水浴加热（温度低于 80℃）至不再有气体冒出为止。反应过程中要适当补充水，以保持原体积。趁热过滤。滤液在清洁的蒸发皿中，用数毫升（约 2~3mL）热水洗涤锥形瓶及漏斗上的残渣。

（三）硫酸亚铁铵的制备

根据加入 H_2SO_4 溶液的量，计算所需的 $(NH_4)_2SO_4$ 量，称取，并参照下表不同温度下的溶解度将其配成饱和溶液，将此溶液倒入上面制得的溶液中，并保持混合溶液呈微酸性。在水浴上蒸发、浓缩至溶液表面刚有结晶膜出现，放置，让其慢慢冷却，即有硫酸亚铁铵晶体析出。观察晶体颜色。用布氏漏斗减压过滤，尽可能使母液与晶体分离完全，再用少量酒精洗去晶体表面的水分（用减压过滤）。将晶体取出，摊在两张干净的滤纸之间，并轻压吸干母液。用托盘天平称重，计算理论产量和产率。

不同温度时硫酸铵的溶解度

温度（℃）	溶解度	温度（℃）	溶解度
10	70.6	40	81.0
20	73.0	60	88.0
30	75.4	80	95.3
40	78.0	100	103.3

【注意事项】

1. 铁屑颗粒不宜太细，与酸反应时易被反应产生的泡沫冲上浮在液面或黏在烧瓶壁而脱离溶液。

2. 铁屑与稀硫酸在水浴加热条件下反应时，水浴温度不要高于80℃，否则大量的气泡会从瓶口中冲出影响产率，此时应注意一旦有泡沫冲出要补充少量水。

3. 铁与硫酸反应生成的气体中，大量的是氢气，还有少量有毒的 H_2S，PH_3 等气体，应注意打开排气扇或通风。

【思考题】

1. 在反应过程中，铁和硫酸哪一种物质反应过量，为什么？反应为什么必须通风？

2. 混合溶液为什么要呈微酸性？

3. 浓硫酸的浓度是多少？用浓硫酸配制溶液时，应如何配制？在配制过程中应注意些什么？

实验十一 硫代硫酸钠的制备

【实验目的】

1. 了解硫代硫酸钠的制备方法。

2. 学习硫酸亚铁铵的基本性质和检验方法。

3. 熟悉各种仪器的使用以及加热（水浴），溶解，过滤，结晶，干燥的基本操作方法。

【实验原理】

硫代硫酸钠是最重要的硫代硫酸盐，俗称"海波"，又名"大苏打"，是无色透明单斜晶体。易溶于水，不溶于乙醇，具有较强的还原性和配位能力，是冲洗照相底片的定影剂，棉织物漂白后的脱氯剂，定量分析中的还原剂。有关反应如下：

$$2S_2O_3^{2-} + AgBr \Longrightarrow [Ag(S_2O_3)_2]^{3-} + Br^-$$

$$2Ag^+ + S_2O_3^{2-} \Longrightarrow Ag_2S_2O_3$$

$$Ag_2S_2O_3 + H_2O \rightleftharpoons Ag_2S + H_2SO_4 \text{（此反应用作 } S_2O_3^{2-} \text{ 的定性鉴定）}$$

$$2Na_2S_2O_3 + I_2 \rightleftharpoons Na_2S_4O_6 + 2NaI$$

$Na_2S_2O_3 \cdot 5H_2O$ 的制备方法有多种，其中亚硫酸钠法是工业和实验室中的主要方法：

$$Na_2SO_3 + S + 5H_2O \rightleftharpoons Na_2S_2O_3 \cdot 5H_2O$$

反应液经脱色、过滤、浓缩结晶、过滤、干燥即得产品。$Na_2S_2O_3 \cdot 5H_2O$ 于 40 ~ 45℃熔化，48℃分解，因此，在浓缩过程中要注意不能蒸发过度。

【仪器、试剂及其他】

1. 仪器 蒸发皿，托盘天平，量筒（10mL），烧杯（50mL），试管（5mL），漏斗，布氏漏斗，抽滤瓶，真空泵，玻璃棒，电热套，滤纸，试管夹。

2. 试剂 2mol/L 盐酸溶液，0.1mol/L $AgNO_3$ 溶液，Na_2SO_3 固体。

3. 其他 硫粉，无水乙醇，温度计，蒸馏水，碘水，活性炭，玻璃棉。

【实验内容】

（一）硫代硫酸钠的制备

用托盘天平称取 1g Na_2SO_3，放入 50mL 烧杯中，加入 10mL 蒸馏水，加入 1mL 无水乙醇，再加入 0.3g 硫粉（加少许玻璃棉），将烧杯放在电热套中加热煮沸 30 分钟，边煮边振摇，大部分硫粉溶解，（为防止挥发，可在烧杯上盖盛满冷水的蒸发皿，定期更换冷水）。加 0.2g 活性炭脱色，趁热过滤，保留滤液。

将滤液转移至蒸发皿中，蒸发、浓缩至晶体出现。放于冷水浴中冷却结晶出大量晶体，抽滤，即得产品。

用无水乙醇洗涤晶体，抽干，称重。计算产率。

（二）硫代硫酸纳的性质

1. 取少许 $Na_2S_2O_3$ 加入小试管中，加 1mL 蒸馏水，再滴加 2mol/L HCl 溶液 10 滴，观察现象。

$$Na_2S_2O_3 + 2HCl \longrightarrow 2NaCl + S\downarrow + SO_2\uparrow + H_2O$$

2. 取少许 $Na_2S_2O_3$ 加入小试管中，加 1mL 蒸馏水，再滴加 2 滴 0.1mol/L $AgNO_3$ 溶液，观察现象。

取少许 Na_2SO_3 于试管中，按上述同一方法操作，观察现象。

$$Na_2S_2O_3 + 2AgNO_3 \longrightarrow Ag_2S_2O_3\downarrow + NaNO_3$$

$$Na_2SO_3 + 2AgNO_3 \longrightarrow Ag_2SO_3\downarrow + NaNO_3$$

3. 取少许 $Na_2S_2O_3$ 加入小试管中，加 1mL 蒸馏水，再滴加 5 滴碘水，观察现象。

$$2Na_2S_2O_3 + I_2 \rightleftharpoons Na_2S_4O_6 + 2NaI$$

【注意事项】

1. 加入硫粉后应充分搅拌，因为硫粉较轻，易浮于溶液表面，不易溶解。

2. 蒸发浓缩速度太快时，产品易结块，速度太慢又不容易结晶（蒸发温度不易过高，否则易造成产品融化而导致结块）。

3. 硫粉应过量。

4. 浓缩液终点不以观察，有晶体出现即可。

【思考题】

1. 硫粉为什么要过量？

2. 为什么加入乙醇？目的何在？为什么加入活性炭？

3. 蒸发、浓缩（$Na_2S_2O_3$ 溶液）时，为什么不能蒸发的太浓？干燥硫代硫酸钠晶体时温度为什么控制在 40℃？

实验十二 元素及其化合物性质

【实验目的】

1. 了解重金属及其硫化物的性质。

2. 熟悉铬、锰、铁的性质。

3. 熟悉铜、银、汞及其化合物性质。

4. 了解砷化物的性质，熟悉砷的鉴别；会制备硼酸并了解硼酸及其化合物的性质。

5. 培养学生灵活运用掌握的理论知识和实验技能，会查阅相关资料，自行设计实验，提高分析和解决问题的能力。

【实验原理】

（一）重金属及其化合物的性质及鉴别

1. 铬化合物的性质 $Cr(OH)_3$ 灰绿色，两性；$Mn(OH)_2$ 白色，碱性；$Fe(OH)_2$ 白色，碱性；$Fe(OH)_3$ 棕色，两性极弱；$Mn(OH)_2$ 和 $Fe(OH)_2$ 极易在空气中氧化为棕黑色的 $MnO(OH)_2$ 和棕色的 $Fe(OH)_3$。

$Cr(Ⅲ)$ 氧化成 $Cr(Ⅵ)$ 在碱性介质中：
$$2CrO_2^- + 3H_2O_2 + 2OH^- \rightleftharpoons 2\ ^-CrO_4^{2-} + 4H_2O$$

$Cr(Ⅵ)$ 还原成 $Cr(Ⅲ)$ 在酸性介质中：
$$Cr_2O_7^{2-} + 3S^{2-} + 14H^+ \rightleftharpoons 2Cr^{3+} + 3S + 7H_2O$$

铬酸盐和重铬酸盐在溶液中存在下列平衡：
$$2CrO_4^{2-} + 2H^+ \rightleftharpoons Cr_2O_7^{2-} + H_2O$$

加酸或加减可使平衡移动。一般多酸盐较单酸盐大，故在 K_2CrO_4 溶液中加 Pb^{2+}，实际生成 $PbCrO_4$ 黄色沉淀。

2. 锰（Ⅱ）、（Ⅶ）的化合物 绿色的 K_2MnO_4 溶液易歧化：
$$K_2MnO_4 + 2H_2O \rightleftharpoons 2KMnO_4 + MnO_2 + 4KOH$$

$KMnO_4$ 是强氧化剂，它的还原产物在酸性介质中为 Mn^{2+}；在中性介质中为 MnO_2；在碱性介质中为 MnO_4^-。

3. 铁（Ⅱ）、（Ⅲ）化合物及其配合物　Fe^{2+} 和 Fe^{3+} 均易于和 CN^- 生成配合物，Fe^{3+} 与 $[Fe(CN)_6]^{4-}$ 反应，Fe^{2+} 与 $[Fe(CN)_6]^{3-}$ 反应，产物均为蓝色沉淀 $[KFe(CN)_6Fe]$。

4. 铜、银、汞的化合物　铜、银、汞的化合物中，Ag 一般为 +1 价，Cu 和 Hg 有 +1 价、+2 价两种，Cu^+ 可自发歧化，Hg_2^{2+} 在加入 Hg^{2+} 配位剂或沉淀剂时分歧化。

Cu（Ⅱ）的氢氧化物成两性偏碱，Ag（Ⅰ）、Hg（Ⅱ）氧化物呈碱性，Hg_2^{2+} 在加入碱时立即歧化为 HgO 和 Hg（黑色）。

CuS、Ag_2S、HgS 均为黑色，不溶于水和酸，CuS、Ag_2S 溶于硝酸，HgS 溶于王水，但 HgS 溶于过量的 Na_2S 溶液中，生成 HgS_2^{2-} 配离子。

Hg^{2+} 与氨水在一般条件下生成白色 $HgNH_2Cl$（s），而 Hg_2^{2+} 与氨水则歧化为白色 $HgNH_2Cl$（s）和 Hg（黑色）。

$$2Hg^{2+} + 6Cl^- + Sn^{2+} =\!=\!= SnCl_4 + Hg_2Cl_2 \downarrow （白色）$$

$$HgCl_2 + 2Cl^- + Sn^{2+} =\!=\!= SnCl_4 + 2Hg \downarrow （黑色）$$

AgI（s）（黄色）和 HgI（s）（红色）在过量的 KI 溶液中，分别转化为 $[AgI_2]^-$（无色）和 $[HgI_4]^{2-}$（无色）；Hg_2I_2（s）（草绿色）在过量的 KI 溶液中歧化为 $[HgI_4]^{2-}$（无色）和 Hg；Cu^{2+} 可将 I^- 氧化为 I_2，本身还原为 CuI（s）（白色），CuI 在过量的 KI 溶液中也可生成 $[CuI_2]^-$。

Cu^{2+}、Ag^+、Hg^{2+}、Hg_2^{2+} 都有氧化性。铜氨溶液可以和葡萄糖（醛基化合物）发生菲林反应，生成红色的 Cu_2O（s），银氨溶液可以和葡萄糖（醛基化合物）发生银镜反应，生成银单质。

（二）砷化物的性质及鉴别；硼酸及其化合物的性质

As_2O_3（砒霜）为两性化合物，偏酸性，亚砷酸盐在中性溶液中加硝酸银可生成不同颜色产物。可鉴定 AsO_3^{3-}、AsO_4^{3-}。

硼酸是弱酸，难溶于冷水，易溶于热水，硼砂易水解而显碱性，硼砂在铂丝小圈上加热时，先失去结晶水，然后熔融成"硼砂珠"，此熔体能溶解各种金属化合物，生成颜色不同的偏硼酸复盐，故用来鉴别某些金属。

【仪器、试剂及其他】

1. 仪器　离心机，小试管，离心试管，量筒（10mL），烧杯（10mL、50mL、100mL、200mL、250mL），胶皮管，玻璃棒，水浴锅，电热套，滤纸，pH 试纸，台秤，酒精灯。

2. 试剂　H_2SO_4 溶液（2mol/L，6mol/L），6mol/L HCl 溶液，6mol/L HNO_3 溶液，NaOH 溶液（2mol/L，6mol/L），2mol/L 氨水；0.001mol/L Na_2S，0.01mol/L $KMnO_4$，

0.1mol/L KCr(SO$_4$)$_2$，0.1mol/L K$_2$CrO$_4$，0.1mol/L K$_2$Cr$_2$O$_7$，0.1mol/L MnSO$_4$，0.1mol/L Pb（CrO$_3$）$_2$，0.1mol/L FeCl$_3$，0.1mol/L KI，0.1mol/L 硫酸亚铁铵，0.1mol/L KSCN，0.1mol/L CuSO$_4$，0.1mol/L AgNO$_3$，0.1mol/L Hg（NO$_3$）$_2$，0.1mol/L Hg$_2$（NO$_3$）$_2$，0.1mol/L 葡萄糖，PbO$_2$（s），硼砂（Na$_2$B$_4$O$_7$·10H$_2$O），CoO（s），Cr$_2$O$_3$（s），H$_3$BO$_3$（s），Na$_2$SO$_3$（s）。

3. 其他 冰水，铂丝。

【实验内容】

（一）重金属及其化合物的性质及鉴别

1. 铬（Ⅲ）、（Ⅵ）化合物

（1）Cr(OH)$_3$的生成、两性，取甲、乙两支小试管，分别加入0.1mol/L KCr(SO$_4$)$_2$数滴和2mol/L NaOH 2滴，观察灰绿色 Cr（OH）$_3$的生成。再向甲管中加6mol/L H$_2$SO$_4$，乙管中加6mol/L NaOH，观察颜色有何变化？

（2）取甲、乙两支小试管，在甲管滴入5滴0.1mol/L的K$_2$CrO$_4$，用2mol/L H$_2$SO$_4$酸化，观察颜色变化，再加入2mol/L NaOH，有何变化？在乙管滴加5滴0.1mol/L的K$_2$Cr$_2$O$_7$溶液，再滴加2滴0.1mol/L的Pb（CrO$_3$）$_2$，观察PbCrO$_4$沉淀的生成。

2. 锰（Ⅱ）、（Ⅶ）的化合物

（1）在试管中加入少许 PbO$_2$（s）、10mL 6mol/L H$_2$SO$_4$溶液及1滴0.1mol/L MnSO$_4$，加热试管，小心振荡，静置2分钟溶液转为紫红色。

（2）取三只小试管，各加入2滴0.01mol/L KMnO$_4$溶液，再分别加入几滴2mol/L H$_2$SO$_4$、水、6mol/L NaOH，然后分别加入少许 Na$_2$SO$_3$晶体。观察现象，写出方程式，并做出介质对 KMnO$_4$还原产物的影响结论。

3. 铁（Ⅱ）、（Ⅲ）化合物及其配合物

（1）向试管中加入2mL 蒸馏水，滴加2mol/L H$_2$SO$_4$ 2滴酸化，在另一支试管中加入硫酸亚铁铵晶体少许；再另取一支试管加入1mL 2mol/L NaOH 后煮沸，迅速加入到硫酸亚铁铵溶液中（不要摇匀），观察现象。然后振摇，静置片刻，观察现象。解释原因和现象。

（2）取甲乙两支试管，分别向其中加入0.1mol/L FeCl$_3$溶液各3滴后，在甲管中滴加2mol/L NaOH，在乙管中滴加0.1mol/L的KI溶液。观察两试管现象并写出方程式。

（3）在小试管中加入0.1mol/L 硫酸亚铁铵溶液3滴，加入1滴2mol/L H$_2$SO$_4$及0.1mol/L KSCN 溶液数滴，观察有无变化？然后再滴加3% H$_2$O$_2$溶液数滴，观察颜色变化？写出方程式。

4. 铜、银、汞的化合物

（1）Cu^{2+}、Ag$^+$、Hg^{2+}、Hg$_2^{2+}$与 NaOH 的反应：分别试验0.1mol/L CuSO$_4$、AgNO$_3$、Hg（NO$_3$）$_2$、Hg$_2$（NO$_3$）$_2$溶液与2mol/L NaOH 溶液的作用，观察沉淀的颜色和形态，再将上述沉淀分成两份，一份与6mol/L的 HNO$_3$作用，一份加6mol/L的 NaOH 溶液，观察现象，列表比较 Cu^{2+}、Ag$^+$、Hg^{2+}、Hg$_2^{2+}$与 NaOH 反应的产物及产物的酸碱性有何不同。

（2）Cu^{2+}、Ag^+、Hg^{2+} 的硫化物的性质：分别试验 0.1mol/L $CuSO_4$、$AgNO_3$、$Hg(NO_3)_2$ 溶液与 0.001mol/L Na_2S 溶液作用，观察沉淀的颜色，离心分离，洗涤沉淀一次，弃去上清液。分别试验上述硫化物的沉淀能否溶于 2mol/L 的 Na_2S 溶液和 6mol/L 的 HCl 溶液。如不溶于 6mol/L 的 HCl 溶液，再试验能否溶于 6mol/L 的冷的或热的 HNO_3 溶液；最后把不溶于 HNO_3 溶液的沉淀与王水（自己配制）反应。根据溶度积和相关数据解释现象，并列表比较。

（3）Cu^{2+}、Ag^+、$HgCl_2$、Hg_2Cl_2 与氨水的反应：分别试验 0.1mol/L $CuSO_4$、$AgNO_3$、少量 $HgCl_2$ 及 Hg_2Cl_2 晶体与 2mol/L 氨水溶液作用，加少量氨水，生成什么？加过量氨水，有无变化？写出反应方程式。

（4）Cu^{2+}、Ag^+、Hg^{2+}、Hg_2^{2+} 与 KI 溶液的反应：在 0.1mol/L $CuSO_4$ 溶液中滴加 0.1mol/L KI 溶液，离心分离倾出上清液，检验此溶液是否含有 I_2（淀粉溶液）？再把沉淀洗涤 1~2 次，观察颜色。

试验 0.1mol/L $AgNO_3$、$Hg(NO_3)_2$、$Hg_2(NO_3)_2$ 溶液与 0.1mol/L KI 溶液作用，加少量 0.1mol/L KI，生成什么？加过量 0.1mol/L KI，有无变化？写出反应方程式。

（5）铜、银、汞化合物的氧化还原性：在 0.5mL 的 0.1mol/L $CuSO_4$ 溶液中，加入过量 6mol/L NaOH 溶液，然后滴加 0.1mol/L 葡萄糖溶液适量，在水浴上加热，直至出现砖红色沉淀，写出反应方程式，指出何为氧化剂？何为还原剂？

将上面所得沉淀，洗涤两次，至洗液无色，再向此沉淀滴加 6mol/L H_2SO_4，振荡至大部分沉淀溶解，观察溶液和沉淀颜色的转变，写出方程式。

在一支洁净的小试管中，加入 0.5mL 的 0.1mol/L $AgNO_3$ 溶液，加入过量 2mol/L 氨水至生成的白色沉淀消失，然后滴加 0.1mol/L 葡萄糖溶液适量，在水浴上加热，直至小试管内壁上出现光亮的银镜，写出反应方程式。

在两只小试管中各滴加 0.1mol/L $Hg(NO_3)_2$、$Hg_2(NO_3)_2$ 溶液 2 滴，再分别滴入 2 滴 0.1mol/L NaCl 溶液，观察现象？然后加入 2 滴 0.1mol/L $SnCl_2$ 溶液，观察颜色变化，Hg^{2+} 和 Hg_2^{2+} 有何区别？

（二）砷化物的性质及鉴别、硼酸及其化合物的性质

1. 砷化物的性质及鉴别

（1）As_2O_3（砒霜，剧毒）的性质：将少许 As_2O_3（砒霜）溶于微热的水中，检验酸碱性；试验 As_2O_3 在 6mol/L HCl 和浓 HCl 中的溶解情况；试验 As_2O_3 在 2mol/L NaOH 中的溶解情况；保留溶液，供下面实验使用。

（2）As（Ⅲ）（Ⅴ）性质及鉴别：取上面制得的 Na_2AsO_3 溶液，滴加碘液观察现象？然后用溶液将浓 HCl 酸化，又有何变化？写出反应式，解释现象。AsO_3^{3-}、AsO_4^{3-} 的鉴别：在中性试验溶液中加入 $AgNO_3$ 溶液，AsO_4^{3-} 存在时，生成棕色的 Ag_3AsO_4 沉淀；AsO_3^{3-} 存在时，生成黄色的 Ag_3AsO_3 沉淀；沉淀均溶于氨水。

2. 硼酸及其化合物的性质

（1）硼酸性质：在洁净小试管中加入少量 H_3BO_3 固体，加微热蒸馏水至溶解，用 pH 试纸测溶液的 pH 值，在溶液中加 1 滴甲基橙指示剂，观察颜色？

将试管中溶液分成两等份，一份作比较用，一份中加入 5 滴甘油，混匀，指示剂的颜色有什么变化？为什么？

（2）硼砂的性质：在小试管中，将 0.1g 硼砂（$Na_2B_4O_7 \cdot 10H_2O$）加少量蒸馏水微热溶解，用 pH 试纸测 pH 值，解释原因。加入 3 滴 6mol/L H_2SO_4 酸化，并将试管放入冰水，搅拌，观察现象，解释原因。

用铂丝蘸取少量硼砂固体，在氧化焰中熔融成圆珠，分别蘸取少量 CoO（固体）和 Cr_2O_3（固体），熔融之，冷却后观察硼砂珠的颜色。

【思考题】

1. 如何鉴定 Cr^{3+} 和 Mn^{2+} 离子？

2. 怎样存放 $KMnO_4$ 溶液？为什么？

3. 为何 HgS 溶于 Na_2S 溶液和王水而不溶于 HNO_3？

4. 为什么硫酸能从硼砂中取代出硼酸？加进甘油后，为什么硼酸的酸度会变大？

5. Cu^{2+}、Ag^+、Hg^{2+}、Hg_2^{2+} 与 KI 溶液反应时，哪些是沉淀反应？哪些是配位反应？哪些是氧化还原反应？

第二章　有机化学实验 ▷▷▷▷

实验一　有机化学基础知识

有机化学是一门以实验为基础的学科，在有机化学的学习过程中，有机化学实验占有重要地位，是有机化学理论课内容的补充。

一、有机化学实验的目的

1. 通过实验，使学生学习和掌握有机实验的基本操作和基本技能。

2. 初步培养学生正确选择有机合成、分离与鉴定方法的能力，提高学生分析和解决实验中所遇到问题的思维能力和动手能力。

3. 配合教师课堂讲授，通过有机实验验证和巩固课堂所教授的基本理论和知识。

4. 培养学生理论联系实际、实事求是的工作作风、严谨的科学态度和良好的工作习惯。

有机化学实验所用试剂多数易燃、易爆，且具有一定毒性和腐蚀性，这些试剂若使用不当，可能发生着火、爆炸、中毒等事故。同时，有机实验常用仪器多为玻璃制品，实验过程中还会用到电器设备等，若使用不当也会发生事故。因此，实验者必须树立安全第一的思想，事先了解实验中所用试剂和仪器的性能、用途及可能出现的问题及预防措施，严格遵守操作规程，加强安全防范，有效维护实验室安全，以确保实验正常进行。

二、有机实验室常用设备

（一）干燥装置

1. 烘箱　实验室一般使用的是恒温鼓风干燥箱，主要用于干燥玻璃仪器或烘干无腐蚀性、热稳定性好的药品。使用时应先调好温度（烘玻璃仪器一般控制在 100 ~ 110℃）。刚洗好的仪器应将水倒尽后再放入烘箱中。烘干仪器时，将烘热干燥的仪器放在上边，湿仪器放在下边，以防湿仪器上的水滴到热仪器上造成仪器炸裂。热仪器取出后，不要马上碰冷的物体，如冷水、金属用具等。带旋塞或具塞的仪器，应取下塞子后再放入烘箱中烘干。

2. 气流干燥器　这是一种用于快速烘干仪器的设备，如图 2 - 1 所示。使用时将仪器洗干净后，甩掉多余的水分，然后将仪器套在烘干器的多孔金属管上。注意随时调节加热空气的温度。气流烘干器不易长时间加热，以免烧坏电机和电热丝。

3. 电吹风 实验室使用的电吹风应具有可吹冷风、热风的功能，它主要用于少量玻璃仪器的快速干燥以及纸色谱和薄层色谱驱赶溶剂。电吹风不宜长时间连续吹热风，以防损坏电热丝。用后存放于干燥处，防潮防腐蚀，每季加一次油。

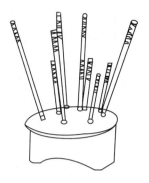

图 2 - 1　气流烘干器

（二）加热装置

有机化学实验常用的加热装置有下列几种。

1. 电热套 电热套是由玻璃丝包裹着电热丝织成的一个碗状半圆形内套，外面包上金属壳，中间填上保温材料制成的一种加热器（见图 2 - 2），有的带有控温装置，有的外加调压变压器控制温度。使用电热套时，反应瓶外壁与电热套内壁保持 2cm 左右的距离，以便利用热空气传热和防止局部过热。电热套不是明火，故不易引起着火，使用安全。由于它的结构为碗状，所以，加热时烧瓶处于热气流包围中，热效率高，并且受热均匀，是一种较好的空气浴，它主要作为回流加热的热源。

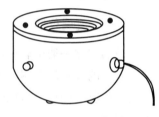

图 2 - 2　电热套

2. 电热恒温水浴锅 电热恒温水浴锅是内外双层的箱式结构，上盖为单层，备有几个带套盖的孔洞，用以放置被加热的玻璃仪器，箱底密封管内装有电炉丝。它的外壳由薄钢板制成，内外层中间填有绝热材料，外箱正面有自控开关、指示灯等电控系统，侧面有水位管和放水阀。电热恒温水浴锅可自动控制温度，保持水浴恒温，使用方便，由于没有明火，可作为易燃液体蒸馏的热源。

使用电热恒温水浴锅时应注意：①槽内不要缺水，因为炉丝的套管为密封焊接，无水时易烧坏。②自动控制盒内不要溅上水或受潮，以防漏电和损坏。③箱内要保持清洁，定期洗刷、换水。若长时间不用，箱内水要放掉，并擦干以防生锈。

（三）其他常用设备

1. 电子天平 电子天平是实验室常用的称量设备，尤其在微量、半微量实验中经常使用。电子天平（见图 2 - 3）是一种比较精密的称量仪器，其设计精良，可靠耐用。

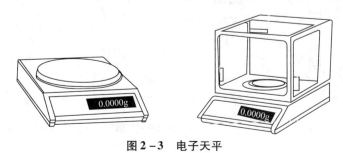

图 2 - 3　电子天平

它可前面控制，具有简单易懂的菜单，可自动关机。

2. 循环水多用真空泵　多用真空泵是以循环水作为流体，利用射流产生负压的原理而设计的一种新型多用真空泵，广泛用于蒸发、蒸馏、结晶、过滤、减压、升华等操作中。由于水可以循环使用，避免了直排水的现象，节水效果明显，是实验室理想的减压设备。水泵一般用于对真空度要求不高的减压体系中。使用时应注意以下几点。

（1）真空泵抽气口最好接一个缓冲瓶，以免停泵时，水被倒吸入反应瓶中，使反应失败。

（2）开泵前，应检查是否与体系接好，然后，打开缓冲瓶上的旋塞。开泵后，用旋塞调至所需要的真空度。关泵时，先打开缓冲瓶上的旋塞，拆掉与体系的接口，再关泵。切忌相反操作。

（3）应经常补充和更换水泵中的水，以保持水泵的清洁和真空度。

三、有机化学实验室常用仪器及装配方法

（一）玻璃仪器

玻璃仪器一般由软质或硬质玻璃制作而成。软质玻璃耐热、耐腐蚀性较差，故一般由它制作的仪器均不耐热；硬质玻璃具有较好耐热、耐腐蚀性，所制仪器可在温度变化较大的情况下使用。玻璃仪器通常分为普通和标准磨口两种，有机化学实验常用玻璃仪器（见图2-4）。

标准磨口仪器均按国际通用技术标准制造。常用的标准磨口规格有10、14、19、24、29、34、40、50等型号。其中10号为微量磨口仪器，14号为半微量磨口仪器，19号以上为常量磨口仪器。使用标准磨口仪器可免去配塞子及钻孔等手续，又能避免反应物或产物被软木塞或橡皮塞所沾污，而且密封性能好。

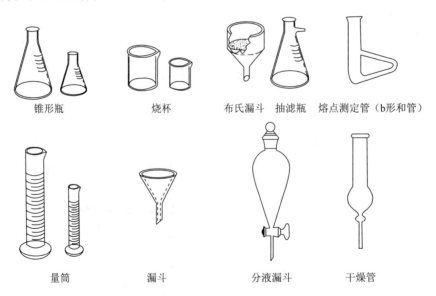

錐形瓶　　　烧杯　　　布氏漏斗　抽滤瓶　熔点测定管（b形和管）

量筒　　　漏斗　　　分液漏斗　　干燥管

a.常用标准磨口玻璃仪器

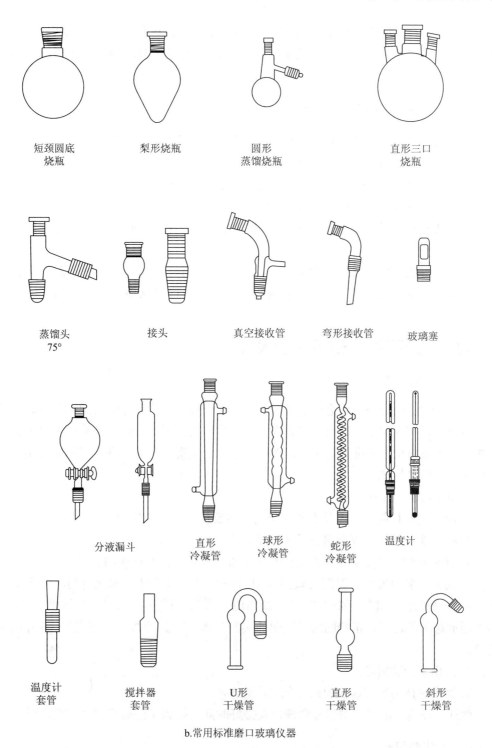

短颈圆底烧瓶　　梨形烧瓶　　圆形蒸馏烧瓶　　直形三口烧瓶

蒸馏头 75°　　接头　　真空接收管　　弯形接收管　　玻璃塞

分液漏斗　　直形冷凝管　　球形冷凝管　　蛇形冷凝管　　温度计

温度计套管　　搅拌器套管　　U形干燥管　　直形干燥管　　斜形干燥管

b.常用标准磨口玻璃仪器

图2-4　有机化学实验常用玻璃仪器

（二）金属工具

在有机化学实验中常用的金属器有铁架台、烧瓶夹、冷凝管夹（又称万能夹）、铁圈、S 扣、镊子、剪刀、锉刀、打孔器、不锈钢小勺等，这些仪器应放在实验室规定的地方。要保持这些仪器的清洁，经常在活动部位加上一些润滑剂，以保证活动灵活不生锈。

（三）仪器的装配方法

装配仪器时，首先应选定好主要仪器的位置，以此为基准，按从下到上，从左到右（或从右到左）的顺序逐个装配其他仪器。

装配常压反应装置时，装置必须与大气相通，不能密闭，否则加热后反应产生的气体或有机蒸气在仪器内膨胀，会使压力增大，仪器爆炸。

拆卸装置的顺序和安装顺序相反，即从上到下、从右到左（或从左到右）逐个拆除。

实验所用铁夹都不宜拧得太紧或太松，铁夹不能与玻璃直接接触，而应套上橡皮管、贴上石棉垫或用石棉绳、布条包裹起来。需要加热的仪器应夹住受热程度最低的地方。

四、实验预习、记录和实验报告

（一）实验预习

有机化学实验是一门理论联系实际的综合性课程，要达到实验的预期效果，必须做好实验预习，实验前要认真预习实验讲义，并写出实验预习笔记。实验预习笔记就是工作提纲，实验应按提纲进行。预习工作做得好，不仅实验能顺利进行，也能使实验者从实验中获得更多的知识。

实验预习笔记要求如下。

1. 明确实验目的、原理及有关反应式（主反应、主要副反应）。

2. 列出实验所需的仪器名称及主要试剂。

3. 查阅并列出主要试剂和产物的物理常数以及主要试剂的规格、用量。

4. 阅读实验内容后，根据实验内容用简练的语句和符号（如化合物写分子式，克用"g"，毫升用"mL"，加用"+"，加热用"△"，沉淀用"↓"，气体用"↑"，仪器可用示意图代之等）正确的写出简明的实验步骤（不是照抄实验讲义），并标明关键之处。

5. 画出实验装置草图。

6. 写出你认为做好该实验所必须的注意事项。

此外，还应考虑实验中怎样合理地安排好时间，提高工作效率。

（二）实验记录

在实验过程中，应认真操作、仔细观察实验现象，并将观察到的现象以及测得的数据如实地记录在记录本上，养成一边进行实验一边做记录的习惯。记录要简明扼要，字迹整洁。实验完毕后，将实验记录交老师审阅。

（三）实验报告

实验报告是总结实验进行的情况、分析实验中出现问题的原因、整理归纳实验结果的重要工作。因此，必须认真写好实验报告。实验报告的格式如下。

1. 性质实验报告

实验题目

（1）实验目的。

（2）实验原理。

（3）操作步骤（表格式）。

实验名称	步骤	现象	解释及反应式

（4）讨论或问题解答

2. 合成实验报告

实验题目

（1）实验目的。

（2）原理及有关反应方程式。

（3）主要试剂的规格、用量及物理常数。

（4）画实验装置图。

（5）实验步骤及现象。

（6）粗产品纯化过程。

（7）实验结果（包括产品的外观、产量、计算产率或其他数据等）。

（8）问题讨论。

实验二　有机化学实验基本操作技能

一、加热与冷却

（一）加热方法

某些化学反应在室温下难以进行或反应速度很慢，为了加快反应速度，常采用加热的方法。温度升高，反应速度加快，一般温度每升高 $10\,^{\circ}\!C$，反应速度增加 1 倍。有机实验实验室常用的热源有煤气、酒精和电能。

1. 石棉网加热　这是最简单的加热方法，烧瓶（杯）下面放石棉网进行加热，可使烧瓶（杯）受热面扩大且较均匀。这种加热方式只适用于高沸点且不易燃烧的受热物，加热灯焰要对准石棉块，以免铁丝网被烧断，或局部温度过高。

2. 水浴　水浴是较为常用的热浴方法，当所需加热温度在90℃以下时，可将容器部分浸入水浴中。热浴液面应略高于容器中的液面，勿使容器底触及水浴锅底，控制温度稳定在所需要范围内。

如果加热温度稍高于100℃，则可选用适当无机盐类的饱和水溶液作为热溶液。如氯化钠饱和水溶液的沸点为109℃，硫酸镁饱和水溶液的沸点为108℃，氯化钙饱和水溶液的沸点为180℃。

3. 电热套加热　电热套加热是实验室使用最多的加热方法，具有干净、安全、加热速度快等优点。电热套中的电热丝是由玻璃纤维包裹着的，较为安全，一般可加热至400℃。电热套有各种规格，取用时要与容器的大小相适应。使用过程中，不可让有机液体或酸、碱、盐的溶液流到电热套中，否则会造成电热丝的短路或腐蚀，损坏电热套。

除了以上介绍的几种加热方法外，还可用砂浴、熔盐浴、金属浴（合金浴）等加热方法，操作中应根据具体要求和条件选择合适的加热方法。

（二）冷却方法

实验反应中有时产生大量的热，使反应温度迅速升高，如果控制不当，可能引起副反应，还会使反应物蒸发，甚至会发生冲料和爆炸事故。要把温度控制在一定范围内，就要进行适当的冷却。有时为了降低溶质在溶剂中的溶解度或加速结晶析出，也要采用冷却的方法。

根据不同的要求，选用适当的冷却剂冷却。常用的冷却剂有以下几种。

1. 冰水冷却　可用冷水在容器外壁流动，或把反应器浸在冷水中，以交换热量。也可用水和碎冰的混合物作冷却剂，其冷却效果比单用冰块好。如果水不妨碍反应进行，也可把碎冰直接投入反应器中，以更有效地保持低温。

2. 冰盐冷却　要在0℃以下进行操作时，可用不同比例混合的碎冰和无机盐作为冷却剂。可把盐研细，把冰砸碎成小块（或用冰片），使盐均匀包在冰块上。注意在使用过程中应随时加以搅拌。

3. 干冰或干冰与有机溶剂混合冷却　干冰（固体的二氧化碳）和乙醇、异丙醇、丙酮、乙醚或氯仿混合，可冷却到−50℃。应将这种冷却剂放在杜瓦瓶（广口保温瓶）中或其他绝热效果好的容器中，以保持其冷却效果。

注意，温度低于−38℃时，由于水银会凝固，因此不能用水银温度计。对于较低的温度，应采用添加少许有颜色的有机溶剂（酒精、甲苯、正戊烷）温度计。

二、干燥与干燥剂

干燥是除去固体、液体或气体中少量水分或少量有机溶剂的方法。如在进行有机物波谱分析、定性或定量分析以及测物理常数时，往往要求预先干燥，否则测定结果不准确。液体有机物在蒸馏前也需干燥，否则沸点前馏分较多，产物损失，甚至沸点也不准。此外，许多有机反应需要在无水条件下进行。因此，溶剂、原料和仪器等均要干燥。

1. 基本原理 干燥方法可分为物理方法和化学方法两种。

（1）物理方法：物理方法中有烘干、晾干、吸附、分馏、共沸蒸馏、真空干燥和冷冻等。近年来，还常用离子交换树脂和分子筛等方法来进行干燥。

（2）化学方法：化学方法采用干燥剂来除水。根据除水作用原理又可分两种。

①能与水可逆地结合，生成水合物，例如：

$$CaCl_2 + nH_2O \rightleftharpoons CaCl_2 \cdot nH_2O$$

②与水发生不可逆的化学反应，生成新的化合物，例如：

$$2Na + 2H_2O \longrightarrow 2NaOH + H_2$$

2. 液体有机化合物的干燥

（1）干燥剂的选择：常用干燥剂的种类很多，选用时必须注意下列几点。

①干燥剂与有机物应不发生任何化学反应，包括溶解、络合、缔合和催化等作用，例如酸性化合物不能用碱性干燥剂等。表2-1列出各类有机物常用干燥剂。

②干燥剂应不溶于有机液体中。

③干燥剂的干燥速度快，吸水量大，价格便宜。

表2-1 各类有机物的常用干燥剂

液态有机化合物	适用的干燥剂
醚类、烷烃、芳烃	$CaCl_2$、Na、P_2O_5
醇类	K_2CO_3、$MgSO_4$、Na_2SO_4、CaO
醛类	$MgSO_4$、Na_2SO_4
酮类	$MgSO_4$、Na_2SO_4、K_2CO_3
酸类	$MgSO_4$、Na_2SO_4
酯类	$MgSO_4$、Na_2SO_4、K_2CO_3
卤代烃	$CaCl_2$、$MgSO_4$、Na_2SO_4、P_2O_5
有机碱类（胺类）	$NaOH$、KOH

（2）干燥剂的用量：根据水在液体中溶解度和干燥剂的吸水量，可算出干燥剂的最低用量。但是，干燥剂的实际用量是大大超过计算量的。实际操作中，主要是通过现场观察判断。

①观察被干燥液体：例如在环己烯中加入无水氯化钙进行干燥，未加干燥剂之前，由于环己烯不溶于水，溶液处于浑浊状态。当加入干燥剂吸水之后，呈清澈透明状，即表明干燥合格。否则应补加适量干燥剂继续干燥。

②观察干燥剂：例如用无水氯化钙干燥乙醚时，则应看干燥剂的状态。加入干燥剂后，因其吸水变黏，黏在器壁上，摇动不易旋转，表明干燥剂用量不够，应适量补加无水氯化钙，直到新加的干燥剂不结块，不黏壁，干燥剂棱角分明，表示所加干燥剂用量合适。

由于干燥剂还能吸收一部分有机液体，影响产品收率，故干燥剂用量应适中。应加入少量干燥剂后静置一段时间，观察用量不足时再补加。一般每100mL样品需加入0.5~1g干燥剂。

（3）干燥时的温度：对于生成水合物的干燥剂，加热虽可加快干燥速度，但远远不如水合物放出水的速度快，因此，干燥通常在室温下进行。

（4）操作步骤与要点

①首先把被干燥液中水分尽可能除净，不应有任何可见的水层或悬浮水珠。

②待干燥的液体放入锥形瓶中，取颗粒大小合适（如无水氯化钙，应为黄豆粒大小并不夹带粉末）的干燥剂，放入液体中，用塞子盖住瓶口，轻轻振摇，经常观察，判断干燥剂是否足量，静置（半小时，最好过夜）。

③把干燥好的液体滤入蒸馏瓶中，然后进行蒸馏。

3. 固体有机化合物的干燥　干燥固体有机化合物，主要是为除去残留在固体中的少量低沸点溶剂，如水、乙醚、乙醇、丙酮、苯等。由于固体有机物的挥发性比溶剂小，所以采取蒸发和吸附的方法来达到干燥的目的，常用干燥法如下。

（1）晾干。

（2）烘干：①用恒温烘箱烘干或用恒温真空干燥箱烘干；②用红外灯烘干。

（3）冻干。

（4）若遇难抽干溶剂时，把固体从布氏漏斗中转移到滤纸上，上下均放2~3层滤纸，挤压，使溶剂被滤纸吸干。

（5）干燥器干燥（见图2-5）。

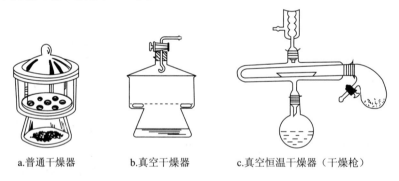

a.普通干燥器　　　　b.真空干燥器　　　　c.真空恒温干燥器（干燥枪）

图2-5　干燥器

三、萃取

萃取是实验室常用的一种分离提纯的方法。洗涤也是萃取的方法之一，利用此法可将有机化合物中杂质去除。按萃取两相的不同，萃取可分为液-液萃取、液-固萃取、气-液萃取。液-液萃取又称为溶剂萃取，它是分离液体混合物的重要方法之一。在此，我们重点介绍液-液萃取。

1. 基本原理　在欲分离的液体混合物中加入一种与其不溶或部分互溶的液体溶剂，形成两相系统，利用液体混合物中各组分在两相中的溶解度和分配系数的不同，易溶组分较多地进入溶剂相，从而实现混合液的分离。当萃取剂与原溶液完全不互溶时，溶质 A 在两相间的平衡关系见图 2 - 6。图中纵坐标表示溶质在萃取剂中的质量分数 y，横坐标表示溶质在原溶液中的质量分数 x，图中平衡曲线又称分配曲线。由此可以看出，简单萃取过程为将萃取剂加入混合液中，使其互相混合，因溶质在两相间的分配末达到平衡，而溶质在萃取剂中的平衡浓度高于其在原溶液中的浓度，于是溶质从萃取剂中扩散，使溶质与混合液中的其他组分相分离。因此，萃取是两相间的传质过程。

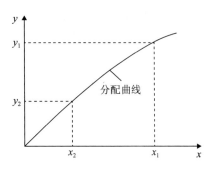

图 2 - 6　溶质 A 在两相间的分配平衡

　　溶质 A 在两相间的平衡关系还可以用平衡常数 K 来表示：

$$K = C_A / C_B$$

　　式中：C_A 为溶质在萃取剂中的浓度；C_B 为溶质在原溶液中的浓度。

　　对于液 - 液萃取，K 通常称为分配系数，可将其近似地看作溶质在萃取剂和原溶液中溶解度之比。

　　用萃取方法分离混合液时，混合液中的溶质既可以是挥发性物质，也可以是非挥发性物质（如无机盐类）。

　　2. 萃取过程的分离效果及萃取剂的选择　萃取过程的分离效果主要表现为被分离物质的萃取率和分离纯度。萃取率为萃取液中被提取的溶质与原溶液中的溶质的量之比。萃取率越高，表示萃取过程的分离效果越好。

　　影响分离效果的主要因素包括：被萃取的物质在萃取剂与原溶液两相之间的平衡关系，以及在萃取过程中两相之间的接触情况。这些因素都与萃取次数和萃取剂的选择有关。一般同体积溶剂分为 3 ~ 5 次萃取即可。但是对于萃取剂与原溶液部分互溶的情况，只能给出近似的预测结果。

　　一般选择萃取剂时，难溶于水的物质用石油醚作萃取剂，较易溶于水的物质用苯或乙醚作萃取剂，易溶于水的物质用乙酸乙酯或类似的物质作萃取剂。常用的萃取剂有乙醚、苯、四氯化碳、石油醚、氯仿、二氯甲烷、乙酸乙酯等。

　　3. 操作方法　萃取常用的仪器是分液漏斗。使用前应先检查下口活塞和上口塞子是否有漏液现象。在活塞处涂少量凡士林，旋转几圈将凡士林涂均匀。在分液漏斗中加入一定量的水，将上口塞子盖好，上下摇动分液漏斗中的水，检查是否漏水，确定不漏后再使用。

　　将待萃取的原溶液倒入分液漏斗中，再加入萃取剂（如果是洗涤应先将水溶液分离后，再加入洗涤溶液），将塞子塞紧，用右手的拇指和中指拿住分液漏斗，食指压住上口塞子，左手的食指和中指夹住下口管，同时，食指和拇指控制活塞（见图 2 - 7）。然后将漏斗平放，前后摇动使液体振动起来，两相充分接触。在振动过程中应注意放气，以免萃取或洗涤时，内部压力过大，造成漏斗的塞子被顶开，使液体喷出，严重时会引起漏斗爆炸，造成伤人事故。放气时，将漏斗的下口向上倾斜，使液体集中在下面，用控制活塞的拇指和食指打开活塞放气，注意不要对着人，一般振动两三次就放一次气。经几次振动放气后，将漏斗放在铁架台的铁圈上，将塞子上的小槽对准漏斗上的通气孔，静置 3~5 分钟。待液体分层后将萃取相倒出（即有机相），放入一个干燥好的锥形瓶中，萃余相（水相）再加入新萃取剂继续萃取。重复以上操作过程，萃取完后，合并萃取相，加入干燥剂进行干燥。干燥后，先将低沸点的物质和萃取剂用简单蒸馏的方法蒸出，然后视产品的性质选择合适的纯化手段。

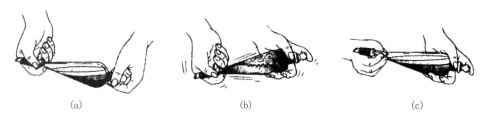

(a)   (b)   (c)

图 2 - 7 萃取时手握分液漏斗的姿势

在萃取操作中应注意以下几个问题。

（1）分液漏斗中的液体不宜太多，以免摇动时影响液体接触而使萃取效果下降。

（2）液体分层后，上层液体由上口倒出，下层液体由下口经活塞放出，以免污染产品。

（3）溶液呈碱性时，常产生乳化现象。有时由于存在少量轻质沉淀，两液相密度接近，两液相部分互溶等都会引起分层不明显或不分层。此时，静置时间应长一些，或加入一些食盐，增加两相的密度，使絮状物溶于水中，迫使有机物溶于萃取剂中；或加入几滴酸、碱、醇等，以破坏乳化现象。如上述方法不能将絮状物破坏，在分液时，应将絮状物与萃余相（水层）一起放出。

（4）液体分层后应正确判断萃取相（有机相）和萃余相（水相），一般根据两相的密度来确定，密度大的在下面，密度小的在上面。如果一时判断不清，应将两相分别保存起来，待弄清后，再弃掉不要的液体。

四、固体有机化合物的提纯方法——重结晶、升华

（一）重结晶

重结晶是提纯固体化合物的一种重要方法，它适用于产品与杂质性质差别较大、产品中杂质含量小于 5% 的体系。

1. 基本原理 固体有机化合物在任何一种溶剂中的溶解度随着温度的变化而变化，一般情况下，当温度升高时，溶解度增加，温度降低时，溶解度减小。可利用这一性质，使化合物在较高温度下溶解，在低温下析出结晶。由于产品与杂质在溶剂中的溶解度不同，可以通过过滤将杂质去除，从而达到分离提纯的目的。由此可见，选择合适的溶剂是重结晶操作中的关键。

2. 溶剂的选择 根据"相似相溶"原理，通常极性化合物易溶于极性溶剂中，非极性化合物易溶于非极性溶剂中。借助于文献可以查出常用化合物在溶剂中的溶解度。在选择时应注意以下几个方面的问题。

（1）所选择的溶剂应不与产物（即被提取物）发生化学反应。

（2）产物在溶剂中的溶解度随温度变化越大越好，即在温度高时，溶解度越大越好，在温度低时溶解度越小越好，这样才能保证有较高的回收率。

（3）杂质在溶剂中要么溶解度很大，冷却时不会随晶体析出，仍然留在母液（溶剂）中，过滤时与母液一起去除；要么溶解度很小，在加热时不被溶解，在热过滤时将其去除。

（4）所用溶剂沸点不宜太高，应易挥发，易与晶体分离。一般溶剂的沸点应低于产物的熔点。

（5）所选溶剂还应具有毒性小，操作比较安全，价格低廉等优点。

3. 操作方法　重结晶操作过程为：饱和溶液的制备→脱色→热过滤→冷却结晶→抽滤→结晶的干燥。

（1）饱和溶液的制备：这是重结晶操作过程的关键步骤。其目的是用溶剂充分分散产物和杂质，以利于分离提纯。一般用锥形瓶或圆底烧瓶来溶解固体。若溶剂易燃或有毒时，应装回流冷凝器。加入沸石和已称量好的粗产品，先加少量溶剂，然后加热使溶液沸腾或接近沸腾，边滴加溶剂边观察固体溶解情况，使固体刚好全部溶解，停止滴加溶剂，记录溶剂用量。再加入 20% 左右的过量溶剂，主要是为了避免溶剂挥发和热过滤时因温度降低，使晶体过早地在滤纸上析出而造成产品损失。溶剂用量不宜太多，太多会造成结晶析出太少或根本析不出来，此时，应将多余的溶剂蒸发掉，再冷却结晶。有时，总有少量固体不能溶解，应将热溶液倒出或过滤，在剩余物中再加入溶剂，观察是否能溶解，如加热后慢慢溶解，说明此产品需要加热较长时间才能全部溶解。如仍不溶解，则视为杂质去除。

（2）脱色：粗产品中常有一些有色杂质不能被溶剂去除，因此，需要用脱色剂来脱色。最常用的脱色剂是活性炭，它是一种多孔物质，可以吸附色素和树脂状杂质，但同时它也可以吸附产品，因此加入量不宜太多，一般为粗产品质量的 5%。具体方法为待上述热的饱和溶液稍冷却后，加入适量的活性炭摇动，使其均匀分布在溶液中。加热煮沸 5～10 分钟即可。注意，千万不能在沸腾的溶液中加入活性炭，否则会引起暴沸，使溶液冲出容器造成产品损失。

（3）热过滤：其目的是去除水溶性杂质。为尽量减少过滤过程中晶体的损失，操作时应做到：仪器热、溶液热、动作快。为了做到"仪器热"，应事先将所用仪器用烘箱或气流烘干器烘热待用。热过滤有两种方法，即常压热过滤（重力过滤）和减压过滤（抽滤）。常压热过滤的装置见图 2-8。

普通漏斗也可以用铁圈架在铁架台上，下面可用电热套保温。为了保证过滤速度快，经常采用折叠滤纸（又称菊花滤纸），滤纸的折叠方法见图 2-9。

在折叠过程中应注意：所有折叠方向要一致，滤纸中央圆心部位不要用力折，以免破裂。热过滤时动作要快，以免液体或仪器冷却后，晶体过早地在漏斗中析出，如发生此现象，应用少量热溶剂洗涤，使晶体溶解进入到滤液中。如果晶体在漏斗中析出太多，应重新加热溶解再进行热过滤。

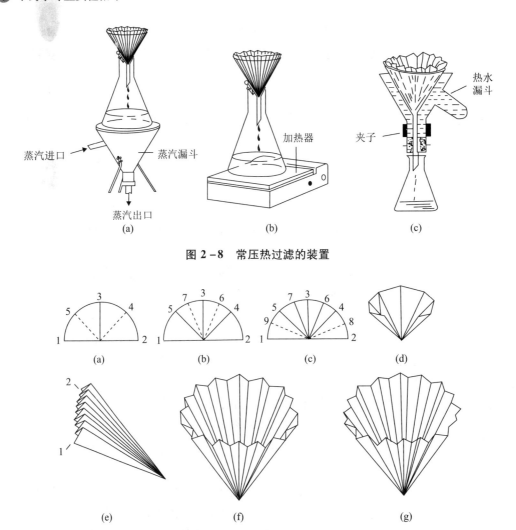

图 2-8 常压热过滤的装置

图 2-9 菊花滤纸的折叠方法

抽滤时，滤纸的大小应与布氏漏斗底部恰好一样，先用热溶剂将滤纸润湿，抽真空使滤纸与漏斗底部贴紧。然后迅速将热溶液倒入布氏漏斗中，在液体抽干之前漏斗应始终保持有液体存在，此时，真空度不宜太低。

（4）冷却结晶：冷却结晶是使产物重新形成晶体的过程。其目的是进一步与溶解在溶剂中的杂质分离。将上述热的饱和溶液冷却后，晶体可以析出，当冷却条件不同时，晶体析出的情况也不同。为了得到形状好、纯度高的晶体，在结晶析出的过程中应注意以下几点。

①应在室温下慢慢冷却至有固体出现时，再用冷水或冰进行冷却，这样可以保证晶体形状好，颗粒大小均匀，晶体内不含杂质和溶剂。否则，当冷却太快时会使晶体颗粒太小，晶体表面易从液体中吸附更多的杂质，加大洗涤的困难。当冷却太慢时，晶体颗粒有时太大（超过 2mm），会将溶液夹带在里边，给干燥带来一定的困难。因此，控制好冷却速度是晶体析出的关键。

②在冷却结晶过程中，不宜剧烈摇动或搅拌，这样会造成晶体颗粒太小。当晶体颗粒超过 2mm 时，可稍微摇动或搅拌几下，使晶体颗粒大小趋于平均。

③有时滤液已冷却，但晶体还未出现，可用玻璃棒摩擦瓶壁促使晶体形成，或取少量溶液，使溶剂挥发得到晶体，将该晶体作为晶种加入到原溶液中，液体中一旦有了晶种或晶核，晶体将会逐渐析出。晶种的加入量不宜过多，而且加入后不要搅动，以免晶体析出太快，影响产品的纯度。

④有时从溶液中析出的是油状物，此时，更深一步的冷却可以使油状物成为晶体析出，但含杂质较多。应重新加热溶解，然后慢慢冷却，当油状物析出时，剧烈搅拌可使油状物在均匀分散的条件下固化，如还是不能固化，则需要更换溶剂或改变溶剂用量，再进行结晶。

（5）抽滤－真空过滤：抽滤的目的是将留在溶剂（母液）中的可溶性杂质与晶体（产品）彻底分离。其优点是：过滤和洗涤速度快，固体与液体分离得比较完全，固体容易干燥。

抽滤装置采用减压过滤装置。具体操作与减压热过滤大致相同，所不同的是仪器和液体都应该是冷的，所收集的是固体而不是液体。在晶体抽滤过程中应注意以下几点。

①在转移瓶中的残留晶体时，应用母液转移，不能用新的溶剂转移，以防溶剂将晶体溶解，造成产品损失。用母液转移的次数和每次母液的用量都不宜太多，一般 2～3 次即可。

②晶体全部转移至漏斗中后，为了将固体中的母液尽量抽干，应用玻璃钉或瓶塞挤压晶体。当母液抽干后，将安全瓶上的放空阀打开，用玻璃棒或不锈钢小勺将晶体松动，滴入几滴冷的溶剂进行洗涤，然后将放空阀关闭，将溶剂抽干同时进行挤压。这样反复 2～3 次，将晶体吸附的杂质洗干净。晶体抽滤洗涤后，将其倒入表面皿或培养皿中进行干燥。

（6）晶体的干燥：为了保证产品的纯度，需要将晶体进行干燥，把溶剂彻底去除。当使用的溶剂沸点比较低时，可在室温下使溶剂自然挥发达到干燥的目的。当使用的溶剂沸点比较高（如水）而产品又不易分解和升华时，可用红外灯烘干。当产品易吸水或吸水后易发生分解时，应用真空干燥器进行干燥。

（二）升华

升华是固体化合物提纯的又一种手段。由于不是所有固体都具有升华的性质，因此，它只适用于以下情况。

①被提纯的固体化合物具有较高的蒸气压，在低于熔点时，就可以产生足够的蒸气，使固体不经过熔融状态直接变为气体，从而达到分离的目的。

②固体化合物中杂质的蒸气压较低，有利于分离。

升华的操作比重结晶要简便，纯化后产品的纯度较高。但是产品损失较大，时间较长，不适合大量产品的提纯。

1. 基本原理 升华是利用固体混合物的蒸气压或挥发度不同，将不纯净的固体化合物在熔点温度下加热，利用产物蒸气压高，杂质蒸气压低的特点，使产物不经过液体过程而直接气化，遇冷后固化，而杂质则不发生这个过程，达到分离固体混合物的目的。

2. 升华操作　常用的常压升华装置见图 2-10。图中（a）是实验室常用的常压升华装置。将被升华的固体化合物烘干，放入蒸发皿中，铺匀。取一大小合适的锥形漏斗，将颈口处用少量棉花堵住，以免蒸气外逸，造成产品损失。选一张略大于漏斗底口的滤纸，在滤纸上扎一些小孔后盖在蒸发皿上，用漏斗盖住。将蒸发皿放在砂浴上，用电炉或煤气灯加热，在加热过程中应注意控制温度在熔点以下，慢慢升华。当蒸气开始通过滤纸上升至漏斗中时，可以看到滤纸和漏斗壁上有晶体出现。如晶体不能及时析出，可在漏斗外面用湿布冷却。当升华量较大时，可用装置（b）分批进行升华。当需要通入空气或惰性气体进行升华时，可用装置（c）。

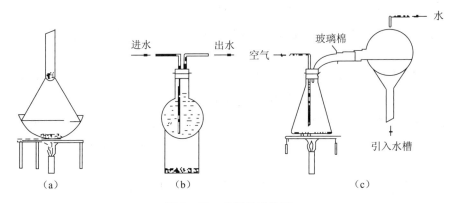

图 2-10　常压升华装置

3. 注意事项

（1）升华温度一定要控制在固体化合物熔点以下。

（2）被升华的固体化合物一定要干燥，如有溶剂将会影响升华后固体的凝结。

（3）滤纸上的孔应尽量大一些，以便蒸气上升时顺利通过滤纸，在滤纸的上面和漏斗中结晶，否则将会影响晶体的析出。

（4）减压升华时，停止抽滤时一定要先打开安全瓶上的放空阀，再关泵。否则循环泵内的水会倒吸进入吸滤管中，造成实验失败。

实验三　熔点的测定及温度计的校正

【实验目的】

1. 了解熔点测定的原理及意义，学习毛细管法熔点测定的操作方法。

2. 了解温度计校正的意义，掌握温度计校正的方法。

【实验原理】

通常认为，固体化合物的熔点是指在大气压力下，当固体化合物受热由固态转变为液态，并达到固液平衡状态时的温度。纯净的固体化合物一般有一个固定的熔点，在一定压力下，固液两相之间的温度变化是非常敏锐的。纯的固体化合物从开始熔化（初熔）至完全熔化（全熔）的温度范围称为熔距（或熔程），一般纯净的有机化合物的熔距在 0.5 ~ 1℃。若固体化合物中含有杂质，其熔点会下降，且熔距较宽。因此，利用测定熔点，可推测有机化合物，也可用来判断化合物的纯度。

物质蒸气压与温度的关系（见图 2 – 11）。图中（a）表示固体的蒸气压随温度升高而增大的曲线；图中（b）表示液体的蒸气压随温度变化的曲线，若将（a）和（b）两曲线加合，可得（c）。由图 2 – 11 可以看到，固相蒸气压随温度的变化速率比相应的也相大，两曲线相交于 M 点。在交叉点 M 处，固液两相蒸气压相等，即固液两相平衡共存，这时的温度 T_m 就是该物质的熔点。当温度超过 T_m 时，即使变化很小，只要有足够的时间，固体也可以全部转变为液体。因此，要精确测定熔点，在接近熔点时加热速度一定要慢，每分钟温度升高不能超过 1 ~ 2℃，只有这样才能使整个熔化过程接近两项平衡的条件。

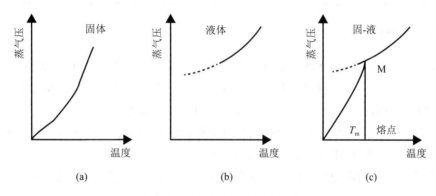

图 2 – 11　物质蒸气压与温度的关系

【实验用品】

毛细管，酒精灯，玻璃管，温度计，烧杯，橡皮圈，铁架台，铁圈，铁夹，未知样品，二苯胺，萘，苯甲酸，水杨酸，对苯二酚，3,5 – 二硝基苯甲酸。

【实验内容】

（一）熔点管制备

取内径 1mm、长 6 ~ 7cm 的毛细管，在酒精灯上将一端熔封，作为熔点管。

（二）样品填装

将 0.1 ~ 0.2g 干燥的粉末状试样在表面皿上堆成小堆，将熔点管开口一端插入试样中，装取少量粉末。然后把熔点管开口一端向上竖立，通过一根长约 40cm 直立于表面皿的干净玻璃管，熔点管自由下落，使样品掉入管底。重复多次，使样品粉末紧密堆集在毛细管底部，样品高度 2 ~ 3mm 为止，见图 2 – 12（a）。操作要迅速，防止样品吸潮，装入样品要结实，受热时才均匀。

（三）熔点测定

按图 2 - 12（b）所示组装仪器，进行样品的熔点测定，并记录熔点。要求每个样品进行两次以上的平行测定，每次测定都必须用新的毛细熔点管新装样品，不能重复使用已测定过熔点的样品管。

实验数据按表记录（也可另行设计）。

编号	样品 A			样品 B		
	初熔（℃）	全熔（℃）	熔距（℃）	初熔（℃）	全熔（℃）	熔距（℃）
1（粗）						
2（精）						
3（精）						
平均值						

（四）温度计校正

按顺序测定下列纯化合物的熔点：①二苯胺（分析纯）54～55℃；②萘（分析纯）80.55℃；③苯甲酸（分析纯）122.4℃；④水杨酸（分析纯）159℃；⑤对苯二酚（分析纯）173～174℃；⑥3,5 - 二硝基苯甲酸（分析纯）205℃。

记录测得的熔点数据，以所测熔点为纵坐标，以得到熔点与标准熔点差为横坐标作图，在任一温度时的校正值可直接从曲线中读出。

每个样品至少测定两次，以两次或多次测量的平均值为该样品的最终熔点。

【注意事项】

1. 熔点管本身要干净，封口要均匀。
2. 待测样品要充分干燥，研细，装样要严实，如果有空隙，不易传热，可影响测定结果。

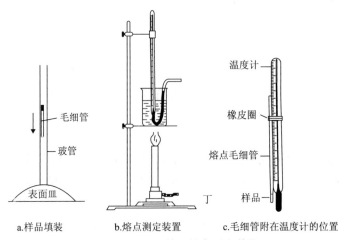

a.样品填装　　　　b.熔点测定装置　　　c.毛细管附在温度计的位置

图 2 - 12　毛细管法熔点测定装置

3. 传温液的选择：熔点在80℃以下可用蒸馏水；熔点在200℃以下可用液体石蜡、浓硫酸或磷酸；熔点在200～300℃用硫酸钾和硫酸的混合液（3∶7）。

4. 升温速度不宜太快，特别是当温度将要接近该样品的熔点时，一般每分钟升温1～2℃。

【思考题】

分析测定熔点时，若遇到下列情况，对熔点测定数据有何影响？

（1）熔点管底部未完全封闭。

（2）样品未完全干燥或含有杂质。

（3）样品研磨的不是很细。

（4）加热太快。

附：一些有机化合物的熔点

样品名称	熔点（℃）	样品名称	熔点（℃）
水－冰	0	苯甲酸	122.4
对二氯苯	53.1	尿素	132.8
萘	80.3	水杨酸	158.3
间二硝基苯	90.0	对苯二酚	173.5
邻苯二酚	105	丁二酸	182.8
乙酰苯胺	114.3	蒽	216.2

实验四　旋光度的测定

【实验目的】

1. 了解旋光仪的构造及原理，学习其使用方法。

2. 掌握旋光度、比旋光度的概念及比旋光度的计算方法。

3. 了解测定旋光活性物质比旋光度的意义。

【实验原理】

某些有机化合物因具有手性，能使偏振光的振动平面（偏振面）旋转。能使偏振光的偏振面向左或向右发生旋转的有机化合物，称为旋光性物质。偏振光的偏振面发生一定角度的旋转，其旋转角度叫做该物质的旋光度。旋光度的大小不仅取决于物质的分子结构，而且还和被测溶液的浓度、温度、光的波长、溶剂、旋光管的长度（液层的厚度）等因素有关。因此，常用比旋光度 $[\alpha]_\lambda^t$ 来表示物质的旋光能力。比旋光度和旋光度之间的关系如下：

$$[\alpha]_\lambda^t = \frac{\alpha}{l \times C} \times 100$$

式中：t 为测定的温度，单位为℃；λ 为光源的波长，通常为钠米，用 D 表示；l 为样品管的长度，单位为 dm；C 为溶液的浓度，单位用 g/mL；α 为测得的旋光度。

比旋光度是物质的特征物理常数之一，测定旋光度可鉴定旋光性物质的纯度和含量。

在实验室中一般利用旋光仪来测量物质的旋光度，普通的目测旋光仪的结构示意图见 2 - 13。

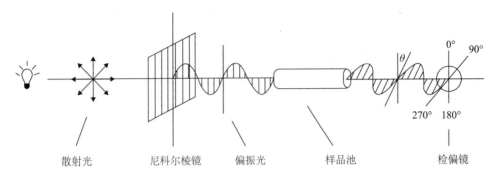

散射光　　尼科尔棱镜　　偏振光　　样品池　　检偏镜

图 2 - 13　旋光仪示意图

从钠光源发出的光经过尼科尔棱镜即起偏镜，成为偏振光，经过盛有旋光性样品的样品管时，样品的旋光性致使偏振光发生偏转而不能通过检偏镜，必须将检偏镜旋转一定角度才能使光线通过，该角度即为样品的旋光度。

【实验用品】

蒸馏水，葡萄糖溶液，果糖溶液，容量瓶（20mL），旋光仪。

【实验内容】

（一）旋光仪零点校正

在测定样品的旋光度之前要先对旋光仪的零点进行校正，以提高测定的准确性。

开启钠光灯，待其发光正常大约用时 5 分钟。将样品管洗净后装满蒸馏水，使管口液面凸出，将玻璃盖片沿着管口边缘轻轻平推盖好，不能带入气泡，然后拧紧螺丝帽盖保证不漏水，但不能过紧。将样品管擦干，放入镜筒中，罩上盖子，将刻度盘调至 "0" 刻度，旋转手轮进行粗调及微调，至视场内明暗一致，记下刻度盘上读数。重复操作至少 5 次，取平均值作为零点。若零点相差太大时，应把仪器重新校正。

（二）变旋现象的观察

准确称取 2.0g 葡萄糖样品，放入 20mL 容量瓶中配成质量浓度为 10% 的溶液。将新配制溶液倒入样品管，放入已调零的旋光仪中，待读数稳定时读出读数。随后测定 5，10，20，30，60 分钟该溶液的旋光度。以测定时间为横坐标，测得的旋光度为纵坐标绘制时间—旋光度变化曲线，了解葡萄糖的变旋现象。

（三）比旋光度的测定

用少量变旋已达到平衡的上述 10% 葡萄糖溶液洗涤样品管两次，然后装满盖好盖子，旋上螺帽，将样品管放入镜筒中，按照校正零点时的操作方法重复操作 3 次，记下刻度盘的读数，取平均值，所得数值与零点的差值即为样品的旋光度。记下样品管的长度及溶液的温度，计算其比旋光度。

（四）溶液浓度的测量

将充满未知浓度的果糖溶液的样品管放入旋光仪内，开始测定，重复 3 次，取其平均值，即为样品的旋光度。将测得样品的旋光度换算成比旋光度，并计算出未知浓度的果糖溶液的浓度。

【注意事项】

1. 样品管螺帽与玻璃盖片之间都附有橡皮垫圈，装卸时要注意，切勿丢失。螺帽以旋到溶液流不出来为度，不宜旋得太紧，以免玻璃盖片产生张力，使管内产生空隙，影响测定结果。

2. 试样溶液必须澄清，不应浑浊或含有混悬的小颗粒，否则应预先过滤，防止对测定结果产生影响。

3. 样品管的长度有所不同，计算浓度时请核对。

4. 仪器的各个光学镜片应保持干燥清洁，防止灰尘和油污的污染，钠灯有一定的使用寿命，连续使用一般不超过 4 小时，亦不准瞬间内反复开关。

5. 测定结束后测试管必须洗净晾干，以备下次再用，不准将盛有供试品的测试管长时间放置在仪器的样品室内。仪器不使用时样品室可放硅胶吸潮。

【思考题】

1. 旋光度测定时应注意哪些事项？
2. 影响旋光度测定的因素有哪些？

实验五　常压蒸馏和沸点的测定

【实验目的】

1. 熟悉常压蒸馏法分离混合物的方法。
2. 掌握测定化合物沸点的方法。

【实验原理】

当液体物质受热时，其蒸气压随温度的升高而增大，当蒸气压增大到与外界液面的总压力相等时液体沸腾，此时的温度称为液体的沸点。通常所说的沸点是指在

101.3kPa 压力下液体沸腾时的温度。在常压下进行蒸馏时，由于大气压往往不恰好等于 101.325kPa（760mmHg），因此，严格地说，应该对温度加以校正。但一般偏差较小，因而可忽略不计。液体的沸点与外界压力大小有关，纯的液体有机化合物在一定压力下具有固定的沸点，但具有固定沸点的液体有机化合物不一定都是纯的有机化合物。因为当两种或两种以上的物质形成共沸物时，它们也有一定的沸点。

蒸馏就是将液体混合物加热至沸腾，使液体汽化，然后蒸气经过冷凝变为液体，使液体混合物分离的过程。通过蒸馏可以使混合物中各组分得到部分或全部分离，从而达到提纯的目的，但各组分的沸点应相差较大，一般在 30℃ 以上，才可得到较好的分离效果。蒸馏沸点相差较大的液体化合物时，沸点较低者先蒸出，沸点较高的随后蒸出。

蒸馏过程可分为三个阶段：

第一阶段，随着加热，蒸馏瓶内液体不断气化，当液体的饱和蒸气压与施加给液体表面的外压相等时，液体沸腾。在蒸气未达到温度计水银球部位时，温度计读数不变。一旦水银球部位有液滴出现（说明体系正处于气－液平衡状态），温度计内水银柱急剧上升，直至接近易挥发组分沸点，水银柱上升变缓慢，开始有液体被冷凝而流出，这部分流出液称为前馏分（或馏头），应作为杂质弃掉。有时被蒸馏的液体几乎没有馏头，此时，也应将蒸馏出来的 1~2 滴液体作为冲洗仪器的馏头去掉，不要收集到馏分中去，以免影响产品质量。

第二阶段，馏头蒸出后，温度稳定在沸程范围内，沸程范围越小，标明组分纯度越高。此时，流出来的液体称为馏分，这部分液体是所要的产品。当一化合物蒸完后，若维持原有温度就不会再有馏液蒸出，即可停止加热。

第三阶段，如果混合液中只有一种组分需要收集，此时，蒸馏瓶内剩余液体应作为馏尾弃掉。如果是多组分蒸馏，第一组分蒸完后温度上升至第二组分出程前流出的液体，则既是第一组分的馏尾又是第二组分的馏头，当温度稳定在第二组分出程范围内时，即可接收第二组分。如果蒸馏瓶内液体很少时，温度会自然下降，此时应停止蒸馏。

无论进行何种蒸馏操作，蒸馏瓶内的液体都不能蒸干，以防蒸馏瓶过热或有过氧化合物存在而发生爆炸。

【实验用品】

圆底烧瓶，温度计，蒸馏头，冷凝器，接引管，锥形瓶，加热套，量筒，烧杯，毛细管，橡皮圈，铁架台，沸石，氯仿，工业酒精，温度计套管，橡皮管。

【实验内容】

（一）常压蒸馏（常量法测定沸点）

1. 加料 取一干燥圆底烧瓶加入 50mL 工业酒精，加入 3~4 粒沸石。

2. 加热 按图 2－14 组装仪器，通冷却水，开始加热圆底烧瓶中液体至沸腾，调节火力，控制蒸馏速度，通常以每秒蒸出 1～2 滴为宜。蒸馏时，温度计水银球上应始终保持有液滴存在，此时的温度即为液体与蒸气达到平衡时的温度，即馏出液的沸点。

3. 收集馏分 在达到收集物的沸点前，常有沸点较低的液体先蒸出，这部分蒸馏液称为"前馏分"或"馏头"。前馏分蒸完，温度趋于稳定后，收集馏分，记录开始馏出和最后一滴时的温度，即为该馏分的沸程。沸程越小，蒸出的物质越纯。用量筒测量出馏出物的体积。

（二）微量法测定沸点

沸点测定管由内管（长 4～5cm，内径 1mm 的毛细管）和外管（长 7～8cm，内径 4～5mm）两部分组成。内外管均为一端封闭的耐热玻璃管。取一根内径为 5mm、长 8～9cm 的毛细管，用小火封闭一端，作为沸点管的外管，放入预测定沸点的样品 4～5 滴，在此管中放入一支内径 1mm，长 5～6cm 的上端封闭的毛细管，将其开口处浸入样品中。把微量沸点管紧贴于温度计水银球旁，并浸入热浴中加热（见图 2－14）。随着温度升高，内管中有小气泡断断续续地冒出。当有一连串的气泡快速逸出时，停止加热，使热浴温度自行下降。随着温度的下降，气泡逸出的速度渐渐减慢。仔细观察，在气泡不再冒出而液体刚刚要进入内管的瞬间即毛细管内蒸气压与外界相等时，此时的温度即为该液体的沸点。重复操作几次，误差应小于 1℃。在重复操作过程中，若被测液体的量因蒸发而减少时，应适当补加。

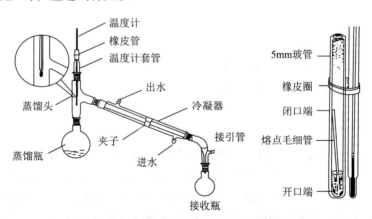

图 2－14 普通蒸馏及微量法测定沸点的装置

【注意事项】

1. 任何蒸馏或回流装置均不能密封，否则，当液体蒸气压增大时，轻者蒸气冲开连接口，使液体冲出蒸馏瓶，重者会发生装置爆炸而引起火灾。

2. 当液体中溶入其他物质时，无论这种溶质是固体、液体还是气体，无论挥发性大还是小，液体的蒸气压总是降低的，因而所形成溶液的沸点会有变化。

3. 蒸馏前应根据待蒸馏液体的体积，选择合适的蒸馏瓶。一般被蒸馏的液体体积占蒸馏瓶容积的 1/3～1/2 为宜，蒸馏瓶越大产品损失越多。

4. 在加热开始后发现没加沸石，应停止加热，待稍微冷却后再加入沸石。千万不要在沸腾或接近沸腾的溶液中加入沸石，以免在加入沸石的过程中发生暴沸。

5. 对于沸点较低又易燃的液体，如乙醚，应用水浴中加热，而且蒸馏速度不能太快，以保证蒸气全部冷凝。如果室温较高，接收瓶应放在冷水中冷却，在接引管支口处连接一根橡胶管，将未被冷凝的蒸气导入流动的水中带走。

6. 在蒸馏沸点高于130℃的液体时，应用空气冷凝管。主要原因是温度高时，如用水作为冷却介质，冷凝管内外温差增大，而使冷凝管接口处局部骤然遇冷容易断裂。

7. 微量法测定应注意加热不能过快，被测液体不宜太少，以防液体全部气化；沸点内管里的空气要尽量排出干净，正式测定前，让沸点内管里有大量气泡冒出，以此带出空气；观察要仔细及时，重复几次，要求误差不超过1℃。

【思考题】

1. 为什么蒸馏系统不能密闭？
2. 什么情况下接收的为馏头、馏分和馏尾？
3. 为什么蒸馏时不能将液体蒸干？
4. 蒸馏时，温度计水银球上有无液滴意味着什么？
5. 为什么进行蒸馏、分馏和回流时要加入沸石？其作用是什么？

实验六 减 压 蒸 馏

【实验目的】

1. 学习减压蒸馏的原理及其应用。
2. 掌握减压蒸馏仪器的安装及其操作技术。

【实验原理】

减压蒸馏，顾名思义就是减少蒸馏系统内的压力，以降低其沸点来达到蒸馏纯化目的的实验操作。实验证明：当压力降低到10～15mm汞柱（1.3～2.0kPa）时，许多有机化合物的沸点可以比其常压下的沸点降低80～100℃。因此，减压蒸馏对于分离或提纯沸点较高或者性质比较不稳定的液态有机化合物具有特别重要的意义。因为这类有机化合物往往加热未到达沸点时已分解、氧化、聚合，或者其沸点很高很难达到，而采用减压蒸馏就可以避免这种现象的发生。以此，减压蒸馏也是分离、提纯液态有机物常用的方法。

在减压蒸馏实验前，应先从文献中查阅该化合物在所选压力下相应的沸点。如果缺乏此数据，常用下述经验规律大致推算，仅供参考。当蒸馏在1333～1999Pa（10～15mmHg）下进行时，压力每相差133.3Pa（1mmHg），沸点相差约1℃。在实际减压蒸馏中，估计一个化合物的沸点与压力的关系，从某一压力下的沸点可推算另一压力下的沸点（近似值）。

沸点与压力的关系也可以近似地用下式求出：$\lg P = A + B/T$

式中：P 为蒸气压，T 为沸点（热力学温度 K），A、B 为常数。如以 lg$P$ 为纵坐标，T 为横坐标，可以近似地得到一直线。从两组已知的压力和温度算出 A 和 B 的数值，再将所选择的压力代入上式即可算出液体的沸点。但实际上许多化合物沸点的变化并不是如此，主要是化合物分子在液体中缔合程度不同。

【实验用品】

1. 蒸馏部分　克氏蒸馏头，圆底烧瓶，温度计，毛细管，冷凝管，带支口的接引管（多头接引管），接收器。

2. 抽气部分　水泵或油泵（0.1mmHg），开口或一端封闭的 U 形压力计。

3. 保护部分　安全瓶，冷阱，吸收塔。

4. 试剂　苯甲醛，水杨酸甲酯，庚酸乙酯。

【实验内容】

被蒸馏液体中若含有低沸点物质，通常先进行常压蒸馏，再用水泵减压蒸馏，最后用油泵减压蒸馏。

在不加入被蒸馏物的情况下按图 2 – 15 安装好装置后，连接油泵，关闭毛细管，减压至压力稳定后，夹住连接油泵的橡皮管，观察压力计水银柱有无变化，无变化说明不漏气，有变化即表示漏气。如果是因为漏气，可检查各部分塞子、橡皮管和玻璃仪器接口处连接是否紧密，必要时可用熔融的固体石蜡密封。检查仪器不漏气后，按要求停止减压，小心平衡蒸馏装置内外压，待系统内压强与大气压强相等时，拆开仪器加入待蒸馏的液体。

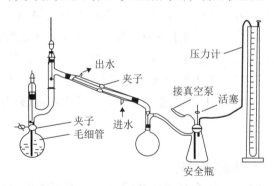

图 2 – 15　减压蒸馏装置图

在圆底烧瓶中，加入待蒸馏液体（体积不超过容积的 1/2），先旋紧橡皮管上的螺旋夹，打开安全瓶上的二通活塞，使体系与大气相通，启动油泵抽气，逐渐关闭二通活塞至完全关闭，注意观察瓶内的鼓泡情况（如发现鼓泡太剧烈，有冲料危险，立即将二通活塞旋开些），从压力计上观察体系内的真空度是否符合要求。在系统调节好真空度后，开启冷凝水，选用适当的热浴（一般用油浴）加热蒸馏，蒸馏瓶圆球部至少应有 2/3 浸入油浴中，在油浴中放置温度计，控制油浴温度比待蒸馏液体的沸点高20～30℃，使每秒钟馏出 1～2 滴。在整个蒸馏过程中，都要密切注意温度计和真空计的读数，及时记录压力和相应的沸点值，根据要求，收集不同馏分。通常起始流出液比要收集的物质沸点低，这部分称为前馏分，应另用接收器接收；在蒸馏至接近预期的温度时，只要旋转双叉尾接管，就可换个新接收瓶接收需要的物质。

蒸馏完毕，移去热源，慢慢旋开螺旋夹（防止倒吸），再慢慢打开二通活塞，平衡内外压力，使测压计的水银柱慢慢地回复原状，（若打开得太快，水银柱很快上升，有冲破测压计的可能），然后关闭油泵和冷却水。

【注意事项】

1. 减压蒸馏时，蒸馏瓶和接收瓶均不能使用不耐压的平底仪器（如锥形瓶、平底烧瓶等）和薄壁的、有破损的仪器，以防由于装置内处于真空状态，外部压力过大而引起爆炸。

2. 减压蒸馏的关键是装置密封性要好，因此在安装仪器时，应在磨口接头处涂抹少量凡士林，以保证装置密封和润滑。温度计一般用一小段乳胶管固定在温度计套管上，根据温度计的粗细来选择乳胶管的内径，乳胶管内径略小于温度计直径较好。

3. 仪器安装好后，应检验系统是否密封。减压蒸馏时，加入待蒸馏的液体体积不能超过蒸馏瓶容积的1/2。停止蒸馏时，应先将加热器撤走，打开毛细管上的螺旋夹，待稍冷却后，慢慢地打开安全瓶上的放空阀，使压力计（表）恢复到零的位置，再关泵。否则由于系统中压力低会发生油或水倒吸回安全瓶的现象。

4. 毛细管起沸腾中心作用，安装时要尽量接近圆底烧瓶底部。

5. 除冷凝水管外，连接用的橡皮管必须是真空橡皮管。

6. 使用油泵时，应防止水分、有机物、酸性物质进入泵内，配置安全瓶、冷阱、吸收塔的目的就是保护油泵。为了防止泵油倒吸，还可在油泵处配置缓冲瓶。吸收塔中可装上碱石灰、活性炭、无水氯化钙、颗粒状氢氧化钠及片状固体石蜡等。

7. 减压蒸馏结束时，安全瓶上的活塞一定要缓慢打开。如果打开太快，系统内外压力突然变化，使水银压力计的压差迅速改变，可导致水银柱破裂。

【思考题】

1. 在怎样的情况下才用减压蒸馏？

2. 在进行减压蒸馏时，为什么必须用热浴加热，而不能用直接火加热？为什么进行减压蒸馏时须先抽气才能加热？

3. 当减压蒸馏完所要的化合物后，应如何停止减压蒸馏？为什么？

实验七　无水乙醇的制备

【实验目的】

1. 掌握实验室中制备无水乙醇的原理和方法。

2. 熟悉掌握回流和普通蒸馏的基本操作及溶液干燥的方法。

【实验原理】

工业酒精中含有95.5%的乙醇和4.5%的水，直接蒸馏工业酒精不能制备含量较高的无水乙醇，因为95.5%的乙醇和4.5%的水可组成共沸混合物。若要得到无水乙醇，实验室中采用将工业酒精与氧化钙（生石灰）作用，使乙醇中的水与生石灰作用生成不挥发的氢氧化钙，从而除去水分，然后再通过蒸馏，将乙醇蒸出，这样可得到纯度为99.5%的乙醇。反应式如下。

$$CaO + H_2O \longrightarrow Ca(OH)_2\downarrow$$

用此法制得的无水乙醇，其纯度可达99%～99.5%，这是实验室制备无水乙醇最常用的方法。

用氧化钙处理所得的乙醇，如果再进一步用金属镁去掉最后微量水分，乙醇含量可达99.95%～99.99%。

$$Mg + 2C_2H_5OH \longrightarrow Mg(OC_2H_5)_2 + H_2\uparrow$$
$$Mg + (OC_2H_5)_2 + 2H_2O \longrightarrow 2C_2H_5OH + Mg(OH)_2\downarrow$$

【实验用品】

95%乙醇，氧化钙，镁条，碘，无水硫酸铜，无水氯化钙，邻苯二甲酸二乙酯无水高锰酸钾圆底烧瓶（150mL），球形冷凝管，氯化钙干燥管试管，棉花，接收管，锥形瓶，量筒，水流锅等。

【实验内容】

（一）无水乙醇的制备

取150mL圆底烧瓶，加入乙醇30mL，然后加入碎成小块的生石灰8.0g，在烧瓶上装球形冷凝管，冷凝管上口装氯化钙干燥管成为回流装置，如图2-16，水浴加热回流40分钟，直至氧化钙变成糊状，停止加热。稍冷后取下冷凝管，通过弯管改为蒸馏装置，并在接收管支管处接一个氯化钙干燥管。加热蒸馏至无乙醇蒸出，收集馏液。蒸馏速度不宜过快，以1～2滴/秒为宜。测量蒸出的无水乙醇体积，计算回收率并检验。

检验方法：取干燥小试管两支，各加入一小粒高锰酸钾晶体（或少量无水硫酸铜粉末），分别加入工业乙醇和自制无水乙醇约1mL，用拇指堵住试管口振摇，震荡后观察现象。

（二）绝对乙醇的制备

按图2-16装好回流装置，在250mL圆底烧瓶中加入0.6g干燥的、已除去氧化层的镁条和10mL乙醇（99.5%）。在水浴上微热后，移去热源，立即投入几粒碘粒，注意此时不要振荡，不久碘粒周围发生反应。当镁条全部反应完毕后，加入100mL乙醇（99.5%）和几粒沸石，加热回流1小时。然后加入4g邻苯二甲酸二乙酯，再回流

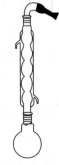

图2-16 回流装置

10 分钟，稍冷后，改用蒸馏装置进行蒸馏，收集全部馏分。

【注意事项】

1. 氧化钙颗粒不宜过大或过碎，过大不宜充分反应，过碎则易发生暴沸。

2. 由于无水乙醇有很强的吸水性，在操作中需防止一切水汽进入反应系统中，并注意装置的严密和仪器的干燥。

3. 一般用干燥剂干燥有机溶剂时，在蒸馏前应先过滤除去。但氧化钙与乙醇中的水反应生成的氢氧化钙，在加热时不分解，故可留在瓶中一起蒸馏。

4. 回流时沸腾不宜剧烈，以防液体进入冷凝器的上部，如果遇到上述现象，可适当调节温度（如将液面提到热水面上一些，或缓慢加热），始终保持冷凝器中有连续液滴即可。

5. 干燥管的装法：在球端铺上少量棉花或玻璃棉，在球部及直管部分加入少量（2～3cm）颗粒状无水氯化钙，顶端再用少量棉花或玻璃棉塞住。

6. 检查无水乙醇用的高锰酸钾，事先需要干燥处理。

7. 因温度计未加校正，且温度计套管的类型不同，收集馏分的实际沸程温度的读数可能与无水乙醇的沸点（78.5℃）之间存在一定差异，所以不能统一规定收集馏分的温度。

8. 制备无乙醇所用乙醇的水分不能超过 0.5%，否则反应相当困难。

9. 碘粒可加速反应进行，若加入碘粒后仍未开始反应，可适当加热。

【思考题】

1. 制备无水试剂时应注意什么事项？为什么在加热回流和蒸馏时冷凝管的顶端和接收器支管上要装置氧化钙干燥管？

2. 回流在有机制备中有何优点？为什么在回流装置中要用球形冷凝管？

3. 你认为制备无水乙醇的关键是什么？

实验八　正溴丁烷的制备

【实验目的】

1. 了解以正丁醇、溴化钠和浓硫酸为原料制备正溴丁烷的基本原理和方法。

2. 掌握带有气体吸收装置的加热回流操作。

3. 进一步熟悉巩固蒸馏操作、洗涤及分液漏斗的使用操作。

【实验原理】

卤代烃是许多有机合成的起始原料和重要的有机溶剂。卤代烃通常采用醇和氢卤酸、氯化亚砜、卤化磷等发生取代反应合成，或通过烯烃与卤化氢、卤素的加成反应等来制备。

本实验正溴丁烷的制备，是采用正丁醇与溴化氢发生亲核取代反应，反应中溴化氢由溴化钠和浓硫酸反应生成。

主反应：

$$NaBr + H_2SO_4 \longrightarrow HBr + NaHSO_4$$

$$n-C_4H_9OH + NBr \underset{}{\overset{H_2SO_4}{\rightleftharpoons}} n-C_4H_9Br + H_2O$$

可能的副反应：

$$n-C_4H_9OH \xrightarrow[\triangle]{H_2SO_4} n-C_4H_8 + H_2O$$

$$2n-C_4H_9OH \xrightarrow[\triangle]{H^+} C_4H_9OC_4H_9 + H_2O$$

$$2HBr + H_2SO_4 \longrightarrow Br_2\uparrow + SO_2\uparrow + 2H_2O$$

醇羟基的卤代是可逆反应，为使反应平衡向右移动，在本实验中采取了增加溴化钠的用量和加入过量的硫酸等方法。

【实验用品】

锥形瓶，烧杯，圆底烧瓶，量筒，球形冷凝管，大小头接口，橡胶管，漏斗，电热套，直形冷凝管，蒸馏弯头，接收管，分液漏斗，蒸馏水，浓硫酸，正丁醇，溴化钠，沸石，蒸馏水，饱和碳酸氢钠，无水氯化钙。

【实验内容】

在锥形瓶内放入20mL蒸馏水，同时将此锥形瓶放入盛有冷水的大烧杯中冷却，一边摇动，一边缓慢加入29mL浓硫酸，制备成稀硫酸备用。在250mL圆底烧瓶中，加入18.5mL正丁醇，25g研细的溴化钠，摇匀后加入2~3粒沸石，一边摇动，一边缓慢将制备好的稀硫酸加入反应瓶中，一定要充分振摇，使反应物混合均匀。烧瓶口上安装回流冷凝管，并在冷凝管的上口加装气体吸收装置。气体吸收装置的小漏斗倒扣在盛水的烧杯中，其边缘应接近水面但不能全部浸入水面以下。如图2-17所示。

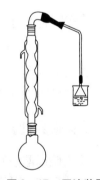

图2-17　回流装置

用电热套小火加热至沸腾，当冷凝液开始从冷凝管下端回流时开始计时，保持回流30分钟，间歇地摇动烧瓶。反应结束，移去热源冷却约5分钟后，取下回流冷凝管，向烧瓶中补加2~3粒沸石，改成蒸馏装置（见图2-18）进行蒸馏，直至无油滴蒸出为止。

将馏出物倒入分液漏斗中，加入少量蒸馏水静置使分层，将下层油层放入干燥的小锥形瓶中，上层从分液漏斗上口倒出。将10mL浓硫酸缓慢加入盛有油层的锥形瓶中，并充分振荡。如果混合物发

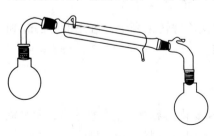

图2-18　蒸馏装置

热，可用冷水浴冷却。将混合物慢慢地倒入分液漏斗中，静置分层，放出下层的浓硫酸。油层依次用 15mL 蒸馏水、15mL 饱和碳酸氢钠溶液和 15mL 蒸馏水洗涤。将下层的产物放入干燥的小锥形瓶中，加入 2g 块状无水氯化钙，塞紧，干燥至透明或过夜。

纯正溴丁烷为无色透明液体，沸点 101.6℃，密度 1.2758，折光率 1.4401。

【注意事项】

1. 投料时应严格按照教材中的顺序，投料后务必要混合均匀。

2. 反应时用小火加热，以防溴化氢大量逸出。

3. 蒸馏时应注意判断正溴丁烷是否被完全蒸出，可用盛有清水的表面皿收集馏出液，观察有无油滴悬浮。若没有则表明产物已完全蒸出。

4. 洗涤过程中，有机层和无机层的相对密度经常发生变化，要仔细判断每次洗涤时产物是在上层还是在下层。

【思考题】

1. 本实验有哪些副反应？应如何减少副反应的发生？

2. 加热回流时，反应物呈红棕色，是什么原因？

3. 反应后的产物可能含有哪些杂质？各步洗涤的目的何在？

实验九　乙酸乙酯的制备

【实验目的】

1. 学习从有机酸合成酯的一般原理及方法。
2. 掌握回流、常压蒸馏的装置及操作。
3. 掌握分液漏斗使用方法。

【实验原理】

本实验以醋酸和乙醇为原料，在浓硫酸催化下加热制备乙酸乙酯。

酯化反应为可逆反应，为了提高酯的产量，本实验采取加入过量的乙醇及不断转移减少生成物的方法来提高酯产量。反应式：

$$CH_3COOH + CH_3CH_2OH \rightleftharpoons CH_3COOC_2H_5 + H_2O$$

在工业生产中，一般采用加入过量的乙酸，以便使乙醇转化完全，避免由于乙醇和水及乙酸乙酯形成二元或三元恒沸物给分离带来困难。

【实验用品】

冰醋酸 95% 乙醇，浓硫酸，饱和碳酸钠溶液，饱和氯化钙溶液，饱和食盐水，无水硫酸钠，圆底烧瓶，沸石，冷凝管，分液漏斗，水溶锅，橡皮管，接收管，量筒，锥形瓶。

【实验内容】

在 100mL 圆底烧瓶中加入 15mL 冰醋酸和 23mL 95% 乙醇，在不断振摇下，分次加入 7.5mL 浓硫酸，充分混合均匀，加入 3~4 粒沸石，装上回流冷凝管，水浴加热回流 30 分钟。稍冷，拆去回流装置，补加沸石，改为蒸馏装置，水浴蒸馏至不再有馏出物为止。往馏液中加 10mL 饱和碳酸钠溶液，充分振摇，使有机相呈碱性或中性。移至分液漏斗中，静置后分去水相，有机相加 10mL 饱和食盐水洗涤，再用饱和氯化钙溶液洗涤两次，每次 10mL。弃去下层液，酯层自漏斗上口倒入干燥的锥形瓶中，加入 1g 无水硫酸钠，塞紧瓶塞，干燥。干燥后的产物通过漏斗（内置少许棉花）过滤入干燥的蒸馏瓶中，加入沸石，水浴加热蒸馏，收集 73~78℃ 的馏分于已称重的锥形瓶中。计算产率。

纯粹乙酸乙酯为无色透明液体，沸点 77.1℃，密度 0.9003，折光率 1.3723。

【注意事项】

1. 回流温度不宜过高，否则会增加副产物乙醚的含量。回流速度太快会使醋酸和乙醇来不及作用而被蒸出。

2. 馏液中除了酯和水外，还有少量未反应的乙醇和乙酸等杂质，故用碱除去其中的酸，用饱和氯化钙溶液除去其中的醇，否则会影响收率。

3. 碳酸钠必须洗去，否则下一步用饱和氯化钙溶液洗去醇时，会产生絮状的碳酸钙沉淀，造成分离的困难。为减少酯在水中的溶解度（每 1 份水溶解 1 份乙酸乙酯），故这里用饱和食盐水洗。

4. 乙酸乙酯与水或乙醇可分别形成共沸混合物，若三者共存则形成三元共沸混合物。其组成如下：

沸点（℃）	组成（%）		
	酯	乙醇	水
70.2	82.6	8.4	9.0
70.4	91.9		8.1
71.8	69.0	31.0	

【思考题】

1. 酯化反应有什么特点？本实验如何创造条件促使酯化反应尽量向生成物方向进行？

2. 本实验可能有哪些副反应？生成哪些副产物？

3. 如果采用醋酸过量是否可以？为什么？

实验十　乙酰水杨酸（阿司匹林）的制备

【实验目的】

1. 通过本实验了解酰化反应制备阿司匹林的原理和方法。

2. 进一步熟悉重结晶、抽滤等基本操作。

3. 掌握利用重结晶纯化固体有机物的操作技术。

【实验原理】

阿司匹林（Aspirin）学名乙酰水杨酸（acetyl salicylic acid），为白色晶体，易溶于乙醇、氯仿和乙醚等有机溶剂，微溶于水。具有消炎、解热和镇痛作用，可用于治疗伤风、感冒、头痛、发烧、神经痛、关节痛及风湿病等，同时还可软化血管，用于预防心脑血管疾病。

实验室通常采用水杨酸和乙酸酐发生酰化反应来制取。由于水杨酸中的羟基与羧基可形成分子内氢键，阻碍酯化反应的进行，需加热到 150～160℃，如果加入少量的浓硫酸（或浓磷酸）氢键被破坏，酯化反应可在较低温度 70～80℃ 下进行，同时副产物可大大减少。

反应式：

$$\text{水杨酸(COOH, OH)} + (CH_3CO)_2O \underset{H_2SO_4}{\rightleftharpoons} \text{乙酰水杨酸(COOH, OCCH}_3\text{)} + CH_3COOH$$

反应温度应控制在 70～80℃ 左右，温度过高易发生下列副反应

$$\text{(OH, COOH)} + HO\text{-(COOH)} \xrightarrow[\triangle]{H^+} \text{产物} + H_2O$$

$$\text{(OCOCH}_3\text{, COOH)} + HO\text{-(COOH)} \xrightarrow[\triangle]{H^+} \text{产物} + H_2O$$

本实验用 $FeCl_3$ 检查产品的纯度，遇 $FeCl_3$ 呈紫蓝色，说明产物中有未反应完酚羟基杂质。如果无颜色变化，则认为产品纯度基本达到要求。

【实验用品】

（一）常量实验

锥形瓶，电子天平，滴管，试管，玻璃棒，水浴锅，量筒，烧杯，吸滤瓶，布氏漏斗，滤纸，水泵，水杨酸，乙酸酐，浓硫酸，蒸馏水，乙醇，冰三氯化铁溶液。

（二）微型实验

烧杯（10mL），分析天平，移液管（1mL），滴管，水浴锅，试管夹，吸滤瓶，布氏漏斗，滤纸，水泵，水杨酸，乙酸酐，磷酸（85%），蒸馏水，三氯化铁溶液、保鲜膜。

【实验内容】

（一）常量实验方案

1. 制备　在干燥的 100mL 锥形瓶中依次加入 2.5g 干燥的水杨酸和 3.5mL 乙酸酐，再加入 2 滴浓硫酸，充分振摇后，放入 75～80℃ 恒温水浴中加热 20～30 分钟，其间不断振摇使固体溶解完全，取出锥形瓶缓慢自然冷却，开始析出结晶（如未见结晶，可放入少量晶种或摩擦瓶壁），当反应物呈糊状时，不断搅拌下加入 50mL 冷水分解过量乙酸酐，使结晶进一步析出（乙酰水杨酸在水中溶解度小），并用冰水浴冷却 15 分钟，使结晶析出完全。抽滤，少量冷水洗涤结晶 2 次，得乙酰水杨酸粗产品。

2. 纯化与重结晶　将抽滤后得到的粗产品放入锥形瓶中，加入 95% 乙醇 5mL，水浴加热至全溶，从水浴锅中取出趁热滴加 50℃ 的热水至溶液变浑浊，用水约 15～20mL。放入水浴锅继续加热至溶液澄清，取出静置自然冷却使结晶充分，抽滤，并用乙醇、水（1:3）混合溶液洗涤结晶 2～3 次，干燥，称重计算产率。

3. 纯度检查　在小试管中放入少量重结晶的阿司匹林（大约 1/4 钥匙），加入少量 95% 乙醇使其溶解，加入 1 滴 1% 三氯化铁溶液，观察溶液颜色，记录实验现象。

（二）微型实验方案

1. 制备　在干燥的 10mL 烧杯中依次加入 0.1g 水杨酸和 0.2mL 乙酸酐，再滴入 1 滴浓磷酸，立即用保鲜膜将烧杯口封住。烧杯放于 75～80℃ 水浴锅中加热，加热过程中不断摇动反应瓶使水杨酸溶解，保持反应 5 分钟，期间仍不断振摇，使反应进行完全。取出让液体冷却（一定要缓慢自然冷却，大约用时 10 分钟），往烧杯中用滴管缓慢滴加 10mL 水，边滴加边震荡，使结晶析出得到粗产品。

2. 纯化与重结晶　将烧杯放入 65～70℃ 水浴中加热，过程中用玻璃棒不断搅拌，至白色结晶完全溶解，取出冷却，开始有结晶析出（如未见结晶，可用玻璃棒轻轻摩擦烧杯壁）待结晶完全析出后，进行抽滤。用少量冷水洗涤 2～3 次，压紧抽干。将结晶转移至表面皿中，自然晾干后称量，计算产率。

3. 纯度检查　在小试管中放入少量重结晶的阿司匹林（大约 1/4 钥匙），加入少量 95% 乙醇使其溶解，加入 1 滴 1% 三氯化铁溶液，观察溶液颜色，记录实验现象。

【注意事项】

1. 此反应开始前，仪器应经过干燥处理，水杨酸也要事先经过干燥处理，乙酸酐应当是新蒸馏收集的 136～140℃ 的馏分。

2. 由于水杨酸中的羟基与羧基可形成分子内氢键，阻碍酯化反应的进行，需加热到 150～160℃，如果加入少量的浓硫酸（或浓磷酸）破坏氢键，酯化反应可在较低温度 70～80℃ 下就可进行，而且可以大大减少副产物。

3. 实验中要注意控制好温度，反应温度不宜过高，否则将增加副产物的生成。

4. 热的酰化反应液一定要充分搅拌冷却至 0～5℃ 后才能加入蒸馏水稀释，温度过高或在热的反应液中提前加入蒸馏水，乙酰水杨酸易发生酸性水解副反应，重新分解成水杨酸。

5. 用 1% 三氯化铁检验产品时，如混有原料水杨酸会显紫红色。

【思考题】

1. 实验所用反应容器为什么要干燥无水？
2. 本实验在反应物中加入少量浓硫酸（或浓磷酸）的目的是什么？
3. 按反应物用量的分子比计算哪种反应物过量，并解释过量的原因？

实验十一　茶叶中咖啡因的提取与分离

【实验目的】

1. 了解从茶叶中提取咖啡因的原理和方法。
2. 熟悉索氏提取器的使用方法。
3. 掌握升华操作技术。

【实验原理】

咖啡因又称咖啡碱，存在于茶叶、咖啡、可可豆等植物中，它是一种对中枢神经有兴奋作用的生物碱，常作为中枢神经的兴奋药，亦具有利尿作用，还可用作治疗脑血管性头痛。但过量使用咖啡因会增加耐药性和产生轻度上瘾。

茶叶是人类最佳的天然保健品，茶叶中含有多种生物碱，干茶叶中的咖啡因含量按重量计算约可达 2%～5%，另外还含有纤维素及 11%～12% 的单宁酸。目前从茶叶中提取天然咖啡因的主要方法有：水提法、醇提法、升华法、有机溶媒提取法及超声波震荡提取法等。咖啡因易溶于氯仿（12.5%），水（2%），乙醇（2%）等溶剂，在茶中的溶解度为 1%，热茶中为 5%。

咖啡因是杂环化合物—嘌呤的衍生物，化学名称为 1,3,7 - 三甲氧基 - 2,6 - 二氧嘌呤，结构如下：

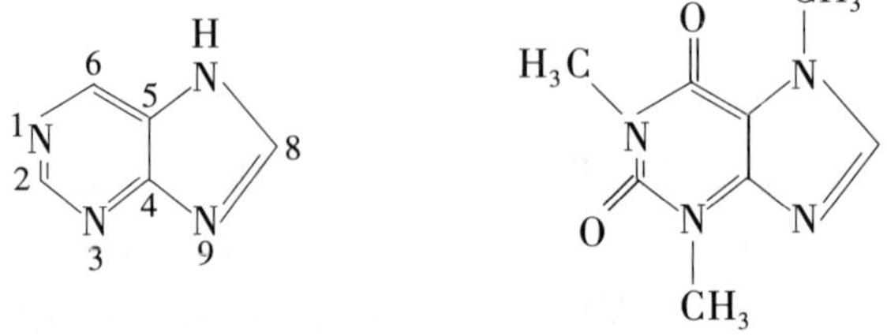

含结晶水的咖啡因为无色针状结晶，味苦，能溶于氯仿、水、乙醇等。在 100℃ 时失去结晶水，并开始升华，随温度升高升华加快。120℃ 时升华显著，178℃ 时升华很快。无水咖啡因的熔点为 234～237℃。

从茶叶中提取咖啡因时，往往选用适当的溶剂（氯仿、乙醇等）在索氏提取器中连续抽提，然后蒸去溶剂，得到粗咖啡因；再通过升华进行纯化，得咖啡因纯品。也可以用热水浸泡茶叶，再选用适当的有机溶剂将咖啡因从浸泡液中萃取出来。前一种方法称为升华法，后一种方法称萃取法。

【实验用品】

（一）常量实验用品

茶叶末，生石灰，滤纸，电热套，索氏提取器，圆底烧瓶，蒸发皿，冷凝管，漏斗，药匙，玻璃棒，沸石，乙醇（95%）。

（二）微量实验用品

茶叶，蒸馏水，碳酸钠，氯仿，纱布，烧杯，加热套，蒸发皿，分液漏斗，药匙，玻璃棒，量筒，漏斗。

【实验内容】

（一）常量实验方案

称取 10g 茶叶末，放入卷好的滤纸筒中，将滤纸筒放入索氏提取器内。在圆底烧瓶中加入 80mL 乙醇（95%）和 1~2 粒沸石，用电热套加热回流提取 1~2 小时。当冷凝液刚刚虹吸下去时，立即停止加热，改为蒸馏装置，回收提取液中大部分乙醇。将残留液（约 10~20mL）转入蒸发皿中，置电热套上蒸发至糊状；拌入 3~4g 生石灰，再次放于电热套上，用玻璃棒不断搅拌至溶剂蒸干，并用小火焙炒片刻，除去水分。装置图见 2-19。

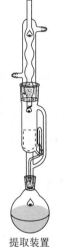
提取装置

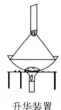
升华装置

将一张多孔滤纸盖在表面皿上，取一个合适的玻璃漏斗罩在滤纸上。将该蒸发皿置于加热套上，小心加热使其升华。当滤纸上出现白色针状结晶时，要控制温度，缓慢升华。当大量白色结晶出现时，暂停加热，冷

图 2-19 常量实验装置图

却后揭开漏斗和滤纸，仔细用将滤纸和器皿上的结晶刮下。残渣经拌和后，再次升华。合并两次收集的咖啡因，称重，计算产率。

（二）微量实验方案

在 100mL 烧杯中加入 1.5g 碳酸钠和 40mL 蒸馏水，摇匀，电热套加热使固体溶解。随后将 2g 茶叶及 2~3 粒沸石加入烧杯中，加热煮沸，保持微沸提取 20 分钟，提取结束后用纱布趁热过滤，滤去茶叶末，并尽量将茶叶末中的提取液挤压至接收容器中。将滤液转移至分液漏斗中，用 3mL 氯仿进行萃取，分出有机层至干燥的蒸发皿中，水层

再用氯仿萃取两次，每次用量为 3mL，合并有机层。将蒸发皿水浴加热，蒸干溶剂，得黄白色咖啡因粗品。

将蒸发皿置于加热套上小心加热使其升华，当看到蒸发皿底部黄白色咖啡因粗品消失后，停止加热。冷却后，用药匙轻轻剐蹭表面皿，可得到纯白色咖啡因。

【注意事项】

1. 滤纸筒大小要合适，既要贴紧器壁，又要放取方便，高度不能超过提取器的虹吸管。纸套上面折成凹形，以保证回流时可均匀浸润被萃取物。

2. 理论上应尽可能提取完全，直到回流液无色或颜色变浅。实际上回流虹吸 5~6 次即可，因为色素提尽与否，并不代表咖啡因的提取率。

3. 生石灰起吸水和中和作用，分解咖啡因单宁酸盐和咖啡因茶多酚盐，使咖啡因游离而具有挥发性。

4. 本实验成功与否取决于升华操作。样品到冷却面之间的距离应尽可能较近。在升华过程中始终要小火间接加热，温度不可过高。不要急于打开漏斗或表面皿，否则会造成产率降低。

5. 咖啡因易溶于氯仿，而茶碱和可可碱难溶于氯仿，故可用氯仿作萃取剂，除去后两种物质。

【思考题】

1. 分离咖啡因粗品时，为什么要加入氧化钙？

2. 从茶叶中提取的咖啡因有绿色光泽，为什么？

3. 微量法中，提取时水中加入碳酸钠的目的是什么？

4. 微量法中，为什么选用氯仿作为萃取剂？

实验十二　菠菜叶中色素的提取及分离

【实验目的】

1. 通过对菠菜中色素的提取与分离，了解天然物质分离提纯方法。

2. 了解薄层色谱分离的基本原理，学习薄层色谱分离的操作技术。

3. 掌握化合物 R_f 值的测量方法，加深了解微量有机化合物分离鉴定方法。

【实验原理】

菠菜中含有多种色素，如叶绿素（绿色）、胡萝卜素（橙黄色）、叶黄素（黄色）、脱镁叶绿素（灰色）等。叶绿体中的色素是有机物，不溶于水，易溶于乙醇等有机溶剂，所以用石油醚、乙醇等能提取色素。叶绿素 a、叶绿素 b、胡萝卜素易溶于石油醚，叶黄素易溶于乙醇，石油醚和乙醇能混溶，因此可以选用石油醚–乙醇混合溶剂来提取菠菜中的色素。随后用少量水洗去乙醇等易溶于水的杂质。就可以得到色素的石油醚溶液。

本实验选用的是薄层色谱对提取的色素进行分离。薄层色谱常用 TLC 表示，又称薄层层析，属于固 – 液吸附色谱。样品在薄层板上的吸附剂（固定相）和展开剂（移动相）之间进行分离。由于各种化合物的吸附能力各不相同，在展开剂上移时，它们进行不同程度的解吸，从而达到分离的目的。采用硅胶为吸附剂，色素提取液为吸附液，石油醚∶丙酮体积比为 7∶3 混合溶液为展开剂。薄层色谱的展开剂主要根据样品的极性、溶解度和吸附剂的活性来考虑。溶剂极性越大，对化合物的洗脱力也越大。薄层色谱的展开要在密闭的容器内—展开缸进行。

【实验用品】

电子天平，剪刀，研钵，药匙，锥形瓶，量筒，漏斗，铁架台，烧杯，脱脂棉，玻璃棒，分液漏斗，毛细管，铅笔，尺子，硅胶 G 板，移液管，新鲜菠菜，石油醚，乙醇（95％），丙酮，无水硫酸钠。

【实验内容】

（一）色素的提取

取 10g 洗净且用滤纸吸干的新鲜菠菜叶表面的水分，用剪刀剪碎，用研钵适当研磨，放入 50mL 带塞子的锥形瓶中。向锥形瓶中加入 15mL 石油醚 – 乙醇（体积比3∶2）的混合液，塞上塞子，不断振荡 10 分钟。摇动锥形瓶，将液体倒入塞有棉花的漏斗中，过滤液体，滤液接收至干燥的 50mL 锥形瓶中。将滤液转移到分液漏斗，用蒸馏水洗两次，每次用量为 10mL，静置分层，除去溶液中的乙醇，弃去下层（乙醇 – 水）层，将上层（石油醚层）转移至干燥的小锥形瓶中，加入 0.7g 无水硫酸钠进行干燥。

（二）色素的分离

1. 点样 在硅胶 G 板的一端 1cm 处，用铅笔画一条直线为起点线（称为基线），每隔 1cm 用铅笔画出点样的位置，并用数字标记于起点线的下方。用毛细管吸取菠菜的提取液在起点线上的点样点位置点样，大约每个位置点 5~7 次，每次点完都尽快用吸耳球吹干，使斑点尽可能小。

2. 展开 移液管量取 7mL 石油醚和 3mL 丙酮于展开缸中一侧槽内，轻轻晃动展开缸使溶剂混合均匀（注意不要将试剂晃到展开缸的另一侧槽内）。将薄层板放置到未盛放溶剂的一侧，盖上盖子预饱和 15 分钟，随后将硅胶 G 板点样一端直立于展开缸盛放溶剂的一侧进行展开，盖上盖子，静置观察展开过程。

3. 晾干 当展开剂升至硅胶 G 板的一半大约 10cm 时，取出硅胶 G 板，立即画出展开剂的位置，晾干，观察各个色斑的位置。并计算各个斑点的 R_f 值（比移值）：指从点样基线至展开斑点中心的距离（l）与从基线至展开剂前沿的距离（l_0）的比值。计算公式为：$R_f = l/l_0$。

【注意事项】

1. 研磨菠菜时注意不要研磨成糊状，否则给分离造成困难。
2. 用蒸馏水对菠菜提取液进行洗涤时，轻轻摇晃分液漏斗，以防止乳化。

【思考题】

1. 提取菠菜中色素时选用的哪种试剂？为什么？
2. 展开时为什么要先将薄层板放置到未盛放溶剂的一侧？

实验十三　油料作物中粗脂肪的提取及油脂的性质

【实验目的】

1. 了解从芝麻中提取油脂的原理和方法。
2. 进一步熟悉索氏提取器的使用方法。
3. 了解油脂的一般性质。

【实验原理】

油脂是油和脂肪的总称，常温下呈液态的称为油，固态的称为脂肪。油脂是动植物组织的重要组成部分，也是人体的主要营养物质之一。

油脂是由甘油和高级脂肪酸形成的酯类混合物。油脂种类繁多，密度比水小，不溶于水，易溶于乙醚、汽油、石油醚、二硫化碳等有机溶剂。本实验以石油醚为提取溶剂，用索氏提取器提取芝麻中的油脂。在提取过程中，除油脂外，一些脂溶性色素、游离脂肪酸、磷脂、类固醇及类脂也一并提取出来，因此提取物为粗油脂。

油脂在酸、碱及酶的作用下，会发生水解反应生成甘油和高级脂肪酸。高级脂肪酸钠盐就是日常所用的肥皂，因此，油脂在碱性溶液中的水解反应又称为皂化反应。在产物中加入饱和食盐水后，由于肥皂不溶于盐水而甘油溶于盐水，因此可将甘油和肥皂分开。

甘油可用硫酸铜的 NaOH 溶液检验。

组成油脂的高级脂肪酸可能是高级饱和脂肪酸，如硬脂酸、软脂酸等，也可能是不饱和高级脂肪酸，如油酸、亚油酸等。由不饱和脂肪酸组成的油脂，由于含有不饱和键，可与氢、碘等发生加成反应。因此油脂不饱和度可以根据油脂与溴或碘的加成反应进行定性定量分析。

【实验用品】

芝麻，石油醚，滤纸，电热套，索氏提取器，圆底烧瓶，冷凝管，菜油，95%乙醇，5%、30% NaOH 溶液，沸石，肥皂水溶液，10% HCl 溶液，10% $CaCl_2$ 溶液，10% $MgSO_4$ 溶液，5% $CuSO_4$ 溶液，溴，CCl_4 溶液。

【实验内容】

（一）油脂的提取

称取研碎的芝麻 10g，放入卷好的滤纸筒中，将滤纸筒放入索氏提取器内。在圆底烧瓶中加入石油醚 70mL 和沸石 2~3 粒，用电热套加热回流提取约 1.5~2 小时，回流速度控制在 2~3 滴/秒。当冷凝液刚刚虹吸下去时，立即停止加热。

提取完毕，撤去热源，稍冷后改为蒸馏装置，用电热套加热蒸馏回收石油醚，待温度计下降，即停止蒸馏。烧瓶中所剩浓缩液便是粗油脂，在 105℃ 烘干至恒重后，称重，烧瓶增加的重量即为粗油脂质量，计算粗油脂的含量。

（二）油脂的化学性质

1. 油脂的皂化

（1）皂化：在 50mL 圆底烧瓶中加入 5mL 菜油，再加 95% 乙醇 6mL 和 30% NaOH 10mL 溶液，2~3 粒沸石，装上球形冷凝管，电热套加热回流 30 分钟，即得菜油皂化的肥皂-乙醇溶液。

（2）盐析：皂化完全后，将肥皂液倒入盛有 30mL 饱和食盐水的烧杯中，边倒边搅拌，这时会有一层肥皂浮于溶液表面，冷却后，进行减压过滤，滤渣即为肥皂。滤液留作检验甘油实验。

2. 肥皂的性质

（1）在一支试管中加入 1~2mL 肥皂水溶液，逐滴加入 10% HCl 溶液 5~10 滴，观察现象，并解释原因。

（2）在两支试管中各加入 1~2mL 肥皂水溶液，再分别加入 5~10 滴 10% $CaCl_2$ 溶液和 10% $MgSO_4$ 溶液，观察现象，并解释原因。

（3）在两支试管中分别加入 1mL 上述滤液和 1mL 蒸馏水，然后在两支试管中各加入 5% NaOH 5 滴溶液和 5% $CuSO_4$ 溶液 3 滴，比较两支试管，解释原因。

（4）在两支干燥的试管中，分别加入 10 滴菜油 CCl_4 溶液和 10 滴猪油 CCl_4 溶液，然后分别逐滴加入含 3% 溴的 CCl_4 溶液，边加边振荡，直到溴的颜色不褪为止。记录两者所用溴的 CCl_4 溶液的量，比较它们的不饱和程度。

【注意事项】

1. 滤纸筒大小要合适，既要贴紧器壁，又要放取方便，高度不能超过提取器的虹吸管。纸套上面折成凹形，以保证回流时可均匀浸润被萃取物。

2. 菜油可以换成其他动植物油。

【思考题】

1. 提取油脂为什么不用火焰直接加热？

2. 如何检验油脂皂化反应是否完全？

实验十四　醇、酚和醚的性质

【实验目的】

1. 通过实验验证醇、酚、醚的主要化学性质。
2. 掌握醇、酚、醚的鉴别方法。

【实验原理】

醇、酚、醚都可看作是烃的含氧衍生物。由于氧原子连结的原子（或原子基团）不同，使它们的化学性质有很大的差异。

（一）醇的性质

主要由醇的官能团"—OH"所决定。

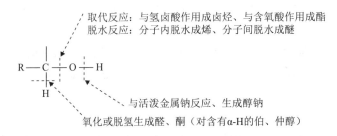

醇羟基中的氢原子可被金属钠取代生成醇钠。醇羟基还可被卤原子取代，其中伯、仲、叔醇与卢卡斯试剂（无水氯化锌的浓盐酸溶液）作用时，反应速度差别很大。生成的氯代烷不溶于卢卡斯试剂，故可根据出现混浊的快慢来鉴别伯、仲、叔醇。叔醇与试剂在5分钟内出现浑浊放置分层；仲醇在10分钟左右可看到浑浊和分层现象；伯醇较难发生反应，需加热后才有浑浊产生。

多元醇的特征：多元醇由于分子中羟基的相互影响，具有一些特殊的化学反应。邻羟基多元醇与氢氧化铜作用产生绛蓝色溶液，可用于检验邻羟基多元醇。

（二）酚的性质

酚的性质主要有酚羟基的酸性，与卤代烃作用成酚醚，与酰卤或酸酐作用成酚酯，与三氯化铁溶液作用显色（用于检验酚羟基及烯醇式结构）。酚羟基使苯环活化，比苯环易发生取代反应且生成多取代物，如苯酚与溴水作用生成三溴代苯酚的白色沉淀（可用于检验苯酚）。酚易被氧化成醌类而呈色。

（三）醚的性质

醚一般条件下性质稳定，但与强酸作用能形成烊盐而溶于强酸。烊盐不稳定，遇水很快分解成醚而使溶液分层（可用于检验醚的存在）。

【实验用品】

水浴锅，试管，无水乙醇，正丁醇，仲丁醇，叔丁醇，10%乙二醇，10% 1,3 – 丙二醇，10%甘油，10%甘露醇水溶液，苯，乙醚，苯酚饱和水溶液，金属钠，0.5%高锰酸钾溶液，卢卡斯试剂，饱和溴水，5%碘化钾溶液，5%三氯化铁溶液，5%碳酸钠溶液，5%硫酸铜溶液，浓盐酸，浓硫酸，5%氢氧化钠溶液，冰水，蒸馏水，酚酞试液，10%葡萄糖溶液，高碘酸 – 硝酸银试剂，广泛 pH 试纸等。

【实验内容】

（一）醇钠的生成与水解

取两支干燥的试管，分别加入无水乙醇 1mL（预先处理好）和正丁醇 2mL，再各加入一粒黄豆大小的金属钠，观察反应快慢的顺序，液体黏度的变化。待反应完毕，把正丁醇管中的液体倒在表面皿上，加热蒸干后，加入蒸馏水 1mL，观察是否溶解。用滴管吸出上层油状物，嗅其气味，水溶液加酚酞试液 1~2 滴，观察并解释现象。

（二）醇的氧化反应

取三支试管，每支都加入 0.5%高锰酸钾溶液 5 滴和 5%碳酸钠溶液 5 滴，然后分别加入正丁醇、仲丁醇、叔丁醇各 5 滴。充分振荡试管，观察颜色变化情况，若无变化可微热后再观察。

（三）醇与卢卡斯试剂的作用

取正丁醇、仲丁醇、叔丁醇各 1mL，分别放入三支干燥试管中。然后各加入 2mL 卢卡斯试剂，塞好管口，充分振摇试管后静置，观察变化，并记录混合液变混浊和出现两个液层的时间。

用 1mL 浓盐酸代替卢卡斯试剂做上述同样的试验，并比较结果。

（四）多元醇的性质

1. 与氢氧化铜的作用　取三支试管，每支都加入 5%硫酸铜溶液 3 滴和 5%氢氧化钠溶液 6 滴，有何现象发生？然后在每支试管中分别加入 10%乙二醇 5 滴、10% 1,3 – 丙二醇、10%甘油。振荡试管，有何现象产生？最后，在每支试管中各加入 1 滴浓盐酸，观察混合液的颜色又有何变化？为什么？

2. 邻二醇与高碘酸的作用　在三支试管中分别加入 3 滴 10%甘油溶液、10%乙二醇溶液、10%葡萄糖溶液，再分别加入高碘酸 – 硝酸银试剂 1 滴，观察溶液的颜色变化。

（五）酚的性质

1. 酚的酸性　在试管中加入苯酚饱和水溶液 6mL，用玻璃棒蘸取 1 滴于广泛 pH 试纸上试验其酸性。将上述苯酚饱和水溶液分成两份，一份作空白对照，另一份在振荡下逐滴滴入5%氢氧化钠溶液至溶液层变清亮，此时生成什么？然后向澄清液中通入二氧化碳直到呈酸性，观察有何现象并解释之。

2. 苯酚与溴水的反应　取2滴饱和苯酚水溶液于试管中，用蒸馏水稀释至2mL，逐滴滴入饱和溴水，当溶液中开始析出的白色沉淀转化为淡黄色时，即停止滴加。然后将混合物煮沸1~2分钟以除去过量的溴，冷却后于此混合物中滴入5%碘化钾溶液5滴及苯1mL，用力振荡试管，观察有何现象。

3. 苯酚的氧化　在一支试管中加入饱和苯酚水溶液3mL、5%碳酸钠溶液0.5mL及0.5%高锰酸钾溶液1mL，振荡试管，观察有何现象。

4. 苯酚与三氯化铁溶液的作用　在试管中加入饱和苯酚水溶液2mL，再逐滴滴入5%三氯化铁溶液，观察颜色变化。

（六）醚与浓硫酸的作用——形成鲜盐

在试管中加入浓硫酸1mL，浸入冰水中冷却至0℃，再分次滴加乙醚0.5mL。边加边振摇，使乙醚溶于浓硫酸中。把试管中的液体小心地倒入2mL冰水中，振摇，冷却，观察有何现象。

【注意事项】

1. 在醇钠的生成实验中，如果反应停止仍有残余的钠，应用镊子将钠取出放到酒精中破坏，然后加水。否则，金属钠遇水，反应剧烈，不但影响实验结果，而且很不安全。

2. 卢卡斯试剂的配制：将170g无水氯化锌在蒸发皿中强热熔融，稍冷后慢慢倒入115mL浓盐酸中，边加边搅拌，并将容器置于冰水浴中冷却，防止氯化氢气体逸出。此试剂应临用时配制。使用卢卡斯试剂时试管必须干燥，否则会影响实验结果。

3. 高碘酸-硝酸银试剂配制：将2%高碘酸钾溶液50mL与浓硝酸4mL、10%硝酸银溶液4mL混合，摇匀。如有沉淀析出，应过滤取透明溶液。

【思考题】

1. 为什么必须使用无水乙醇与金属钠反应？反应产物加水后用酚酞检验，产生什么现象？

2. 如何鉴别乙醇、正丁醇、1,2-丁二醇、1,3-丁二醇？

3. 如何用卢卡斯试剂鉴别伯、仲、叔醇？

实验十五　醛和酮的性质

【实验目的】

1. 了解醛、酮的化学性质。

2. 掌握醛、酮的鉴别方法。

【实验原理】

醛、酮在结构上都含有相同的官能团羰基，称为羰基化合物。由于结构上的相似性，醛、酮具有一些相同的反应，而由于醛基与酮基在结构上的差异，也使醛、和酮在反应中又表现出不同的特点。

羰基化合物的典型反应是亲核加成反应，其中与含氮的亲核试剂，例如氨（NH_3）和取代氨（NH_2-Y）在弱酸性条件下反应，可分别生成肟、腙、缩氨脲等产物，此反应常用于羰基化合物的鉴别和分离提纯。在分离提纯时多用苯肼，而在定性分析是则多用 2,4-二硝基苯肼，它与醛、酮的加成产物一般是黄色结晶。醛的特征反应是可被托伦（Tollen）试剂、斐林（Fehling）试剂氧化，可与希夫（Schiff）试剂显色，这些反应可用于区别醛与酮。甲基酮则常用与亚硫酸氢钠的加成及碘仿反应进行鉴别。

【实验用品】

甲醛，乙醛，丙酮，苯甲醛，苯乙酮，3-戊酮，乙醇，异丙醇，1-丁醇，2,4-二硝基苯肼溶液，饱和亚硫酸氢钠溶液，碘-碘化钾溶液，10% 硝酸银溶液，斐林试剂 A，斐林试剂 B，希夫试剂，5% 氢氧化钠，10% 氢氧化钠，2% 氨水，5% 稀盐酸，浓硫酸，浓硝酸，冰水，试管，试管夹，玻璃棒，滴管，小烧杯，酒精灯，石棉网，三脚架等。

【实验内容】

（一）醛、酮的亲核加成反应

1. 与 2,4-二硝基苯肼的反应 在四支小试管中，各装入 2,4-二硝基苯肼溶液 1mL，分别加入乙醛、丙酮、苯甲醛、苯乙酮各 1~2 滴摇匀后静置，观察有无结晶析出，并注意结晶的颜色。

2. 与亚硫酸氢钠的加成 在四支小试管中，分别装入新配制的饱和亚硫酸氢钠溶液 2mL，分别滴加丙酮、3-戊酮、苯甲醛、苯乙酮各 6~8 滴，激烈振摇，置冰水中冷却数分钟，观察有无沉淀析出，注意比较其析出的相对速度。将生成的结晶加 5% 稀盐酸 2~3mL 用力振摇，观察有何现象并解释之。

（二）醛、酮 α-H 的活泼性——碘仿反应

取五支试管，分别加入各乙醛、丙酮、乙醇、异丙醇、1-丁醇 3 滴，然后各加入 7 滴碘-碘化钾溶液，此时溶液呈深红色，然后滴加 5% NaOH 溶液至溶液深红色刚好消失为止，振摇后观察试管中有没有沉淀立即产生，是否嗅到碘仿的气味？

如果出现白色乳浊液，应该将其置于 50~60℃ 水浴温热几分钟后，再观察现象如何。

（三）醛、酮的鉴别反应

1. 与托伦试剂反应 取洁净大试管一支，加 10% 硝酸银溶液 2mL，滴加 10% NaOH 溶液 1~2 滴，立即产生棕色沉淀。再逐滴加入 2% 氨水，直到沉淀刚好溶解为止，变成透明清亮的溶液即为托伦试剂。

另取四支洁净的试管，将上述所配的溶液分为四份，加入乙醛、丙酮、苯甲醛、苯乙酮各 2~3 滴，摇匀放置数分钟，观察现象。若还无变化，可将试管放入 50~60℃ 的水浴中加热，观察并比较现象。

2. 与斐林试剂反应 取四支试管各加入 1mL 斐林试剂 A 和 1mL 斐林试剂 B，用力振摇。然后分别滴加各甲醛、乙醛、丙酮及苯甲醛 10 滴，边加边摇动试管。摇匀后，将四支试管一起放入沸水浴中加热 3~5 分钟。注意观察有何现象并解释之。

3. 与希夫试剂反应 取三支试管，各加入希夫试剂 1mL，再分别滴加甲醛、乙醛、丙酮各 1 滴，然后摇动试管，观察颜色的变化，并与配制试剂用的品红溶液的颜色对比。注意实验时不能加热。

在上述反应液中加入浓硫酸 1mL，再观察颜色的变化。

甲醛和希夫试剂作用呈特殊的深紫红色，它比较稳定，加浓硫酸不褪色，且色调变深，带蓝色，由此可鉴别甲醛与其他醛。

【注意事项】

1. 银镜试验时所用的试管若不够洁净，则阳性反应时也不能生成光亮银镜，仅能生成黑色絮状沉淀。反应完毕后，用浓硝酸溶解试管中生成的银镜。

2. 碘仿反应试验中加入氢氧化钠溶液的用量不要过多，加热时间不宜太长，温度不能过高，否则会使生成的碘仿再消失，造成判断错误。

3. 希夫试剂反应不应加热或呈碱性，否则会恢复成品红原有的颜色，故试验宜在冷溶液或酸性条件下进行。有些酮及不饱和化合物能与亚硫酸作用使试剂恢复原有的桃红色，不应作为正反应。芳香醛、酮应先溶于有机溶剂中，再用希夫试剂鉴别。

4. 2,4 - 二硝基苯肼溶液的配制：取 2,4 - 二硝基苯肼 1g 溶于浓硫酸 7.5mL 中，再加 95% 乙醇 75mL 和蒸馏水 170mL，搅拌均匀后过滤，滤液放置在棕色瓶中保存。

5. 碘 - 碘化钾溶液的配制：先将碘化钾 25g 溶于蒸馏水 100mL 中，再加碘 12.5g，搅拌溶解即可。

6. 托伦试剂久置后将形成雷银（AgN_3）沉淀，容易爆炸，故必须临用时配制，配制时氨水不能过量，否则将影响该试剂的灵敏度。

7. 斐林试剂的配制：将硫酸铜晶体（$CuSO_4 \cdot 5H_2O$）7g 溶于蒸馏水 100mL 中，加入浓硫酸 0.1mL，混匀得斐林试剂 A。取酒石酸钾钠（$KNaC_2H_4O_6 \cdot 4H_2O$）34.6g 和氢氧化钠 14g 溶于蒸馏水 100mL 中，即得斐林试剂 B。两种溶液分别保存，临用时等量混合。

8. 希夫试剂的配制：将品红盐酸盐 0.2g 溶于含 2mL 浓盐酸的 200mL 蒸馏水中，再加入亚硫酸氢钠 2g，搅拌后静置，直至红色退去。如果溶液仍呈黄色，则加入活性炭

0.5g，搅拌过滤。把试剂保存在严密的棕色瓶中。

9. 醛与希夫试剂作用显紫红色，而酮不发生此显色反应。甲醛和希夫试剂作用呈特殊的深紫红色，它比较稳定，加浓硫酸不褪色，且色调变深，带蓝色；而其他醛加浓硫酸后褪色；由此可鉴别甲醛、其他醛及酮。希夫试验不能加热或在碱性溶液中进行，否则会恢复成品红原有的颜色，故试验宜在冷溶液或酸性条件下进行。有些酮及不饱和化合物能与亚硫酸作用使试剂恢复原有的桃红色，不应作为正反应。芳香醛、酮应先溶于有机溶剂中，再用希夫试剂鉴别。

【思考题】

1. 与亚硫酸氢钠的反应中，为什么亚硫酸氢钠溶液必须是饱和溶液？又为什么要新配制？

2. 为了使碘仿尽快生成，有时碘仿反应需加热进行，能否用沸水浴加热？为什么？什么样结构的化合物能发生碘仿反应？

3. 鉴别下列各组化合物

（1）甲醛、丙醛、2-戊酮、苯丙酮。

（2）1-戊醇、2-丁醇、苯甲醛、2-甲基-2-丁醇。

实验十六　羧酸、羧酸衍生物和取代羧酸的性质

【实验目的】

1. 验证羧酸和取代羧酸的主要化学性质。

2. 掌握羧酸及取代羧酸的鉴别方法。

【实验原理】

羧酸是羧基直接连接在烃基上的化合物。当羧酸羧基上的羟基被取代基取代后所形成的化合物称为羧酸衍生物，主要有酰卤、酸酐、酯和酰胺。而羧酸烃基上的氢原子被取代后所形成的化合物称为取代羧酸，主要有卤代酸、羟基酸、羰基酸和氨基酸。

羧酸的性质：羧酸的性质主要表现在羧基、羰基和 $\alpha-H$ 上。

甲酸的结构中含有醛基而具有还原性，易被弱氧化剂（托伦试剂、斐林试剂、本尼迪克特试剂）氧化成碳酸盐。

羧酸衍生物的性质：

（1）酰基交换反应：包括水解成羧酸、醇解成酯、氨解成酰胺。水解反应活性次序为：酰卤＞酸酐＞酯＞酰胺。

（2）还原反应：羧酸衍生物可被催化氢化或金属氢化物等还原剂还原成醇。与格氏试剂加成后再水解亦可转变成相应的醇。

（3）异羟肟酸铁反应：酯、酰胺、酸酐可与羟胺作用生成异羟肟酸，遇三氯化铁生成酒红色的异羟肟酸铁。羧酸和酰卤不能直接发生此反应，需先转变成相应的酯后才

有此反应。该反应可用于羧酸衍生物的鉴别，酯的反应过程如下：

$$
\begin{array}{c}
\overset{\displaystyle O}{\underset{\displaystyle \|}{}} \\
R\!-\!C\!-\!OR' + N_2N\!-\!ON \longrightarrow R\!-\!\overset{O}{\overset{\|}{C}}\!-\!NHOH + R'OH
\end{array}
$$

$$
3R\!-\!\overset{O}{\overset{\|}{C}}\!-\!NHOH + FeCl_3 \longrightarrow (R\!-\!\overset{O}{\overset{\|}{C}}\!-\!NHO)_3Fe + 3HCl
$$

异羟肟酸铁（酒红色）

酰胺的特性：酰胺很容易水解，与水共热就可变成相应的酸和氨，酸、碱的存在可加速反应的进行，并生成不同的产物（放出酸性或碱性物质）。另外，酰胺还具有弱酸、弱碱两性，受热脱水成腈，亚硝化放氮成羧酸，在碱性介质中与次卤酸盐反应成少一个碳的酰胺（霍夫曼降解反应）等特性。

取代羧酸的性质：取代酸具有两种或两种以上的官能团，它们不仅具有羧基和其他官能团的一些典型性质，还具有官能团之间相互作用和相互影响而产生的一些特殊性质。如卤原子、羟基、羰基的存在使羧基的酸性增强，卤代酸的水解反应（不同类型卤代酸水解产物不同），羟基酸受热的脱水、脱羧反应（结构不同，产物不同）等。

乙酰乙酸乙酯属于羰基酸酯，其结构存在烯醇式与酮式的互变异构，酮式结构可与亚硫酸氢钠发生亲核加成反应，烯醇式则可与三氯化铁显色，这些性质既可证明互变异构体的存在，又可用于乙酰乙酸乙酯的鉴别。另外，乙酰乙酸乙酯结构中亚甲基上的氢原子活性较强，可与强碱成盐后再烃化或酰化，亦可发生酸式分解与酮式分解等。

【实验用品】

甲酸，乙酸，草酸，蒸馏水，苯甲酸，无水乙醇，冰醋酸，乙酰氯，苯胺，乙酸酐，乙酸乙酯，乙酰胺，乙酰乙酸乙酯，1mol/L 盐酸羟胺甲醇溶液，饱和亚硫酸氢钠溶液，5%、20%、30% NaOH 溶液，2mol/L 氢氧化钾溶液，5%、10% 稀盐酸，10%、15% 硫酸，浓硫酸，0.5% 高锰酸钾溶液，2% 硝酸银溶液，15%、20% 碳酸钠溶液，5% 三氯化铁溶液，pH 试纸，刚果红试纸，红色石蕊试纸，川乌、乙醚，氨试液，0.1% 麝香草酚酞甲醇溶液，氯仿，7% 盐酸羟胺甲醇溶液，稀盐酸等，蒸馏水，试管。

【实验内容】

（一）羧酸的性质

1. 酸性试验　将甲酸、乙酸各 10 滴及草酸 0.5g 分别溶于蒸馏水 2mL 中。然后用洗净的玻璃棒分别蘸取相应的酸液在同一条刚果红试纸上画线，比较各线条的颜色和深浅程度，比较三者酸性强弱顺序。

2. 成盐反应　取少量苯甲酸晶体放入盛有蒸馏水 1mL 的试管中，边摇边逐滴加入 5% NaOH 溶液至恰好澄清。再逐滴加入数滴 10% 盐酸，振荡。观察记录反应现象并解释之。

3. 氧化反应 在三支小试管中分别加入甲酸、乙酸各 0.5mL 以及由草酸 0.2g 和水 1mL 所配成的溶液，然后分别加入 15% 硫酸 1mL 及 0.5% 高锰酸钾溶液 1mL，加热至沸，观察现象。

4. 成酯反应 在一干燥试管中加入无水乙醇 1mL 和冰醋酸 1mL，再加入浓硫酸 0.2mL，振摇均匀后浸在 60~70℃热水浴中 10 分钟。然后将试管浸入冷水中冷却，最后向试管内再加入 5mL 蒸馏水。这时试管中有酯层析出并浮于液面之上，试闻生成酯的气味。

（二）酰氯和酸酐的性质

1. 水解反应 在试管中加入蒸馏水 2mL，再加入乙酰氯数滴，观察现象。反应结束后在溶液中滴加 2% 硝酸银溶液数滴，观察现象。

2. 醇解反应 在一干燥的小试管中放入无水乙醇 1mL，慢慢滴加乙酰氯 1mL，同时用冷水冷却试管并不断振荡。反应结束后先加入水 1mL，然后小心地用 20% 碳酸钠溶液中和反应液使之呈中性，即有一酯层浮在液面上，如果没有酯层浮起，在溶液中加入粉状的氯化钠至溶液饱和为止，观察现象并闻其气味。

3. 氨解反应 在一干燥的小试管中加入新蒸馏过的淡黄色苯胺 5 滴，然后慢慢滴加乙酰氯 8 滴，待反应结束后再加入 5mL 水并用玻璃棒搅匀，观察现象。

用乙酸酐代替乙酰氯重复作上述三个试验。

（三）酯的水解反应

取三支洁净的试管，各加入 1mL 乙酸乙酯和 1mL 水，在第二试管中再加入 2 滴 15% 硫酸，在第三支试管中再加入 2 滴 30% NaOH 溶液。振荡试管，注意观察三支试管里酯层和气味消失的快慢有何不同。此现象说明了什么？

（四）酰胺的性质

1. 碱性水解 取乙酰胺 0.1g 和 20% NaOH 溶液 1mL 一起放入试管中，混合均匀并用小火加热至沸。用湿润的红色石蕊试纸在试管口检验所产生的气体。

2. 酸性水解 取乙酰胺 0.1g 和 10% 硫酸 2mL 一起放入试管中，混合均匀并用小火加热沸腾 2 分钟（注意：有醋酸味产生）。放冷后加入 20% NaOH 溶液至反应液呈碱性，再次加热，用湿润的红色石蕊试纸检验所产生气体的性质。

（五）异羟肟酸铁反应

在五支装有 1mol/L 盐酸羟胺甲醇溶液 0.5mL 的试管中，加入乙酸乙酯、乙酸酐、乙酰氯、乙酸各 2 滴和乙酰胺 40mg，摇匀后加氢氧化钾溶液（2mol/L）使呈碱性，加热煮沸。冷却后加 5% 稀盐酸使呈弱酸性，再滴加 5% 三氯化铁溶液 1~2 滴，如出现葡萄酒红色为阳性反应。

另取川乌粉末约 5g，加乙醚 30mL 与氨试液 3mL，浸渍 1 小时，不断振摇，滤过。

取滤液 6mL，蒸干，残渣加 10 滴 7% 盐酸羟胺甲醇溶液与 2 滴 0.1% 麝香草酚酞甲醇溶液，滴加氢氧化钾饱和的甲醇溶液至溶液显蓝色后，再多加 4 滴，置水浴中加热 1 分钟，用冷水冷却。滴加稀盐酸调节 pH 值至 2～3，加三氯化铁试液 1～2 滴，加氯仿 1mL，振摇，观察下层溶液的颜色。

（六）乙酰乙酸乙酯的性质

1. 酮式的性质　取一支干燥的试管，加入乙酰乙酸乙酯 10 滴和新配制的饱和亚硫酸氢钠溶液 10 滴。摇动试管，放置 10 分钟后观察有何现象。

2. 烯醇式的性质　取一支干燥的试管，加入乙酰乙酸乙酯 10 滴和乙醇 1mL，混合均匀，分成两份。一份中滴加 5% 三氯化铁溶液 1 滴，溶液呈何颜色？在另一份中滴加数滴饱和溴水，变化如何？放置后又会怎样？解释上述变化过程。

【注意事项】

1. 乙酰氯和水、乙醇反应十分剧烈，并有爆破声，滴加时要小心，以免液体飞溅。

2. 乙酸酐的反应较乙酰氯难进行，需要在热水浴加热的情况下，较长时间才能完成上述反应。

3. 乌头（川乌、草乌）是临床常用中药，其主要有效成分为乌头碱（Ⅰ）、次乌头碱（Ⅱ）、中乌头碱（Ⅲ）等，均属于二萜双酯型生物碱。异羟肟酸铁反应可呈紫红色，应用此反应可对其进行定性、定量分析。

4. 三氯化铁试液的配制为取三氯化铁 9g，加水使之溶解成 100mL，即得。

【思考题】

1. 什么是酯化反应？哪些物质可以作为酯化反应的催化剂？

2. 举例说明能与三氯化铁显色的有机化合物的结构特征。

3. 在乙酰乙酸乙酯与亚硫酸氢钠的反应中，如果乙酰乙酸乙酯含有水时，对实验结果有何影响？

4. 如何用实验说明在室温下酮式与烯醇式互变异构平衡的存在？

实验十七　糖类化合物的性质

【实验目的】

1. 了解糖类化合物的主要化学性质。
2. 熟悉糖类化合物的鉴别方法。

【实验原理】

糖类化合物是由碳、氢、氧三元素组成的有机物。从化学结构上看，糖类是多羟基醛酮以及它们的多聚体。按其水解情况的不同，糖类化合物可分为单糖、低聚糖（2～

10 个单糖分子聚合而成，常见的是双糖）和多糖三类。

1. 单糖的性质 单糖的性质包括一般性质与特殊性质。一般性质主要表现为羰基（如与羰基试剂加成）及羟基（如酯化反应）的典型反应。特殊性质有水溶液中的变旋现象，与苯肼成脎，稀碱介质中的差向异构化，半缩醛、酮羟基与含羟基的化合物成苷，氧化反应的特性（醛糖能被溴水温和氧化为糖酸；醛、酮糖都能被托伦试剂、斐林试剂、本尼迪克特试剂氧化；被稀硝酸氧化为糖二酸；被高碘酸氧化断链成甲醛或甲酸），在强酸介质中与酚类化合物缩合而呈现颜色反应（Molish 反应、Seliwanoff 反应）。

2. 双糖的性质 双糖根据分子中是否还保留有原来一个单糖分子的半缩醛羟基分为还原性双糖（如麦芽糖、乳糖、纤维二糖）与非还原性双糖（如蔗糖）。还原性双糖由于分子中还保留有原来单糖分子的一个半缩醛羟基，水溶液中能开环成开链的醛式而表现出还原性（能被托伦试剂或斐林试剂氧化）、变旋现象及成脎反应。非还原性双糖由于分子中没有半缩醛羟基而没有上述性质。双糖分子可在酸或酶催化下水解成单糖而表现出单糖的还原性。

3. 多糖的性质 多糖由上千个单糖单位缩合而成，难溶于水，无甜味，无还原性，能被酸或酶催化而逐步水解成单糖。淀粉是一种常见的多糖，其遇碘溶液呈蓝色的特性可用作定性鉴别。

淀粉是一种常见的多糖，在酸或酶催化下水解，可逐步生成分子较小的多糖，最后水解成葡萄糖，淀粉→各种糊精→麦芽糖→葡萄糖。碘遇淀粉显蓝紫色，与不同分子量的糊精显红色或黄色，糖分子量太小时，与碘不显色。常用碘试验对淀粉进行定性分析及检验淀粉的水解程度。

【实验用品】

2% 葡萄糖，2% 果糖，2% 蔗糖，2% 麦芽糖，2% 乳糖，1% 淀粉，斐林试剂 A，斐林试剂 B，本尼迪克特试剂，10% 硝酸银，10% 和 20% 氢氧化钠溶液，2% 氨水，15% α-萘酚乙醇溶液，浓硫酸溶液，间苯二酚-盐酸试剂，苯肼试剂，0.1% 碘溶液，2% 硫酸溶液，蒸馏水，pH 试纸，试管，试管塞，试管夹，玻璃棒，滴管，小角匙，小烧杯，白瓷点滴板，酒精灯等。

【实验内容】

（一）糖的还原性

1. 与斐林试剂的反应 斐林试剂 A 取 5 支试管，各加入 1mL 和斐林试剂 B 1mL，混合均匀，然后分别加入葡萄糖（2%）、果糖（2%）、蔗糖（2%）、麦芽糖（2%）、淀粉溶液（2%）各 4 滴，摇匀，将试管同时放入沸水浴中加热 2~3 分钟，然后取出冷却，观察并比较现象。

2. 与本尼迪克特试剂的反应 取 4 支试管，各加入本尼迪克特试剂 2mL，然后分别加入葡萄糖（2%）、果糖（2%）、蔗糖（2%）、麦芽糖溶液（2%）各 4 滴，摇匀，将试管同时放入沸水浴中加热2~3分钟，然后取出冷却，观察并比较现象。

3. 与托伦试剂的反应 取洁净大试管一支，加10%硝酸银溶液2mL，滴加10%滴氢氧化钠溶液1~2，立即产生棕色沉淀。再逐滴加入2%氨水，直到沉淀刚好溶解为止，即得透明清亮的托伦试剂溶液。

将已配好的托伦试剂分装到四支洁净的试管中，然后分别加入2%葡萄糖、2%果糖、2%蔗糖、2%麦芽糖溶液各4滴，摇动均匀，然后将试管同时放入50~60℃水浴中加热，观察试管中有无银镜生成。

（二）糖的显色反应

1. Molish 反应 取5支试管，各加入2%葡萄糖各1mL、2%果糖、2%蔗糖、2%麦芽糖、1%淀粉溶液，再向各试管中加入新配制的 Molisch 试剂（15% α – 萘酚乙醇溶液）4滴。混合均匀后，将试管倾斜，沿着试管壁缓慢加入浓硫酸1mL（注意不要摇动），硫酸与糖溶液明显分为两层。观察液面交界处有无紫色环出现。若数分钟内无颜色变化，可在水浴中温热，再观察结果。

2. Seliwanoff 反应 取4支试管，分别加入10滴间苯二酚 – 盐酸试剂，再各滴入2滴葡萄糖（2%）、果糖（2%）、蔗糖（2%）、麦芽糖溶液（2%），混合均匀后，将试管同时放入沸水浴中加热2分钟，观察并比较试管中出现颜色的次序。

（三）糖脎的形成

取5支试管，各加入葡萄糖2%、2%果糖、2%蔗糖、2%麦芽糖、2%乳糖溶液各2mL，再分别加入1mL新配制的苯肼试剂，摇匀，取少量棉花塞住试管口，同时放入沸水浴中加热煮沸，随时将出现沉淀的试管取出，并记录时间。加热20~30分钟以后，将所有试管取出，让其自行冷却，比较各试管产生糖脎的顺序。取出少量沉淀晶体，用显微镜观察各种糖脎的晶型。

（四）淀粉的碘试验

在试管中加入1%淀粉溶液10滴，再加入0.1%碘溶液1滴，观察现象。将试管放入沸水浴中加热5~10分钟，观察有何变化？取出冷却后，结果又如何？解释以上现象。

（五）糖类的水解

1. 蔗糖的水解 取两支试管，分别加入2%蔗糖0.1mL和蒸馏水1~2mL，然后向一支试管中加入2%硫酸溶液3~5滴，向另一支试管中加入蒸馏水3~5滴，混合均匀后，将两支试管同时放入沸水浴中加热10~15分钟。取出两支试管，冷却后第一支试管用10%氢氧化钠溶液中和至中性，然后向两支试管中各加入本尼迪克特试剂1mL，摇匀，将两支试管同时放入沸水浴中加热2~3分钟，观察并比较两支试管的颜色变化，解释现象。

2. 淀粉的酸水解 取一个小烧杯加入 1% 淀粉溶液 10mL 和浓盐酸 8 滴，放在沸水浴中加热。每隔 5 分钟从试管中取出 1 滴淀粉水解液在白瓷点滴板上作碘试验，直到不再起碘反应为止（约 30 分钟）。取下小烧杯，向其中向小烧杯中滴加 20% 氢氧化钠溶液至呈弱碱性为止（用 pH 试纸检验）。另取两支试管分别加入淀粉水解液 1mL 和 1% 淀粉溶液 1mL，各滴加本尼迪克特试剂 4 滴，摇匀后同时放入沸水浴中加热 2~5 分钟，观察现象变化并解释之。

【注意事项】

1. Molish 反应很灵敏，在试验时如不慎有滤纸碎片落入试管，也会得到阳性结果。某些化合物（如甲酸、丙酮、乳酸和草酸等）都可使 Molish 反应呈阳性结果，所以只能用其阴性结果来判断糖类化合物的不存在。

2. Seliwanoff 反应是鉴定酮糖的特殊反应。酮糖与盐酸共热生成糠醛衍生物，再与间苯二酚形成鲜红色的缩合物。在 Seliwanoff 试验中，酮糖变为糠醛衍生物的速度比醛糖快 15~20 倍。若加热时间过长，葡萄糖、麦芽糖、蔗糖也有阳性结果。另外，葡萄糖浓度高时，在酸存在下，能部分转化为果糖。因此进行本试验时应注意盐酸和葡萄糖的浓度均不得超过 12%，观察颜色或沉淀的时间不得晚于加热后 20 分钟。

3. 斐林试剂的配制：见醛、酮性质实验。

4. 本尼迪克特试剂的配制：取硫酸铜（$CuSO_4 \cdot 5H_2O$）17.3g 溶于 100mL 水中，另取柠檬酸钠 173g、无水碳酸钠 100g 溶于 700mL 水中。将上述两溶液合并，用水稀释至 1000mL 即得。

5. 间苯二酚 – 盐酸试剂的配制：取间苯二酚 0.01g 溶于 10mL 浓盐酸和 10mL 水，混合均匀即成。

6. 苯肼试剂的配制：取苯肼盐酸盐 20g，加水 200mL，微热溶解，再加入活性炭 1g 脱色、过滤后贮存于棕色瓶中。

【思考题】

1. 举例说明还原性糖与非还原性糖在结构和性质上有何不同。
2. 哪些糖类能够形成相同的糖脎？为什么？
3. 在糖类的还原性试验中，蔗糖与本尼迪克特试剂或托伦试剂长时间加热时，有时也能得到阳性结果。怎样解释此现象？
4. 设计鉴别下列糖类化合物的方案：葡萄糖、果糖、麦芽糖、蔗糖、淀粉。

第三章 化学分析实验 ▷▷▷▷

实验一 化学分析实验基本常识

一、化学分析实验的任务和要求

化学分析是一门实践性很强的学科，学生通过化学分析实验，可以加深对化学分析基本概念和基本理论的理解；正确和较熟练地掌握化学分析实验的基本操作，学习化学分析实验的基本知识，掌握典型的学习方法；树立"量"的概念，运用误差理论和分析化学理论知识，找出实验中影响分析结果的关键环节，在实验中做到心中有数、统筹安排，学会正确合理地选择实验条件和实验仪器，正确处理实验数据，以保证实验结果准确可靠；培养良好的实验习惯，实事求是的科学态度、严谨细致的工作作风和坚韧不拔的科学品质；提高观察、分析和解决问题的能力，为学习后续课程和将来参加工作打下良好的基础。

二、分析实验用水

1. 纯水的规格　化学分析实验应使用纯水，一般是蒸馏水或去离子水。有的实验要求用二次蒸馏水或更高规格的纯水（如：电分析化学、液相色谱等的实验）。纯水并非绝对不含杂质，只是杂质含量极微而已。分析化学实验用水的级别和主要技术指标，见表 3 –1。

表 3 –1　分析实验用水的级别和主要技术指标

指标名称	一级	二级	三级
pH 值范围（25℃）	—	—	5.0 ~ 7.5
电导率（25℃）（$mS \cdot m^{-1}$）	—	≤0.10	≤0.50
电阻率（$M\Omega \cdot cm$）	10	1	0.2
可氧化物质（以 O 计）/（mg/L）	—	0.08	< 0.4
蒸发残渣（105 ±2℃）（mg/L）	—	≤1.0	≤2.0
吸光度（254nm，1cm 光程）	≤0.001	≤0.01	
可溶性硅（以 SiO_2 计）（mg/L）	< 0.01	< 0.02	

注：由于在一级、二级纯度的水中，难于测定真实的 pH 值，因此，对一级水、二级水的 pH 值范围不做规定；由于在一级水的纯度下，难于测定可氧化物质和蒸发残渣，对其限量不做规定，可用其他条件和制备方法来保证一级水的质量。

（1）蒸馏水通过蒸馏方法、除去水中非挥发性杂质而得到的纯水称为蒸馏水。同是蒸馏所得纯水，不同容器蒸馏所得纯水含有的杂质种类和含量也不同。用玻璃蒸馏器蒸馏所得的水含有 Na^+ 和 SiO_2^{2-} 等离子，而用铜蒸馏器所制得的纯水则可能含有 Cu^{2+} 离子。

（2）去离子水利用离子交换剂去除水中的阳离子和阴离子杂质所得的纯水，称之为离子交换水或"去离子水"。未进行处理的去离子水可能含有微生物和有机物杂质，使用时应注意。

2. 纯水质量的检验　纯水的质量检验指标很多，分析化学实验室主要对实验用水的电阻率、酸碱度、钙镁离子、氯离子的含量等进行检测。

（1）电阻率：选用适合测定纯水的电导率仪（最小量程为 $0.02\mu S^2/cm$）测定。

（2）酸碱度：要求 pH 值为 $6\sim7$。检验方法如下。

①简易法：取 2 支试管，各加待测水样 10mL，其中 1 支加入 2 滴甲基红指示剂应不显红色；另 1 支试管加 5 滴 0.1% 溴麝香草酚蓝（溴百里酚蓝）不显蓝色为合要求。

②仪器法：用酸度计测量与大气相平衡的纯水的 pH 值，在 $6\sim7$ 为合格。

（3）钙镁离子：取 50mL 待测水样，加入 pH 值为 10 的氨水 - 氯化铵缓冲液 1mL 和少许铬黑 T（EBT）为指示剂，不显红色（应显纯蓝色）。

（4）氯离子：取 10mL 待测水样，用 2 滴 $1mol/\cdot LHNO_3$ 酸化，然后加入 2 滴 10g/L $AgNO_3$ 溶液，摇匀后不浑浊为符合要求。

化学分析法中，除络合滴定必须用去离子水外，其他方法均可采用蒸馏水。分析实验用的纯水必须注意保持纯净、避免污染。通常采用以聚乙烯为材料制成的容器贮存实验用纯水。

三、化学试剂的一般知识

1. 化学试剂的规格　化学试剂的规格是以其中所含杂质多少划分的，一般可分为四个等级，其规格和适用范围见表 3-2。

表 3-2　试剂规格和适用范围

等级	名称	英文名称	符号	适用范围	标签标志
一级品	优级纯（保证试剂）	guarantee reagent	GR	纯度很高，适用于精密分析工作和科学研究工作	绿色
二级品	分析纯（分析试剂）	annlytical reagent	AR	纯度仅次于一级品，适用于多数分析工作和科学研究工作	红色
三级品	化学纯	chemical pure	CP	纯度较二级品差些，适用于一般分析工作	蓝色
四级品	实验试剂医用试剂	laboratorial reagent	LR	纯度较低，适合做实验辅助试剂	棕色或其他颜色
	生物试剂	biological reagent	BR 或 CR		黄色或其他颜色

在分析工作中，选用的试剂纯度要与所用方法相当，实验用水、操作器皿等要与试剂的等级相适应。若试剂都选用 GR 级的，则不宜使用普通的蒸馏水或去离子水，而应使用经两次蒸馏制得的重蒸馏水。所用器皿的质地也要求较高，使用过程中不应有物质溶解，以免影响测定的准确度。

选用试剂时，要注意节约原则，不要盲目追求纯度高，应根据具体要求取用。优级纯或分析纯试剂，虽然是市售试剂中的纯品，但有时由于包装或取用不慎而混入杂质，或运输过程中可能发生变化，或贮藏日久而变质，所以还应具体情况具体分析。对所用试剂的规格有所怀疑时应进行鉴定。在特殊情况下，市售的试剂纯度不能满足要求时，分析者应自己动手精制。

2. 常用的洗涤剂

（1）铬酸洗液：是饱和 $K_2Cr_2O_7$ 的浓溶液，具有强氧化性，能除去无机物、油污和部分有机物。其配制方法是：称取 $K_2Cr_2O_7$（工业级即可）10g 于烧杯中，加入热水20mL 溶解后，在不断搅拌下，缓慢加入浓 H_2SO_4 200mL 冷却后，转入玻璃瓶中，备用。铬酸洗液可反复使用，其溶液呈暗红色，当溶液呈绿色时，表示已经失效，需重新配制。铬酸洗液腐蚀性很强，且对人体有害，使用时应特别注意安全，也不可将其倒入水池。

（2）合成洗涤剂：主要是洗衣粉、洗洁精等，适用于去除油污和某些有机物。

（3）盐酸－乙醇溶液：是化学纯盐酸和乙醇（1∶2）的混合溶液，用于洗涤被有色物污染的比色皿、容量瓶和移液管等。

（4）有机溶剂洗涤液：主要是丙酮、乙醚、苯或氢氧化钠乙醇溶液，用于洗去聚合物、油脂及其他有机物。

3. 试剂保存注意事项　试剂放置不当可能引起质量和组分的变化，因此，正确保存试剂非常重要。一般化学试剂应保存在通风良好、干净的房子里，避免水分、灰尘及其他物质的沾污，并根据试剂的性质采取相应的保存方法。

（1）容易腐蚀玻璃影响试剂纯度的试剂，应保存在塑料或涂有石蜡的玻璃瓶中。如氢氟酸、氟化物（氟化钠、氟化钾、氟化铵）、苛性碱（氢氧化钾、氢氧化钠）等。

（2）见光易分解，遇空气易被氧化和易挥发的试剂应保存在棕色瓶里，放置在冷暗处。如过氧化氢（双氧水）、硝酸银、焦性没食子酸、高锰酸钾、草酸、铋酸钠等属见光易分解物质；氯化亚锡、硫酸亚铁、亚硫酸钠等属易被空气逐渐氧化的物质；溴、氨水及大多有机溶剂属易挥发的物质。

（3）吸水性强的试剂应严格密封保存。如无水碳酸钠、苛性钠、过氧化物等。

4. 试剂取用注意事项

（1）取用试剂时应注意保持试剂清洁，因此要做到以下几点。

①打开瓶塞后，瓶塞不许任意放置，防止沾污，取完试剂后立即盖好。

②取用固体试剂时应用洁净干燥的药匙取用，用后药匙应洗（擦）净。

③原装液体试剂取用时，应采用"倒出"的方法，尽量不用吸管直接吸取，若有特殊必要时，吸管或移液管应洁净防止带入污物或水（影响溶液的浓度）。

④试剂从瓶中倒出后若使用不完时，不得再倒回原瓶。因此，实验时要按需取量用，以免造成浪费。

（2）盛有试剂的瓶上都应有明显的标签，写明试剂的名称、浓度、规格及配制时间等。

（3）公用试剂用完后应立即放回原处，以免影响他人使用。

四、定量分析中常用的玻璃仪器

定量分析所用的仪器多为玻璃器皿，根据用途可分为盛装溶液的容器类（如烧杯、试剂瓶等）、量度溶液容积的量器类（如量筒、滴定管、移液管、容量瓶等）及特殊用途类（如干燥器、表面皿、漏斗等）。图3-1为定量分析常用的一些仪器。

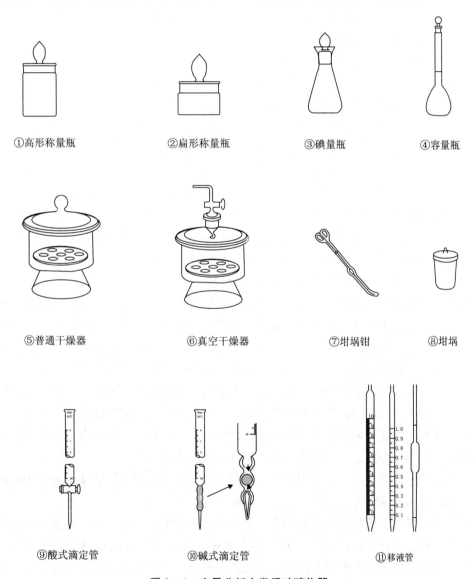

①高形称量瓶　　②扁形称量瓶　　③碘量瓶　　④容量瓶

⑤普通干燥器　　⑥真空干燥器　　⑦坩埚钳　　⑧坩埚

⑨酸式滴定管　　⑩碱式滴定管　　⑪移液管

图3-1　定量分析中常用玻璃仪器

1. 玻璃仪器的洗涤与干燥

（1）仪器的洗涤：分析化学实验所用仪器应洁净，洗净的仪器内、外壁应被水均匀地润湿不挂水珠。

实验中常用的烧杯、锥形瓶、量筒、量杯等一般的玻璃器皿，由于测量精度较差，可用毛刷蘸水直接刷洗，去掉仪器上附着的尘土、可溶性的杂质和易脱落的不溶性的杂质；如果玻璃器皿上附着有机物或受污较为严重时，可用毛刷蘸去污粉或合成洗涤剂刷洗，再用自来水冲洗干净，然后用蒸馏水或去离子水润洗 3 次，去掉自来水中的一些无机离子。

带有精确刻度的容量器皿如滴定管、移液管、吸量管、容量瓶等，为了保证容积的准确性，不宜用刷子刷洗，应选择合适的洗液来洗涤，先用自来水冲洗后，沥干，再用洗液处理一段时间（一般放置过夜），然后用自来水清洗，最后用蒸馏水（或去离子水）冲洗 3 次。具体操作如下。

滴定管洗涤：选择合适的洗涤剂和洗涤方法。一般用自来水冲洗，零刻度线以上部位可用毛刷蘸洗涤剂刷洗，零刻度线以下部位如不干净，则采用洗液洗（碱式滴定管应除去乳胶管，用乳胶头将滴定管下口堵住）。少量的污垢可装入洗液 10mL，双手平托滴定管的两端，不断转动滴定管，使洗液润洗滴定管内壁，操作时管口对准洗液瓶口，以防洗液外流。洗完后，将洗液分别由两端放出。如果滴定管太脏，整根滴定管中装满洗液浸泡一段时间。为防止洗液漏出，在滴定管下方可放一个烧杯。最后用自来水、去离子水（或蒸馏水）洗净。洗净后的滴定管内壁应被水均匀润湿而不挂水珠。

容量瓶的洗涤：先用自来水刷洗内壁，倒出水后，内壁如不挂水珠，即可用蒸馏水刷洗备用，否则必须用洗液洗。用洗液洗之前，将瓶内残留的水倒出，装入约 15mL 洗液，转动容量瓶，使洗液润洗内壁后，停留一段时间，将其倒回原瓶，用自来水充分冲洗，最后从洗瓶挤出少量蒸馏水刷洗 2～3 次即可。

移液管、吸量管的洗涤：为了使量出的溶液体积准确，要求管内壁和下部的外壁不挂水珠。先用自来水冲洗，再用吸耳球吹出管内残留的水，然后将移液管尖插入洗液瓶内，左手拇指或食指慢慢放松，洗液缓缓吸入移液管球部或吸量管 1/4 处。移去吸耳球，再用右手食指按住管口，把移液管横过来，左手扶住移液管的中下部（以接触不到洗液为宜），慢慢松开右手食指，一边转动移液管，一边使管口降低，让洗液布满全管。洗液从上口放回原瓶，然后用自来水充分冲洗，再用吸耳球吸取蒸馏水，将整个内壁洗三次，洗涤方法同前。但洗过的水应从下口放出。移液管每次用水量以液面上升到球部或吸量管全长 1/5 为可。也可用洗瓶从上口进行吹洗 2～3 次即可。

光度法中所用的比色皿，是用光学玻璃制成的，绝不能用毛刷刷洗，通常用合成洗涤剂洗，再用自来水冲洗干净，然后用蒸馏水润洗 2～3 次。

另外，也可以用超声波清洗器洗涤，超声波在液体中传播时的声压剧变使液体发生空化和乳化现象，每秒钟产生数百万的微小空化气泡，这些气泡在声压作用下大量产生，并不断剧烈爆破，产生强大的冲击力和负压吸力，使器皿上顽固的污垢剥离，并可将细菌、病毒杀死，具有清洗、提取、脱气、混匀、细胞破碎等用途。当用超声波清洗器洗涤玻璃器皿时，应将器皿中内容物倒掉，并用自来水初步清洗，然后浸没在超声波清洗液中清洗。玻璃器皿内应充满洗涤液体，避免局部"干超"导致器皿破裂。

（2）仪器的干燥：已经洗净的器皿，绝不能用布或纸擦干，否则，布或纸上的纤维将会附着在器皿上。

洗净的一般玻璃器皿常需干燥，通常是用电烘箱或烘干机在 $110 \sim 120℃$ 进行干燥，放置前应尽量把水沥干。放置时应注意使仪器的口朝下（倒置不稳的仪器应平放）。可在电烘箱的最下层放一个搪瓷盘，来接收仪器上滴下的水珠。

定量的玻璃仪器不能加热，一般采取控干、自然晾干或依次用少量酒精、乙醚刷洗后用温热的电吹风吹干等方法。

2. 常用洗液的配制和使用方法

（1）重铬酸钾洗液：重铬酸钾洗液也称铬酸洗液，常用来洗涤不宜用毛刷刷洗的器皿，可洗油脂及还原性污垢。5%的铬酸洗液的配制方法是称取工业用重铬酸钾25g置于烧杯中，加水50mL，加热溶解后冷却至室温。在不断搅拌下缓慢地加入工业硫酸450mL，溶液呈红褐色，冷却后放置在棕色磨口瓶中密闭保存。新配制的洗液为红褐色，氧化能力很强，腐蚀性很强，易烫伤皮肤，烧坏衣服，所以使用时要注意安全。注意事项如下。

①使用洗液前，必须先将玻璃仪器用自来水冲洗，沥干，以免洗液稀释后降低洗液的效率。

②用过的洗液不能随意乱倒，应倒回原瓶，以备下次再用。残留在仪器中的少量洗液，先用少量的自来水洗一次，首次废水最好倒入废液缸中。当洗液放置时间较久时变为绿色（$K_2Cr_2O_7$ 被还原成 Cr^{3+} 离子），此时已无氧化洗涤的能力，应重新配制。而失效的洗液绝不能倒入下水道，只能倒入废液缸内，另行处理，以免造成环境污染。

（2）1% ~ 2%硝酸钠 – 浓硫酸溶液：取硝酸钠2g，用少量水溶解后，加入浓硫酸100mL 即得。本品用于玻璃垂熔漏斗等的洗涤。

（3）高锰酸钾的氢氧化钠洗涤液：取高锰酸钾4g溶于少量水中，缓缓加入10%NaOH 溶液100mL 即成。本液用于洗涤油脂类或有机物。洗后在仪器上留有二氧化锰沉淀，可用盐酸或草酸溶液洗之。因本液碱性较强，因此洗涤时间不宜过长。

（4）醇制氢氧化钾洗液：称量氢氧化钾10g，溶于水中50mL，放冷后加工业酒精稀释成100mL 即得。本液用于洗涤油脂物或有机物，洗涤效果较好。

（5）碱性洗液：常用碳酸钠溶液、碳酸氢钠溶液（5%左右），对于那些有难洗油污的器皿也可用氢氧化钠溶液。用于洗涤油污的非容量玻璃仪器，一般采用长时间浸泡法或浸煮法。

（6）酸性洗液：如浓盐酸、浓硫酸、浓硝酸等，可根据器皿污垢的性质用酸浸泡或浸煮器皿，注意温度不宜太高。

（7）酒精与浓硝酸的混合溶液（体积比为3：4）：本液最适合清洗滴定管，在滴定管中先加乙醇3mL，然后慢慢加入相对密度为1.4g/mL的硝酸4mL，盖住滴定管口，利用所产生的氧化氮洗净滴定管。此洗涤操作宜在通风柜中进行。

（8）有机溶剂：如氯仿、乙醚、乙醇、丙酮、二甲苯、甲苯、汽油等有机溶剂可用于洗涤油脂物较多的仪器。

3. 玻璃量器的使用方法　定量分析常用的玻璃量器可分为量入式容器（用"E"表示，如容量瓶等）和量出式容器（用"A"表示，如量筒、量杯、滴定管、移液管等）两类，前者液面的对应刻度为量器内的容积，后者液面刻度为已放出溶液的体积。

量器按准确度和流出时间分成 A、A_2、B 三种等级。通常 A 级的准确度比 B 级高 1 倍，A_2 级的准确度介于 A、B 之间，其流出速度与 A 级相同。量器的级别标志用"一等""二等""Ⅰ""Ⅱ"或"＜1＞""＜2＞"等表示，无上述字样符号的量器，则表示无级别（如量筒、烧杯等）。

滴定分析中，准确地测量溶液的体积，是获得良好分析结果的重要因素。为此，必须掌握如何正确使用容量器皿，如滴定管、容量瓶和移液管。现分别叙述如下。

（1）滴定管：滴定管是滴定时可以准确测量消耗滴定剂体积的玻璃仪器，它是一根具有精密刻度，内径均匀的细长玻璃管，可连续的根据需要放出不同体积的液体，并准确读出液体体积的量器。滴定管容积有 50mL、25mL，刻度最小至 0.1mL，最小可读到 0.01mL。

滴定管一般分为两种，酸式滴定管和碱式滴定管。酸式滴定管又称具塞滴定管，它的下端有玻璃旋塞开关，用来装酸性溶液与氧化性溶液及盐类溶液，不能装碱性溶液如氢氧化钠溶液等。碱式滴定管又称无塞滴定管，它的下端有一根橡皮管，中间有一个玻璃珠，用来控制溶液的流速，它用来装碱性溶液与无氧化性溶液，凡可与橡皮管起作用的溶液均不可装入碱式滴定管中，如 $KMnO_4$、$K_2Cr_2O_7$、碘液等。聚四氟乙烯活塞克服了普通酸式滴定管怕碱的缺点，使酸式滴定管可以做到酸碱通用，所以碱式滴定管的使用大为减少。

①滴定管使用前的准备

a. 检查试漏：滴定管洗净后，先检查旋塞转动是否灵活，是否漏水。具体做法为：先关闭旋塞，将滴定管充满水，用滤纸在旋塞周围和管尖处检查；然后将旋塞旋转 180 度，直立两分钟，再用滤纸检查。如漏水，活塞处涂凡士林；碱式滴定管使用前应先检查橡皮管是否老化，检查玻璃珠是否大小适当，若有问题，应及时更换。

酸式滴定管活塞处涂抹凡士林前，用滤纸将活塞和活塞套擦干，在活塞粗端和活塞套细端分别涂一层凡士林，把活塞插入套内，来回转动数次，直到在外观察时呈透明状。

b. 滴定管的洗涤：滴定管使用前必须先洗涤，洗涤时以不损伤内壁为原则。洗涤前，关闭旋塞，倒入约 10mL 洗液，打开旋塞，管尖放出少量洗液洗涤，然后边转动边向管口倾斜，使洗液布满全管，最后从管口放出（也可用铬酸洗液浸洗）。然后用自来水冲净，再用蒸馏水洗 3 次，每次 10 ~ 15mL。

碱式滴定管的洗涤方法与酸式滴定管不同，碱式滴定管可以将管尖与玻璃珠取下，放入洗液浸洗。管体倒立入洗液中，用吸耳球将洗液吸上洗涤。

c. 润洗：滴定管在使用前还必须用操作溶液润洗 3 次，每次 10 ~ 15mL。润洗液弃去。

d. 装液排气泡：洗涤后再将操作溶液注入至零线以上，检查活塞周围是否有气泡。若有，开大活塞使溶液冲出，排出气泡。滴定剂装入必须直接注入，不能使用漏斗或其他器皿辅助。

碱式滴定管排气泡的方法：将碱式滴定管管体竖直，左手拇指捏住玻璃珠，使橡胶管弯曲，管尖斜向上约45°，挤压玻璃珠处胶管，使溶液冲出，排除气泡。

e. 读数：放出溶液后（装满或滴定完后）需等待 1～2 分钟后方可读数。读数时，将滴定管从滴定管架上取下，左手捏住上部无液处，保持滴定管垂直。视线与凹液面最低点刻度水平线相切。视线若在凹液面上方，读数就会偏高；若在凹液面下方，读数就会偏低。若为有色溶液，其凹液面不够清晰，则读取液面最高点。一般初读数为 0.00 或 0～1mL 之间的任一刻度，以减小体积误差。

有的滴定管背面有一条蓝带，称为蓝带滴定管，蓝带滴定管的读数与普通滴定管类似。蓝带滴定管盛溶液后将有两个凹液面相交，此交点的位置即为蓝带滴定管的读数位置。

②滴定

a. 滴定操作：滴定时，应将滴定管垂直地夹在滴定管夹上，滴定台应呈白色。滴定管离锥形瓶口约1cm，用左手控制旋塞，拇指在前，食指中指在后，无名指和小指弯曲在滴定管和旋塞下方之间的直角中。转动旋塞时，手指弯曲，手掌要空。右手三指拿住瓶颈，瓶底距离台面高约 2～3cm，滴

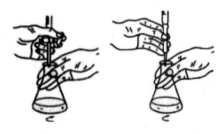

图 3 - 2　滴定操作

定管下端深入瓶口约1cm，微动右手腕关节摇动锥形瓶，边滴边摇使滴下的溶液混合均匀，见图 3 - 2。摇动锥形瓶的规范方式为：右手执锥形瓶颈部，手腕用力使瓶底沿顺时针方向画圆，要求使溶液在锥形瓶内均匀旋转，形成漩涡，溶液不能有跳动。管口与锥形瓶应无接触。

碱式滴定管操作方法：滴定时，以左手握住滴定管，拇指在前，食指在后，用其他指头辅助固定管尖。用拇指和食指捏住玻璃珠所在部位，向前挤压胶管，使玻璃珠偏向手心，溶液就可以从空隙中流出。

b. 滴定速度：液体流速由快到慢，起初可以"连滴成线"，之后逐滴滴下，快到终点时则要半滴半滴地加入。半滴的加入方法是：小心放下半滴滴定液悬于管口，将锥形瓶内壁与管口接触，使液滴流出，并用洗瓶以蒸馏水冲下。

c. 终点操作：当锥形瓶内指示剂指示终点时，立刻关闭活塞停止滴定。洗瓶以蒸馏水冲洗锥形瓶内壁。取下滴定管，右手持管上部无液部分，使管垂直，目光与凹液面平齐，读出读数。读数时应估读一位。

滴定结束后，滴定管内剩余溶液应弃去，洗净滴定管，夹在夹上备用。

③注意事项

a. 滴定时，左手不允许离开活塞使溶液流下。

b. 滴定时目光应集中在锥形瓶内的颜色变化上，不要去注视刻度变化，而忽略反应的进行。

c. 一般每个样品要平行滴定三次，每次均从零线开始，每次实验结果应及时记录在实验记录表格上，不允许记录到其他地方。

d. 使用碱式滴定管时，用力方向要平，避免玻璃珠上下移动，不要捏到玻璃珠下侧部分，否则能使空气进入管尖形成气泡。挤压胶管过程中不可过分用力，以避免溶液流出过快。

e. 滴定也可在烧杯中进行，方法同上，但要用玻璃棒或电磁搅拌器搅拌。

（2）容量瓶：容量瓶主要用于准确配制一定摩尔浓度的溶液。它是一种细长颈、梨形的平底玻璃瓶，配有磨口塞。瓶颈上刻有标线，当瓶内液体在指定温度下达到标线处时，其体积即为瓶上所注明的容积数。一种规格的容量瓶只能量取一个量。常用的容量瓶有 100mL、250mL、500mL、1000mL 等多种规格。

①使用方法

a. 检漏：使用前检查瓶塞处是否漏水。具体操作方法是：在容量瓶内装入半瓶水，塞紧瓶塞，用右手食指顶住瓶塞，另一只手托住容量瓶底，将其倒立（瓶口朝下），观察容量瓶是否漏水。若不漏水，将瓶正立且将瓶塞旋转 180° 后，再次倒立，检查是否漏水。若两次操作，容量瓶瓶塞周围均无水漏出，即表明容量瓶不漏水。经检查不漏水的容量瓶才能使用。

b. 洗涤：使用前容量瓶都要洗涤。先用洗液洗，再用自来水冲洗，最后用蒸馏水洗涤干净（直至内壁不挂水珠为洗涤干净）。

固体物质的溶解：把准确称量好的固体溶质放在干净的烧杯中，用少量溶剂溶解（如果放热，要放置到室温）。然后把溶液转移到容量瓶里，转移时要用玻璃棒引流。方法是将玻璃棒一端靠在容量瓶颈内壁上，注意不要让玻璃棒其他部位触及容量瓶口，防止液体流到容量瓶外壁上。

c. 淋洗：为保证溶质能全部转移到容量瓶中，要用溶剂少量多次洗涤烧杯，并把洗涤溶液全部转移到容量瓶里。转移时要用玻璃棒引流。

d. 初步混匀：向容量瓶中加溶剂至容量瓶容积 2/3 处时，摇动容量瓶，使溶液初步混匀。

e. 定容：继续向容量瓶内加入溶剂直到液体液面离标线大约还有 1cm 时，应改用滴管小心滴加，最后使液体的凹液面，与标线正好相切。若加水超过刻度线，则需重新配制。

f. 摇匀：盖紧瓶塞，用倒转和摇动的方法使瓶内的液体混合均匀。静置后如果发现液面低于刻度线，这是因为容量瓶内有极少量溶液在瓶颈处损耗，并不影响所配制溶液的浓度，故不要再添水，否则，将使所配制的溶液浓度降低。

②注意事项

a. 容量瓶的容积是特定的，刻度不连续，所以一种型号的容量瓶只能配制同一体积的溶液。在配制溶液前，先要弄清楚需要配制的溶液的体积，然后再选用相应规格的容量瓶。

b. 容量瓶不能溶解溶质应将溶质在烧杯中溶解后转移到容量瓶里。

c. 用于洗涤烧杯的溶剂总量不能超过容量瓶的标线。

d. 容量瓶不能加热。如果溶质在溶解过程中放热，要待溶液冷却后再转移，因为一般的容量瓶是在20℃的温度下标定的，若将温度较高或较低的溶液注入容量瓶，所量体积会不准确，导致所配制的溶液浓度不准确。

e. 容量瓶只能用于配制溶液，不能储存溶液，因为溶液可能会对瓶体进行腐蚀，从而使容量瓶的精度受到影响。

f. 容量瓶用完后应及时洗涤干净，塞上瓶塞，并在塞子与瓶口之间夹一条纸条，防止瓶塞与瓶口粘连。

（3）移液管：移液管是一种量出式仪器，只用来测量它所放出溶液的体积。它是一根中间有一膨大部分的细长玻璃管下端为尖嘴状，上端管颈处刻有一条标线，是移取准确体积的标线。常用的移液管有5mL、10mL、25mL、和50mL等规格。通常又把具有刻度的直形玻璃管称为吸量管。常用的吸量管有1mL、2mL、5mL、和10mL等规格。移液管和吸量管所移取的体积通常可准确到0.01mL。

①使用方法

a. 洗涤：使用移液管前，应先用铬酸洗液润洗，去除管内壁的油污。然后用自来水冲洗残留的洗液，再用蒸馏水洗净。洗净后的移液管内壁应不挂水珠。

b. 润洗：移取溶液前，应先用滤纸将移液管末端内外的水吸干，然后用欲移取的溶液润洗管壁2~3次，确保所移取溶液的浓度不变。用右手的拇指和中指捏住移液管的上端，将管的下口伸入欲吸取的溶液中，伸入液面下10~20mm处。伸入太浅会产生吸空，把溶液吸到吸耳球内弄脏溶液，太深又会在管外附着过多液体。左手拿吸耳球，先把球中空气压出，再将球的尖嘴连在移液管上口，慢慢松开压扁的吸耳球使溶液吸入管内，先吸入该管容积的1/3，用右手的食指按住管口，取出，横持，并转动管子使溶液接触到刻度以上部位，润洗内壁，然后将溶液从管的下口放出并弃去，如此反复润洗2~3次。

c. 吸液：吸取溶液至刻度以上，立即用右手的食指按住管口。

d. 调节液面：将移液管向上提升离开液面，管的末端仍贴在盛溶液器皿的内壁上，管身保持直立，略为放松食指（有时可微微转动吸管）使管内溶液缓慢从下口流出，直至溶液的凹液面底部与标线相切为止，立即用食指压紧管口。将尖端的液滴靠壁去掉，移出移液管，伸入盛接溶液的器皿中。

e. 放出溶液：盛接溶液的器皿一般为锥形瓶，应使锥形瓶倾斜30°，保持移液管直立，管下端紧贴锥形瓶内壁，稍微松开

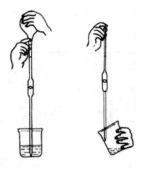

图3-3 移液管的使用

食指，让溶液沿瓶壁缓慢流下，全部溶液流完后需等待15秒后再拿出移液管，以便使附着在管壁的剩余部分溶液流出，如图3-3。如果移液管未标明"吹"字，则残留在管

尖末端内的溶液不可吹出，因为移液管所标定的量出容积中并未包括这部分残留溶液。

（4）碘量瓶：带有磨口塞子的锥形瓶称为碘量瓶。由于碘较易挥发从而引起误差，因此在用碘量法测定时，反应一般在具有磨口玻璃塞的锥形瓶中进行，碘量瓶的塞子及瓶口的边缘都是磨砂的。在滴定时可打开塞子，用蒸馏水将挥发在瓶口及塞子上的碘液冲洗入碘量瓶中。

五、滤纸及滤器

1. 滤纸 分析化学实验中常用的滤纸有定性滤纸和定量滤纸两种。定量滤纸又称为"无灰"滤纸，一般灼烧后，每张滤纸的灰分不超过 0.1mg。按过滤速度分为快速滤纸、中速滤纸和慢速滤纸三类。各种定量滤纸在滤纸盒上用白带（快速）、蓝带（中速）、红带（慢速）作为标志分类。滤纸外形有圆形和方形两种。常用的圆形滤纸有 $\Phi 7cm$、$\Phi 9cm$ 和 $\Phi 11cm$ 等规格；方形滤纸有 $60cm \times 60cm$、$30cm \times 30cm$ 等规格。表 3-3 列出了定量分析和定性分析滤纸的主要规格。

表 3-3　定量和定性滤纸规格

项目	单位	定性滤纸			定量滤纸		
		快速	中速	慢速	快速	中速	慢速
重量	g/m²	75	75	80	75	75	80
过滤示例		$Fe(OH)_3$	$ZnCO_3$	$BaSO_4$	$Fe(OH)_3$	$ZnCO_3$	$BaSO_4$
水分	%不大于	7	7	7	7	7	7
灰分	%不大于	0.01	0.01	0.01	0.15	0.15	0.15
含铁量	%不大于	—	—	—	0.003	0.003	0.003
水溶性氯化物	%不大于	—	—	—	0.02	0.02	0.02

2. 玻璃滤器 玻璃滤器是利用玻璃粉末在 600℃ 左右烧结制成的多孔性滤片，再焊接在相同或相似膨胀系数的玻璃壳或玻璃管上制成。有各种形式的滤器，如坩埚型（砂芯坩埚或称微孔玻璃坩埚）、漏斗型（砂芯漏斗）和管状型（筒式滤器）等。按玻璃滤片的平均孔径大小，玻璃滤器分为 6 个号（表 3-4）。

表 3-4　滤器规格和用途

滤片号	平均孔径/μm	一般用途
1	80~120	滤除粗颗粒沉淀
2	50~80	滤除较粗颗粒沉淀
3	15~40	滤除化学分析中的一般结晶沉淀和杂质、滤除水银
4	5~15	滤除细颗粒沉淀
5	2~5	滤除极细颗粒沉淀
6	<2	滤除细菌

注：化学分析中常用 3 号、4 号滤器。

3. 滤膜 滤膜也是分析化学中的重要滤器，也是中药分析中的重要工具。滤膜分为超滤膜、微孔滤膜、纳滤膜、微滤膜、中空纤维超滤膜等。在仪器分析中，如液相色谱法常用 0.45μm 微孔滤膜过滤的方法来除去样品中的杂质。

六、实验数据的记录、处理和实验报告

1. 实验数据的记录 学生要有专门的实验报告本（标有页数），不得撕去任何一页。绝不允许将数据记在单页纸上、小纸片上，或随意记在其他地方。实验数据应按要求记在实验记录本或实验报告本上。

实验过程中的各种测量数据及有关现象，应及时、准确而且清楚地记录下来，记录实验数据时，要有严谨的科学态度，要实事求是，切忌夹杂主观因素，绝不能随意拼凑和伪造数据。

实验过程中涉及到的各种特殊仪器的型号和标准溶液浓度等，也应及时准确记录下来。

记录实验数据时，应注意其有效数字的位数。用分析天平称量时，要求记录至 0.0001g；滴定管及移液管的读数，应记录至 0.01mL。

实验中的每一个数据，都是测量结果，所以重复测量时，即使数据完全相同，也应记录下来。在实验过程中，如果发现数据算错、测错或读错而需要改动时，可将数据用一横线划去，并在其上方写上正确的数字。

2. 分析数据处理 由于分析实验选择的是系统误差可以忽略的成熟分析实例，所以往往只需要对 3~4 次平行分析结果的平均偏差进行计算，用于表达结果的误差。对于分析中出现可疑值问题，可按 Q 检验或 G 检验法判断处理。

3. 实验报告 实验完毕后，应用专门的实验报告本，及时认真地写出实验报告。分析化学实验报告一般包括下列内容。

实验（编号）_____实验名称_____实验日期_____

1. 目的要求

2. 实验原理 简要用文字或化学反应式说明。对特殊仪器的实验装置，应画出实验装置图，写出定量计算公式等。

3. 实验步骤 用文字简明扼要写出或用流程图描述实验过程。

4. 实验数据及其处理 应用文字、表格、图形将数据表示出来。根据实验要求计算出分析结果、实验误差大小。

5. 讨论 包括实验教材上的思考题和实验中观察到的现象，进行讨论和分析，以提高自己分析问题和解决问题的能力。

实验二 称量操作

一、电子天平的分类

电子天平是新一代的天平，是根据电磁力平衡原理，直接称量，全程不需砝码。放上称量物后，在几秒钟内即达到平衡显示读数，具有称量速度快、精度高等特点。电子

天平较机械天平使用寿命长、性能稳定、操作简便和灵敏度高。此外，电子天平还具有自动校正、自动去皮、超载指示、故障报警等功能以及具有质量电信号输出功能，且可与打印机、计算机联用，进一步扩展其功能，如统计称量的最大值、最小值、平均值及标准偏差等。由于电子天平具有机械天平无法比拟的优点，尽管其价格较贵，但也逐步取代了机械天平。目前电子天平是分析实验中用于称量物体质量的常用仪器。根据电子天平的精度不同可分为以下几类

1. 超微量电子天平　超微量天平的最大称量是 $2\sim5g$，其标尺分度值小于（最大）称量的 10^{-6} 倍。

2. 微量天平　微量天平的最大称量一般在 $3\sim50g$，其分度值小于（最大）称量的 10^{-5} 倍。

3. 半微量天平　半微量天平的最大称量一般在 $20\sim100g$，其分度值小于（最大）称量的 10^{-5} 倍。

4. 常量电子天平　此种天平的最大称量一般在 $100\sim200g$，其分度值小于（最大）称量的 10^{-5} 倍。

5. 分析天平　其实电子分析天平是常量天平、半微量天平、微量天平和超微量天平的总称。

二、电子天平的使用规则

1. 操作规程

（1）安装和调节水平：将天平放置在操作位置，在天平后部调节水平旋钮，使天平水准仪中的水平泡恰至中央位置。

（2）接通电源：按电源开关键，预热30分钟。

（3）校准天平：准备好所需校准砝码，从秤盘上取走任何加载物，按"TARE"键，清零。待天平稳定后，按"C"键，显示"["后，轻轻放上校准砝码至秤盘中心，关上玻璃门约30秒后，显示校准砝码值，并发出"嘟"声，取出校准砝码，天平校准完毕。

（4）简单称量：按"TARE"键清零，样品放在秤盘上，显示值即为物品的重量。待数字稳定后读取称量结果。

（5）去皮：将空容器放在天平秤盘上，显示其重量值，单击"TARE"键去皮，显示值回复到 0.0000g，向空容器中加料，并显示净重值。

（6）取出样品，切勿将样品散落在天平内。

（7）关机：恢复零点平衡，按住电源开关键，关闭电源，盖好防尘罩。

（8）如实填写仪器设备运行记录。

2. 注意事项

（1）使用前仔细阅读说明书。

（2）称重前，应先用毛刷清理天平。

（3）必须在天平称重限度内使用天平、一般不超过最高载重的2/3。

（4）天平内部不要进水、金属片、粉末等物质；有腐蚀性，吸湿性和挥发性物质，必须放在密闭容器内进行称重。

（5）不要随意打开天平顶门。

（6）不要接近带磁性的物质。

（7）天平的接口不要连接指定以外的设备。

（8）使用过程中应保持天平室的清洁，勿使样品洒落入天平室内。

（9）使用完后立即擦拭净天平。

三、称量方式

常用的称量方法有直接称量法、固定质量称量法和递减称量法，现分别介绍如下。

1. 直接称量法 此法是将称量物直接放在电子天平盘上直接称量物体的质量。例如，称量小烧杯的质量，容量器皿校正中称量某容量瓶的质量，重量分析实验中称量某坩埚的质量等，都使用这种称量法。

2. 固定质量称量法 此法又称增量法，此法用于称量某一固定质量的试剂（如基准物质）或试样。这种方法的优点是称量计算简便，但是称量速度很慢。适于称量不易吸潮、在空气中能稳定存在的粉末状或小颗粒（最小颗粒应小于 $0.1\mathrm{mg}$，以便容易调节其质量）样品。

3. 递减称量法 又称减量法，此法用于称量一定质量范围的样品或试剂。在称量过程中样品易吸水、易氧化或易与 CO_2 等反应时，可选择此法。由于称取试样的质量是由两次称量之差求得，故也称差减法。

称量步骤如下：在称量瓶中装适量试样（如果试样曾经烘干，应放在干燥器中冷却到室温），用洁净的小纸条或塑料薄膜套，套在称量瓶上，先在台秤上称其重量，再将称量瓶放在分析天平上精确称出其质量，设为 $W_1\mathrm{g}$。

将称量瓶取出，用称量瓶盖轻轻地敲瓶口的上部，使试样慢慢落入容器中。然后慢慢地将瓶竖起，用瓶盖敲瓶口上部，使黏在瓶中的试样落入瓶中，盖好瓶盖。

再将称量瓶放回天平盘上称量，如此重复操作，直到倾出的试样质量达到要求为止。设倒出第一份试样后称量瓶与试样质量为 W_2（g），则第一份试样质量为 $W_1 - W_2$（g）。同上操作，逐次称量，即可称出多份试样。

实验三 重量分析基本操作

一、沉淀

1. 沉淀的条件 样品溶液的浓度、pH 值，沉淀剂的浓度和用量，沉淀剂加入的速度，各种试剂加入的次序，沉淀时溶液的温度等条件要按实验操作步骤严格控制。

2. 加沉淀剂 将试样于烧杯中溶解并稀释成一定浓度，所加试剂应沿烧杯内壁或沿玻璃棒加入，小心操作勿使溶液溅出损失。若需要缓缓加入沉淀剂时，可用滴管逐滴加入并搅拌。搅拌时勿使玻璃棒碰击烧杯壁或触击烧杯底以防碰破烧杯。若需在热溶液中进行沉淀，最好在水浴上加热，用加热套加热时要控制温度，防止溶液爆沸，以免溶液溅失。

3. 陈化　沉淀完毕，进行陈化时，将烧杯用表面皿盖好，防止灰尘落入，放置过夜或在石棉网上加热近沸 30 分钟至 1 小时。

4. 检查沉淀是否完全　沉淀完毕或陈化完毕后，沿烧杯内壁加入少量沉淀剂，若上层清液出现浑浊或沉淀，说明沉淀不完全，可补加适量沉淀剂使沉淀完全。

二、过滤

1. 滤纸和漏斗的选择　要用定量滤纸，或无灰滤纸（灰分在 0.1mg 以下或重量已知）过滤。滤纸的大小和致密程度由沉淀量和沉淀的性质决定。定量滤纸有快速、中速、慢速三类，直径有 7cm、9cm 和 11cm 三种。微晶形沉淀多用直径 7cm 致密滤纸过滤，蓬松的胶状沉淀要用较大的疏松的滤纸过滤。

根据滤纸的大小选择合适的漏斗，放入的滤纸应比漏斗沿低约 1cm，不可高出漏斗。需要进行灼烧的无机化合物沉淀，要用长颈玻璃漏斗过滤，对于不需要灼烧的有机化合物沉淀，需要用微孔玻璃漏斗或微孔玻璃坩埚减压过滤。

2. 滤纸的折叠　先将滤纸沿直径方向对折成半圆，再对折。若漏斗顶角恰为 60°，滤纸折成 90°，展开即成圆锥状，其顶角亦成 60° 放入漏斗中，滤纸恰好贴紧漏斗内壁，无空隙，也不会使滤纸出现皱折，其操作如图 3-4。若漏斗角不是 60°，则使滤纸三层部分紧贴漏斗内壁。可将滤纸外层的上角撕下，并留做擦拭沉淀用。

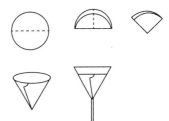

图 3-4　滤纸的折叠及安放

3. 滤纸的安放　将折叠好的滤纸放在洁净、干燥的漏斗中，用手指按住滤纸，加蒸馏水至满，必要时用手指小心轻压滤纸，把留在滤纸与漏斗壁之间的气泡赶出，使滤纸紧贴漏斗并使水充满漏斗颈形成水柱，以增快滤过速度。

4. 过滤　将漏斗安置在漏斗架上，接受滤液的洁净烧杯放在漏斗下面，使漏斗颈下端在烧杯以下 3~4cm 处，并与烧杯内壁贴紧。

一般多采用"倾注法"过滤，即将上层清液小心倾入漏斗滤纸中，使清液先通过滤纸，尽可能不搅动沉淀，其操作如图 3-5。

一手拿住玻璃棒，使之与滤纸近于垂直，玻璃棒位于三层滤纸上方，但不要和滤纸接触。另一只手拿住盛有沉淀的烧杯，烧杯嘴靠住玻璃棒，慢慢将烧杯倾斜，使上层清液沿着玻璃棒流入滤纸中，随着滤液的流注，漏斗中液体的体积增加，至达到滤纸高度的 2/3 处，停止倾注，切勿注满滤纸。停止倾注时，可沿玻璃棒将烧杯嘴往上提一小段，扶正烧杯，在未扶正烧杯之前不可将烧杯嘴离开玻璃棒，并注意避免沾在玻璃棒上的液滴或沉淀损失，把玻璃棒放回烧杯内，但勿使玻璃棒靠在烧杯嘴部。

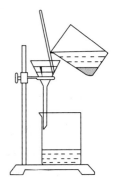

图 3-5　倾注法过滤

三、洗涤及沉淀的转移

洗涤沉淀一般也采用倾注法。将少量洗涤液注入盛有沉淀的烧杯中，充分搅拌洗涤后静置，待沉淀下沉后，倾注上层清液，如此洗涤数次后再将沉淀转移到滤纸上，进行洗涤。

为了提高洗涤效率，可采用"少量多次"的方法洗涤，即每次用少量洗涤液，以淹没沉淀为度，多洗几次，可得到良好的洗涤效果，同样量的洗涤液分多次洗涤比分少次洗涤效果高，这种方法称为"少量多次"洗涤原则。

经过几次倾注洗涤后，进行沉淀的定量转移，即将沉淀全部转移到滤纸上，进行最后的洗涤。

在烧杯中加入少量洗涤液，其量应不超过滤纸高度的 2/3，用玻璃棒将沉淀充分搅起，立即将沉淀混悬液一次倾入滤纸中，这一转移操作最易引起沉淀损失，要十分小心。然后用洗瓶吹洗烧杯内壁，冲下玻璃棒和烧杯壁上的沉淀，再充分搅起沉淀进行倾注转移，经数次操作可将沉淀全部转移到滤纸上。但玻璃棒和烧杯内壁可能仍附着少量沉淀，为使沉淀转移干净可用撕下的滤纸角（或沉淀帚如图 3-6）擦拭玻璃棒后，将滤纸角放入烧杯中，用玻璃棒推动滤纸角使附着在烧杯内壁的沉淀松动，把滤纸角放入漏斗中，如图 3-7 所示方法将沉淀转移到滤纸中。用左手拿住烧杯，玻璃棒横放在烧杯上，使玻璃棒下端靠在烧杯嘴的凹部略伸出一些，以食指按住玻璃棒，烧杯嘴向着漏斗倾斜，玻璃棒下端指向滤纸三层部分，右手持洗瓶挤出液体冲洗烧杯内壁，此时烧杯内残存的沉淀便随着液体沿玻璃棒流入滤纸中。注意不要使洗涤液过多以防超过滤纸高度，造成沉淀的损失。

沉淀全部转入漏斗后，在滤纸上进行最后洗涤，以除尽全部杂质（图 3-8）。用洗瓶吹出液体冲洗沉淀，并使沉淀集中于滤纸锥体最下部，再吹入洗涤液，每次都要沥尽方可吹入第二次洗涤液，这样经过多次洗涤（一般 10 次左右），直至检查无杂质为止。

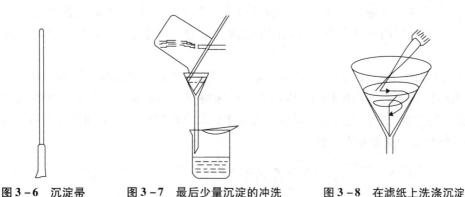

图 3-6 沉淀帚   图 3-7 最后少量沉淀的冲洗   图 3-8 在滤纸上洗涤沉淀

四、沉淀的干燥与灼烧

1. 坩埚的准备 将坩埚洗净拭干后用托盘天平称粗重，坩埚可用高温炉或煤气灯灼烧至恒重，但灼烧空坩埚的条件应与灼烧沉淀的条件一致。

用煤气灯灼烧时，将坩埚放在泥三角上（图3－9），用火焰加热。先用小火预热坩埚，再加大火灼烧，一般从红热开始约30分钟撤火，待红热退去1~2分钟，用在火焰上微热的坩埚钳夹住，放在干燥器中，放入热坩埚的干燥器要不时地将盖子微微推开放出热空气，然后再盖好干燥器。待冷却至室温后，用坩埚钳将坩埚置于分析天平上精确称重，并记录坩埚的重量。坩埚钳嘴要保持洁净，用后将弯嘴向上放在台面上，不准嘴向下放。

再按同法加热灼烧，放置，称量。若两次称量之差不超过规定值（一般0.2mg）为恒重，以轻者为恒重坩埚的重量。

2. 干燥器的使用 干燥器是一种保持物品干燥的玻璃器皿，内盛干燥剂，使物品不受外界水分的影响，常用放置坩埚或称量瓶等。干燥器内有一个带孔的白瓷板，瓷板下面放干燥剂，但不要放得太多，否则会沾污在瓷板上的物品。

干燥器盖边的磨砂部分应涂上一层薄薄的凡士林，这样可以使盖子密封而不漏气。由于涂有凡士林，开启干燥器时应同时用拇指按住其盖，以防滑落而打碎。

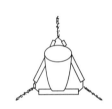

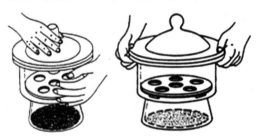

图3－9 坩埚在泥三角上   图3－10 干燥器开启和搬动的方法

干燥剂的种类很多，如无水氯化钙、有色硅胶、无水硫酸钙、高氯酸镁等、浓硫酸浸润的浮石等。各种干燥剂都具有一定的蒸汽压，因此在干燥器内并非绝对干燥，只是湿度较低而已。

搬动干燥器时用双手拿稳并紧紧盖紧盖子，打开盖子时，用左手扶住干燥器身，右手把盖子往后拉或往前推开，一般不应完全打开，只开到能放入器皿为止（如图3－10）。关闭时将盖子往前推或往后拉使其密合。不要将打开的盖子放在别的地方去。

3. 沉淀的包裹 用干净的手指将滤纸三层部分拎起，把滤纸连同沉淀从漏斗中取出，然后打开滤纸，用图3－11所示方法，保持滤纸的半圆形，沿右端相距为半径的1/3处，将滤纸自右向左折起，沿着与直径平行的方向把滤纸向上而下折起来，最后自右向左将给整个滤纸卷成小包

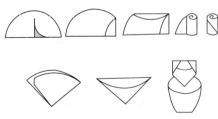

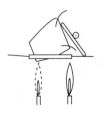

图3－11 沉淀的包裹   图3－12 沉淀在坩埚中的干燥和炭化

还有一种折包方法：将滤纸取出，保持其圆锥敞开部分封折，再将左右两边向里折起，尖端向下（有沉淀的锥顶）放在坩埚里。

4. 沉淀的干燥　包好的沉淀可在恒温箱中干燥，也可用煤气灯加热烤干。将包好的沉淀放入已恒重的坩埚里，滤纸三层部分朝上，坩埚盖半掩坩埚口，在坩埚盖下部用小火烘烤，借热空气流将滤纸和沉淀迅速烘干。（如图 3－12）

5. 沉淀的炭化和灰化　沉淀烘干后，将火焰移向坩埚底部，小火加热至滤纸逐渐变为炭黑即炭化。若火焰温度过高，滤纸可能燃着，此时应立即移去火焰，加盖密闭坩埚，火即熄灭，且勿用嘴吹熄，以防沉淀散失。滤纸全部炭化后，可加大火焰，并不时用坩埚钳旋转坩埚至炭黑全部烧掉为止。

6. 沉淀的灼烧　灰化后将坩埚竖直，加大火焰，灼烧一定时间，如 $BaSO_4$ 沉淀约 15 分钟，Al_2O_3 约 30 分钟，但无严格规定。灼烧灰化的目的是除去沉淀中的挥发性杂质和将沉淀形式转变成称量形式。灼烧一般不用加盖，灼烧后待红热退去约 1~2 分钟，放入干燥器中，冷却一定时间，一般约 30 分钟，移天平室称量并记录重量。再按上法操作一次，但在干燥器中放置的时间应与第一次的时间一致。两次重量之差不超过规定重量为恒重。

若用高温炉灼烧时，要用特制的长柄坩埚钳将坩埚放入高温炉内，并加盖，防止污物落入坩埚。恒温加热一定时间后，先将电源关闭，然后打开炉门，将坩埚移至炉口附近，放置片刻，再取出置干燥器中，冷却至室温，移天平室恒重称量。

实验四　葡萄糖干燥失重的测量

【实验目的】

1. 巩固分析天平的称量操作。
2. 掌握干燥失重的测定方法。
3. 明确恒重的意义。

【实验原理】

应用挥发重量法，将试样加热，去除其中水分及挥发性物质，再称出加热后试样的质量。

【实验用品】

1. 仪器　电热恒温干燥箱，分析天平，台秤，干燥器，扁式称量瓶。
2. 试剂或试液　医用凡士林，干燥剂，葡萄糖（AR）。

【实验内容与步骤】

（一）称量瓶的干燥恒重

将洁净的称量瓶置于烘干箱中，打开瓶盖垂直放于瓶体上口，于 105℃ 进行干燥

（约30分钟），取出称量瓶，加盖，置于干燥器中冷却20分钟至室温，精密称定质量至恒重。

（二）试样干燥失重的测定

0.5g取葡萄糖试样，平铺于干燥恒重的称量瓶中，加盖精密称重并记录，置于105℃烘干箱中，开瓶盖干燥1小时，取出称量瓶，加盖，置于干燥器中冷却20分钟至室温，精密称定质量至恒重，平行测定三次。

【注意事项】

1. 在烘干箱取放称量瓶时应注意别烫伤。
2. 试样每次在干燥器中冷却的时间应相同。
3. 称量应迅速，以免干燥的试样或器皿在空气中久置吸潮，不易恒重。
4. 葡萄糖受热温度较高时可能融化，因此测定本品干燥失重时，应先用于较低温度（60℃左右）干燥一段时间，使大部分水分挥发后再在105℃下干燥至恒重。

【数据记录及数据处理】

依照表3-5填写实验数据，根据样品质量和恒重质量计算样品的干燥失重率。

$$干燥失重率 = \frac{S-W}{S} \times 100\%$$

表3-5 实验报告记录格式

平行测定次数		1	2	3
称量瓶质量（g）				
（试样＋称量瓶）质量（g）				
试样的质量 S（g）				
（干燥试样＋称量瓶）质量（g）	恒重1			
	恒重2			
	恒重3			
干燥试样的质量 W（恒重3－称量瓶的质量）（g）				
葡萄糖干燥失重（%）				
相对平均偏差（%）				

【思考题】

1. 什么叫干燥失重？加热干燥适宜于哪些药物的测定？
2. 什么是恒重？影响恒重的因素有哪些？

实验五　生药灰分的测定

【实验目的】

1. 挥发重量法测定生药灰分的方法。
2. 学习使用高温炉。

【实验原理】

应用挥发重量法，将试样置于高温炉下炽灼使其完全炭化进而灰化，根据残渣质量计算试样中灰分的含量。

【实验用品】

1. 仪器　高温电炉，分析天平，瓷坩埚，坩埚钳，称量瓶。

2. 试剂或试液　医用凡士林，干燥剂，中药试样。

【实验内容与步骤】

取试样粉末（已通过2号筛）2～3g，置于坩埚中，炽灼至恒重，精密称定。开始低温缓慢炽灼，避免燃烧，至完全炭化时逐渐升高温度，于450～550℃炽灼1小时，放冷，称重。重复炽灼，直至恒重，平行测定三次。

【数据记录及数据处理】

按照表3-6填写实验数据，根据残渣质量计算试样中灰分的百分含量。

表3-6　实验报告记录格式

平行测定次数	1	2	3
空坩埚质量（g）			
（试样＋坩埚）质量（g）			
试样质量（g）			
（灼烧后试样＋坩埚）质量（g）			
灰分含量（%）			
灰分平均含量（%）			
相对平均偏差（%）			

$$灰分（\%） = \frac{W}{S} \times 100\%$$

式中：S为试样的质量（g）；W为灰分的质量（g）。

【思考题】

1. 生药灰分的测定与干燥失重的测定有何不同？
2. 为什么在炭化时要先在低温下缓慢炽灼？

实验六　容量分析器皿的校准

【实验目的】

1. 掌握滴定管、容量瓶、移液管的使用方法。
2. 了解容量器皿的误差。
3. 掌握容量器皿的校准方法

【实验原理】

根据滴定分析允许的误差大小，通常要求体积测定的误差在 0.1% 。

1. 绝对校准

$$实际容积 = \frac{器皿容纳或放出的纯水质量}{该温度下水的校正密度}$$

2. 相对校准　当要求两种器皿按一定比例配套使用时，采用此法校准。

例如，100mL 容量瓶与 25mL 移液管配套使用时，其体积比应为 4∶1，至于它们各自的绝对容积并不重要。

【实验用品】

1. 仪器　分析天平，台秤，锥形瓶（100mL），容量瓶（100mL），移液管 (25mL)，酸式、碱式滴定管（50mL），温度计，烧杯。

2. 试剂或试液　医用凡士林，蒸馏水。

【实验内容与步骤】

（一）移液管和容量瓶的使用和相对校准

1. 移液管和容量瓶的使用　取一支洁净干燥 25mL 移液管和 100mL 容量瓶，认真练习它们的使用方法，直到能熟练操作。

2. 移液管和容量瓶的相对校准　用 25mL 移液管移取蒸馏水，加入 100mL 干燥的容量瓶中。移液管尖端靠紧瓶口内壁，使蒸馏水垂直自然流下，勿吹。水流完后，等待 5 秒。反复进行四次后，观察瓶颈处水的凹液面是否与刻线相切，若相切则移液管和容量瓶可配套使用；若不相切，于液面最低点处在瓶颈另做记号。

（二）滴定管的校准

将蒸馏水装入已洗净的滴定管中，调节零刻度。同时，测定所用水的温度。

取一个干燥的 50mL 锥形瓶，在电子天平上称量（准确到 0.01g）。然后从滴定管中放出约 5mL 蒸馏水，称量锥形瓶和水的质量，一分钟后读取体积并记录，精确到 0.01mL。然后再放出约 5mL 蒸馏水，再称量锥形瓶和水的质量，读取体积并记录。如此反复至滴定管读数为 30mL 为止，结果记录于表 3 – 7 中。

【数据记录及数据处理】

表 3 – 7　滴定管校准实验报告记录格式

滴定管读数 （mL）	读取容积 （mL）	瓶重 （g）	瓶 + 水重 （g）	水重 （g）	$\dfrac{水重}{真实容积} d_g$	总校正数 （$V_真 - V_读$）

【思考题】

1. 校正滴定管时，为什么锥形瓶和水的重量只需准确到 0.01g？

2. 在同一滴定分析中为什么要用同一支滴定管或移液管？为什么要从零点附近开始校正？

3. 移液管中的液体为何要垂直流下？为什么放完液体后要停一定时间？最后留在管尖上的液体是否需要吹出？

实验七　苯甲酸的含量测定

【实验目的】

1. 练习半微量滴定操作，初步掌握确定终点的方法。
2. 熟悉氢氧化钠标准溶液的配制与标定。
3. 掌握用酸碱滴定法测定苯甲酸的原理和操作。
4. 掌握酚酞指示剂的使用和终点的变化。

【实验原理】

（一）氢氧化钠标准溶液的配制和标定原理

氢氧化钠标准溶液是酸碱滴定中常用的滴定剂。由于氢氧化钠易吸收空气中的水和二氧化碳，因此不宜用直接法配制，而采用先配制成近似浓度的溶液，然后用基准物质标定准确浓度，也可用另一已知准确浓度的标准溶液标定其浓度。本实验是采用基准物质邻苯二甲酸氢钾标定法，酚酞作指示剂，终点为粉紫色。

$$\text{（结构式）} \quad \underset{COOK}{\overset{COOH}{\bigcirc}} + NaOH \longrightarrow \underset{COOK}{\overset{COONa}{\bigcirc}} + H_2O$$

（二）苯甲酸的含量测定原理

苯甲酸的 $K_a = 6.3 \times 10^{-6}$，可用 NaOH 标准溶液直接滴定，酚酞作指示剂，计量点时，苯甲酸钠水解溶液呈微碱性使酚酞变粉紫色而指示终点。

$$\underset{\bigcirc}{\overset{COOH}{}} + NaOH \longrightarrow \underset{\bigcirc}{\overset{COONa}{}} + H_2O$$

【实验用品】

1. 仪器　分析天平，干燥器，台秤，量筒，烧杯，试剂瓶，锥形瓶（250mL），容量瓶（100mL），移液管（25mL），碱式滴定管（50mL），称量瓶，吸耳球，洗瓶。

2. 试剂或试液　邻苯二甲酸氢钾（AR），苯甲酸试样，酚酞指示剂，0.2% 酚酞乙醇指示剂，中性乙醇溶液，50%NaOH 溶液，蒸馏水。

【实验内容与步骤】

（一）0.02mol/L NaOH 溶液的配制

吸取 50%NaOH 溶液 0.8mL，于细口试剂瓶中，加入新煮沸冷却的蒸馏水稀释至 500mL，盖紧橡皮塞，摇匀。

（二）0.02mol/L NaOH 溶液的标定

用递减法精确称取三份约邻苯二甲酸氢钾 0.11～0.12g 于锥形瓶中，并记录质量。加新煮沸冷却的蒸馏水 20mL，振摇至完全溶解，加酚酞指示剂 1～2 滴，用 NaOH 溶液滴定至溶液显粉紫色，准确记录消耗 NaOH 溶液的体积。

（三）苯甲酸含量的测定

精确称取 0.24g 苯甲酸试样，置于 50mL 烧杯中，加入 20mL 中性乙醇溶液，完全溶解后，定量转移到 100mL 容量瓶中，稀释至刻度线，摇匀。

用移液管吸取 25.00mL 上述溶液置锥形瓶中，加酚酞指示剂 1～2 滴，用 NaOH 溶液滴定至溶液显粉紫色，准确记录消耗的 NaOH 的体积，平行测定三次。

【注意事项】

1. 每次滴定时，最好从零刻线附近开始，保证平行测定时仪器误差相同。
2. 用中性乙醇使苯甲酸完全溶解以后再加水。

【数据记录及数据处理】

1. 将标定 NaOH 溶液的实验数据填入表 3 – 8 中，根据邻苯二甲酸氢钾的质量和消耗 NaOH 溶液的体积，按下式计算 NaOH 标准溶液的物质的量浓度：

$$C_{NaOH} = \frac{m_{KHP}}{V_{NaOH} \cdot M_{KHP}} \times 100, \quad M_{KHP} = 204.22 g/mol$$

2. 将测定苯甲酸含量的实验数据填入表 3 – 9 中，根据所消耗 NaOH 标准溶液的体积，按下式计算苯甲酸的含量：

$$苯甲酸\% = \frac{C_{NaOH} V_{NaOH} M_{苯甲酸}}{m \times \frac{25.00}{100.0} \times 1000} \times 100\%, \quad M_{苯甲酸} = 122.11 g/mol$$

表 3 – 8　标定 NaOH 溶液实验报告记录格式

平行测定次数	1	2	3
（称量瓶 + KHP）质量（g）			
（称量瓶 + 剩余 KHP）质量（g）			
m_{KHP}（g）			
$V_{NaOH(初)}$（mL）			
$V_{NaOH(终)}$（mL）			
V_{NaOH}（mL）			
C_{NaOH}（mol/L）			
$\overline{C}_{HCl}$（mol/L）			
相对平均偏差（%）			

表 3 – 9　测定苯甲酸含量实验报告记录格式

称取苯甲酸 $m_{试样}$ = _____ g

平行测定次数	1	2	3
吸取样品体积（mL）			
$V_{NaOH(初)}$（mL）			
$V_{NaOH(终)}$（mL）			
V_{NaOH}（mL）			
$\overline{C}_{HCl}$（mol/L）			
苯甲酸含量（%）			
苯甲酸平均含量（%）			
相对平均偏差（%）			

【思考题】

1. 滴定管在装入标准溶液以前为什么要先用标准溶液润洗 2~3 次？用于滴定的锥形瓶是否要干燥？要不要用标准溶液润洗？为什么？

2. 每次滴定完成后，为什么要将操作溶液加至滴定管零点附近，然后再进行下一次滴定？

3. 为什么苯甲酸要加乙醇溶解？

4. 如果称量过程中，苯甲酸倒出稍多，是否需要重新称重？为什么？

实验八 混合碱溶液各组分的含量测定

【实验目的】

1. 掌握标定盐酸溶液的原理和方法。

2. 掌握甲基红 – 溴甲酚绿混合指示剂滴定终点的判断。

3. 掌握用双指示剂法测定混合碱溶液中 NaOH 和 Na_2CO_3 含量的测定原理和方法。

【实验原理】

（一）HCl 标准溶液的标定原理

间接配制，用无水碳酸钠作为基准物质标定，以甲基红 – 溴甲酚绿混合指示剂指示终点，终点时颜色由绿色变为紫红色。滴定反应为：

$$2HCl + Na_2CO_3 \rightleftharpoons 2NaCl + H_2O + CO_2 \uparrow \quad (pH = 5.1)$$

（二）NaOH 和 Na_2CO_3 混合碱溶液各组分含量的测定原理

NaOH 和 Na_2CO_3 混合碱溶液各组分含量的测定可采用双指示剂法，用酚酞及甲基橙分别指示终点。

第一变色点（酚酞变红），此时用去 HCl V_1 mL。

$$NaOH + HCl \rightleftharpoons NaCl + H_2O \quad (pH7.0)$$

$$Na_2CO_3 + HCl \rightleftharpoons NaHCO_3 + NaCl \quad (pH8.3)$$

第二变色点（甲基橙由黄变红），此时用去 HCl V_2 mL。

$$NaHCO_3 + HCl \rightleftharpoons NaCl + H_2CO_3 \quad (pH3.9)$$

则可由 $V_1 - V_2$ 计算 NaOH 含量，由 V_2 计算 Na_2CO_3 含量。

【实验用品】

1. 仪器 电子天平，干燥器，水浴锅，电热套，量筒，烧杯，锥形瓶（250mL），移液管（25mL），吸耳球，洗瓶，酸式滴定管（50mL），称量瓶。

2. 试剂或试液 浓盐酸，无水碳酸钠，甲基红－溴甲酚绿混合指示剂，甲基橙指示剂，酚酞指示剂，混合碱溶液。

【实验内容与步骤】

（一）0.1mol/LHCl 标准溶液的配制

吸取 4.5mL 浓盐酸置于烧杯中，加入蒸馏水稀释至 500mL，搅匀。

（二）0.1mol/LHCl 标准溶液的标定

准确称取在 270～300℃条件下干燥至恒重的无水碳酸钠 0.15g，置于 250mL 锥形瓶中，加水 50mL 溶解后，加甲基红－溴甲酚绿指示剂 2 滴，用 0.10mol/LHCl 溶液滴定至溶液由绿色变为浅灰色（或紫红色），煮沸 2 分钟，冷却至室温，继续用 0.10mol/L HCl 溶液滴定至溶液由绿色变为紫红色，即为终点，平行测定三次。

（三）混合碱溶液各组分含量的测定

精确吸取混合碱溶液 25.00mL 于锥形瓶中，加入蒸馏水 25mL、酚酞指示剂 2 滴，用 0.10mol/L HCl 标液滴定至溶液红色刚消失时为第一终点，记录消耗的 HCl 的体积 V_1。随后向溶液中加入甲基橙指示剂 2 滴，溶液应为黄色，继续用 HCl 标液滴定至溶液由黄色变为橙色，煮沸 2 分钟，冷却至室温，继续滴定至再次出现橙色为第二终点，记录消耗的 HCl 的体积 V_2，平行测定三次。

【注意事项】

1. 浓 HCl 易挥发，量取时要迅速。

2. 无水碳酸钠有吸湿性，称量时动作要迅速。

3. 接近终点时，由于形成 H_2CO_3－$NaHCO_3$ 缓冲溶液，pH 变化不大，终点不敏锐，因此需加热或煮沸溶液。

4. 第一计量点的颜色变化为红色变为微红色，不应有 CO_2 的损失，造成 CO_2 损失的操作是滴定速度过快，溶液中 HCl 局部过量，引发 $NaHCO_3$ + HCl $\Longrightarrow$ NaCl + H_2CO_3 的反应。因此滴定速度宜适中，摇动要均匀。

5. 第二计量点时颜色变化为黄色变为橙色。滴定过程中摇动要剧烈，使 CO_2 逸出避免形成碳酸过饱和溶液，使终点提前。

【数据记录及数据处理】

1. 将标定 HCl 标准溶液的实验数据填入表 3－10 中，根据无水碳酸钠的质量和消耗 HCl 溶液的体积，按下式计算 HCl 标准溶液的物质的量浓度：

$$C_{HCl} = \frac{m_{Na_2CO_3}}{V_{HCl} \cdot M_{Na_2CO_3}} \times 2000, \quad M_{Na_2CO_3} = 105.99 \text{g/mol}$$

表 3-10　标定 HCl 实验报告记录格式

平行测定次数	1	2	3
（称量瓶 + Na_2CO_3）质量（g）			
（称量瓶 + 剩余 Na_2CO_3）质量（g）			
$m_{Na_2CO_3}$（g）			
$V_{HCl(初)}$（mL）			
$V_{第一次变色}$（mL）			
$V_{HCl(终)}$（mL）			
V_{HCl}（mL）			
C_{HCl}（mol/L）			
$\overline{C}_{HCl}$（mol/L）			
相对平均偏差（%）			

2. 将测定混合碱含量的实验数据填入表 3-11 中，根据第一、第二终点所消耗 HCl 标准溶液的体积，按下式分别计算 Na_2CO_3 和 NaOH 的含量：

$$\rho_{Na_2CO_3} = \frac{C_{HCl} V_2 M_{Na_2CO_3}}{25.00}, \quad M_{Na_2CO_3} = 105.99 g/mol$$

$$\rho_{NaOH} = \frac{C_{HCl}(V_1 - V_2) M_{NaOH}}{25.00}, \quad M_{NaOH} = 40.00 g/mol$$

表 3-11　测定混合碱实验报告记录格式

平行测定次数	1	2	3
吸取混合碱体积（mL）			
滴定管初始读数（mL）			
第一终点读数（mL）			
V_1（mL）			
第二终点，第一次变色读数（mL）			
第二次变色读数（mL）			
V_2（mL）			
$\overline{C}_{HCl}$（mol/L）			
Na_2CO_3 的含量（g/L）			
Na_2CO_3 含量的平均值（g/L）			
NaOH 的含量（g/L）			
NaOH 含量的平均值（g/L）			
Na_2CO_3 的含量相对平均偏差（%）			
NaOH 的含量相对平均偏差（%）			

【思考题】

1. 如用吸湿的碳酸钠基准物质标定盐酸溶液的浓度时，会使标定结果偏高还是偏低？

2. 能否采用已知准确浓度的 NaOH 标准溶液标定 HCl 浓度？应选用哪种指示剂？滴定操作时哪种溶液置于锥形瓶中？

3. 用盐酸滴定混合碱溶液甲基橙变橙色后，为什么还要煮沸、冷却、继续滴定至橙色为终点？

实验九　KBr 的含量测定（莫尔法）

【实验目的】

1. 掌握 $AgNO_3$ 标准溶液的配制、标定和贮存方法。

2. 深入理解银量法的原理。掌握用法扬司法和莫尔法进行沉淀滴定的原理和方法。

3. 学会观察与判断荧光黄和铬酸钾作指示剂的滴定终点。

【实验原理】

（一）用 NaCl 基准物质标定 $AgNO_3$ 标准溶液原理

中性或弱碱性溶液中，以荧光黄为指示剂，用 $AgNO_3$ 溶液直接滴定 NaCl 溶液，终点时混浊液由黄绿色转变为肉粉色。

终点前：Cl^- 过量 $Ag^+ + Cl^- \rightleftharpoons (AgCl) \cdot Cl^- \vdots M^+$

终点时：Ag^+ 过量 $(AgCl) \cdot Ag^+ + FIn^- \rightleftharpoons (AgCl) \cdot Ag^+ \vdots FIn^-$

终点颜色：黄绿色——→微红色

为使终点变色敏锐，加入糊精保护胶体。

（二）KBr 的含量测定原理

KBr 是一种神经镇静药，中性或弱碱性溶液中，以 K_2CrO_4 为指示剂，用 $AgNO_3$ 标准溶液直接滴定试样溶液，终点时混浊液由淡黄色转变为橙红色。

终点前：$Ag^+ + Br^- \rightleftharpoons AgBr\downarrow$（淡黄色，指示剂存在看到黄色）

终点时：$2Ag^+ + CrO_4{}^{2-} \rightleftharpoons Ag_2CrO_4\downarrow$（砖红色），终点颜色为橙色

【实验用品】

1. 仪器　电子天平，干燥器，量筒，烧杯，锥形瓶（250mL），容量瓶（100mL），移液管（25mL），棕色磨口瓶，棕色酸式滴定管（50mL），称量瓶，吸耳球，洗瓶。

2. 试剂或试液　医用凡士林，干燥剂，基准氧化钠，KBr 试样，荧光指示剂，K_2CrO_4 指示剂，糊精，乙醇，$2.5mol/L$ $AgNO_3$ 溶液。

【实验内容与步骤】

（一）0.02mol/L $AgNO_3$ 溶液的配制

量取 $2.5mol/L$ $AgNO_3$ 溶液 2mL，置于棕色磨口瓶中，加蒸馏水稀释至 250mL，摇

匀，塞紧，避光。

（二）0.02mol/L AgNO₃溶液的标定

取在 270℃ 条件下干燥至恒重的基准氯化钠 0.10~0.11g，精密称定，置于 50mL 烧杯中，加水溶解后转移到 100mL 容量瓶中，稀释至刻度线，摇匀。

用移液管吸取上述溶液 25.00mL 置于锥形瓶中，加糊精 1mL，荧光黄指示剂 2 滴，在充分摇动下，用配好的 AgNO₃ 溶液滴定至浑浊液由黄绿色变为肉粉色即为终点。记录消耗标准 AgNO₃ 滴定溶液的体积，平行测定三次。

（三）KBr 的含量测定

1. 用移液管量取蒸馏水 25.00mL 置于锥形瓶中，加入 K₂CrO₄ 指示剂 2 滴，在不断摇动下，用 0.02mol/L AgNO₃ 溶液滴定由淡黄色转变为橙红色即为终点。记下校正值，此值应在 0.05mL 以内。

2. 取 KBr 试样 0.24g，精密称定，置于 50mL 烧杯中，加适量水溶解后转移到 100mL 容量瓶中，稀释至刻度线，摇匀。

用移液管吸取上述溶液 25.00mL 置于锥形瓶中，加入 K₂CrO₄ 指示剂 2 滴，在不断摇动下，用 0.02mol/L AgNO₃ 溶液滴定由淡黄色转变为橙色即为终点，平行测定三次。

【注意事项】

1. AgNO₃ 溶液要用棕色酸式滴定管和棕色试剂瓶，因为其见光易分解，需避光保存。AgNO₃ 溶液具有腐蚀性，能破坏皮肤组织，切勿接触皮肤及衣服。

2. KBr 要防止日光曝晒，远离火种、热源。

3. 配制 AgNO₃ 标准溶液的蒸馏水应无 Cl⁻，否则配成的 AgNO₃ 溶液会出现白色雾状或白色浑浊，不能使用。

4. 滴定时应充分摇动，使被 AgCl 沉淀吸附的 Cl⁻ 或 AgBr 沉淀吸附的 Br⁻ 及时释放出来，防止终点提前而产生误差。

5. 实验完毕后，盛装 AgNO₃ 溶液的滴定管和试剂瓶应先用蒸馏水洗涤 2~3 次后，再用自来水洗净，以免 AgCl 沉淀残留于滴定管内壁。

【数据记录及数据处理】

1. 根据 NaCl 的质量和消耗 AgNO₃ 溶液的体积，按下式计算 AgNO₃ 标准溶液的物质的量浓度：

$$C_{AgNO_3} = \frac{m_{NaCl} \times \dfrac{25.00}{100.0}}{V_{AgNO_3} \cdot M_{NaCl}} \times 1000, \quad M_{NaCl} = 58.44 g/mol$$

实验数据记录于表 3-12 中。

表 3 – 12 标定 AgNO₃ 实验报告记录格式

称取基准 NaCl 质量 $m = $ _____ g

平行测定次数	1	2	3
吸取 NaCl 体积（mL）			
$V_{AgNO_{3(初)}}$（mL）			
$V_{AgNO_{3(终)}}$（mL）			
V_{AgNO_3}（mL）			
C_{AgNO_3}（mol/L）			
$\bar{C}_{AgNO_3}$（mol/L）			
相对平均偏差（%）			

2. 根据所消耗 AgNO₃ 标准溶液的体积，按下式计算溴化钾的含量：

$$\text{KBr}（\%）= \frac{C_{AgNO_3} V_{AgNO_3} M_{KBr}}{m \times \frac{25}{250} \times 1000} \times 100\%，\quad M_{KBr} = 119.00\text{g/moL}$$

实验数据记录于表 3 – 13 中。

表 3 – 13 测定 KBr 含量实验报告记录格式

称取苯甲酸 $m_{试样} = $ _____ g，空白值 =

平行测定次数	1	2	3
平行测定次数	1	2	3
吸取样品体积（mL）			
$V_{AgNO_{3(初)}}$（mL）			
$V_{AgNO_{3(终)}}$（mL）			
V_{AgNO_3}（mL）			
扣除空白值 V_{AgNO_3}（mL）			
$\bar{C}_{AgNO_3}$（mol/L）			
溴化钾含量（%）			
溴化钾平均含量（%）			
相对平均偏差（%）			

【思考题】

1. 根据指示终点的方法不同，AgNO₃ 标准溶液的标定有几种方法？几种方法的滴定条件有何不同？

2. 配制 AgNO₃ 溶液前应检查什么？如何检查？

3. 测定 KBr 含量采用沉淀滴定法，还可选用哪些指示剂？

4. 为何在滴定过程中要不断摇动溶液？

5. 能否用莫尔法以 NaCl 标准溶液直接滴定 Ag^+？为什么？

实验十 中药明矾含量的测定

【实验目的】

1. 掌握 EDTA 标准溶液的配制方法、贮存方法和标定条件。
2. 了解金属指示剂的变色原理及注意事项，学会使用铬黑 T 指示剂判断终点。
3. 了解配位滴定法的特点。
4. 掌握配位滴定法中返滴定法的原理、操作及计算。
5. 掌握二甲酚橙作指示剂时终点的判断。

【实验原理】

（一）EDTA 标准溶液的标定原理

滴定前：$Zn + EBT$（纯蓝）$\Longrightarrow Zn - EBT$（紫红）

滴定中：$Zn + Y \Longrightarrow ZnY$

终点时：$Zn - EBT$（紫红）$+ Y \Longrightarrow ZnY + EBT$（纯蓝）

以 ZnO 为基准物，铬黑 T 作指示剂，在 pH = 10 的条件下溶液由紫红变为纯蓝色为终点。

（二）明矾的含量测定原理

滴定前：$Al + Y$（过量）$\Longrightarrow AlY$

滴定中：$Zn + Y$（剩余量）$\Longrightarrow ZnY$

终点时：$Zn + XO$（黄色）$\Longrightarrow Zn - XO$（红紫）

回滴时以二甲酚橙作指示剂，在 pH < 6.3 的条件下滴定，终点时溶液由黄色变为红紫色。黄色与红紫组成橙色为终点。

【实验用品】

1. 仪器 电子天平，干燥器，水浴锅，称量瓶，试剂瓶，量筒，烧杯，锥形瓶（250mL），容量瓶（100mL），移液管（25mL），酸式滴定管，吸耳球，洗瓶。

2. 试剂或试液 乙二胺四乙酸二钠，氯化铵，氨水，ZnO，铬黑 T 指示剂，甲基红指示剂，乌洛托品（AR），0.01mol/L 硫酸锌标准溶液，明矾，二甲酚橙指示剂蒸馏水，盐酸，六亚甲基四胺。

【实验内容与步骤】

（一）0.01mol/L EDTA 标准溶液的配制

称取乙二胺四乙酸二钠 1.0g 于 250mL 烧杯中，加蒸馏水 20mL，温热使其溶解完全，稀释至 250mL，摇匀，转入聚乙烯试剂瓶中。实验数据记录于表 3 – 14 中。

（二）0.01mol/L EDTA 标准溶液的标定

准确称取干燥恒重过的 ZnO 0.10g，精密称定，置于 50mL 烧杯中，慢慢滴加 HCl 2～3mL（轻轻振摇）使其溶解，加蒸馏水 10mL，甲基红指示剂 1 滴，滴加氨水使溶液呈微黄色（近中性），再加氨水-氯化铵 10mL 缓冲液，定量转移至 100mL 容量瓶中，稀释至刻度线摇匀。

用移液管吸取上述溶液 25.00mL 置于 250mL 锥形瓶中，加 0.02g 铬黑 T 指示剂，用 EDTA 标准溶液滴定至溶液由紫红色变为淡蓝色为终点，平行测定三次。

（三）明矾含量测定

取明矾 0.28g 精密称定，置于 50mL 烧杯中，加适量水溶解，转移至 100mL 容量瓶中，稀释至刻度摇匀。

用移液管吸取上述溶液 25.00mL 置于 250mL 锥形瓶中，准确加入 0.01mol/L EDTA 标准溶液 25.00mL，沸水浴中加热 10 分钟，冷却至室温，加六亚甲基四胺 1g 及二甲酚橙指示剂 1 滴。用 0.01mol/L 硫酸锌标准溶液滴定至溶液由黄色变为橙色即为终点，平行测定三次。

【注意事项】

1. 滴加氨试液至溶液呈微黄色时，应慢滴且边加边摇，若加多会生成 $Zn(OH)_2$ 沉淀，此时应用稀盐酸调回至沉淀刚好溶解，再重复操作。

2. 配制好的 EDTA 溶液应贮存在聚乙烯塑料瓶或硬质玻璃瓶中。若贮存在软质玻璃瓶中，EDTA 会缓慢地溶解玻璃中的 Ca^{2+}、Mg^{2+} 等离子，形成配合物，使其浓度不断降低。

3. 试样溶于水后会缓慢水解呈浑浊状态，加入过量的 EDTA 加热后，即可溶解，故不影响测定。

4. 加入一定量且过量的 EDTA 并加热至沸，使反应速率加快，加热时间要足够，量取 EDTA 要准确。

5. 滴定时，因反应速度较慢，在接近终点时，标准溶液应缓慢加入并充分摇动。滴定变色点要掌握好，终点时，稍过量的 Zn^{2+} 与部分二甲酚橙结合成红紫色配合物，黄色与红紫色组成橙色。

【数据记录及数据处理】

1. 根据基准 ZnO 的质量和消耗 EDTA 溶液的体积，按下式计算 EDTA 标准溶液的物质的量浓度：

$$C_{EDTA} = \frac{m_{ZnO} \times \dfrac{25.00}{100.0}}{V_{EDTA} \times M_{ZnO}} \times 1000, \quad M_{ZnO} = 81.38 g/moL$$

表 3 – 14   标定 EDTA 实验报告记录格式

称取 ZnO 质量 $m =$ _____ g

平行测定次数	1	2	3
吸取 Zn^{2+} 体积（mL）			
$V_{EDTA(初)}$（mL）			
$V_{EDTA(终)}$（mL）			
V_{EDTA}（mL）			
C_{EDTA}（mol/L）			
$\overline{C}_{EDTA}$（mol/L）			
相对平均偏差（%）			

2. 将测定明矾含量的实验数据填于表 3 – 15 中，根据所消耗 $ZnSO_4$ 标准溶液的体积，按下式计算明矾的含量：

$$明矾 = \frac{\left[(CV)_{EDTA} - (CV)_{ZnSO_4} \right] \times M_{KAl(SO_4)_2 \cdot 2H_2O}}{m \times \dfrac{25.00}{100.0} \times 1000} \times 100\% , \quad M = 474.4 g/moL$$

表 3 – 15   测定明矾含量实验报告记录格式

称取明矾试样质量 $m =$ _____ g

平行测定次数	1	2	3
吸取样品体积（mL）			
加入 EDTA 标液体积（mL）			
$V_{ZnSO_{4(初)}}$（mL）			
$V_{ZnSO_{4(终)}}$（mL）			
V_{ZnSO_4}（mL）			
$\overline{C}_{EDTA}$（mol/L）			
C_{ZnSO_4}（mol/L）			
明矾含量（%）			
明矾平均含量（%）			
相对平均偏差（%）			

【思考题】

1. 配位滴定中为什么加入缓冲溶液？

2. 为什么通常使用乙二胺四乙酸二钠盐配制 EDTA 标准溶液，而不用乙二胺四乙酸？

3. 配位滴定法与酸碱滴定法相比，有哪些不同点？操作中应注意那些问题？

4. 用 EDTA 测定铝盐的含量允许的最低 pH 为多少？还可采用何种试剂控制酸度？能用铬黑 T 作指示剂吗？

实验十一　双氧水中过氧化氢含量的测定

【目的要求】

1. 掌握 $KMnO_4$ 标准溶液的配制方法与保存方法。
2. 掌握用 $Na_2C_2O_4$ 标定溶液的原理、方法及滴定条件。
3. 熟悉用 $KMnO_4$ 法测定 H_2O_2 含量的方法。
4. 掌握液体试样的取样方法。

【实验原理】

市售 $KMnO_4$ 试剂常含少量 MnO_2 及其他杂质，蒸馏水中也常含少量有机物，这些物质都促使 $KMnO_4$ 还原，因此 $KMnO_4$ 标准溶液配制后需要进行标定。

配制所需浓度的 $KMnO_4$ 溶液，在黑暗处放置 7 ~ 10 天，使溶液中还原性杂质与 $KMnO_4$ 充分作用，将还原产物 MnO_2 过滤除去贮存于棕色瓶中，密闭保存。

标定 $KMnO_4$ 溶液常采用 $Na_2C_2O_4$ 作基准物质，$Na_2C_2O_4$ 易提纯，性质稳定。其滴定反应为：

$$2MnO_4^- + 5C_2O_4^{2-} + 16H^+ = 2Mn^{2+} + 10CO_2\uparrow + 8H_2O$$

上面的反应进行缓慢，开始滴定时加入的 $KMnO_4$ 不能立刻褪色，但一经反应生成 Mn^{2+} 后，Mn^{2+} 对反应有催化作用，促使反应速度加快，通常在滴定前加热溶液，并控制在 70 ~ 85℃下进行滴定。利用 $KMnO_4$ 本身的颜色指示滴定终点。

过氧化氢在工业、生物、医药等方面有广泛的应用，常需测定其含量。市售 H_2O_2 含量约为 30%，测定时需要稀释 H_2O_2 溶液。

在酸性溶液中，H_2O_2 遇氧化性比它更强的氧化剂 $KMnO_4$ 将其氧化成 O_2，测定条件应在 1 ~ 2mol/L 硫酸溶液中。

$$2MnO_4^- + 5H_2O_2 + 6H^+ = 2Mn^{2+} + 5O_2\uparrow + 8H_2O$$

市售 H_2O_2 中常有对其稳定作用的少量乙酰苯胺或尿酸，它们具有还原性，妨碍测定，在这种情况下，以采用碘量法测定为宜。

【实验用品】

1. **仪器**　分析天平，台秤，烘箱，低温电炉，称量瓶，试剂瓶，垂熔玻璃漏斗，量筒，锥形瓶，酸式滴定管，移液管。

2. **试剂或试液**　$KMnO_4$（AR），$Na_2C_2O_4$（基准试剂），浓 H_2SO_4（AR），市售 H_2O_2，2mol/L H_2SO_4 溶液，1mol/L H_2SO_4 溶液，3% H_2O_2 溶液（即市售 30% H_2O_2 稀释 10 倍）。

【实验内容与步骤】

（一）0.2mol/L $KMnO_4$ 溶液的配制

称取 $KMnO_4$ 1.6 ~ 1.8g 溶于 500mL 新煮沸并冷却的蒸馏水中，混合均匀，置棕色试剂瓶中，于暗处放置 7～10 天后，用垂熔玻璃漏斗过滤，存放于洁净的棕色玻璃瓶中。

（二）$KMnO_4$ 标准溶液的标定

取于 105～110℃ 干燥至恒重的 $Na_2C_2O_4$ 基准物 0.2g，精密称定，置于 250mL 锥形瓶中，加新煮沸并冷却的蒸馏水约 20mL，使之溶解，再加 2mol/L H_2SO_4 30mL 溶液并加热至 75～85℃，立即用 $KMnO_4$ 溶液滴定至呈粉红色 30 秒不退色为终点。平行测定三次。

（三）H_2O_2 溶液含量的测定

精密量取 3% H_2O_2 溶液 1mL，加入贮有蒸馏水 20mL 的锥形瓶中，加 1mol/L 的 H_2SO_4 溶液 20mL，用 $KMnO_4$ 标准溶液滴定至微红色终点，平行测定三次。

【注意事项】

1. 标定 $KMnO_4$ 溶液时，溶液温度不低于 55℃，否则因反应速度较慢会影响终点观察的准确性。

2. 加热时，不可使溶液沸腾，否则会引起 $Na_2C_2O_4$ 分解。

3. 移取 H_2O_2 时，注意安全，H_2O_2 具有比较强的腐蚀性。

4. 滴定 H_2O_2 溶液时，开始反应慢，可以先快速加入适量 $KMnO_4$，待溶液退色后再慢慢滴定。

【数据记录及数据处理】

1. 根据终点时消耗 $KMnO_4$ 的体积，按下式计算 $KMnO_4$ 标准溶液的浓度：

$$c_{KMnO_4} = \frac{m_{Na_2C_2O_4} \times 1000}{V_{KMnO_4} M_{Na_2C_2O_4}} \times \frac{2}{5}, \quad M_{Na_2C_2O_4} = 134.0 \text{g/mol}$$

实验数据记录于表 3－16 中。

表 3－16　$Na_2C_2O_4$ 标定 $KMnO_4$ 溶液实验数据记录

平行测定次数	1	2	3
（称量瓶＋$Na_2C_2O_4$）质量（g）			
（称量瓶＋剩余 $Na_2C_2O_4$）质量（g）			
$Na_2C_2O_4$ 的质量（$m_{Na_2C_2O_4}$）（g）			
消耗 $KMnO_4$ 标准溶液的体积（V_{KMnO_4}）（mL）			
$KMnO_4$ 标准溶液的浓度（mol/L）			
相对平均偏差			

2. 根据测定 H_2O_2 含量时，终点消耗的 $KMnO_4$ 标准溶液的体积，按下式计算过氧化氢含量：

$$H_2O_2\%\ (W/V) = \frac{c_{KMnO_4} \cdot V_{KMnO_4} \cdot M_{H_2O_2}}{V_s \times 1000} \times \frac{5}{2} \times 100\%,\quad M_{H_2O_2} = 34.02 g/mol$$

实验数据记录于表 3 - 17 中。

表 3 - 17　测定 H_2O_2 溶液含量实验数据记录

平行测定次数	1	2	3
量取 H_2O_2 的体积（V_s）mL			
试样消耗 $KMnO_4$ 标准溶液的体积（V_{KMnO_4}）mL			
$KMnO_4$ 标准溶液的浓度（c_{KMnO_4}）（mol/L）			
H_2O_2 的含量（%）			
相对平均偏差（%）			

【思考题】

1. 为什么用 H_2SO_4 溶液调节酸度？用 HCl 或 HNO_3 可以吗？

2. 本实验测定 H_2O_2 时为什么将市售 H_2O_2（30%）稀释后再进行测定？

3. 除 $KMnO_4$ 法外还有什么方法可以测定 H_2O_2 含量？

实验十二　维生素 C 的含量测定

【实验目的】

1. 掌握碘标准溶液的配制方法、标定方法和贮存注意事项。
2. 了解直接碘量法的操作过程。
3. 通过维生素 C 含量的测定操作了解用碘标准溶液进行滴定的过程
4. 进一步掌握碘量法的操作。

【实验原理】

（一）碘标准溶液的标定原理

$$2Na_2S_2O_3 + I_2 \Longrightarrow 2NaI + Na_2S_4O_6$$
$$2S_2O_3^{2-} + I_2 \Longrightarrow S_4O_6^{2-} + 2I^-$$

中性或弱酸性条件下进行，淀粉做指示剂，终点颜色为蓝色。

（二）维生素 C 测定原理

维生素 C 分子中的烯二醇基具有还原性，能被 I_2 定量地氧化成二酮基，用直接碘量法可测定药片、注射液、蔬菜、水果中维生素 C 的含量。反应如下。

$$C_6H_8O_6 + I_2 \rightleftharpoons C_6H_6O_6 + 2HI$$

淀粉做指示剂，终点颜色为蓝色。

【实验用品】

1. 仪器 电子天平、干燥器，试剂瓶，称量瓶，量筒，烧杯，锥形瓶（250mL），移液管（25mL），酸式滴定管。

2. 试剂或试液 I_2（AR），KI（AR），浓盐酸（AR），0.02mol/L $Na_2S_2O_3$ 标准溶液，淀粉指示剂，维生素 C 药品粉末（药片），稀 HAc 溶液。

【实验内容与步骤】

（一）0.01mol/L 碘标准溶液的配制与标定

移取 1mol/L 碘液 2.5mL，置于烧杯中，加蒸馏水稀释至 250mL，搅匀，即得到 0.01mol/L I_2 标准溶液。

精密量取 0.02mol/L $Na_2S_2O_3$ 标准溶液 25.00mL，加淀粉指示剂 5 滴，用配置的 0.01mol/L I_2 溶液进行滴定至持续蓝色为终点，平行测定三次。

（二）维生素 C 的含量测定

精密称取维生素 C 药品粉末 0.04~0.05g，加新煮沸冷却的蒸馏水 25mL 与稀 HAc 溶液 2.5mL 使溶解，加淀粉指示剂 5 滴，立即用 0.01mol/L I_2 标准溶液滴定至持续蓝色为终点。平行测定三次。

【注意事项】

1. 碘易挥发，浓度变化较快，保存时应特别注意要密封，并用棕色瓶保存，放置暗处，避免碘液与橡皮接触。

2. 维生素 C 在有水或潮湿情况下易分解成糠醛，而且维生素 C 在空气中易被氧化，特别是在碱性溶液中更易被氧化，所以测定时应加入 HAc 使溶液呈现弱酸性，以减少维生素 C 的副反应。

3. 由于蒸馏水中溶解有氧，因此蒸馏水必须事先煮沸，否则会使测定结果偏低。

4. 如果试液中有能被 I_2 直接氧化的物质存在，则对测定有干扰。

【数据记录及数据处理】

1. 根据 $Na_2S_2O_3$ 标准溶液的浓度和体积以及消耗 I_2 溶液体积，按下式计算 I_2 标准溶液的物质的量浓度：

$$C_{I_2} = \frac{(CV)_{Na_2S_2O_3}}{2 \times V_{I_2}}$$

实验数据记录于表 3-18 中。

表 3 – 18　标定 I_2 标准溶液浓度实验数据记录

平行测定次数	1	2	3
移取 $Na_2S_2O_3$ 体积（mL）			
$V_{I_{2(初)}}$（mL）			
$V_{I_{2(终)}}$（mL）			
V_{I_2}（mL）			
C_{I_2}（mol/L）			
$\overline{C}_{I_2}$（mol/L）			
相对平均偏差（%）			

2. 根据所消耗 I_2 标准溶液的体积，按下式计算 VC 的含量：

$$含量（\%）=\frac{(CV)_{I_2}\times M_{C_6H_8O_6}}{m\times 1000}\times 100\%，\quad M_{C_6H_8O_6}=176.12g/mol$$

实验数据记录于表 3 – 19 中。

表 3 – 19　测定 Vc 含量实验数据记录

平行测定次数	1	2	3
（称量瓶 + VC）质量（g）			
（称量瓶 + 剩余 VC）质量（g）			
m_{VC}（g）			
$V_{I_2(初)}$（mL）			
$V_{I_2(终)}$（mL）			
V_{I_2}（mL）			
$\overline{C}_{I_2}$（mol/L）			
VC 含量（%）			
VC 平均含量（%）			
相对平均偏差（%）			

【思考题】

1. 配制 I_2 溶液时为什么要加 KI 和少量水充分搅拌？

2. 标定 I_2 溶液时可以用 $Na_2S_2O_3$ 溶液，标定 $Na_2S_2O_3$ 溶液也可以用 I_2 标准溶液，指示剂应何时加入？为什么？

3. I_2 溶液应盛装在什么滴定管中？

4. 为什么维生素 C 含量可以用直接碘量法测定？

5. 维生素 C 本身就是一个酸，为什么测定时还要加入 HAc？

实验十三　醋酸的电位滴定

【实验目的】

1. 掌握电位滴定的基本操作和确定终点的方法。

2. 掌握用电位滴定法测定弱酸的 pKa。

3. 掌握酸度计的使用方法。

【实验原理】

电位滴定法是根据滴定过程中计量点附近电池电动势或指示电极电位产生突跃，从而确定终点的一种分析方法。酸碱电位滴定常用的指示电极为玻璃电极，参比电极为饱和甘汞电极（SCE），与被测溶液组成电池。

（ − ）Ag｜AgCl（s），HCl（0.1mol/L）｜H$^+$（$x$mol/L）‖ KCl（饱和），Hg$_2$Cl$_2$｜Hg（ + ）玻璃电极被测液盐桥甘汞电极

pH 玻璃电极的电位随溶液中 H$^+$ 浓度的不同而不同，而饱和甘汞电极的电位保持相对稳定，在零电流条件下，测得电池的电动势 E 是 pH 的直线函数；

$$E = K' + 0.059pH（25℃）$$

由测得的电动势 E 就能计算出被测溶液的 pH 值，但因上式中的常数 K'（玻璃电极常数）是由内外参比电极电位及难于计算的不对称电位和液接电位所决定的常数，实际不易求得，因此在实际工作中，采用相对方法。即先用已知 pH 值的缓冲溶液来校正酸度计（也称为"定位"）。

测出标准缓冲溶液的电动势 E_s：

$$E_s = K'_s + 0.059pH_s（25℃）$$

在相同条件下，测定待测溶液的电动势 Ex：

$$E_x = K'_x + 0.059pH_x（25℃）$$

上述两式相减可得：

$$pH_x = pH_s + (E_x − E_s)/0.059（25℃）$$

pH$_s$ 已知，通过测定 E_s 和 E_x，无需知道常数 K′ 即可直接测出待测溶液的 pH 值。需注意，校正时应选用与被测溶液的 pH 值接近的缓冲溶液，以减少在测量过程中可能由于液接电位、不对称电位及温度等变化而引起的误差。一支电极应该用两种不同 pH 值的缓冲溶液校正。在用一种 pH 值的缓冲溶液定位后，测第二种缓冲溶液的 pH 值时，误差应在 0.05 之内。由此可见，pH 的测量是相对的，测量结果的准确度受标准缓冲溶液 pH$_s$ 值的准确度影响。

在酸碱电位滴定过程中，随着滴定剂的加入，滴定剂与被测溶液发生反应，溶液中 pH 值不断变化，在化学计量点附近溶液 pH 发生突跃。因此记录反应过程中随滴定剂消耗体积 V 的变化，溶液 pH 值的变化可以确定终点。确定终点的方法有以下三种。

pH − V 曲线法：以 V 为横坐标，pH 为纵坐标绘制曲线，做两条与滴定曲线相切的直线，等出现与曲线的交点即为滴定终点。

一级微商法：计算 pH 变化值与对应的加入滴定剂体积增量的比值即 pH 对 V 的一次微商 $\Delta pH/\Delta V$，绘制 $\Delta pH/\Delta V − V$ 曲线，曲线的最高点即为滴定终点。

二级微商法：绘制 $(\Delta pH)^2/(\Delta V)^2 − V$ 曲线，$(\Delta pH)^2/(\Delta V)^2 = 0$ 的点即为滴定

终点。

酸碱电位滴定还可以测定弱酸、弱碱的离解常数。例如，强碱滴定一元弱酸的 pH – V 曲线上，半计量点时溶液的 pH 值即为该弱酸的 pK_a。

【实验用品】

1. 仪器 酸度计，电磁搅拌器，搅拌磁子，复合 pH 玻璃电极，温度计，碱式滴定管（50mL），移液管（20mL），烧杯（50mL）。

2. 试剂与溶液 pH4.0（25℃）和 pH6.86（25℃）标准缓冲溶液，0.1mol/L NaOH 标准溶液，0.1mol/L 醋酸试液，3mol/L KCl 溶液，酚酞指示剂。

【实验内容与步骤】

（一）酸度计的安装与校正

1. 预热 把选择开关旋钮调到 PH 档，预热 30 分钟。连接复合电极，安排好滴定管和酸度计的位置。

2. 温度补偿 测定标准缓冲溶液的温度，调节温度补偿钮，使所示的温度与被测溶液的温度相同。

3. 定位 用 50mL 烧杯盛大约 25mL pH6.86 的标准缓冲溶液，放入搅拌磁子，把电极用去离子水冲洗干净，用滤纸吸干电极上的水，插入溶液中并使玻璃球完全浸没。开动搅拌器，注意观察磁子不要碰到电极。先将斜率旋钮顺时针调到最大，调节 pH 量程至 6，按下读数开关，将定位旋钮调至 pH 为 6.86。定位完毕取出电极，用去离子水冲洗电极，用滤纸将电极上的水吸干后将电极放入 3mol/L KCl 溶液暂时保存。

4. 检验 用定位好的电极测量另一种 pH9.18 的标准缓冲溶液的 pH，观察测定值与理论值的差值，误差不应超过 ±0.1pH。若测量值与理论值有微小差别，调节 pH 量程至 8，按下读数开关，将斜率旋钮调至 pH 为 9.18。

5. 注意事项

（1）新复合玻璃电极或长时间停用的玻璃电极，在使用前应在 3mol/L 的 KCl 溶液中浸泡 24 小时后才能使用。暂时不用的复合玻璃电极也应该浸泡在 3mol/L 的 KCl 溶液中。

（2）复合玻璃电极下端的玻璃球很薄，切忌与硬物碰撞，一旦破裂，电极则报废。

（3）要保证标定用的缓冲溶液的精度，否则将引起较大的测量误差。定位和检验用标准缓冲溶液的 pH 相差不应超过 3 个单位。

（4）以上校正完成后，定位和斜率旋钮位置不能再变动。

（5）将电极插入待测溶液前，要用蒸馏水冲洗干净，用滤纸吸干水分，再放入溶液中测定，测定时应在搅拌下进行。

（二）醋酸浓度的测定

1. 用吸量管精密量取待测 HAc 试液 20.00mL 于 50mL 烧杯中，放入搅拌磁子，插入复合玻璃电极，电极玻璃球要完全被浸没。加 2 滴酚酞指示剂作为对照，开动磁力搅拌器，测定并记录滴定前 HAc 试液的 pH 值。

2. 用 0.1mol/LNaOH 标准溶液进行滴定。开始时段，每滴加 5mLNaOH 标准溶液记录一次 pH，中间时段，每滴加 2mL 或 1mL 记录一次 pH，接近终点时，（pH 变化越来越大），每滴加 0.2mL 记录一次 pH，在计量点前后，每滴加 2 滴或 1 滴记录一次 pH，继续滴定至计量点后适当量，每次加入体积逐渐增大。为便于数据处理，每次加入体积最好相等。

3. 绘制 pH – V 曲线、$\Delta pH/\Delta V$ – 曲线和（ΔpH）^{2}/（ΔV）^{2} – V 曲线，计算终点消耗 NaOH 标准溶液的体积 V_{ep}，计算 HAc 试液的浓度。

4. 在 pH – V 曲线上找到半计量点时溶液的 pH 值，即为 HAc 的 pKa。

【数据记录及数据处理】

1. 将实验数据填于表 3 – 20 中。分析数据，确定滴定终点，计算醋酸溶液的浓度。

表 3 – 20　电位滴定法测定醋酸浓度实验数据

C_{NaOH} = _____ mol/L，V_{HAc} = 20.00mL

V_{NaOH}（mL）	pH	ΔpH	ΔV	$\Delta pH/\Delta V$	（ΔpH）^{2}	（ΔV）^{2}	（ΔpH）^{2}/（ΔV）^{2}
0.00		—	—	—	—	—	—
5.00							
5.00							
...							
2.00							
2.00							
...							
1.00							
1.00							
...							
0.20							
0.20							
...							
0.10							
0.10							
...							
0.05							
0.05							
...							

终点消耗 NaOH 标准溶液的 V_{ep} = _____ mL，HAc 试液的浓度 C_{HAc} = _____ mol/L。

【思考题】

1. 复合玻璃电极在使用前应如何处理? 用后的电极如何清洗干净?
2. 标准缓冲溶液 pH 值受哪些因素影响? 如何保证其 pH 恒定不变?
3. 试计算醋酸试液的 pH 值, 并与实测值对比。

第四章 物理化学实验 ▷▷▷▷

实验一 三组分液－液体系相图的绘制

【实验目的】

1. 熟悉相律，掌握用三角形坐标表示三组分相图的方法。
2. 学习用溶解度法绘制具有一对共轭溶液的三元相图。

【实验原理】

对于三组分体系，独立组分数 $K = 3$，当处于恒温恒压条件时，根据相律，其条件自由度 f^{**} 为：

$$f^{**} = 3 - \Phi$$

式中：Φ 为体系的相数。体系条件自由度最大值 $f^{**} = 3 - 1 = 2$，浓度变量最多只有两个，因此可用平面图来表示体系状态和组成间的关系，通常是用等边三角形坐标系表示，称之为三元相图。如图 4－1 所示，等边三角形的三个顶点分别表示纯组分 A、B、C，三条边 AB、BC、CA 分别表示 A－B、B－C、C－A 所形成的二组分系统，而三角形内任何一点，则表示三组分系统的组成。图 4－1 中，P 点的组成表示如下：经 P 点作平行于三角形三边的直线，并交三边于 a、b、c 三点，若将三边均分成 100 等份，则 P 点的 A、B、C 组分的百分比分别为：A% = Cb，B% = Ac，C% = Ba。

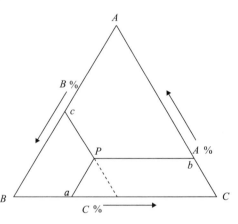

图 4－1 等边三角形表示三元相同

正戊醇－乙酸－水是属于具有一对共轭溶液的三组分体系，即三组分中两对液体 A 和 B、A 和 C 完全互溶，而另一对液体 B 和 C 只能有限度地混溶，其相图如图 4－2 所示。

图 4－2 中，E、K_2、K_1、P、L_1、L_2、F 点构成溶解度曲线，K_1L_1 和 K_2L_2 是连结线。溶解度曲线内是两相区，即一层是正戊醇在水中的饱和溶液，另一层是水在正戊醇中的

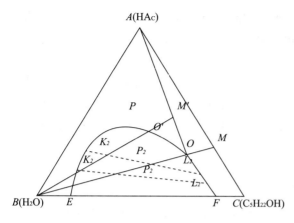

图 4 – 2 共轭溶液的三元相图

饱和溶液。曲线外是单相区。因此，利用体系在相变化时出现清浊变化的现象，可以判断体系中各组分间互溶度的改变。一般来说，溶液由清变浑时，肉眼较易分辨。所以本实验利用向均相澄清的正戊醇 – 乙酸体系中滴加水使之变成浑浊的二相的方法，来确定三组分间的溶解度曲线。

绘制溶解度曲线的方法：配置完全互溶的一定比例的 A 和 C 的均相溶液，其组成点为 M，当不断加入液体 B 时，则系统组成沿 MB 线移动，直至溶液由澄清变浑浊，刚出现浑浊的点记为 O 点。此时，向体系加入一定量的 A，溶液再次变得澄清，新的物系点 M′一定在 AO 线上。继续向新系统不断加入液体 B，系统组成沿 M′B 线移动，至溶液又变得浑浊，此时到达 O′点。如此重复，可绘制出溶解度曲线。

在两相区，由于乙酸在正戊醇层和水层中不是等量分配，因此代表两相浓度的连接线并不一定与底边平行，设三组分系统的组成为 P_1，P_1 处于共轭溶液的两相平衡区，其组成由通过 P_1 点的连接线与溶解度曲线的交点 K_1、L_1 表示。同样的，$K_2 P_2 L_2$ 表示另一对共轭溶液的连接线。连接线的测量可以采用如下方法：当两相达成平衡时，将两相分离，分别测定两相中某一组分的含量，表示该组分含量的平行线与溶解度曲线的交点即为该相的物系点。本实验通过酸碱滴定法测定共轭溶液中的乙酸含量。进行连接线的测定，应注意代表乙酸组成的水平线一定会与溶解度曲线有两个交点，若测定的是水层数据，则应取靠近 H_2O 组分（左侧）的交点，而正戊醇层数据则反之。若测得的连接线正好通过体系真实组成点，说明实验得到了很准确的结果。

【仪器和试剂】

1. 仪器 电子天平，具塞锥形瓶（25mL），锥形瓶（50mL、250mL），酸式滴定管（50mL），碱式滴定管（50mL），具特氟隆活塞酸式滴定管（50mL），移液管（1mL、2mL），分液漏斗（150mL），宽封口膜（4 英寸）。

2. 试剂 正戊醇（AR），冰醋酸（AR），二水合草酸或邻苯二甲酸氢钾（AR，基准物质），0.5mol/L 标准 NaOH 溶液，酚酞指示剂。

【实验步骤】

（一）正戊醇 – 水二元体系溶解度测定

分别在两支干燥、洁净的具特氟隆活塞的酸式滴定管中装入正戊醇和冰醋酸，将滴定管上端用封口膜封闭，并戳一小孔透气。在普通酸式滴定管中装入水。

利用滴定管向 50mL 干燥锥形瓶中加入 20mL 水，准确记录加入水的体积和室温，用封口膜封闭锥形瓶。将装有正戊醇的滴定管的滴嘴插入锥形瓶封口膜中，逐滴加入正戊醇并不断振荡溶液，直至溶液出现雾状浑浊，并能够保持 5 分钟以上，准确记录加入正戊醇的体积和室温。

利用滴定管向 50mL 干燥锥形瓶中加入 20mL 正戊醇，准确记录加入正戊醇的体积和室温，用封口膜封闭锥形瓶。将装有水的滴定管的滴嘴插入锥形瓶封口膜中，逐滴加入水并不断振荡溶液，直至溶液出现雾状浑浊，并能够保持 5 分钟以上，记录加入水的体积和室温。

（二）溶解度曲线（左半支）测定

取干燥的 250mL 有塞锥形瓶 1 个，向瓶中滴入正戊醇 20mL 和冰醋酸 5mL，用封口膜封闭锥形瓶，准确记录加入的正戊醇、乙酸的体积和室温。

将装有水的滴定管的滴嘴插入封口膜中，慢慢滴入水，同时不断振荡，滴至溶液出现浑浊终点并能够保持 5 分钟以上，准确记录加入水的体积和室温。

将装有乙酸的滴定管的滴嘴插入封口膜中，加入 5mL 醋酸，振荡后溶液又变为澄清，准确记录加入的乙酸体积和室温。按上面同样方法用水滴定至浑浊终点，准确记录加入水的体积和室温。以同样方法再依次加入 8mL、8mL、5mL 醋酸，用水滴定，记录各次测定的组分用量。

最后，向所得的溶液中加入 10mL 正戊醇，溶液分层，准确记录加入正戊醇的体积和室温。加塞后放置静置半小时，并时加振荡，该溶液将用作测定连接线。

（三）溶解度曲线（右半支）测定

将正戊醇与水的角色互换，其他条件不变，按上述左半支测量类似方法测量溶解度曲线右半支，最后所得溶液也将用作测定另一条连接线。

（四）连接线测量

在碱式滴定管中装入新配制的 NaOH 溶液（0.05 ~ 0.1mol/L），用基准物质标定 NaOH 溶液的浓度。

将 4 个 25mL 具塞锥形瓶预先称重。上面所得的两个测定连接线的溶液静置后分层，用干净的移液管分别吸取上层溶液 2mL、下层溶液 1mL，放入 4 个 25mL 具塞锥形瓶，再称其重量，由此得到这 4 份溶液的质量。

将这 4 个锥形瓶中的溶液分别用水洗入容量瓶中定容（稀释程度根据滴定用 NaOH 溶液浓度自行决定），用已标定的 NaOH 溶液滴定每个溶液中醋酸的含量，用酚酞作指示剂。

【数据记录及数据处理】

（一）溶解度曲线的绘制

根据正戊醇、乙酸和水所用实际体积、以及实验温度下各物质的密度，计算各浑浊点时每个组分的质量百分数，列表表示。将实验数据在三角形坐标系中作图，即获得溶解度曲线。

（二）绘制连接线

计算两个测量连接线溶液中正戊醇、乙酸、水的质量百分数，并在三角形相图上标出相应的 P_1、P_2 点。

将所取上述溶液各相中的乙酸含量计算出来，并标示到溶解度曲线上，由此可以做出两条连接线 K_1L_1 和 K_2L_2，它们应分别通过 P_1、P_2 点。

【注意事项】

1. 因所测体系的成分中含有水，故玻璃器皿均需干燥。

2. 在滴加水的过程中需一滴一滴地加入，且需不停地摇动锥形瓶，由于分散的"油珠"颗粒能散射光线，所以体系出现浑浊，如在 2～5 分钟内仍不消失，即达到终点。当体系中醋酸含量少时要特别注意慢滴，含量多时开始可快些，接近终点时仍然要逐滴加入。

3. 在实验室中须穿戴实验服和防护目镜或面罩，佩戴口罩。

4. 在处理溶液时请使用丁腈橡胶手套，尤其是处理正戊醇和乙酸的时候。

5. 使用封口膜局部封闭烧瓶、滴定管开口处，减少挥发性污染，实验时应当保持室内良好通风。

6. 乙酸和正戊醇刺激皮肤，尤其是乙酸，如发生皮肤沾染，请及时用水冲洗沾染部位 10 分钟以上，产生严重伤害的应立即就医。

7. 乙酸和正戊醇严禁吞咽或接触眼睛等人体敏感部位，发生此类接触应立即就医。

【思考题】

1. 为什么根据体系由清变浑的现象即可测定相界？

2. 要绘制出有一对部分互溶的三组分液－液体系的平衡相图关键是找出哪些点？如何找？

实验二　蔗糖水解反应的速率常数及活化能的测定

【实验目的】

1. 测定不同温度下蔗糖水解反应速率常数并计算反应的活化能。
2. 掌握反应速率常数与活化能的实验测定原理和方法。
3. 明确活化能的概念及其对反应速率的影响。

【实验原理】

蔗糖水解的化学反应方程式为：

$$C_{12}H_{22}O_{11}\text{（蔗糖）}+H_2O \longrightarrow C_6H_{12}O_6\text{（葡糖糖）}+C_6H_{12}O_6\text{（果糖）}$$

实验证明，该反应的速率与蔗糖、水、浓度均有关。由于水溶液中，溶剂水的浓度基本不变，而 H^+ 是催化剂，其浓度也保持不变，这时反应速率只与蔗糖浓度有关，可视为准一级反应，其动力学方程为：

$$v = -\frac{dC_{蔗糖}}{dt} = kC_{蔗糖} \tag{4-2-1}$$

分离变量，定积分后得

$$\ln C_t = \ln C_0 - kt \tag{4-2-2}$$

式中：k 为反应速率常数；C_0 为蔗糖在时间 $t=0$ 时的浓度；C_t 为蔗糖在时间 $t=t$ 时的浓度，均由实验测得。只要能够测得不同时刻反应物和产物的浓度，就可以求得反应的速率常熟。

当 $C=\dfrac{C_0}{2}$ 时，反应所需的时间称为反应的半衰期，用 $t_{1/2}$ 表示。由式 4-2-2 得

$$t_{1/2} = \ln2/k = 0.693/k \tag{4-2-3}$$

本实验中所用的蔗糖及水解产物均为旋光性物质，但他们的旋光能力不同，故可以利用系统在反应过程中旋光度的变化来衡量反应的进程。

当其他性质不变时，旋光度 α 与浓度 C 成正比，即

$$\alpha = KC \tag{4-2-4}$$

式中：K 为比例常数，与物质旋光能力、溶剂性质、液层厚度、光源波长、温度等因素有关。

在蔗糖的水解反应中，反应物蔗糖是右旋性物质，其比旋光度 $[\alpha]_D^{20}=66.6°$。产物中葡萄糖也是右旋性物质，其比旋光度 $[\alpha]_D^{20}=52.5°$，而果糖则是左旋性物质，其比旋光度 $[\alpha]_D^{20}=-91.9°$。由于各旋光性物质的旋光性具有加和性，因此，随着水解反应的进行，溶液的旋光性将逐渐由右旋变为左旋。最后，当蔗糖完全转化为产物时，左旋角度达到最大值。

若反应时间为 0、t 和 ∞ 时，溶液的旋光度分别用 α_0、α_1 和 α_∞ 表示，则当蔗糖未转化时，体系的 α_0 为

$$\alpha_\infty = K_反 C_0 \tag{4-2-5}$$

当蔗糖已完全转化时，体系的旋光度 α_∞

$$\alpha_\infty = K_生 C_0 \tag{4-2-6}$$

式中：$K_反$ 和 $K_生$ 分别为反应物和生成物的比例常数。这样，当反应进行到任意时刻，体系的旋光度为

$$\alpha_t = K_反 C + K_生 (C_0 - C) \tag{4-2-7}$$

联立式（4-2-5）（4-2-6）（4-2-7），可以得到

$$C_0 = \frac{\alpha_0 - \alpha_\infty}{K_反 - K_生} = K'(\alpha_0 - \alpha_\infty) \tag{4-2-8}$$

$$C = \frac{\alpha_t - \alpha_\infty}{K_反 - K_生} = K'(\alpha_t - \alpha_\infty) \tag{4-2-9}$$

将式（4-2-8）、（4-2-9）代入（4-2-2）式得

$$\ln(\alpha_t - \alpha_\infty) = -kt + \ln(\alpha_0 - \alpha_\infty) \tag{4-2-10}$$

由此可见，以 $\ln(\alpha_t - \alpha_\infty)$ 对 t 作图为一直线，由该直线的斜率可求得反应速率常数 k，进而可以求得半衰期 $t_{1/2}$。

阿伦尼乌斯方程是反应速率常数 k 随温度变化关系的经验公式，可表示为

$$k = k_0 e^{\frac{E_\alpha}{RT}} \tag{4-2-11}$$

式中：E_a 是活化能；k_0 是指数前因子。

将式（4-2-11）两边取对数，得

$$\ln k = -\frac{E_\alpha}{R} \cdot \frac{1}{T} + \ln k_0 \tag{4-2-12}$$

由上式可知，$\ln k$ 对 $1/T$ 作图，可得直线，由直线的斜率和截距可分别求出 E_a 和 K_0。

将式（4-2-12）微分，可得

$$\frac{\mathrm{d}\ln k}{\mathrm{d}T} = \frac{E_\alpha}{RT^2} \tag{4-2-13}$$

将上式分离变量，可得

$$\mathrm{d}\ln k = \frac{E_\alpha}{RT^2}\mathrm{d}T \tag{4-2-14}$$

当温度变化不大时，可认为 E_a 为定值，将式（4-2-14）定积分，得反应速率常数随温度变化的关系式，即为

$$\int_{k_1}^{k_2}\mathrm{d}\ln k = \frac{E_\alpha}{RT^2}\int_{T_1}^{T_2}\mathrm{d}T \tag{4-2-15}$$

计算得

$$\ln\frac{k_2}{k_1} = -\frac{E_\alpha}{R}\left(\frac{1}{T_2} - \frac{1}{T_1}\right) \tag{4-2-16}$$

式中：k_1 和 k_2 为在温度 T_1 和 T_2 时的反应速率常数。利用上式，在 T_1 和 T_2 的反应速率常数已知的情况下，可以求得活化能 E_α，或已知 E_α 和 T_1、K_1 时，可以求出任一温度 T_2 时的反应速率常数 K_2。

【仪器和试剂】

1. 仪器　旋光仪（WZZ-2型自动旋光仪或301型旋光仪），恒温槽，温度计，台秤，秒表，移液管（25mL），烧杯（200mL），磨口锥形瓶。

2. 试剂　蔗糖，3mol/L盐酸溶液。

【实验步骤】

1. 熟悉旋光仪的构造，学习使用方法，了解注意事项。

2. 记录室内温度。

3. 旋光仪零点的校正管内装入蒸馏水，测定旋光度，重复测量三次，取其平均值，作为旋光仪的零点。

4. 用台秤称取蔗糖40g，加入蒸馏水200mL配置成20%的蔗糖溶液，若溶液混浊则需过滤。用移液管取蔗糖溶液25mL于干燥的100mL碘量瓶中，移取3mol/L盐酸25mL溶液于另一碘量瓶中。

5. 迅速将盐酸溶液倒入蔗糖溶液中，计时开始。为了使两者完全定量混合，将溶液倒回原来装盐酸的锥形瓶中，摇匀，再倒回原来瓶中，来回倒3次。用少量混合液润洗旋光管2次，然后将混合液装满旋光管，进行 α_t 的测定，从计时开始，每隔3分钟测一次旋光度，测定6次，继而每隔5分钟测一次，测定三次。

注意：装上液体后的旋光管中不应有气泡，旋紧旋光管两端的旋光片时既要防止过松引起液体渗漏，又要防止过紧造成用力过大而压碎玻片。操作时应避免酸液漏到仪器上腐蚀仪器，实验结束后必须将旋光管洗净。旋光仪中的钠光灯不宜长时间开启，测量间隔时间较长时应熄灭，以免损坏及温度对旋光度的影响。

6. 测定30℃时反应过程的旋光度的变化。

注意：提前将反应物蔗糖溶液和盐酸溶液置于30℃的恒温水浴中。旋光管置于恒温槽中，测定前迅速取出，两头擦净后进行测定。

7. α_∞ 的测定将步骤4剩余的混合液放入50~60℃的恒温水浴中，反应60分钟后冷却至室温，测定其旋光度，此值即为 α_∞。注意水浴温度不可太高，否则将产生副反应，溶液颜色变黄。同时在恒温过程中避免溶液蒸发影响浓度，以致造成 α_∞ 的偏差。

【数据记录及数据处理】

1. 按表4-1记录实验数据及处理结果。

2. 以 $\ln(\alpha_t - \alpha_\infty)$ 对 t 作图为一直线，由该直线的斜率可求得反应速率常数 k，进而可以求得半衰期 $t_{1/2}$。

3. 根据阿伦尼乌斯方程，计算反应活化能 E_a。

表4-1　不同时刻反应体系的旋光度数据

$\alpha_{零点} = $ _____, $C_{(HCl)} = $ _____, $C_{(蔗糖)}$ _____%, $T = $ _____ K

t/分钟	α_t	$\alpha_t - \alpha_\infty$	$\ln(\alpha_t - \alpha_\infty)$
0			
…			
∞			

【思考题】

1. 实验中为什么用蒸馏水来校正旋光仪的零点？

2. 如何判断某一旋光物质是左旋还是右旋？

3. 蔗糖溶液为什么可以粗略配制？配制反应液时为什么要用移液管取蔗糖和盐酸溶液？

4. 蔗糖的转化速率和哪些因素有关？

实验三 丙酮溴化反应速率常数的测定

【实验目的】

1. 熟悉测定丙酮溴化反应级数的原理和方法。

2. 熟悉常温下测定酸催化丙酮溴化反应的反应速率常数的原理和方法。

3. 掌握分光光度计的使用方法。

【实验原理】

在酸溶液中丙酮溴化反应是一个复杂反应，随着溴的消耗，溶液的颜色逐渐由黄变淡，其反应式为：

$$CH_3COCH_3 + Br_2 \Longrightarrow CH_3COCH_2Br + Br^- + H^+$$

实验结果表明，在酸度不是很高的情况下，丙酮卤化的反应速率与卤素浓度无关，其速率方程为

$$v = -\frac{dC_{Br_2}}{dt} = \frac{dC_E}{dt} = kC_A^p C_{H^+}^q \qquad (4-3-1)$$

式中：C_{Br_2} 为溴浓度；C_E 为溴代丙酮浓度；C_A 为丙酮浓度；C_{H^+} 为 H^+ 浓度；k 为反应速率常数；p 和 q 分别为 C_A 与 C_{H^+} 浓度指数。如果 p、q、k 确定，则速率方程也确定。

为测定指数 p，必须进行两次实验。在两次实验中，丙酮的初始浓度不同，而 H^+ 的初始浓度不变。设第一次实验中丙酮的初始浓度 $(C_{A,0})_I$ 是第二次实验中浓度 $(C_{A,0})_{II}$ 的 n 倍。

$$\frac{r_I}{r_{II}} = \frac{(kC_{A,0}^p \cdot C_{H^+}^q)_I}{(kC_{A,0}^p \cdot C_{H^+}^q)_{II}} = n^p$$

将上式取对数，得

$$p = \frac{\lg(r_I/r_{II})}{\lg n}$$

若再做一次实验，使 $(C_{A,0})_{III} = (C_A)_I$，而 $(C_{H^+,0})_I$ 是 $(C_{H^+,0})_{III}$ 的 m 倍，同理可求指数 q。即

$$q = \frac{\lg(r_I/r_{III})}{\lg m}$$

如果在实验中，保持丙酮和氢离子的初始浓度远大于溴的初始浓度，那么随着反应的进行，可认为丙酮和氢离子的浓度将基本保持不变。则式（4-3-1）积分后可得

$$-C_{Br_2} = kC_A^p C_{H^+}^q t + Q$$

式中：Q 为积分常数。

本实验由分光光度法在 450nm 处跟踪溴浓度随时间的变化来跟踪反应的进行。由朗伯 – 比尔定律，可得

$$A = BC_{Br_2}$$

式中：A 为吸光度；B 为常数。带入上式，得：

$$-A = kBC_A^p C_{H^+}^q t + BQ$$

用 A 对 t 作图可得直线，由斜率能求出反应速率常数 k。

【仪器和试剂】

1. 仪器 722 型分光光度计，超级恒温水浴，碘量瓶，容量瓶，移液管，秒表。

2. 试剂 0.02mol/L 溴水，4mol/L 丙酮，1mol/L 盐酸。

【实验步骤】

1. 熟悉分光度计的使用方法，了解注意事项。

2. 仪器校正。

3. 测定三个已知浓度的溴水的吸光度，求常数 B。按表 4 – 2 中所列数据，用移液管准确移取溴水和盐酸，配制三份溶液，充分混合放置 10 分钟后，测量它们的吸光度。

表 4 – 2　样品的吸光度和 B 值

标号	V_{Br_2}（mL）	V_{HCl}（mL）	V_{H_2O}（mL）	C_{Br2}	A	B	B 平均
1	10.0	10.0	30.0				
2	6.0	10.0	34.0				
3	3.0	10.0	37.0				

4. 将恒温水浴温度调至 25℃。按表 4 – 3 设计实验来测定丙酮溴化反应的速率常数和反应级数。精确移取适量的溴水和盐酸至 100mL 碘量瓶中，混匀。将丙酮溶液精确移入另一碘量瓶中。将两个碘量瓶一起置于 25℃ 恒温水浴中恒温。10 分钟后，将丙酮迅速倒入盛有溴水和盐酸的碘量瓶中，立即开始计时。同时充分混合溶液。每分钟测定一次吸光度，同时记录时间，直到吸光度约为 0.1 以下为止。

表 4 – 3　初始反应体积

标号	$V_{Br2}/$（mL）	$V_{HCl}/$（mL）	$V_{H_2O}/$（mL）	$V_{丙酮}/$（mL）
1	10	10	20	10
2	10	10	25	5
3	10	5	25	10

【数据记录及数据处理】

1. 将实验测得值和计算所得 c_{Br_2} 和常数 B 填入表 4 – 3。

2. 按表 4 – 3 设计反应体系。在表 4 – 4 中记录测定的吸光度，并计算每个吸光度对

应的溴浓度，以溴浓度对时间 t 作图，求出 $t=0$ 时刻的反应速率（$t=0$ 时曲线的斜率），计算 p，q。

表 4 – 4　数据记录表

标号	V_{Br2}/（mL）	V_{HCl}/（mL）	V_{water}/（mL）	$V_{丙酮}$/（mL）	t/分钟	A	C_{Br_2}	r
1	10	10	20	10	1			
					2			
					3			
					...			
2	10	10	25	5	1			
					2			
					3			
					...			
3	10	5	25	10	1			
					2			
					3			
					...			

附：计算公式：

$$p = \frac{\lg\ (r_{\mathrm{I}}/r_{\mathrm{II}})}{\lg 2}$$

$$q = \frac{\lg\ (r_{\mathrm{I}}/r_{\mathrm{III}})}{\lg 2}$$

3. 以吸光度 A 对 t 作图，利用直线斜率计算反应速率常数 k。

【注意事项】

1. 比色皿架和比色皿要保持清洁，不能用手拿透光玻璃面。

2. 仪器连续使用时间不宜超过 2 小时。若需要长时间使用，应在连续使用 2 小时后，关闭仪器电源 30 分钟后再工作。

【思考题】

1. 影响反应速率的主要因素是什么？

2. 本实验中，当反应物丙酮加到含有溴水的盐酸溶液中开始计时，这对实验结果有无影响？为什么？

附：722 型可见分光光度计使用说明

1. 原理

物质对于入射光的吸收程度（简称吸光度 A）与该物质的浓度 C、摩尔吸光系数 ε

及溶液厚度 b 之间的关系服从朗伯—比尔定律，即

$$A = \varepsilon b C$$

2. 使用方法

（1）接通电源，打开仪器电源开关，开启比色室盖，预热30分钟。

（2）将盛有参比溶液与被测溶液的比色皿放在比色皿架上，并转入比色室。

（3）调节波长旋钮，选择合适的波长。选择"模式"按钮转为"透光率"。

（4）拉动比色皿架拉杆，将参比溶液对准光路。开启比色室盖，用"0"旋钮调节显示器上透光率为0，关闭比色室盖，用"100"旋钮调节显示器上透光率为100。在选择"模式"转为吸光度，则显示器上显示值为0.000。

（5）拉动比色皿拉架杆，将被测溶液对准光路，显示器指示的数字就是被测溶液的吸光度。

（6）测定完毕后，取出比色皿洗净，晾干后放入比色皿盒中，关闭仪器电源后，盖上防尘罩。

实验四 最大气泡压法测定溶液的表面张力

【实验目的】

1. 明确溶液表面吸附的概念和特点，理解表面张力和吸附之间的关系。
2. 掌握最大泡压法测定溶液表面张力的原理和技术。
3. 根据吉布斯公式计算溶液表面吸附量，绘制吸附等温线。

【实验原理】

（一）表面张力等温线

一定温度下，液体表面张力与溶液浓度的关系曲线，称为表面张力等温线，如图4-3所示。若用数学方程式表示表面张力与溶液浓度之间的关系，则称为表面张力等温式。用吸附平衡法可导出表面张力等温式，即

$$\sigma = \sigma_0 \left(1 - \frac{aC}{1 + bC} \right) \tag{4-4-1}$$

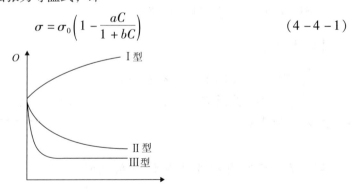

图4-3 表面张力等温线

式中：σ、σ_0为溶液和纯溶剂的表面张力；C为溶液的浓度；a、b为常数。该式对小分子醇类、羧酸类、酚类（图4-3中的II型曲线）溶液有很好的拟合度。将该式作线性转换，可以得到

$$\frac{\sigma_0 C}{\sigma_0 - \sigma} = \frac{b}{a}C + \frac{1}{a} \qquad (4-4-2)$$

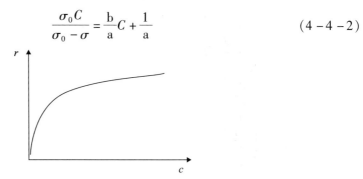

图4-4 表面吸附等温线（正吸附）

（二）吉布斯吸附公式

溶质在溶液中的分散是不均匀的，也就是说溶质在液体表面层中的浓度和液体内部不同，这种现象称为吸附现象。对于两组分（非电解质）稀溶液，在指定温度与压力下，溶质的吸附量与溶液浓度的关系曲线称为表面吸附等温线（图4-4），两者的数学关系服从吉布斯吸附等温式，即

$$\Gamma = \frac{-C}{RT}\left(\frac{d\sigma}{dC}\right)_T \qquad (4-4-3)$$

式中：Γ为溶质在单位表面层中的吸附量；C为溶液的浓度；T为热力学温度；σ为溶液的表面张力，称为表面活度。若$\Gamma < 0$，溶液的表面张力将随溶质浓度的升高而降低，因此$\Gamma > 0$，溶质在液体表面产生正吸附。这类能降低水的表面张力的物质称为表面活性物质。反之，若$\Gamma > 0$，溶液的表面张力将随溶质浓度的升高而升高，因此$\Gamma < 0$，溶质在液体表面产生负吸附。这类能升高水的表面张力的物质称为表面惰性物质。对于式（4-4-1），其相应的吸附等温式为

$$\Gamma = \frac{-C}{RT}\left(\frac{d\sigma}{dC}\right)_T = \frac{-C}{RT}\left(-\frac{\sigma_0 a}{(1+bC)^2}\right) = \frac{\sigma_0 a}{RT} \cdot \frac{C}{(1+bC)^2} \qquad (4-4-4)$$

（三）最大气泡压力法测定表面张力原理

测定表面张力的仪器装置如图4-5所示。

测定管中的毛细管端面与液体相切，系统与外压隔开。打开减压装置，使毛细管内溶液受到的压力$p_{外}$大于样品管中液面上的压力$p_{内}$，在毛细管管端缓慢地逸出气泡，毛细管口形成凹液面，同时产生曲面压力$p_r = p_{外} - p_{内}$。将拉普拉斯公式用于球形液滴，可得

$$p_r = \frac{2\sigma}{r} \qquad (4-4-5)$$

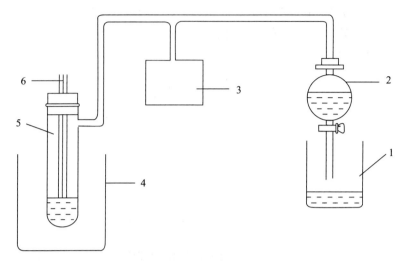

2. 滴液漏斗　3. 数字式微压差测量仪　4. 恒温装置　5. 带有支管的试管　6. 毛细管

图 4 - 5　最大气泡压力法测定液体表面张力装置图

随着气泡的增大，液面的曲率半径 r 逐渐减小，p_r 逐渐增大。当半球形气泡形成时，r 等于毛细管半径 R。当气泡继续增大，r 又逐渐增大，直至气泡失去平衡而从管口逸出。详细描述见图 4 - 6。

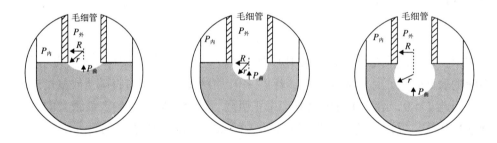

图 4 - 6　毛细管内液面变化和曲面压力变化

由式（4 - 4 - 5）可知，当 $r = R$ 时，p_r 有最大值。因此可通过测定气泡逸出时的最大压力差 p_r 来计算表面张力。p_r 可直接由压差仪读数。

实验温度下水的表面张力 σ 水可查表得到，用同一毛细管分别测定 $p_水$ 和 $p_{样品}$，可按下式计算样品的表面张力样品。即

$$p_{样品} = \frac{2\sigma_{样品}}{R} \qquad (4 - 4 - 6)$$

$$p_水 = \frac{2\sigma_水}{R} \qquad (4 - 4 - 7)$$

$$\sigma_{样品} = \frac{\sigma_水}{p_水} \times p_{样品} \qquad (4 - 4 - 8)$$

【仪器和试剂】

1. 仪器 表面张力测定装置（测定管、减压管、精度为 1Pa 的微压差仪），恒温槽，温度计（量程 0～100℃）

2. 试剂 醋酸，异戊醇或其他表面活性物质，标准 NaOH 溶液

【实验步骤】

1. 配制醋酸水溶液，使其浓度约为 0.1mol/L、0.25mol/L、0.50mol/L、1.0mol/L、1.5mol/L、2.0mol/L 和 3.0mol/L，用标准 NaOH 溶液滴定，确定其准确浓度。

若测定异戊醇溶液的表面张力，配制的溶液浓度分别约为 0.00625mol/L、0.0125mol/L、0.025mol/L、0.05mol/L 及 0.1mol/L。用阿贝折射仪测定溶液的折射率，由标准曲线确定溶液的准确浓度。

2. 取一定量的蒸馏水注入事先洗净的测定管中，插入毛细管，调节蒸馏水的量，确保液面与毛细管端恰好接触。将测定管固定到恒温槽中，注意保持垂直。调节恒温槽温度至指定值，如 30℃。压力计调零后，与系统相连。

3. 恒温 5～10 分钟后，打开降压管活塞缓慢放水，系统逐渐减压，控制水的流速使压差计的示值每变化 1Pa 都能显示（约 1 分钟出 8～12 个气泡）。记录气泡逃逸时的最大压差值，连续读取三次（误差不超过 ±2Pa），取平均值。注意系统不要漏气，液体不能进入连接软管。

4. 按由稀到浓的顺序，依同法测定不同浓度的醋酸（或异戊醇）溶液。每次更换溶液时，必须用待测液洗涤毛细管内壁及管壁 3 次，测定管保持相同位置和垂直度。

5. 实验完毕，用洗衣粉（内含去污粉）和热水清洗测定管，蒸馏水冲淋后沥干待用。仪器复位，整理实验台。

【数据记录及数据处理】

1. 按表 4-5 记录实验数据。

表 4-5 最大气泡压力法测定表面张力实验值

T: _____ K; p: _____ kPa

C (mol/L)	p_r (kPa)	$\sigma_{样品}$ (N/m)	Γ ($\times 10^6$ mol/m^3)

2. 以 σ 对 C 作图，得到表面张力等温线（横坐标浓度从零开始）。

3. 用 Excel 软件进行数据拟合。应用"规划求解"功能对式（4-4-1）进行非线性拟合，求出常数 a 和 b。也可按方程（4-4-2），作线性拟合，由截距和斜率求出常

数 a 和 b。

4. 按式（4-4-4），计算不同浓度的吸附量 Γ，并以吸附量 Γ 对浓度 C 作图，得到表现吸附等温线（对醋酸溶液，用低浓度部分 $C<1.5\text{mol/L}$ 进行计算）

【思考题】

1. 表面张力测定管的清洁与否对所测数据有何影响？

2. 本实验成败的关键是什么？如果气泡出得很快，或两三个一起出来对结果有什么影响？

3. 毛细管的端口为什么要刚好接触液面？操作过程中如将毛细管端口插入液面过深，有何影响？

实验五 固体在溶液中的吸附

【实验目的】

1. 测定活性炭在醋酸水溶液中对醋酸的吸附作用，并由此计算活性炭的比表面。
2. 验证弗罗因德利希（Freundlich）经验公式和兰格缪尔（Langmuir）吸附公式。
3. 了解固-液界面的分子吸附及测量方法。

【实验原理】

对于比表面很大的多孔性或高度分散的吸附剂，如活性炭和硅胶等，在溶液中有较强的吸附能力。由于吸附剂表面结构的不同，对不同的吸附质有着不同的相互作用，因而吸附剂能够从混合溶液中有选择地把某一种溶质吸附。根据这种吸附能力的选择性，在工业上有着广泛的应用，如糖的脱色提纯等

吸附能力的大小常用吸附量 Γ 表示之。Γ 通常指每克吸附剂吸附溶质的物质的量，在恒定温度下，吸附量与溶液中吸附质的平衡浓度有关，弗罗因德利希从吸附量和平衡浓度的关系曲线，得出经验方程：

$$\Gamma = \frac{x}{m} = kC^{\frac{1}{n}} \tag{4-5-1}$$

式中：x 为吸附溶质的物质的量，单位为 mol；m 为吸附剂的质量，单位为 g；C 为平衡浓度，单位为 mol/L；k，n 为经验常数，由温度、溶剂、吸附质及吸附剂的性质决定（n 一般在 $0.1\sim0.5$）。

将式（4-5-1）取对数：

$$\lg\Gamma = \lg\frac{x}{m} = \frac{1}{n}\lg C + \lg k \tag{4-5-2}$$

以 $\lg\Gamma$ 对 $\lg C$ 作图可得一直线，从直线的斜率和截距可求得 n 和 k。（4-5-1）式系纯经验方程式，只适用于浓度不太大和不太小的溶液。从表面上看，k 为 $C=1$ 时的 Γ，但这时（4-5-1）式可能已不适用。一般吸附剂和吸附质改变时，n 改变不大，而 k

值则变化很大。

兰格缪尔根据大量实验事实，提出固体对气体的单分子层吸附理论，认为固体表面的吸附作用是单分子层吸附，即吸附剂一旦被吸附质占据之后，就不能再吸附。固体表面是均匀的，各处的吸附能力相同，吸附热不随覆盖程度而变，被吸附在固体表面上的分子，相互之间无作用力。吸附平衡是动态平衡，并由此导出下列吸附等温式，在平衡浓度为 c 时的吸附量 Γ 可用下式表示：

$$\Gamma = \Gamma_\infty \frac{Ck}{1 + Ck} \qquad (4-5-3)$$

Γ_∞ 为饱和吸附量，即表面被吸附质铺满单分子层时的吸附量。k 是常数，也称吸附系数。

将式（4-5-3）重新整理可得：

$$\frac{C}{\Gamma} = \frac{1}{\Gamma_\infty k} + \frac{1}{\Gamma_\infty} C \qquad (4-5-4)$$

以 $\frac{C}{\Gamma}$ 对 C 作图，得一直线，由这一直线的斜率可求得 Γ_∞，再结合截距可求得常数 k。这个 k 实际上带有吸附和脱附平衡的平衡常数的性质，而不同于弗罗因德利希方程式中的 k。

根据 Γ_∞ 的数值，按照兰格缪尔单分子层吸附的模型，并假定吸附质分子在吸附剂表面上是直立的，每个醋酸分子所占的面积以 0.243nm^2 计算（此数据是根据水-空气界面上对于直链脂肪酸测定的结果而得）。则吸附剂的比表面 S_0 可按下式计算得到：

$$S_0 = \Gamma_\infty \times N_0 \times a_\infty = \frac{\Gamma_\infty \times 6.02 \times 10^{23} \times 0.243}{10^{18}} \qquad (4-5-5)$$

式中：S_0 为比表面，即每克吸附剂具有的总表面积（m^2/g）；N_0 为阿佛伽德罗常数（$6.02 \times 10^{23}/\text{mol}$）；$\alpha_\infty$ 为每个吸附分子的横截面积；10^{18} 是由 $1\text{m}^2 = 10^{18}\text{nm}^2$ 所引入的换算因子。

根据上述所得的比表面积，往往要比实际数值小一些。原因有二：一是忽略了界面上被溶剂占据的部分；二是吸附剂表面上有小孔，醋酸分子不能钻进去，故这一方法所得的比表面一般偏小。不过这一方法测定时手续简便，又不需要特殊仪器，所以是了解固体吸附剂性能的一种简便方法。

【仪器与试剂】

1. 仪器 HY-4 型调速多用振荡器，碘量瓶（250mL），锥形瓶（150mL），酸式滴定管（100mL），碱式滴定管（50mL），移液管（10mL、20mL），玻璃漏斗，吸耳球，温度计，电子天平，称量瓶。

2. 试剂 0.1mol/L NaOH 标准溶液，0.04mol/L、0.08mol/L、0.12mol/L、0.20mol/L、0.30mol/L 和 0.40mol/L 的醋酸标准溶液，活性炭，酚酞指示剂。

【实验步骤】

1. 分别称取 6 份 1.000g 的活性炭于 6 个已经编号的碘量瓶中。

2. 分别用 100mL 滴定管在碘量瓶中依次加入 6 个浓度的醋酸溶液 100mL。

3. 振摇碘量瓶 30 分钟,确保吸附平衡。

4. 按由稀到浓的浓度顺序,分别过滤 6 个碘量瓶中的溶液于锥形瓶中。注意,过滤时要弃去最初部分滤液。

5. 对于浓度较小的三个样品,用移液管吸取 20mL 滤液,加入酚酞指示剂,用 0.1mol/L 的标准 NaOH 溶液滴定至终点。将消耗的 NaOH 体积除 2,折算成 10mL 样品的消耗量。每个样品至少滴定 2 次,若 2 次滴定消耗的体积差值大于 0.02mL,应再次滴定。

6. 对于浓度较大的三个样品,用移液管吸取 10mL 滤液,进行同样的滴定分析。

7. 取 10mL 蒸馏水,作空白滴定。

8. 清洗仪器,整理实验台。

【数据记录及数据处理】

1. 将实验数据记录到表 4-6 中。

表 4-6 溶液浓度和活性炭对醋酸溶液的吸附量

T: _____ K; p: _____ kPa; C_{NaOH}: _____ mol/L。

No.	醋酸的初始浓度 C_0（mol/L）	活性炭质量 m（g）	滴定时醋酸的取样量（mL）	滴定耗碱量（mL）	醋酸平衡浓度 C（mol/L）	Γ（mol/g）	lg$C$	lgΓ	C/Γ
1									
…									
6									

2. 由平衡浓度 C 及初始浓度 C_0,按公式: $\Gamma = (C_0 - C) V/m$ 计算吸附量,式中 V 为溶液总体积,单位为 L; m 为活性炭的质量,单位为 g。

3. 作吸附量 Γ 对平衡浓度 C 的等温线。

4. 以 lgΓ 对 lg$C$ 作图,从所得直线的斜率和截距可求得常数 n 和 k。

5. 计算 C/Γ,以 C/Γ 对 C 作图,由图求得 Γ_∞,将 Γ_∞ 值用虚线作一水平线在 $\Gamma - C$ 图上。这一虚线即是吸附量 Γ 的渐近线。

6. 由 Γ_∞ 根据（4-5-5）式计算活性炭的比表面。

【注意事项】

1. 温度及气压不同,得出的吸附常数不同。

2. 使用的仪器干燥无水。注意密闭,防止与空气接触影响活性炭对醋酸的吸附。

3. 滴定时注意观察终点的到达。

4. 在浓的醋酸溶液中,应该在操作过程中防止醋酸的挥发,以免引起较大的误差。

5. 本实验溶液配制用不含 CO_2 的蒸馏水进行。

6. 如果是粉状性活性炭，则应过滤，弃去最初 10mL 滤液。若为颗粒状活性炭，可以不过滤。本实验不易使用骨炭。

7. 活性炭吸附醋酸是可逆吸附。使用过的活性炭可用蒸馏水浸泡数次，烘干后回收利用。

【思考题】

1. 实验中为什么过滤活性炭时要弃去部分最初滤液？
2. 实验操作中应注意哪些问题以减少误差？

实验六　乳状液的制备和性质

【实验目的】

1. 了解乳状液的基本概念。
2. 掌握乳状液的制备以及性质的鉴别方法。

【实验原理】

乳状液是指一种液体分散在另一种与它不相溶的液体中所形成的分散体系。乳状液有两种类型，即水包油型（O/W）和油包水型（W/O）。只有两种互不相溶的液体是不能形成稳定乳状液的，要形成稳定的乳状液，必须有乳化剂存在，一般的乳化剂大多为表面活性剂，作用在于降低界面张力，形成一定强度的保护膜，从而使乳状液稳定。乳状液的类型与形成时所添加的乳化剂性质有关。

衡量乳化性能最常用的指标是亲水亲油平衡值（HLB 值）。HLB 值低表示乳化剂的亲油性强，易形成油包水（W/O）型体系；HLB 值高则表示亲水性强，易形成水包油（O/W）型体系。因此 HLB 值有一定的加和性，利用这一特性，可制备出不同 HLB 值系列的乳液。

本次实验主要用到油酸钠（HLB 值为 18.0）、Tween－80（HLB 值为 15.0）、Span－80（HLB 值为 4.3）等表面活性剂，作为乳化剂进行实验。

乳状液的形成分成两步：首先是在剧烈振荡或搅拌下，油相和水相相互混合，各相逐渐成为细小的液滴，分散到另一相中；然后其中的一相再合并为分散介质，形成乳状液。因此，在制备乳状液时，要注意振荡和搅拌的时间，长时间的连续振荡和搅拌，并不能达到预期的效果，最好采用间歇振荡的方法。

乳状液的类型可用以下三种方法鉴别。

1. 稀释法　加一滴乳状液于水中，如果立即散开，即说明乳状液的分散介质为水，故乳状液属水包油型，例如牛奶；如不立即散开，即为油包水型。

2. 电导法　水相中一般都含有离子，故其导电能力比油相大得多。当水为分散介质（即连续相油为分散相）（即 O/W 型）时乳状液的导电能力大；反之，油为连续相，水为分散相（即 W/O 型），水滴不连续，乳状液导电能力小。将两个电极插入乳状液，接通直流电源，并串联电流表。则电流表显著偏转，为水包油型乳状液；若指针几乎不动，为油包水型乳状液。

3. 染色法　选择一种仅溶于水或仅溶于油的染料，加入乳状液。若染料溶于连续相，则乳状液内呈现均匀的染料颜色。若染料溶于分散相，则在乳状液中出现一个个染色的小液滴。因此，根据染料的分散情况可以判断乳状液的类型。例如，水溶性亚甲基蓝加入乳状液中，整个溶液呈蓝色，说明水是连续相，乳状液是 O/W 型，若只有小液珠染色，则是 W/O 型。若将油溶性苏丹Ⅲ加入乳状液，情况恰好相反。

当加入某种物质后，乳液可以由一种类型转变为另一种类型，这种现象称为乳状液的转相。例如，在以肥皂为乳化剂的 O/W 型乳状液中，加入钙盐，则会转变为 W/O 型乳状液。

此外，在工业上常需破坏一些乳状液，常用的破乳方法如下。

1. 加破乳剂法　破乳剂往往是反型乳化剂。例如，对于由油酸镁做乳化剂的油包水型乳状液，加入适量油酸钠可使乳状液破坏。因为油酸钠亲水性强，它也能在液面上吸附，形成较厚的水化膜，与油酸镁相对抗，互相降低乳化作用，使乳状液稳定性降低而被破坏。若油酸钠加入过多，则其乳化作用占优势，油包水型乳化液可能转化为水包油型乳化液。

2. 加电解质法　不同电解质可能产生不同作用。一般来说，在水包油型乳状液中加入电解质，可改变乳状液的亲水亲油平衡，从而降低乳状液的稳定性。

有些电解质，能与乳化剂发生化学反应，破坏其乳化能力或形成新的乳化剂。如在油酸钠稳定的乳状液中加入盐酸，由于油酸钠与盐酸发生反应生成油酸，失去了乳化能力，使乳状液破坏。

$$C_{17}H_{33}COONa + HCl \longrightarrow C_{17}H_{33}COOH + NaCl$$

同样，如果乳状液中加入氯化镁，则可生成油酸镁，乳化剂由一价皂变成二价皂。当加入适量氯化镁时，生成的反型乳化剂油酸镁与剩余的油酸钠对抗，使乳状液破坏。若加入过量氯化镁，则形成的油酸镁乳化作用占优势，使水包油型的乳状液转化为油包水型的乳状液。

$$2\ C_{17}H_{33}COONa + MgCl_2 \longrightarrow (C_{17}H_{33}COO)_2Mg + 2NaCl$$

3. 加热法　升高温度可使乳状剂在界面上的吸附量降低；溶剂化层减薄；降低了介质黏度；增强了布朗运动。因此，减少了乳状液的稳定性，有助于乳状液的破坏。

4. 高压电法　在高压电场的作用下，使液滴变形，彼此连接合作，分散度下降，造成乳状液的破坏。

【仪器和试剂】

1. 仪器　电导仪，玻璃棒、具塞锥形瓶，试管，烧杯，量筒，滴定管。

2. 试剂　冰醋酸（AR），正戊醇（AR），环己烷（AR），2% 油酸钠水溶液，0.4% Tween-80 溶液，1% Span-80 环己烷溶液，1% 苏丹Ⅲ环己烷溶液，0.5% 亚甲蓝水溶液，0.2mol/L CaCl$_2$溶液。

【实验步骤】

（一）乳状液的制备

1. 取2%油酸钠溶液25mL于100mL磨口锥形瓶中，加入环己烷2mL，充分振荡半分钟，再加入环己烷2mL，直至加入环己烷的总量为25mL为止。仔细观察每次加入环己烷及振荡后的现象。塞紧锥形瓶，备用，此为乳状液Ⅰ。

2. 取0.4% Tween-80溶液15mL于磨口锥形瓶中，加入环己烷2mL，激烈振荡半分钟，再加入环己烷2mL，直至加入环己烷的总量为15mL为止。仔细观察每次加入环己烷及振荡后的现象。塞紧锥形瓶，备用，此为乳状液Ⅱ。

3. 取1% span-80溶液14mL于磨口锥形瓶中，另取水6mL，按上法操作，此为乳状液Ⅲ。

（二）乳状液的类型鉴别

1. 稀释法 取试管一支，装水2mL，滴加几滴乳状液Ⅰ，振荡试管，观察现象并记录。

2. 染色法 取乳状液Ⅰ 2mL于试管中，加苏丹Ⅲ溶液2滴，摇匀。仔细观察现象，记下显红色的是分散相还是连续相。再用亚甲基蓝溶液，按上法操作，观察显蓝色的是分散相还是连续相，并记录。

3. 电导法 将乳状液Ⅰ 20mL倒入50mL小烧杯中，按电导测定方法操作，视指针偏转的大小，确定乳状液的类型。

4. 用上述三种方法，对乳状液Ⅱ、Ⅲ进行鉴别，并记录现象。

（三）乳状液的转相

取乳状液Ⅰ 20mL于100mL磨口锥形瓶中，用滴定管逐步加入CaCl$_2$溶液0.2mL，每次一滴加0.5mL，充分振荡半分钟，测定其电导率，观察电导率随氯化钙溶液加入量的变化，至电导率突然下降为止，用染色法确定其类型。

（四）破乳

1. 取乳状液Ⅰ 2mL于试管中，加入戊醇2mL，充分振荡后，静置数分钟，观察发生的变化并记录。

2. 取乳状液Ⅰ 2mL于试管中，缓缓加入醋酸2mL，观察变化情况，振荡后静置，观察现象并记录。

【数据记录及数据处理】

实验数据记录于表4-7，表4-8中。

表 4 - 7　实验现象及鉴别结果

实验方法	乳状液 I	乳状液 II	乳状液 III
稀释法			
苏丹 III			
亚甲蓝			
电导法			
乳状液类型			

表 4 - 8　乳状液转相和破乳现象记录

实验项目	实验现象	原因
乳状液转相		
破乳（1）		
破乳（2）		

【思考题】

1. 在制备乳状液时为什么要充分振荡？
2. 乳状液的稳定性主要取决于什么因素？

第五章 仪器分析实验 ▷▷▷▷

实验一 可见分光光度计的性能验证

【实验目的】

1. 掌握分光光度计的重现性、波长精密度检查等性能的检验方法。
2. 学会可见分光光度计的使用方法。

【实验原理】

根据朗伯－比尔定律 $A = \varepsilon bC$（式中：A 为吸光度；ε 为吸收系数；b 为液层厚度；C 为溶液浓度），即当用一束单色光照射吸收溶液时，其吸光度与溶液的浓度及液层厚度成正比。在溶液吸收曲线的峰值处这种关系最明显。

可见分光光度计是利用物质对光的有选择吸收现象，对物质进行定性、定量分析。可在一定波长范围内扫描出溶液的吸收光谱图，并且确定其最大吸收波长值。在最大波长值下测定已知吸收系数的溶液的吸收值，通过计算此溶液的吸收系数并与标准值比较，可以对比其准确性。

分析结果的可靠性取决于仪器的性能是否达标。

【实验用品】

可见分光光度仪（镨钕滤光片），标准石英比色皿，$K_2Cr_2O_7$ 溶液，$KMnO_4$ 溶液，蒸馏水。

【实验内容】

（一）比色皿的配对性

将蒸馏水注入比色皿中，以其中一个比色皿作空白，在 440nm 波长处分别测定比色皿中的透光率。

（二）波长精度检查

为了检查分光系统的质量，可用 $KMnO_4$ 溶液的吸光度最大吸收波长 525nm 为标准，在待测仪器上测绘 $KMnO_4$ 液的吸收曲线，若测得的最大吸收波长在 525nm 以内，则仪器的波长精度符合使用要求。

（三）重复性

以蒸馏水的透光率为100%，用同一 $K_2Cr_2O_7$ 溶液连续测定 7 次，算出极差，如果根差小于 0.5%，则重复性符合要求。

（四）吸收值的准确度考察

取 $K_2Cr_2O_7$ 溶液，在以下波长处测定并计算其吸收系数，并与规定的吸收系数比较，如下表所示，其相对偏差在 1% 以内，则吸收值的准确度符合要求。

波长/cm	235（最小）	257（最大）	313（最小）	350（最大）
吸收系数 $E_{1cm}^{1\%}$	123.0~126.0	142.8~146.2	47.0~50.3	105.5~108.5

【注意事项】

1. 为了防止光电管疲劳，不测定时必须将试样室盖打开，使光路切断，以延长光电管的使用寿命。

2. 空白溶液与供试品溶液必须澄清，不得有浑浊。如有浑浊，应预先过滤，并弃去初滤液。

3. 一般供试品溶液的吸收度读数，以在 0.3~0.7 之间的误差较小。

4. 吸收池应选择配对，否则可引入测定误差。

5. 在测定时或改测其他检品时，应用待测溶液冲洗吸收池 3~4 次，用干净绸布或擦镜纸擦净吸收池的透光面至不留斑痕（切忌把透光面磨损）。

附：普析通用 T6 紫外可见分光光度计构造与使用

分光光度计的基本工作原理是基于物质对光（对光的波长）的吸收具有选择性，不同的物质都有各自的吸收光带，所以，当光色散后的光谱通过某一溶液时，其中某些波长的光线就会被溶液吸收。在一定的波长下，溶液中物质的浓度与光能量减弱的程度有一定的比例关系，即符合比尔定律。

$$T = I/I_0 \qquad \lg(I_0/I) = \varepsilon cb$$

式中，T 为透过率，I_0 为入射光强度，I 为透射光强度，ε 为吸收系数，b 为溶液的光径长度，c 为溶液的浓度。从以上公式可以看出，当入射光、吸收系数和溶液厚度一定时，透光率是根据溶液的浓度而变化的。

1. 普析通用 T6 紫外可见分光光度计的构造

普析通用 T6 紫外可见分光光度计允许的测定波长范围在 190~1100 nm，其构造比较简单，测定的灵敏度和精密度较高。因此，应用比较广泛。

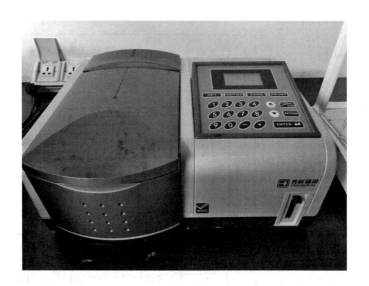

2. 普析通用 T6 紫外可见分光光度计的使用方法

| 光度测量 ● 功能扩展 ○ 系统应用 ○ 10：15 04/20 | 开机自检：依次打开打印机、仪器主机电源，仪器开始初始化；约3分钟时间初始化完成，初始化完成后仪器进入主菜单界面。 |

| 光度测量： 0.000 Abs 250nm | 进入光度测量状态：按"ENTER"键进入光度测量主界面。 |

| 250.0nm −0.002Abs No. Abs Conc | 进入测量界面：按"START/STOP"键进入样品测定界面。 |

| 请输入波长： | 设置测量波长：按"GOTO入"键，在界面中输入测量的波长，例如需要在460nm测量，输入460，按"ENTER"键确认，仪器将自动调整波长。 |

| 460.0nm −0.002Abs No. Abs Conc | 调整完波长完成后如图。 |

| ○ 测光方式 |
| ○ 数学计算 |
| ● 试样设定 |

进入设置参数：这个步骤中主要设置样品池。按"SET"键进入参数设定界面，按"下"键使光标移动到"试样设定"。按"ENTER"键确认，进入设定界面。

| ○ 试样室：八联池 |
| ● 样池数：2 |
| ○ 空白溶液校正：否 |
| ○ 样池空白校正：否 |

设定使用样品池个数：按"下"键使光标移动到"使用样池数"，按"ENTER"键循环选择需要使用的样品池个数。（主要根据使用比色皿数量确定，比如使用2个比色皿，则修改为2）

样品测量：按"RETURN"键返回到参数设定界面，再按"RETURN"键返回倒光度测量界面。在1号样品池内放入空白溶液，2号池内放入待测样品。关闭好样品池盖后按"ZERO"键进行空白校正，再按"START/STOP"键进行样品测量。
● 如需要测量下一个样品，取出比色皿，更换为下一个测量的样品按"START/STOP"键即可读数。
● 如需更换波长，可直接按"GOTO入"键调整波长。注意更换波长后必须重新按"ZERO"进行空白校正。如果每次使用的比色皿数量是固定个数，下一次使用仪器可以跳过调整波长和设置参数步骤直接进入样品测量。

460.0nm		−0.002Abs
No.	Abs	Conc
1−1	0.012	1.000
2−1	0.052	2.000

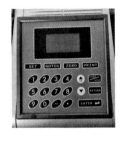

结束测量：测量完成后按"PRINT"键打印数据，如果没有打印机请记录数据。退出程序或关闭仪器后测量数据将消失。确保已从样品池中取走所有比色皿，清洗干净以便下一次使用。按"RETURN"键直接返回到仪器主菜单界面后再关闭仪器电源。

实验二　水中微量铁的测定

【实验目的】

1. 初步熟悉 721 型分光光度计的基本构造，掌握使用方法。
2. 熟悉测绘吸收光谱的一般方法，加深理解 Lamber – Beer 吸收方法。
3. 学习标准曲线定量方法，掌握吸收光谱的绘制方法

【实验原理】

邻二氮菲（phen）和 Fe^{2+} 在 pH3 ~ 9 的溶液中，生成一种稳定的橙红色络合物 $Fe（phen）_3^{2+}$，其 $\lg K_{稳} = 21.3$，$\varepsilon_{508} = 1.1 \times 10^4 L \cdot mol^{-1} \cdot cm^{-1}$，铁含量在 0.1 ~ 6mg/

mL 范围内遵守比尔定律。显色前需用盐酸羟胺或抗坏血酸将 Fe^{3+} 全部还原为 Fe^{2+}，然后再加入邻二氮菲，并调节溶液酸度至适宜的显色酸度范围。有关反应如下：

$$2Fe^{3+} + 2NH_2OH \cdot HCl \longrightarrow 2Fe^{2+} + N_2 \uparrow + 2H_2O + 4H^+ + 2Cl^-$$

在 508nm 处测定吸光度值，用标准曲线法可求得水样中 Fe^{2+} 的含量。若用盐酸羟胺等还原剂将水中 Fe^{3+} 还原为 Fe^{2+}，则可测定水中总铁、Fe^{2+} 和 Fe^{3+} 各自的含量。

用分光光度法测定物质的含量，一般采用标准曲线法，即配制一系列浓度的标准溶液，在实验条件下依次测量各标准溶液的吸光度 A，以溶液的浓度 C 为横坐标，相应的吸光度 A 为纵坐标，绘制标准曲线。在同样实验条件下，测定待测溶液的吸光度 A_x，根据测得吸光度值 A_x 从标准曲线上查出相应的浓度值 C_x，即可计算试样中被测物质的质量浓度。

【实验用品】

721 型分光光度计（1 台），比色皿（4 个），100μg/mL 铁标准储备溶液，含铁水样（总铁含量 0.3～1.4mg/mL），100g/L 盐酸羟胺水溶液（用时现配），0.1% 邻二氮菲水溶液（避光保存，溶液颜色变暗时不能使用），1.0mol/L 醋酸/醋酸钠缓冲溶液。

【实验内容】

（一）对照品溶液的制备

取 1mg 铁对照品，精密称定，置于 100mL 容量瓶中，加蒸馏水至刻度，摇匀，即得（每 1mL 中含标准铁 10μg）。

（二）标准曲线的测绘

在序号为 1～6 的 6 个 25mL 容量瓶中，用吸量管分别加入 0mL、1.0mL、2.0mL、3.0mL、4.0mL、5.0mL 铁对照品溶液，分别加入 1.0mL 100g/L 盐酸羟胺溶液，摇匀后放置 2 分钟，再各加入 5.0mL 1.0mol/L 醋酸/醋酸钠缓冲溶液，3.0mL 0.1% 邻二氮菲溶液，用水稀释至刻度，摇匀。以空白溶液（1 号）为参比，用 1cm 吸收池，在选定波长下测定 2～6 号各显色标准溶液的吸光度。以铁的浓度（mg/mL）为横坐标，相应的吸光度为纵坐标，绘制标准曲线。

（三）铁含量的测定

移取试样溶液（7 号）5.0mL，按步骤 1 显色后，在相同条件下测量其吸光度 A，由标准曲线上查出对应的 C_x，再进一步计算试样中微量铁的质量浓度 C_{Fe}。

【数据记录及数据处理】

序号	铁标准曲线绘制（10mg/mL）							样品检测
	1	2	3	4	5	6	7	
加入量（mL）	0.0	1.00	2.00	3.00	4.00	5.00	5.00	
Fe 含量（μg）								
Fe 浓度（mg/L）								
吸光度值								

以吸光度为纵坐标，标准溶液浓度为横坐标，绘制标准曲线。然后，根据试样吸光度在标准曲线上查出相对应的浓度值，计算出试样中铁的含量（mg/mL）。

$$C_{Fe} = \frac{C_x \times 50.0\text{mL}}{5.0\text{mL}}\text{mg/mL}$$

【注意事项】

1. 实验前应检验吸收池是否配对，必要时进行校正。
2. 吸收池内外应洁净透明，如有气泡或颗粒应重新装液。
3. 吸收池用完应充分洗净，注意防尘保存。

实验三　紫外分光光度计的性能验证

【实验目的】

掌握紫外分光光度计部分性能的检定方法及仪器使用方法。

【实验原理】

分光光度计的性能的好坏，直接影响到测定结果的准确程度。各国药典中所采取的分光光度法大致分为两类：一是以美国药典为代表，不给出纯品的吸光系数，但需备有标准品，测定时试样好标准品同时操作，以抵消仪器的误差；二是以英国药典为代表，项目中给出纯品的吸光系数，定量时与已知的吸光系数相比即可，但对仪器的性能要求甚高。我国药典目前采用英国药典方法。

【实验用品】

紫外可见分光光度仪（1 台），标准石英比色皿（一对），$K_2Cr_2O_7$ 溶液（10mL），

$KMnO_4$ 溶液（10mL），蒸馏水（10mL）。

【实验内容】

（一）吸收池配对

认可标准：石英制的吸收池对紫外线亦有吸收，透光率误差应小于≤0.5%。

检查方法为：在220nm处，以样品和参比光路均为空气进行基线校正，然后取洗净的石英吸收池盛水，分别放入样品和参比光路，测其透光率，如误差在规定范围内，再分别装入5mmol/L重铬酸钾的硫酸溶液，在350nm处，同法测其透光率，凡透光率均在规定范围以内的即为配对的吸收池。

（二）波长校正

认可标准：波长准确度≤±1.0 nm；波长重复性≤0.5 nm。

检查方法为：用仪器本身光源氘灯检查氘灯的两条谱线656.1nm和486.0nm。点亮氘灯，用单光束能量测定方式，采用波长扫描方式，在480~670nm范围内单向扫描。重复三次，取三次平均值与486.0nm谱线和656.1nm谱线比较，即为波长准确度的误差。三次测定值与平均值的最大差值，即为波长重复性的误差。计算波长准确度和波长重复性误差，应以两条谱线最大差值表示。

（三）吸光度的准确度

认可标准：透光率的相对偏差≤±1.0%。

检查方法为：在546.0nm处，以样品和参比光路均为空气进行基线校正，然后依次放入三只透光率不同的标准滤光片进行透光率检测。

（四）杂散光检查

认可标准：透光率<1.0%。

检查方法为：取标准滤光片，以空气为空白，在220nm的波长处（用氘灯）测定其透光率，记录其测定值并与规定值比较。

【注意事项】

1. 比色皿使用时注意不要沾污或将比色皿的透光面磨损，应手持比色皿的毛面。
2. 待测液制备好后应尽快测量，避免有色物质分解，影响测量结果。
3. 开关试样室盖时动作要轻缓。
4. 不要在仪器上方倾倒测试样品，以免样品污染仪器表面，损坏仪器。
5. 向比色皿中加样时，若样品流到比色皿外壁时，可用滤纸吸干，镜头纸擦净后测量，切忌用滤纸擦拭，以免比色皿出现划痕。
6. 测定紫外波长时，需选用石英比色皿。
7. 测量过程中不可打开测量室的窗门，否则会影响测量结果的准确性。

实验四 槐花中总黄酮含量测定

【实验目的】

1. 掌握比色法测定槐花药材中总黄酮含量的方法及原理。
2. 熟悉槐花药材的含量测定的方法学验证。

【实验原理】

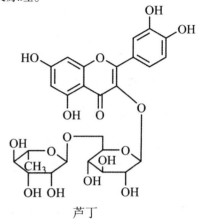

槐花为豆科植物 *Sophora japonica* L. 的干燥花及花蕾。夏季花开放或花蕾形成时采收，及时干燥，除去枝、梗及杂质。前者称"槐花"，后者称"槐米"。槐花药材的主要有效成分是黄酮类化合物，其中芦丁的含量最高，所以槐花药材的鉴别及含量测定均以芦丁为指标成分。

芦丁

黄酮类化合物在碱性条件下与铝盐发生配位反应，生成红色的配位化合物，使得最大吸收波长红移至可见光区，且具有较高的吸收系数。黄酮类与铝盐的配位反应是定量完成的，因此可采用比色法测定槐花药材中总黄酮的含量，避免其他非黄酮成分对测定准确度的影响。

【实验用品】

紫外可见分光光度计，容量瓶（100mL），容量瓶（25mL），移液管（10mL），超声波清洗器，漏斗，玻璃棒，芦丁对照品（50mg），槐花药材（2g），5%亚硝酸钠溶液（10mL），10%硝酸铝溶液（10mL），氢氧化钠试液（100mL），甲醇（50mL），乙醚（20mL）。

【实验内容】

（一）对照品溶液的制备

取芦丁对照品50mg，精密称定，置于25mL量瓶中，加甲醇适量，置水浴上微热使其溶解，放冷，加甲醇至刻度，摇匀。精密量取上述溶液10mL，置于100mL量瓶中，加水至刻度，摇匀，即得浓度为0.2mg/mL的芦丁对照品溶液。

（二）标准曲线的制备

精密量取对照品溶液0mL、1mL、2mL、3mL、4mL、5mL，分别置于6个25mL量瓶中，分别加水至5.0mL，精密加入5%亚硝酸钠溶液1.0mL，摇匀，放置6分钟，再加10%硝酸铝溶液1.0mL，摇匀，放置6分钟，加氢氧化钠试液10.0mL，加水稀释至刻度，摇匀，放置15分钟，不加对照品的溶液做为空白溶液，按照紫外可见分光光度法，在 500nm 波长处测定各溶液的吸光度，以浓度为横坐标，吸光度为纵坐标，绘制标准曲线。

（三）供试品溶液的制备

将槐花研碎，取粗粉约 1.0g，精密称定，置于具塞锥形瓶中，加乙醚适量，室温超声 10 分钟，放冷，滤过，弃去乙醚液。再加甲醇 20mL，60℃超声 30 分钟，摇匀，过滤，取续滤液 10mL，置于 100mL 量瓶中，加水稀释至刻度，摇匀，作为供试品溶液。

（四）测定法

精密量取供试品溶液 3.0mL，置于 25mL 量瓶中，按照标准曲线制备项下方法，自"加水至 5.0mL"起，同法测定吸光度，由标准曲线计算出供试品溶液中含芦丁的重量。

槐花按干燥品计算，含总黄酮以芦丁（$C_{27}H_{30}O_{16}$）计，槐花不得少于 8.0%。

【数据记录及数据处理】

序号	芦丁标准曲线绘制（0.2mg/mL）							样品检测
	1	2	3	4	5	6	7	
加入量（mL）	0.00	1.00	2.00	3.00	4.00	5.00		3.00
芦丁含量（mg）								
吸光度值								

【注意事项】

1. 比色法中显色反应及条件对形成的稳定配位化合物有一定影响，因此实验中需要遵守平行操作原则。如配置标准系列溶液时，空白与标准系列溶液中加入各种反应试剂的量、顺序、反应时间与温度等操作步骤均应保证平行；所有加入的反应试剂均应使用刻度吸量管精密量取，准确加入。

2. 注意吸收池（比色皿）的使用。

实验五　硫酸奎宁的激发光谱和发射光谱的测定

【实验目的】

1. 了解仪器的性能与结构，熟悉仪器的操作步骤。
2. 学会绘制激发光谱和荧光谱图：（即确定最大的激发 λ_{EX} 和发射 λ_{Em}）。
3. 定量测定硫酸奎宁的含量（标准曲线法）。

【实验原理】

硫酸奎宁，是喹啉类衍生物，能与疟原虫的 DNA 结合，形成的复合物抑制 DNA 的复制和 RNA 的转录，从而抑制原虫的蛋白合成。适用于氯喹和耐多种药物虫株所致的恶性疟。

硫酸奎宁是强荧光物质，有两个激发波长 250nm 和 350nm，荧光发射峰在 450nm。在低浓度时，荧光强度与荧光物质量浓度呈正比：$F = kC$。

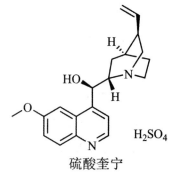

硫酸奎宁

【实验用品】

荧光分光光度计，容量瓶，容量瓶、移液管，移液管硫酸奎宁对照品，0.05mol/L H_2SO_4 溶液。

【实验内容】

（一）标准溶液的配置

精密称取 0.10g 硫酸奎宁，用 0.05mol/L H_2SO_4 溶液溶解，全部转移至 100mL 容量瓶中，用 0.05mol/L H_2SO_4 溶液稀释至刻度，摇匀。取此溶液 1.0mL 于 100mL 容量瓶中，用 0.05mol/L H_2SO_4 溶液稀释至刻度，摇匀，即得 10mg/mL 硫酸奎宁标准溶液。

取 0.05mol/L H_2SO_4 溶液 2.7mL 用纯净水定容于 1000mL 容量瓶中，即得 0.05mol/L H_2SO_4 溶液 1000mL。（浓硫酸溶质质量分数为 98%，密度 $= 1.84g/cm^3$）

（二）标准曲线的制备

取 6 支 25mL 的容量瓶，分别加入 10.0mg/mL 硫酸奎宁标准溶液 0.00mL、1.00mL、2.00mL、3.00mL、4.00mL、5.00mL，用 0.05mol/L H_2SO_4 溶液稀释至刻度，摇匀，按下述步骤操作，测定各溶液的吸光度，以浓度为横坐标，荧光强度为纵坐标，绘制标准曲线。

（三）仪器操作步骤

1. 检查仪器所有电源开关处于关闭状态，然后通电；
2. 打开主机开关、电脑开关等；
3. 通过电脑进入分析程序。

（四）绘制激发光谱和荧光发射光谱

1. 仪器正常后设定试验参数，更改实验名称等。
2. 进行预扫后，开始对所有标液及样品扫描；画出标准曲线。
（1）将 λ_{EX} 固定在 350nm，选择合适的实验条件，在 400~600nm 范围内扫描即得荧光发射光谱（可排除 λ_{EX} 的干扰），从谱图找出最大 λ_{Em} 值。

（2）将 λ_{EM} 固定在 450nm，选择合适的实验条件，在 200～400nm 范围内扫描即得荧光激发光谱（可排除 λ_{EM} 的干扰），从谱图找出最大 λ_{EX} 值。

（3）绘制标准曲线

将激发波长 λ_{EX} 固定在 350nm（或 250nm）处，荧光发射波长 λ_{EM} 固定在 450nm 处，在选定的条件下，测量系列标准溶液的荧光强度。

（4）未知试样的测定

取 1 支 25mL 的容量瓶，加入 10.0mg/mL 硫酸奎宁标准溶液 2.5mL，用 0.05mol/L H_2SO_4 溶液稀释至刻度，摇匀。在标准系列溶液同样条件下，测量试样的荧光发射强度。

（5）绘制荧光强度 F 对硫酸奎宁溶液浓度 C 的标准曲线，并由标准曲线求算未知试样的浓度 C_x（mg/mL）。

【数据记录及数据处理】

序号	硫酸奎宁标准曲线绘制（10mg/mL）							样品检测
	1	2	3	4	5	6	7	
加入量（mL）	0.00	1.00	2.00	3.00	4.00	5.00		
硫酸奎宁含量（μg）								
吸光度值								

【注意事项】

1. 硫酸奎宁溶液必须当天配制，避光保存。
2. 6 份测定试样所加各种试剂要注意平行操作。

实验六 固定试样红外光谱测定

【实验目的】

1. 掌握一般固体样品的制样方法以及压片的使用法。
2. 了解红外光谱仪的工作原理。
3. 掌握红外光谱的一般操作。

【实验原理】

红外吸收光谱法是通过研究物质结构与红外吸收光谱间的关系，来对物质进行分析的，红外光谱可以用吸收峰谱带的位置和峰的强度加以表征。测定未知物结构是红外光谱定性分析的一个重要用途。根据实验所测绘的红外光谱图的吸收峰位置、强度和形状，利用基团振动频率与分子结构的关系，来确定吸收带的归属，确认分子中所含的基团或键，并推断分子的结构，鉴定的步骤如下。

1. 对样品做初步了解，如样品的纯度、外观、来源、元素分析结果、物理性质（分子量、沸点、熔点）。

2. 确定未知物不饱和度，来推测化合物可能的结构。

3. 图谱解析

①首先在官能团区（4000～1300cm^{-1}）搜寻官能团的特征伸缩振动；

②再根据"指纹区"（1300～400cm^{-1}）的吸收情况，进一步确认该基团的存在以及与其他基团的结合方式。

【实验用品】

傅立叶红外光谱仪或其他型号的红外光谱仪，HY－12型手动液压式红外压片机及配套压片模具，磁性样品架，红外灯干燥器，玛瑙研钵，不锈钢镊子，苯甲酸样品（AR）（30mg），KBr（光谱纯）（0.5g），无水丙酮（10mL），无水乙醇（10mL），擦镜纸（数张）。

【实验内容】

（一）准备工作

1. 开机　打开红外光谱分析仪主机电源，打开显示器的电源，仪器预热水器20分钟；恢复工厂设置（restore＋setup＋factory）：打开计算机，进入Spectrum v3.01工作软件。

2. 清洗　用分析纯的无水乙醇清洗玛瑙研钵，用擦镜纸擦干后，再用红外灯烘干。

（二）试样的制备

取苯甲酸2～3mg与干燥的KBr粉末200～300mg，置于玛瑙研钵中，在红外灯下，充分研磨混匀后，用不锈钢药匙取70～80mg于压片机模具的两片压舌下。将压力调至28kgf（1kgf＝9.8N），压片，5～10分钟后，用不锈钢镊子小心取出压制好的试样薄片，置于样品架中待用。

（三）试样的分析测定

1. 背景的扫描　在未放入试样前，扫描背景1次（在仪器键盘上按scan＋backg＋1，或在工作软件上点instrument下拉菜单的"scan background"，设置扫描参数，单击OK，或者直接点击Bkgrd图标）。

2. 试样的扫描　将放入试样压片的样品室中，扫描试样1次（scanX or Y or Z＋1，或在工作软件上点击instrument下拉菜单的"scan sample"，设置扫描参数，单击OK，或者直接点击scan图标）。

（四）结束工作

1. 关机 实验完毕后，先关闭红外工作软件，然后回复工厂设置，关闭显示器电源，关闭红外光谱仪的电源。

2. 清洗 用无水乙醇清洗玛瑙研钵、不锈钢药匙、镊子。

3. 清理 清理台面后填写仪器使用记录。

【数据记录及数据处理】

1. 对所测谱图进行基线校正及适当平滑处理，标出主要吸收峰的波数值，储存数据后，打印谱图。

2. 用仪器中软件对图谱进行检索，并判别各主要吸收峰的归属，得出化合物的结构，并与已知结构进行对比。

【注意事项】

1. 在红外灯下操作时，用溶剂（乙醇，也可以用 CCl_4 或氯仿）清洗盐片，不要离灯太近，否则，移开灯时温度太高，盐片会碎裂。

2. 取出试压片时为防止压片破裂，应用泡沫或其他物质缓冲。

3. 处理谱图时，平滑参数不要选择太高，否则会影响谱图的分辨率。

（1）对基线倾斜的谱图进行校正（在仪器键盘上按"flat"，在工作软件点击"process"下拉菜单里的"baseline correction"），噪声太大时对谱图进行平滑处理（在仪器键盘上按"smooth"，在工作软件上点击"process"下拉菜单里的"smooth"）。有时也需要对谱图进行"abex"处理，使谱图纵坐标处于百分透射比为 0 ～ 100% 的范围内。

（2）标出试样谱图上各主要吸收峰的波数值，然后打印出红外谱图。

（3）选择式样苯甲酸的主要吸收峰，指出其归属。

实验七 火焰原子吸收法测定感冒颗粒中的铜

【实验目的】

1. 掌握火焰原子吸收光谱仪的操作技术。

2. 优化火焰原子吸收光谱法测定感冒颗粒中的铜的分析火焰条件。

3. 熟悉火焰原子吸收光谱法的基本原理。

【实验原理】

二价铜离子在乙炔火焰中易被原子化，铜离子对特定波长光的吸收度与溶液中铜离子的浓度成正比。

在使用锐线光源条件下，基态原子蒸气对共振线的吸收，符合 Lamber – Beer 定律，即 $A = \lg(I_0/I) = KLN$。

在一定实验条件下，待测元素原子总数目 N 与该元素在试样中的浓度 C 成正比，则 $A = KLC$。

由标准曲线法算出元素的含量，并计算灵敏度：

$$S = \frac{C \times 0.0044}{A} \ (\mathrm{mg/L})$$

【实验用品】

原子吸收分光光度计，铜元素空心阴极灯，乙炔钢瓶，容量瓶，吸量管，100mg/mL Cu^{2+} 标准溶液，硝酸溶液，市售感冒颗粒（1g）。

【实验内容】

（一）Cu^{2+} 标准溶液的配制

用 1mL 吸量管分别吸取 0.00、0.25、0.50、0.75、1.00mL 浓度为 100mg/mL Cu^{2+} 标准溶液于 5 个 25mL 的容量瓶中，用 1% 硝酸溶液稀释至刻度线，摇匀，得浓度依次为 0.00、0.50、1.00、1.50、2.00mg/mL 的 Cu^{2+} 标准溶液，备用。

（二）标准曲线的绘制

根据实验条件，将原子吸收分光光度计按仪器的操作步骤进行调节。切换到标准曲线窗口，在开始测定之前，用 1% 硝酸调零，待仪器电路和气路系统达到稳定，记录仪上基线平直时，按照标准溶液由稀到浓的浓度顺序逐个测量 Cu^{2+} 标准溶液的吸光度，在连续的一系列浓度的测定中，并绘制 Cu^{2+} 的标准曲线。

（三）实验条件

参数	铜元素	参数	铜元素
工作灯电流 I/mA	3.0	燃烧器高度/mm	6.0
光谱通带 d/nm	0.4	燃烧器位置/mm	−0.5
负高压/V	300.0	吸收线波长/nm	324.7
空气压/MPa	0.24	主压表/MPa	0.075

（四）感冒颗粒中铜的测定

精密称取 0.0500g 感冒颗粒，置于 25mL 容量瓶中，加 1% 硝酸溶液。根据实验条件，测量感冒颗粒溶液中铜的吸光度，并从标准曲线上查得感冒颗粒中 Cu^{2+} 的浓度（mg/mL）。

【数据记录及数据处理】

序号	Cu²⁺标准曲线绘制（100mg/mL）							样品检测
	1	2	3	4	5	6	7	
加入量（mL）	0.00	1.00	2.00	3.00	4.00	5.00		
Cu²⁺含量（μg）								
吸光度值								

【注意事项】

1. 注意乙炔气体流量和压力的稳定性。

2. 注意操作顺序，先通空气，再通乙炔气体。关闭仪器时要先断掉乙炔气体，最后关闭空气，避免回火。

实验八 纸色谱法分离氨基酸

【实验目的】

1. 掌握纸色谱分离氨基酸的原理。

2. 掌握纸色谱的操作方法。

3. 熟悉纸色谱法在分离鉴定方面的应用。

【实验原理】

纸层析是以滤纸为惰性支持物的分配层析，滤纸纤维上的羟基具有亲水性，吸附一层水作为固定相，有机溶剂为流动相，当有机相流经固定相时，物质在两相间不断分配而得到分离。

氨基酸是无色化合物，利用其与茚三酮显蓝紫色（脯氨酸显黄色），可将分离的氨基酸斑点显色，其反应机理如下：

茚三酮　　　氨基酸　　　　　　　　茚三酮(还原型)

茚三酮(还原型)　　　　　　　蓝色或紫色化合物

【实验用品】

玻璃展开筒，色谱用滤纸（可用定性滤纸代替），毛细管（2μL），喷雾器，吹风机，电热鼓风干燥箱，针，线，直尺，铅笔；正丁醇，甲酸，水，0.2%的异亮氨酸标准溶液，0.2%的赖氨酸标准溶液，0.2%的谷氨酸标准溶液，茚三酮试液。

【实验内容】

（一）点样

在距滤纸下端2.0～2.5cm处画一基线，用铅笔在线上标出1、2、3、4四个点，1、2、3号分别用毛细管将三种氨基酸标准液2μL点出约2mm直径大小的扩散圆点，再在4号点上三种标准液各2μL。

点样要合适，样品点的太浓，斑点易扩散或拉长，以致分离不清。用毛细管吸取氨基酸样品，与滤纸垂直方向轻轻碰触点样处的中心，这时样品就会自动流出。点样的扩散直径控制在2mm之内，点样过程中必须在第一滴样品干后再点第二滴，为使样品加速干燥，可用吹风机吹干，但要注意温度不可过高，以免氨基酸破坏，影响定量结果。

（二）展开

取适量的正丁醇、甲酸、水，以体积比4：1：5混合均匀，加入展开缸至展开剂蒸汽饱和后，再下降已悬挂滤纸的悬钩，使色谱用滤纸浸入展开剂约0.5cm，记录开始展开时间。待溶剂前沿展开到合适部位（约8cm左右），取出，画出溶剂前沿线，记录展开停止时间，将滤纸晾干或烘干。

（三）显色

将展开剂晾干或烘干后，用喷雾器在色谱滤纸上均匀喷上0.1%的茚三酮试液，放入100℃的鼓风干燥箱中干燥5分钟，滤纸上即显出蓝紫色斑点。

（四）R_f值的计算

用直尺测量显色斑点中心到原点（点样中心）之间的距离和原点到溶剂前沿的距离，计算氨基酸的R_f值。

【实验数据及数据处理】

	异亮氨酸	赖氨酸	谷氨酸	混合氨基酸
原点到层析斑点中心的距离				
原点到溶剂前沿的距离				
R_f				
判断待测氨基酸				

【注意事项】

1. 吸样后的毛细管要垂直落在层析纸点样处，样点大小要基本一致。
2. 点样毛细管不能混用。
3. 样点不能浸在展开剂中。
4. 滤纸要垂直悬挂。
5. 在层析纸制作、点样、显色、吹干及 R_f 值测定等操作过程中，手只能拿滤纸最上端，以防滤纸被手沾污。

实验九　薄层色谱板的制备及活度测定

【实验目的】

1. 掌握薄层板的制备及薄层层析的操作方法。
2. 掌握吸附剂活度测定的原理及方法。

【实验用品】

烘箱，层析缸，玻璃板，研钵，量筒，分析天平，玻璃棒，点样毛细管，薄层色谱硅胶，0.5% ~ 0.8% 羧甲基纤维钠溶液，0.01% 二甲基黄的苯溶液，0.01% 苏丹红的苯溶液，0.01% 靛酚蓝的苯溶液，苯。

【实验内容】

（一）薄层板的制备（湿板的制备）

将无破损、无划痕的玻璃板清洗净并烘干，备用。

称取 1 份硅胶 G 和 3 份 0.5% ~ 0.8% 的羧甲基纤维素钠溶液至研钵中，沿同一方向研磨均匀，去除表面气泡后，迅速涂在玻璃板上，不断振动玻璃板使其分布均匀，并置于水平桌面上自然风干。在反射光及透射光下检视，表面应均匀、平整、无麻点、无气泡、无破损及污染。使用前放入烘箱 110℃ 恒温加热 0.5 ~ 1 小时活化。

（二）硅胶活度的测定

在硅胶 G 薄层层析板下端 1.0 ~ 1.5cm 处，用铅笔轻画一基线，并在点样处用铅笔作一记号为原点。分别用毛细管吸取 0.01% 二甲基黄、苏丹红、靛酚蓝的苯溶液各 10μL 点滴于原点上（注意点样用的毛细管不能混用，毛细管不能将薄层板表面弄破，样品斑点直径在 2mm 为宜），以苯为展开剂，展开 10cm（约 20 分钟），三种染料应明显分离，判断标准如下：

染料名称	R_f值（cm）	活度级别	水分含量
二甲基黄	0.58 ± 5%		
苏丹红	0.38 ± 5%	Ⅱ ~ Ⅲ级	5% ~ 15%
靛酚蓝	0.08 ± 5%		

【实验数据及数据处理】

	二甲基黄	苏丹红	靛酚蓝
原点到层析斑点中心的距离			
原点到溶剂前沿的距离			
R_f			
活度级别			

【注意事项】

1. 载玻片应平整、干净且不被手污染，吸附剂在玻片上应均匀铺平、无麻点、无气泡、无污损。

2. 点样不能戳破薄层板面，各样点间距 1.0 ~ 1.5cm，样点直径应不超过 2mm。

3. 展开时，不要让展开剂前沿上升至底线，否则，无法确定展开剂上升高度，即无法准确判断各样品在薄层板上的相对位置和求得 R_f 值。

实验十　三颗针中小檗碱的薄层色谱鉴别

【实验目的】

1. 掌握薄层色谱法的原理和操作方法。

2. 了解薄层色谱在中药分析中的应用。

【实验原理】

中药三颗针的主要成分为小檗碱、掌叶防己碱、药根碱、小檗胺、异粉防己碱及木兰花碱。

小檗碱为有效成分之一，利用薄层色谱可将其分离。用小檗碱对照品加以对照，在紫外灯下检测，可起到鉴别作用。

【实验用品】

双槽层析缸，薄层板，毛细管，电吹风，分析天平，紫外分析仪，硅胶 G 薄板，甲醇，正丁醇，醋酸，三颗针粉，小檗碱对照品。

【实验内容】

（一）供试品溶液及对照品溶液的制备

取本品粉末 1.0g，加甲醇 20mL，超声处理 20 分钟，滤过，滤液作为供试品溶液。

另取盐酸小檗碱对照品，加甲醇制成每 1mL 含 0.5mg 的溶液，作为对照品溶液。

（二）点样

先用铅笔在距薄层板一端 1.0 ~ 1.5cm 处轻轻画一横线作为基线。按照薄层色谱法试验，用毛细管吸取上述两种溶液各 2μL，分别点于同一硅胶 G 薄层板上，斑点直径一般不超过 2mm。若因样品溶液太稀，可重复点样，但应待前次点样的溶剂挥发后方可重新点样。

（三）展开

以正丁醇 - 醋酸 - 水（2：0.5：1）的上层溶液为展开剂，放入层析缸内，预平衡 15 ~ 30 分钟。将点好样的薄层板放入展开剂中，浸入的深度以距原点 5mm 为宜，密封，待展距约 8cm，取出，晾干。

（四）检视

将晾干的薄层板，置于紫外光灯（365nm）下检视。供试品色谱中，在与对照品色谱相应的位置上，显相同颜色的荧光斑点。

（五）定性分析

画出斑点位置，计算 R_f 值。

【实验数据及数据处理】

	对照品	试样	判断
原点到层析斑点中心的距离			
原点到溶剂前沿的距离			
R_f			

【注意事项】

1. 点样时最好是对照品点与试样点交叉点样。
2. 点样不能戳破薄层板面，各样点间距 1.0 ~ 1.5cm，样点直径应不超过 2mm。
3. 为保证展开效果，采用预平衡，时间一般为 15 ~ 30 分钟。
4. 展开时不能使展开剂没过点样原点。

实验十一　气相色谱仪性能的测定

【实验目的】

1. 了解气相色谱仪的基本结构及特点。
2. 熟悉气相色谱仪的一般使用方法。
3. 熟悉气相色谱仪主要性能的检查。
4. 掌握有效塔板数、分离度的计算方法。

【实验原理】

气相色谱仪主要是由气路系统、进样系统、分离系统、检测系统、温度控制系统和数据处理及计算机系统等组成。

色谱柱是色谱仪的分离部分，柱分离效能指标可用理论塔板数（n）衡量，理论塔板数越高，柱效越高。色谱柱对相邻两组分分离程度的好坏可用分离度（R）判断，R值通常应大于 1.5。分离后的每一个色谱峰是否对称（呈正态分布），通常可用拖尾因子（T）来衡量，拖尾因子主要反映色谱柱的填充状况，填充良好的色谱柱，峰拖尾因子应在 0.95 ~ 1.05 之间。

【实验用品】

气相色谱仪（TCD），氢气发生器，微量进样器（10μL、1μL），苯（AR），甲苯（AR），环己烷（AR），苯 – 甲苯 – 环己烷混合试样。

【实验内容】

（一）色谱操作条件

柱温：100℃；汽化室温度：150℃；检测器温度：130℃；桥电流：180mA；载气流速：H$_2$，60mL/min。

（二）测定

1. 按照操作规程，调节气相色谱仪进入待进样状态，按照色谱操作条件设置色谱工作站参数，当气相色谱仪系统稳定、基线平直时，吸取 5μL 空气进样，记录空气的保留时间，即死时间 t_M，并重复 3 次。

2. 分别进针苯、甲苯、环己烷纯试剂 0.8μL，重复 3 次，记录色谱图上各峰的保留时间 t_R 以进行定性。

3. 注入 0.8μL 苯 – 甲苯 – 环己烷混合试样，记录各峰的保留时间及其半峰宽度、0.05 峰高处的峰宽、峰极大至峰前沿之间的距离，重复 3 次。

4. 实验完毕后，用乙醇或丙酮清洗微量进样器数次，并按仪器操作步骤关闭仪器及计算机。

【数据记录及数据处理】

1. 理论塔板数计算公式

$$n = 5.54 \times \left(\frac{t_R}{W_{1/2}}\right)^2 = 16\left(\frac{t_R}{W}\right)^2$$

式中：t_R 为峰值保留时间；$W_{1/2}$ 为半峰宽；W 为峰宽。

| 成分 | t_R | | | $\overline{t_R}$ | $W_{1/2}$ | | | $\overline{W_{1/2}}$ | n | R |
	1	2	3		1	2	3			
空气										
苯										
甲苯										
环己烷										

| 成分 | $W_{0.05h}$ | | | $\overline{W_{0.05h}}$ | d_1 | | | $\overline{d_1}$ | n | T |
	1	2	3		1	2	3			
空气										
苯										
甲苯										
环己烷										

2. 分离度计算公式（以苯为基准）

$$R = \frac{2(t_{R_2} - t_{R_1})}{W_1 + W_2} = \frac{1.177(t_{R_2} - t_{R_1})}{(W_1 + W_2)}$$

式中：t_{R_1} 和 t_{R_2} 分别为相邻两组分的峰值保留时间；W_1 和 W_2 分别为相邻两组分色谱峰的峰宽。

3. 拖尾因子计算公式

$$T = \frac{W_{0.05h}}{2d_1}$$

式中：$W_{0.05h}$ 为 0.05 峰高处的峰宽；d_1 峰极大至峰前沿之间的距离。

【注意事项】

1. 实验前，必须对气相色谱仪整个气路系统进行检漏，如有漏气，及时处理。
2. 开机前先通气，实验结束，先关机后关气。

实验十二 冰片的含量测定

【实验目的】

1. 掌握气相色谱法测定中药制剂中成分含量的方法和原理。

2. 熟悉气相色谱仪进行含量测定的操作过程。

3. 学会用内标法进行定量分析。

【实验原理】

冰片为龙脑和异龙脑的混合物，具有挥发性，因此可采用气相色谱法对合成冰片中所含龙脑进行测定，并用内标法计算含量。

内标法是选择样品中不含的纯物质作为对照物质加入待测样品溶液中，以待测组分和对照物质的响应信号对比，测定待测组分的含量。

【实验用品】

气相色谱仪，微量注射器（1μL），醋酸乙酯（AR），水杨酸甲酯（内标），龙脑对照品，合成冰片。

【实验内容】

（一）色谱条件与系统适应性试验

以聚乙二醇20000（PEG - 20M）为固定相，涂布浓度为10%；柱温为140℃；理论塔板数按龙脑峰计算应不低于2000。

（二）内标溶液配制

取水杨酸甲酯125mg，精密称定，置于25mL量瓶中，加醋酸乙酯稀释至刻度，制成每1mL含5mg的内标溶液。

（三）对照溶液配制

取龙脑对照品5mg，精密称定，置于10mL量瓶中，加内标溶液稀释至刻度，摇匀，作为龙脑对照溶液。

（四）测定校正因子

取龙脑对照液1μL注入气相色谱仪，记录 T_R 和 A 值，并计算校正因子。

（五）供试品溶液的制备

取合成冰片50mg，精密称定，置于10mL量瓶中，加入内标溶液使冰片溶解并稀释至刻度，摇匀，作为供试品溶液。

（六）测定

吸取供试品溶液1μL，注入气相色谱仪，测定，记录 T_R 和 A 值，并按内标法计算含量。

【数据记录及数据处理】

		T_R	A	m
对照液	龙脑			
	内标（水杨酸甲酯）			
样品	冰片中的龙脑			
	内标（水杨酸甲酯）			

1. 校正因子计算公式

$$f = \frac{f_i}{f_s} = \frac{m_i/A_i}{m_s/A_s}$$

式中：f 为校正因子；f_i、f_s 分别为龙脑对照品和内标的校正因子；m_i、m_s 分别为龙脑对照品和内标的质量；A_i、A_s 分别为龙脑对照品和内标对应的峰面积。

2. 冰片含量计算公式

$$(C_i\%)_{样品} = \frac{m_i}{m} \times 100\% = \frac{A_i f_i m_s}{A_s f_s m} \times 100\%$$

式中：m 为合成冰片的质量；m_s 为供试品溶液中龙脑的质量；A_i、A_s 分别为供试品溶液中龙脑对照品和内标对应的峰面积。

【注意事项】

1. 实验前，必须对气相色谱仪整个气路系统进行检漏。如有漏气，及时处理。
2. 开机前先通气，实验结束，先关机后关气。

实验十三　高效液相色谱仪柱效能和分离度的测定

【实验目的】

1. 了解高效液相色谱仪的基本结构。
2. 初步掌握高效液相色谱仪的基本操作方法。
3. 学习高效液相色谱柱效能的评定及分离度的测定方法。

【实验原理】

高效液相色谱仪一般由高压输液系统、进样系统、色谱分离系统（色谱柱）、检测系统、数据记录及处理系统等几部分组成，贮液瓶中的流动相被泵打入色谱柱中，样品溶液经进样器进入流动相，被流动相载入色谱柱内，由于样品溶液中的各组分在两相中具有不同的分配系数，在两相中相对运动，经过反复多次分配，各组分在移动速度上产生较大的差别，被分离成单个组分依次从柱内流出，通过检测器时，样品浓度被转换成电信号传送到记录仪。

通过高效液相色谱仪分离苯、萘、联苯，可测试其理论塔板数 n，判断色谱柱柱效的高低。根据塔板理论，理论塔板数越大，塔板高度越小，色谱柱的柱效能越高。色谱柱的热力学性质和柱填充是否均匀，将影响色谱峰的对称性，色谱峰的对称性可用拖尾因子 T 衡量，T 应在 0.95~1.05 之间。分离度 R 是从色谱峰判断相邻两组分在色谱柱总分离效能的指标，R 应大于 1.5。

【实验用品】

液相色谱仪（紫外检测器），C_{18} 反相键合色谱柱（150mm×4mm），微量注射器，一次性过滤器（0.45μm），溶剂过滤器，超声提取器，苯（AR），萘（AR），联苯（AR），甲醇（色谱纯），重蒸馏水（新制），移液管（2mL），容量瓶（10mL）。

【实验内容】

（一）色谱条件

流动相为甲醇－水（80∶20），流量 1.0mL/min；检测波长为 254nm；柱温：30℃；进样量：10μL。

（二）试样的制备

分别精密配制含苯、萘、联苯浓度均约为 1mg/mL 的甲醇溶液 10mL 作为对照品溶液。分别精密吸取上述对照品溶液各 2mL 置于 10mL 容量瓶中，加流动相稀释，并定容至刻度，摇匀，得到含苯、萘、联苯的混合对照品溶液，作为供试品溶液。

（三）流动相处理

将甲醇和水经溶剂过滤器过滤至贮液瓶中，并超声脱气。

（四）测定

按照操作规程，调节高效液相色谱仪进入待进样状态，按照色谱条件设置色谱工作站参数，当高效液相色谱仪系统稳定、基线平直时，吸取供试品溶液，注入色谱仪，记录数据，重复三次。实验结束后，冲洗色谱柱，按要求关好仪器。

【数据记录及数据处理】

组分	实验号	t_R	W	$W_{1/2}$	n	R	$W_{0.05h}$	d_1	T
苯	1								
	2								
	3								
	平均								

续表

组分	实验号	t_R	W	$W_{1/2}$	n	R	$W_{0.05h}$	d_1	T
萘	1								
	2								
	3								
	平均								
联苯	1								
	2								
	3								
	平均								

记录实验条件及苯、萘、联苯的保留时间、峰宽、半峰宽，计算出各组分对应的理论塔板数。根据保留时间与峰宽信息，计算相邻组分对间的分离度。

1. 理论塔板数计算公式

$$n = 16\left(\frac{t_R}{W}\right)^2 = 5.54\left(\frac{t_R}{W_{1/2}}\right)^2$$

式中：t_R 为峰值保留时间；$W_{1/2}$ 为半峰宽；W 为峰宽。

2. 分离度计算公式（以苯为基准）

$$R = \frac{2\ (t_{R_2} - t_{R_1})}{W_1 + W_2}$$

式中：t_{R_1} 和 t_{R_2} 分别为相邻两组分的峰值保留时间；W_1 和 W_2 分别为相邻两组分色谱峰的峰宽。

3. 拖尾因子计算公式

$$T = \frac{W_{0.05h}}{2d_1}$$

式中：$W_{0.05h}$ 为 0.05 峰高处的峰宽；d_1 峰极大至峰前沿之间的距离。

【注意事项】

1. 所有的流动相使用之前必须先脱气。

2. 开机时先打开工作站，排出气泡后再连接泵，最后连接检测器，关闭顺序与开机顺序相反。

实验十四　外标法测定丹参中丹参酮 II_A 的含量

【实验目的】

1. 练习使用高效液相色谱仪。

2. 学会用外标法进行定量分析。

【实验原理】

外标法分为外标一点法、外标二点法和标准曲线法。当标准曲线的截距为 0 时，可采用外标一点法进行定量分析。

外标一点法是用一种浓度的对照品溶液 s 对比测定样品溶液中相应组分 i 的含量。将对照品溶液与样品溶液在相同条件下多次进样，测得峰面积的平均值，进样体积相同时，用下式计算样品中相应组分的量：

$$C_i = \frac{A_i}{A_s} C_s$$

式中：C_i、A_i 为待测组分的浓度和峰面积；C_s、A_s 为对照品溶液的浓度和峰面积。

外标法方法简便，不需用校正因子，不论样品中其他组分是否出峰，均可对待测组分定量。但此法的准确性受进样重复性和实验条件稳定性的影响。此外，为了降低外标一点法的实验误差，应尽量使配制的对照品溶液的浓度与样品中组分的浓度相近。

【实验用品】

液相色谱仪（紫外检测器），分析天平 C_{18} 反相键合硅胶色谱柱，棕色容量瓶（5mL、25mL），移液管（2mL），具塞锥形瓶，微量注射器，一次性过滤器（0.45μm），溶剂过滤器，超声提取器，甲醇（色谱纯），重蒸馏水，丹参酮ⅡA 对照品，丹参药材。

【实验内容】

（一）色谱条件

C_{18} 反相键合硅胶色谱柱，流动相甲醇－水（15∶5），检测波长 270nm，流速 1mL/min，理论塔板数 n 按丹参酮ⅡA 计算不低于 2000。

（二）对照品溶液的制备

精密于称取丹参酮ⅡA 对照品 10mg，置于 5mL 棕色量瓶中，加甲醇定容，摇匀，精密量取 2mL 上述溶液，置 25mL 棕色量瓶中，加甲醇定容，摇匀，既得。（每 mL 含丹参酮ⅡA16μg）

（三）供试品溶液的制备

取丹参药材粉末（过 2 号筛）0.3g，精密称定，置于具塞锥形瓶中，精密加入甲醇 50mL，密塞，称定重量，超声 30 分钟，放冷，称定重量，用甲醇补足减失重量，摇匀，过滤，取续滤液即得。

（四）测定

分别精密吸取对照品溶液和供试品溶液各 5μL，注入液相色谱仪，测定，记录实验条件及结果并计算供试品溶液浓度及丹参药材中丹参酮 II_A 的百分含量。

【数据记录及数据处理】

1. 供试品溶液浓度计算公式

$$C_{丹} = \frac{A_{丹}}{A_{对}} \cdot C_{对}$$

式中：$C_{丹}$、$A_{丹}$ 为供试品溶液的浓度和峰面积；$C_{对}$、$A_{对}$ 为对照溶液的浓度和峰面积。

	T_R	C	A
对照液			
样品			

2. 丹参药材中丹参酮 II_A 的百分含量计算公式

$$x(\%) = \frac{m}{m_{总}} \times 100\%$$

式中：$x(\%)$ 为丹参药材中丹参酮 II_A 的百分含量；m 为供试品溶液中丹参酮 II_A 的质量；$m_{总}$ 为丹参药材粉末质量。

【注意事项】

1. 超声提取时温度不宜过高，多次提取时要注意更换超声提取器中的水，以免温度过高使丹参酮 II A 受热分解影响其含量。

2. 供试品溶液提取后要注意补足减失的重量。

第六章　中药化学实验 ▷▷▷

实验一　中药化学实验基本操作方法

【层析技术】

层析法又称色谱法，色层法或层离法。它具有设备简单、分离效果好、快速等优点，是中药分析研究中必不可少的基本研究手段。其操作形式可分为：薄层层析（TLC）、纸层析（PC）和柱层析（CC）。

（一）常用硅胶薄层板

1. 原理　用羧甲基纤维素钠（CMC – Na）作为黏合剂，这一大分子有机化合物可溶于水，借助其分子间的作用力起到黏结作用，使吸附剂在一玻璃片上形成坚固的薄层。

2. 方法

（1）制板：称取 CMC – Na 溶解于蒸馏水中，加热并充分搅拌至全溶（浓度为 0.3% ~0.5%）。取上述溶液按照体积比 3∶1 的比例加入薄层层析用硅胶（200 目以上），研磨成匀浆，用药匙取一定量倒于玻璃板上（一块 15cm×5cm 的板用吸附剂 1 ~1.5g），并均匀涂布，然后轻轻振动，使薄层面平整均匀（可以在板下方的中间垫一物体，两头悬空，两手均匀掮动），平放，阴干后于烘箱中 110℃烘半小时进行活化，活化后的薄层板置于干燥器中备用。

（2）点样：用微量进样器或毛细管进行点样。点样前，先用铅笔在层析板上距末端 1 ~2.5cm 处轻画一横线，然后用毛细管吸取样液在横线上轻轻点样，若点样量大，要等前一次点样残余的溶剂挥发后再点样，以免点样斑点过大。一般斑点直径为 2mm，不宜超过 5mm，点间间隔为 1 ~1.5cm，样点与玻璃边沿距离至少 1cm。

（3）展开：将点样后的薄层板放在盛有展开剂的展开槽中，由于毛细管作用，展开剂在薄层板上缓慢前进，前进至一定距离后，取出薄层板，样品组分移动速度不同而彼此分离。

注意：

①展开室应预先饱和。为达到饱和效果，可在室中加入足够量的展开剂，或者在壁上贴滤纸条，一端浸进展开剂中。

②展开剂一般为两种以上互溶的有机溶剂，并且临用时新配为宜。

③薄层板点样后，应待溶剂挥发完再放入展开室中展开。

④展开室应密闭，展距一般为8～15cm。薄层板放进展开室时，展开剂不能没过样点。一般薄层板下端浸入展开剂中的高度不宜超过0.5cm。

⑤展开剂每次展开后，都需要更换，不能重复使用。

⑥展开后的薄层板用适当的方法，使溶剂挥发完全后进行检视。

⑦R_f值一般控制在0.3～0.8，当R_f值很大或很小时，应适当改变展开剂的比例。

（4）斑点的检出：展开后的薄层板经过干燥后，常用紫外光灯照射或用显色剂显色检出斑点。对于无色组分，在用显色剂时，显色剂喷洒要均匀，用量要适度。紫外光灯的功率越大，暗室越暗，检出效果就越好。展开后，化合物在薄层板上的位置用比移值（R_f值）来表示。化合物斑点中心至原点的间隔与溶剂前沿至原点的间隔的比值就是该化合物的R_f值，薄层板及层析缸见图6-1。

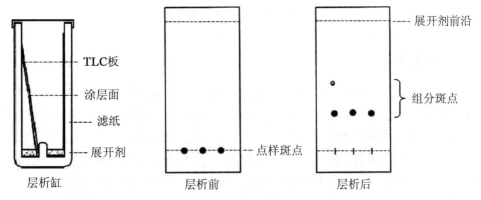

图6-1　薄层板及层析缸

（二）纸层析

1. 原理　纸层析（PC）属于分配层析，利用滤纸本身吸附的水分作固定相，所选用的展开剂作为流动相，根据不同极性化合物在两相的分配系数不同，随着展开剂的不断移动，而将各化合物分离开。

2. 方法

（1）条形纸层析

点样：取15cm×3cm中速滤纸一张，在距离一端2cm处用铅笔轻轻画一基线，作为起始线，在起始线上每间隔1cm处分别点样。

展开：根据分离成分性质选择相应展开剂，需用棉线吊挂于圆柱层析缸（标本缸）中展开。

显色剂：根据分离成分性质选择相应显色剂，需105～110℃烘干5～10分钟。注意不可使用含硫酸的显色剂，避免色谱纸碳化。

（2）圆形纸层析

在一张圆形滤纸的中心扎一小孔，滤纸中心打一小孔，备插入滤纸芯之用。将样品在距纸中心 1~1.5cm 处点样，所有点样点距离圆心半径应一致。样品点好后，将一卷好的滤纸芯插入中心小孔，滤纸芯下方剪成流苏状以便快速均匀吸取展开剂。将滤纸移到盛有展开剂的直径 12cm 培养皿中，加盖同样直径的培养皿密封。饱和 10~15 分钟后再行展开。待溶剂前沿到达培养皿边沿后，取出滤纸使溶剂挥散，根据不同方法进行显色观察。

样品、展开剂、显色剂均同条形纸层析，装置见图 6-2。

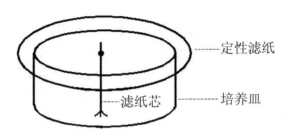

图 6-2　圆形纸层析

（三）柱层析

1. 原理　柱层析是中草药化学成分研究中的一种常用分离方法。许多结构相似而不能用一般的萃取、重结晶等方法分离的中草药成分，通过选择一定的吸附剂和洗脱剂，采用柱层析法均可得到满意的分离效果。常用的吸附剂有氧化铝、硅胶、聚酰胺、活性炭、硅藻土等，根据不同物质在吸附剂上的吸附力不同而得到分离，当用洗脱剂洗脱时，所吸附的样品发生一系列吸附、解吸、再吸附、再解吸过程。吸附力小的组分，移动的快，先出柱；吸附力大的，移动的慢，后出柱，于是，混合物中的各组分得以分离。

2. 方法

（1）装置与条件

样品：中药提取物。

层析柱：根据实验需要确定不同规格的玻璃柱。

吸附剂、洗脱剂：根据实验需求确定具体试剂。

检视：TLC 板等薄层技术。

（2）装柱：常用装柱方法有两种，即干法和湿法，可根据不同情况选用。

①干法装柱：称取吸附剂 10g，通过玻璃漏斗倒入柱中，用两个吸耳球轻轻对称敲击层析柱，促进均匀沉降，上部平整。

②湿法装柱：取吸附剂 10g 置于小烧杯中，加一定量洗脱剂调匀。打开柱活塞，将调好的吸附剂缓缓倒入柱内，其间不断轻轻敲击柱体，赶走气泡，待其自然沉降后柱高 15cm 即可。敲平，顶端留有少量洗脱剂，装置见图 6-3。

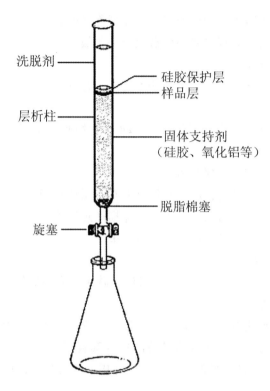

图6-3 柱层析装置

（3）加样：样品于小蒸发皿中溶解后取少量吸附剂拌匀，置于水浴上，使吸附剂中的溶剂挥干，缓慢加入柱床上端，压平，依次放置少量未拌样吸附剂、滤纸、脱脂棉或沸石。加溶剂洗脱，柱出口放置适合容器进行收集。

（4）检识与合并：主要以薄层结果确定成分相同的流分并合并。

（5）溶剂回收：将合并的洗脱液在水浴（或电热套）上蒸馏回收溶剂。

【常用仪器操作技术】

1. 显微熔点测定仪

（1）用途：一种用于测定固体样品的熔点以确定其纯度的仪器。

（2）使用注意事项

① 对待测样品要进行干燥处理或放在干燥缸内进行干燥，粉末要研细。

② 设定温度切勿超过仪器使用范围（<300℃），避免损坏仪器。

2. 电子分析天平

（1）用途：满足实验室精确、稳定称量要求的质量分析工具。

（2）使用注意事项

① 开机前先插上电源，调整水准器，使仪器预热。

② 在称物体时，要将物体放在秤盘中，轻拿轻放，避免物体冲击秤盘，避免传感器受冲击力，影响称量数值。

③ 读数前必须关闭防尘罩的玻璃移门，保证称量准确。

④ 严禁有腐蚀性的物品直接接触秤盘及天平台板。

3. 电热恒温鼓风干燥箱

（1）用途：广泛用于实验室中的一般性烘干、干燥、热处理及其他加热。

（2）使用注意事项

① 干燥箱应安放平稳，周围无强烈震动及腐蚀性气体和易燃、易爆的化合物存在。

② 箱内不得放入易燃、易爆及腐蚀性物品。

③ 箱内试样不能放得过挤，应留有足够的空气循环空间，排气阀应适当旋开。

④ 取放物品时，切勿碰击感温探头，以免损坏感温探头，不能控制温度。

⑤ 禁止超过额定温度范围使用，以免造成事故。

4. 循环水多用真空泵

（1）用途：用于蒸发、蒸馏、结晶、过滤、减压、升华等作业。

（2）使用注意事项

① 保持水箱中的水质清洁，常换水，如使用频率高，可缩短换水时间。

② 抽真空作业，将需要抽真空的设备的抽气套管紧密套接于本机抽气嘴上，先开电源，再倒入要抽滤的液体。抽滤结束后，应先拔下抽气套管，再关电源。

5. 离心机

（1）用途：主要用于固、液分离，如中药成分分离精制过程中水提醇沉和醇提水沉的固液分离、水煎液的离心等。分为高速离心和低速离心两种，一般低于 5000r/min 的统称为低速离心。

（2）使用注意事项

① 离心前，要注意准确称量对称两个样品，质量基本上要相等，避免损坏仪器，造成事故，噪声大提示质量有可能不对等。

② 开机时，转速的设定最好由慢到快，匀速上升。

6. 超声波清洗器

（1）用途：主要用于中药材有效成分的提取、加速物质中有机成分溶于溶剂以及常用玻璃仪器的清洗。

（2）使用注意事项

① 在超声提取中药材的过程中，超声频率、超声波作用时间、溶剂的选择以及用量对提取效率均有影响。

② 超声波清洗器需常换水，保持水质清洁。

实验二　三颗针中小檗碱的提取和鉴定

【药材简介】

三颗针为小檗科小檗属植物的根，性寒、味苦，清热燥湿、泻火解毒，广泛用作黄连及黄柏的代用品。目前作为生产黄连素的重要原料。三颗针的有效成分为生物碱，其总碱含量为2.5%～6%。主要是小檗碱，此外尚有小檗胺、药根碱、巴马丁等。其含量随品种和产地不同而有所不同，北方以承德产的细叶小檗中生物碱含量为高。本实验主要提取分离小檗碱。

主要生物碱的物理性质如下。

1. 小檗碱 黄色针状结晶，mp145℃。季铵型生物碱，难溶于乙醚、石油醚、苯、氯仿等有机溶剂，易溶于热水及热乙醇，缓缓溶于冷水（1∶20），微溶于冷乙醇（1∶100）。其盐在水中的溶解度如表6-1。

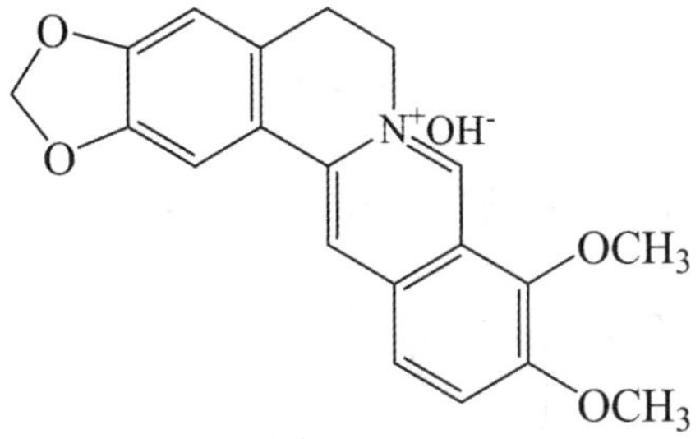

小檗碱

表6-1 小檗碱盐在水中的溶解度

盐酸小檗碱	1∶500
硫酸小檗碱	1∶30
硫酸氢小檗碱	1∶100
磷酸小檗碱	1∶15
枸橼酸小檗碱	1∶125
氢碘酸小檗碱	1∶2130

2. 小檗胺 白色结晶，mp197～200℃（石油醚）。叔胺碱，难溶于水，可溶于强酸及强碱，易溶于乙醇、氯仿、乙醚或石油醚；其盐可溶于水，难溶于有机溶剂。

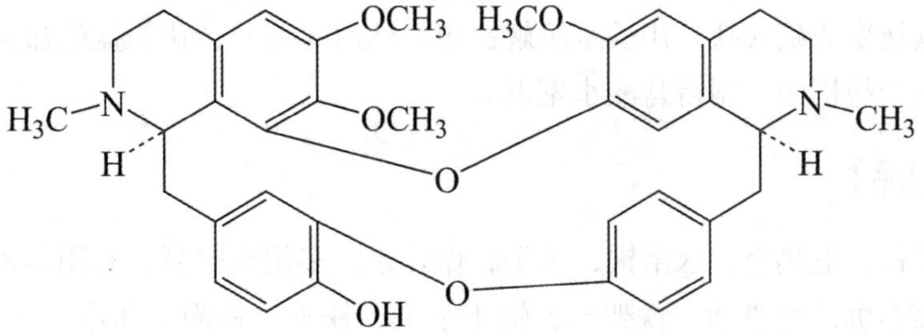

小檗胺

3. 药根碱 氯化物：橙色针状结晶，mp198～200℃。碘化物：红色针状结晶，mp208～210℃。

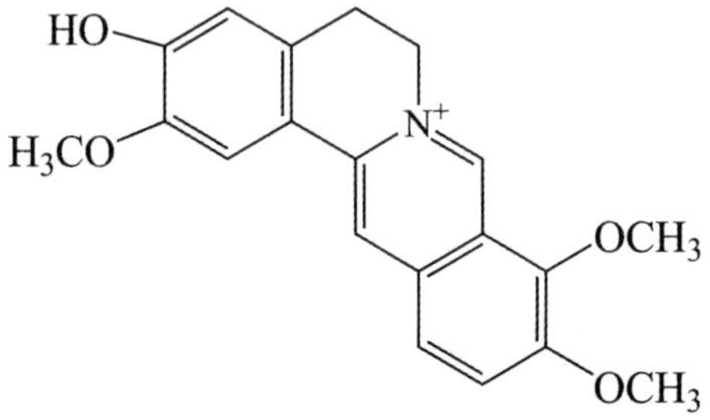

药根碱

4. 巴马丁 氯化物：黄色针状结晶，mp198～201℃。

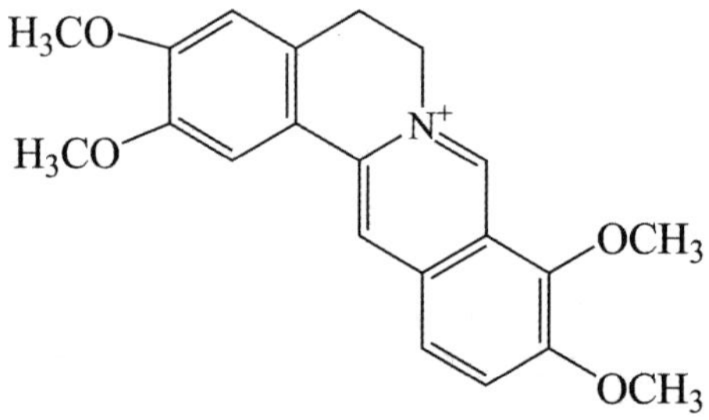

巴马丁

【实验目的】

1. 掌握三颗针或黄柏中小檗碱的提取原理和方法。
2. 熟悉小檗碱的化学性质和鉴定方法。
3. 掌握渗漉提取的基本操作方法。

【实验原理】

利用小檗碱的硫酸盐在酸水中溶解度较大，盐酸盐几乎不溶于水的性质。首先将药材中的小檗碱转变为硫酸盐，用酸水溶解提出，然后再使其转化为盐酸盐降低其在水中的溶解度。结合盐析法，制得盐酸小檗碱。

【实验用品】

市售三颗针，电热套，水浴锅，天平，循环水式多用真空泵，三用紫外分析仪，恒温干燥箱，离心机，离心桶，铁架台，铜十字夹，铁夹，铁圈，药匙，大铁勺，剪刀，渗漉筒，烧杯，玻璃棒，下口瓶，滴管，锥形瓶，纱布，保鲜膜，脱脂棉，白绳，广泛pH试纸，抽滤瓶垫，试管，抽滤瓶，布氏漏斗，洗瓶，滤纸，丙酮（AR），浓盐酸

（AR），氯化钠（AR），凡士林（AR），浓硫酸，石灰乳（AR），次氯酸钙（AR），氢氧化钠（AR）。

【实验内容】

（一）渗漉

称取三颗针 200g，加入 1% 硫酸 200～300mL，搅拌均匀，使润湿度合适，装入渗漉筒内，以 0.7% 硫酸为溶剂浸泡过夜后开始渗漉，装置见图 6 – 4，速度以 5～6mL/min 为宜。收集渗漉液 1L 即可停止渗漉。

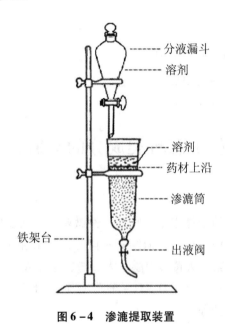

分液漏斗
溶剂

溶剂
药材上沿

渗漉筒

铁架台

出液阀

图 6 – 4　渗漉提取装置

（二）酸化盐析

将渗漉液加入浓盐酸，调至 pH2～3，再加入渗漉液总体积 10%（*W/V*）的食盐，即析出大量黄色沉淀，放置，过夜，常压过滤，即得到粗制的盐酸小檗碱，将沉淀置烘箱内于 80℃以下干燥，称重。

（三）精制

将盐酸小檗碱粗品加于 25 倍量沸水中，于水浴上加热使之溶解，然后加入石灰乳调至 pH8～9，趁热过滤，滤液于 65℃加浓盐酸调至 pH2。放置冷却，即析出大量黄色沉淀，过滤，沉淀用蒸馏水洗至 pH4 左右，抽干。于 80℃以下干燥后，即得精制盐酸小檗碱，称重，测熔点，计算产率。

（四）盐酸小檗碱的鉴别

1. 取自制精制盐酸小檗碱 0.05g，溶于热水 50mL 中，加入 10% NaOH 溶液 2mL，混合均匀后，于水浴上加热至50℃，加入丙酮5mL，放置，即有柠檬色丙酮小檗碱结晶析出，抽滤，水洗后干燥，测熔点。

2. 取自制精制盐酸小檗碱少许，加稀盐酸2mL溶解后，加漂白粉少许，即显樱红色。

【注意事项】

1. 药材浸泡前应先用大药筛除去较细的粉末，避免渗漉筒出液阀堵塞。
2. 为防止出液阀堵塞，可用纱布包裹沸石压覆在脱脂棉上代替棉塞。

【实验报告】

1. 绘制实验流程图及主要装置图。
2. 简述制备盐酸小檗碱的原理。
3. 总结渗漉提取法的优缺点。

实验三　虎杖中蒽醌类成分的提取、分离和鉴定

【药材简介】

虎杖为蓼科植物虎杖的干燥根茎。味苦、性微寒。能活血定痛，清热利湿，解毒、化痰止咳。近年来用于烫伤、止血、消结石和降血脂。其主要成分为游离蒽醌和蒽醌苷。主要有大黄酸、大黄素、大黄素甲醚、大黄酚、蒽苷A（大黄素甲醚-8-O-D-葡萄糖苷），蒽苷B（大黄素-8-O-D-葡萄糖苷），此外，尚含有虎杖苷以及黄酮类、对苯醌长链萜类、多糖等。

本次实验可提取分离得到大黄酸、大黄素、大黄素甲醚、大黄酚。

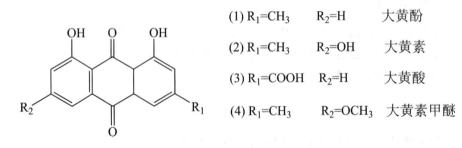

(1) $R_1=CH_3$	$R_2=H$	大黄酚
(2) $R_1=CH_3$	$R_2=OH$	大黄素
(3) $R_1=COOH$	$R_2=H$	大黄酸
(4) $R_1=CH_3$	$R_2=OCH_3$	大黄素甲醚

虎杖中蒽醌类成分

已知主要成分的结构及物理性质如下。

1. 大黄酚　丙酮中结出为金黄色六角形片状结晶，乙醇中结出为针状结晶，能升华，不溶于水，易溶于苯、氯仿、乙醚、乙醇等，可溶于氢氧化钠水溶液，难溶于碳酸钠、碳酸氢钠水溶液。

2. 大黄素　橙黄色针晶（乙醇），mp 256～257℃，可溶于乙醇、碳酸钠水溶液、氨水，不溶于水。

3. 大黄酸　黄色针状结晶，mp321～322℃，330℃分解，可溶于碱液，几乎不溶于水。略溶于乙醇、氯仿、乙醚、苯等。

4. 大黄素甲醚　黄色结晶，可溶于氢氧化钠溶液，不溶于水。

【实验目的】

1. 学习用 pH 梯度法萃取分离酸性成分的一般方法。
2. 了解蒽醌类成分的一般性质及鉴别反应。

【实验原理】

乙醇提取物中含苷和苷元，首先用乙醚将苷元萃取出来，再根据虎杖中游离蒽醌酸性不同，以不同碱度的碱水自乙醚中分别萃取不同酸性的蒽醌，以达到分离的目的。

【实验用品】

市售虎杖，电热套，水浴锅，天平，循环水式多用真空泵，恒温干燥箱，超声波清洗器，铁架台，铜十字夹，铁夹，铁圈，药匙，大铁勺，剪刀，烧杯，玻璃棒，下口瓶，滴管，保鲜膜，脱脂棉，白绳，广泛 pH 试纸，抽滤瓶垫，试管，抽滤瓶，研钵，玻璃板，布氏漏斗，滤纸，锥形瓶，量筒，表面皿，分液漏斗，洗瓶，吹风机，试管架，直尺，色谱柱，圆底烧瓶，球形冷凝管，直形冷凝管，大接小（24、29 口），大接小（19、24 口），蒸馏弯头（19 口），接收器（19 口），搅拌器套管（19 口），尖嘴玻璃管，沸石，乳胶管，展开缸，喷雾瓶，蒸发皿，点样管内径，滴瓶，铅笔，硅胶（100～200 目），石油醚（60～90℃）（AR），乙酸乙酯（AR），甲酸乙酯（AR），甲酸（AR），丙酮（AR），苯（AR），氨水（AR），浓盐酸（AR），凡士林（AR），乙酸镁（AR），丙酮（AR），大黄酚（含量≥98%），大黄素（含量≥98%），大黄素甲醚（含量≥98%），芦荟大黄素（含量≥98%），乙醚（AR），浓 HCl（AR），薄层硅胶（AR），碳酸氢钠（AR），碳酸钠（AR），CMC－Na（AR），氢氧化钠（AR），95%乙醇。

【实验内容】

（一）乙醇总提取物的制备

取虎杖粗粉200g，置于1000mL的圆底烧瓶中，以95%乙醇回流提取2次，装置见图6－5。第一次用乙醇600mL，回流1小时，第二次用乙醇300mL，回流30分钟，合并乙醇提取液。放置，若有沉淀产生，再抽滤一次，减压回收乙醇至糖浆状（40～50mL），得乙醇总提取物，装置见图6－5。

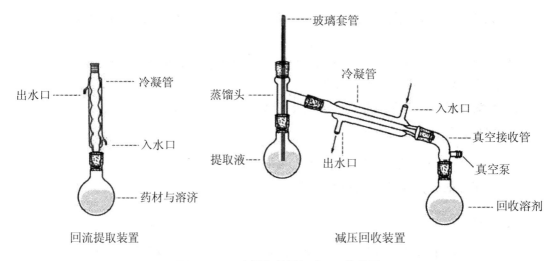

图 6 − 5　回流提取装置与减压回收装置

（二）总游离蒽醌的提取

在上述提取物中，加水 60mL 搅拌均匀后超声分散，加入乙醚 100mL，不断振摇（可超声震荡）后放置，将上层乙醚溶液分取至一个 500mL 三角烧瓶中，水层再以乙醚萃取多次（50mL×3，30mL×3），至乙醚呈色较浅时为止。合并乙醚提取液，如果混浊，抽滤 1 次。乙醚溶液即含总游离蒽醌。

（三）各个蒽醌的分离

1. 强酸性成分——大黄酸的分离　将含总游离蒽醌的乙醚溶液移至 1000mL 的分液漏斗中（取出 10mL 留样），加 5% NaHCO$_3$ 水溶液 60mL，振摇萃取（NaHCO$_3$ 水溶液先用 pH 试纸测定其 pH 值），放置待分层，放出下层 NaHCO$_3$ 溶液置于另一三角烧瓶中。上层乙醚液再加 5% NaHCO$_3$ 水溶液 40mL 萃取 2 次以上，至碱水层颜色较浅为止。每次振摇萃取后，放置时间应稍久，以免乙醚溶液混在下层水溶液中，影响分层效果。提取过程中，如乙醚挥发，可酌量补加。合并 NaHCO$_3$ 萃取液，注意其呈色，边搅拌边小心滴加 6mol/L 盐酸调至 pH2，观察酸化过程中的呈色变化，稍放置即析出深褐色沉淀，减压过滤，沉淀用水洗至近中性。沉淀移至表面皿上，得沉淀 E − 1，干燥，为强酸性部分，供 TLC 鉴定。

2. 中等酸性成分——大黄素的分离　留存在分液漏斗中的乙醚溶液，用 5% Na$_2$CO$_3$ 水溶液（测其 pH 值）萃取 6～7 次，每次 40mL，直至萃取液呈色较浅为止。合并 Na$_2$CO$_3$ 萃取液，小心滴加浓盐酸调至 pH2，放置，待沉淀完全后，减压过滤，沉淀以水洗至近中性，抽干，置表面皿上，干燥，称重，得沉淀 E − 2。

3. 弱酸性成分——大黄酚和大黄素甲醚的分离　留存在分液漏斗中的乙醚溶液，以 2% NaOH 溶液（测其 pH 值并与 5% NaHCO$_3$，5% Na$_2$CO$_3$ 比较）萃取 3～6 次，每次 20mL。合并 NaOH 萃取液，加浓盐酸酸化至 pH2，放置，使之完全沉淀，减压过滤，水洗，抽干，移至表面皿上，干燥，称重，得沉淀 E-3，主要含大黄酚和大黄素甲醚的混合物，以甲醇重结晶后，供 TLC 鉴定。

（四）用硅胶柱色谱分离精制大黄素

1. 装柱　取 100～200 目的硅胶约 10g 于小烧杯中，加入石油醚，调成浆状，湿法装柱（柱床 1.5cm×8.5cm）。

2. 加样　将样品 0.1g 溶解于石油醚（沸程 60～90℃）-乙酸乙酯（7:3）5mL 中，与少量硅胶（2g 左右）拌匀，于水浴上挥干溶剂，加于硅胶柱顶端。

3. 洗脱　用石油醚（沸程 60～90℃）-乙酸乙酯（7:3）为洗脱剂洗脱，分段收集，每份 10mL，用硅胶薄层板跟踪检查，展开剂同洗脱剂（被洗脱的成分出柱先后顺序为：大黄酚和大黄素甲醚、大黄素、芦荟大黄素等）。合并大黄素部分，安装回收装置适当浓缩，放置析晶，过滤，即得纯品大黄素。

（五）鉴定方法

1. 游离蒽醌的 TLC

吸附剂：硅胶 CMC 硬板。

点样：取各蒽醌结晶 E-1、E-2、E-3 部分及乙醚总提物，分别溶于少量丙酮中，用毛细管吸取后点于同一硅胶 CMC 板上。

展开剂：苯-乙酸乙酯（8:2）或石油醚-甲酸乙酯-甲酸（15:5:1）。

显色：

（1）先在可见光下观察，记录有色斑点出现的位置。

（2）在紫外灯下观察荧光斑点。

（3）用浓氨水熏或喷以后，观察斑点的颜色变化，再在紫外灯下观察荧光斑点。

2. 蒽醌类成分的鉴别反应

（1）碱液试验：分别取各种蒽醌结晶数毫克，置于小试管中，加 2% NaOH 溶液 1mL，观察颜色变化。凡有互成邻位或对位羟基的蒽醌呈紫色-蓝色，其他羟基蒽醌呈红色。

（2）乙酸镁试验：分别取各种蒽醌结晶数毫克，置小试管中，各加乙醇 1mL 溶解，滴加 0.5% 乙酸镁乙醇溶液，观察现象。凡互成邻位羟基的蒽醌呈紫红-蓝色；有两个 α-羟基或一个 β-羟基，或两个互成间位的羟基蒽醌呈黄橙-橙色。

【注意事项】

1. 使用分液漏斗后洗净，活塞处加一纸片。

2. 装柱时应把柱床敲实，使柱床上表面尽量平整。

3. 加样时洗脱剂不可被样品吸干，应略有余量。

4. 洗脱所得流分用硅胶薄层板跟踪检查时，由于样品浓度较低，可多次点样，尽量使点样量保持一致。

【实验报告】

1. 绘制实验流程图、主要装置图及 TLC 检视图。

2. 简述多种蒽醌分离的原理以及 pH 梯度萃取中不同碱液可萃取出何种结构的蒽醌。

实验四　粉防己生物碱的提取、分离和鉴定

【药材简介】

粉防己是防己科千金藤植物粉防己的根，又称汉防己、倒地拱、百木香，中医用于祛风湿止痛、利尿消肿以及毒蛇咬伤等。

粉防己的主要成分是生物碱，含量可达 1.5% ~ 2.3%，其中主要是粉防己甲素、粉防己乙素（又称防己诺林碱）及少量轮环藤酚碱。此外，粉防己根中尚含有黄酮苷、酚类、有机酸、挥发油、糖类等。

本次实验可提取分离得到粉防己甲素、粉防己乙素及少量轮环藤酚碱结晶。

主要生物碱的物理性质如下：

1. 粉防己甲素　无色针状结晶，mp217 ~ 218℃，丙酮中结晶为双熔点，即 126 ~ 127℃熔融，153℃固化，217 ~ 218℃又熔化。

亲脂性较强，不溶于水，易溶于乙醇、乙醚、氯仿等有机溶剂及烯酸水溶液，可溶于冷苯，不溶于石油醚。

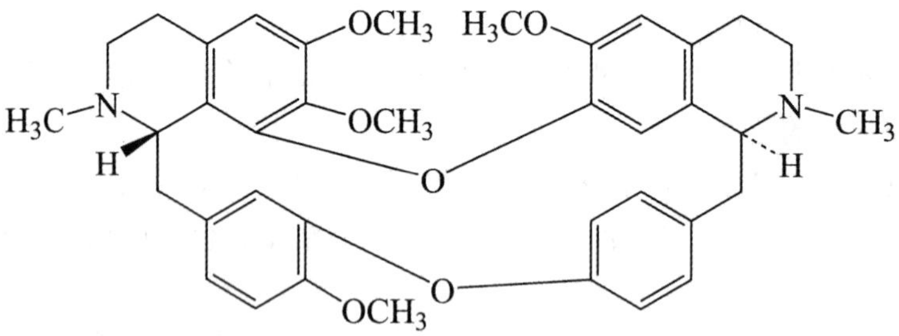

粉防己甲素

2. 粉防己乙素（防己诺林碱）　无色针状结晶，mp241 ~ 242℃，丙酮中结晶为双熔点，134 ~ 136℃或 241 ~ 242℃。

溶解度与粉防己甲素相似，但因多一个隐性酚羟基，极性稍大，在冷苯中溶解度小于粉防己甲素，而在乙醇中溶解度大于粉防己甲素，另外虽有酚羟基，但不溶于氢氧化钠水溶液。

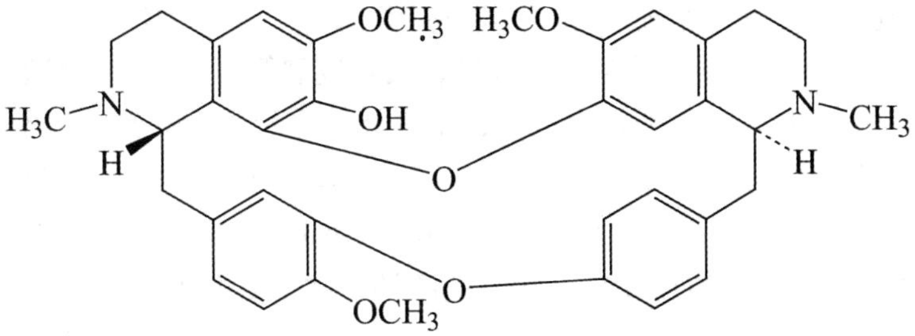

粉防己乙素

3. 轮环藤酚碱 轮环藤酚碱是水溶性酚性季铵碱，为无色正八面体或针状结晶，mp211~212℃（分解）。

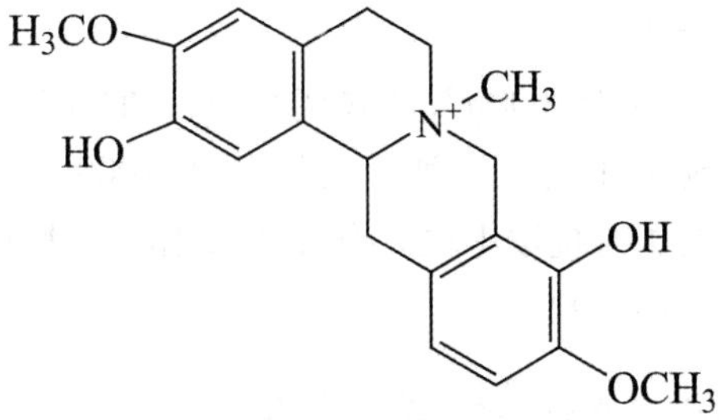

轮环藤酚碱

易溶于水、甲醇、乙醇，难溶于苯、乙醚等弱极性有机溶剂。

【实验目的】

1. 掌握总生物碱的提取及脂溶性生物碱和水溶性生物碱的分离纯化方法。
2. 掌握生物碱的各种鉴定方法，包括沉淀反应及薄层色谱。

【实验原理】

利用乙醇提取总生物碱，回收乙醇得总生物碱的浸膏，利用脂溶性生物碱在酸性条件下成盐后，溶于水而不溶于极性小的有机溶剂，在碱性条件下成游离生物碱，溶于极性小的有机溶剂而不溶于水的特点，反复处理，使脂溶性的粉防己甲素及粉防己乙素与水溶性的轮环藤酚碱分开，并去除部分杂质。利用粉防己甲素的极性比乙素稍小，因而在冷苯中的溶解度比乙素大，分离甲、乙两素。

【实验用品】

市售粉防己，电热套，水浴锅，天平，循环水式多用真空泵，恒温干燥箱，超声波清洗器，95%乙醇，浓盐酸（AR），凡士林（AR），铁架台，铜十字夹，铁夹，铁圈，药匙，大铁勺，剪刀，烧杯，玻璃棒，下口瓶，滴管，保鲜膜，脱脂棉，白绳，广泛pH试纸，抽滤瓶垫，抽滤瓶，研钵，玻璃板，布氏漏斗，滤纸，锥形瓶，圆底烧瓶，球形冷凝管，直形冷凝管，大接小（24、29 口），大接小（19、24 口），蒸馏弯头（19口），接收器（19 口），搅拌器套管（19 口），尖嘴玻璃管，沸石，乳胶管，玻璃漏斗，量筒，表面皿，分液漏斗，洗瓶，吹风机，试管架，直尺，展开缸，喷雾瓶，蒸发皿，试管，点样管内径（0.5cm），铅笔，丙酮（AR），苯（AR），氨水（AR），薄层硅胶（AR），丙酮（AR），CMC - Na（AR），硅胶（AR），次硝酸铋（AR），氢氧化钠（AR），浓盐酸（AR），氯仿（AR），无水硫酸钠，薄层硅胶 G，冰醋酸（AR），碘化钾（AR），铜丝，正丁醇（AR），氯化铵（AR），95%乙醇（AR），硅钨酸（AR），甲醇（AR），苦味酸（AR），小檗碱（含量≥98%），粉防己甲素（含量≥98%），粉防己乙素（含量≥98%）。

【实验内容】

（一）粉防己总碱的提取

称取粉防己粗粉150g，置于1000mL 圆底烧瓶中，加80%~90%乙醇浸没药材（约需400mL），水浴加热回流 1 小时，过滤，滤液置于1000mL 三角烧瓶中，药渣再加80%~90%乙醇浸没，如上法再提取 1 次。合并 2 次乙醇提取液，如有絮状物析出，再过滤 1 次，澄清溶液浓缩至糖浆状。

（二）亲脂性生物碱和亲水性生物碱的分离

将糖浆状总提取物置于三角烧瓶中，逐渐加入1% HCl 溶液200mL，同时充分搅拌（或超声震荡），促使生物碱溶解，不溶物则呈树脂状在三角烧瓶中析出。静置，抽滤，滤渣用1% HCl 溶液20mL 洗涤 2~3 次，直至洗液对生物碱试剂反应微弱为止。合并洗液和酸性溶液，（移至500mL 分液漏斗中用氯仿洗 3 次以去除脂溶性杂质，每次取用酸水液总量的1/3。合并氯仿洗液，用1% HCl 液洗 1~2 次。将洗涤氯仿液的酸液和总酸水液合并，）留取 8mL 作沉淀反应，其余酸液移入500mL 的三角烧瓶中，滴加浓氨水中和至 pH9~10，此时亲脂性叔胺碱游离出来。如有发热现象，应设法冷却，加氯仿100mL，再移至500mL 分液漏斗中振摇萃取，静置后分取氯仿层，上层碱水液再以新鲜氯仿萃取数次（80mL×1，60mL×3），直至氯仿抽提液生物碱试剂反应微弱为止（实验时取氯仿溶液置表面皿上待溶剂挥发，残留物中加稀盐酸 2 滴使溶解，做滤纸点滴反应），合并氯仿溶液并至分液漏斗中，先以1% NaOH 溶液洗 2 次后，再用水洗 2~3 次，碱水洗液和氨性碱液合并，留待分离水溶性生物碱。氯仿液用无水硫酸钠脱水，回收氯仿至干，抽松，加丙酮30mL 热溶，必要时抽滤，丙酮液冷却后，析晶，抽滤，得脂溶性粗总碱（粉防己甲素和粉防己乙素的混合物）。

（三）粉防己甲素和粉防己乙素的分离

称取粗总碱，置于25mL 三角烧瓶中，加 5~6 倍苯冷浸，室温放置30分钟，抽滤。苯不溶物主要含乙素，可用95%乙醇溶解，加少量活性炭回流脱色，乙醇液浓缩，析晶，抽滤，得粉防己乙素。苯液回收至干，加20 倍量95%乙醇，适量活性炭加热回流

30 分钟后，抽滤，乙醇液放置，析晶，抽滤，得粉防己甲素，干燥，称重，用丙酮（1∶40，W/V）重结晶，（热溶，抽滤）得粉防己甲素精制品，作 TLC 检查。

（四）季铵生物碱轮环藤酚碱的分离纯化

将碱水液用氯化铵固体或稀 HCl 中和至 pH7，置分液漏斗中，用正丁醇提取数次，直至碱水液生物碱反应微弱为止（取数滴碱水液于试管中，用稀 HCl 酸化后，再加生物碱沉淀试剂，或做滤纸点滴反应）。正丁醇液减压浓缩至干，用 95% 乙醇溶解，滤出不溶物，乙醇浓缩至小体积，放置，析晶。反复数次，可得轮环藤酚碱精制品，作 TLC 检查。

（五）粉防己生物碱的鉴定

1. 生物碱沉淀反应　取粉防己酸水溶液分别置于小试管中，每份 1mL，分别滴加下列试剂 2~3 滴，观察有无沉淀产生及颜色变化。

（1）碘化铋钾试剂；

（2）硅钨酸；

（3）苦味酸试剂（先将酸水液调至中性，再滴加试剂）。

2. 薄层色谱

（1）粉防己生物碱

吸附剂：硅胶 – CMC – Na 板。

展开剂：氯仿 – 乙醇（10∶1）氨饱和，或甲苯 – 丙酮 – 甲醇（4∶1∶5）氨饱和。

对照品：粉防己甲素乙醇液，粉防己乙素乙醇液。

显色剂：改良碘化铋钾试剂。

（2）轮环藤酚碱

展开剂：甲醇 – 氨水（7∶3）。

对照品：轮环藤酚碱水液。

显色剂：改良碘化铋钾试剂。

【注意事项】

1. 提取总碱时，回收乙醇至稀浸膏即可，过干时，当加入 1% 盐酸液后，会结块而影响提取效果。

2. "亲脂性生物碱和亲水性生物碱的分离"步骤中，用 1% NaOH 溶液洗总提取的氯仿液是为了去除酚性生物碱（粉防己乙素虽然也有羟基，但不溶于 NaOH 溶液液故称为隐性酚羟基）。

3. "亲脂性生物碱和亲水性生物碱的分离"步骤中，总碱最后析晶如有困难，可进一步去杂质。将总提取的氯仿液回收至干，抽松后，用苯热回流提取，苯液过滤，浓缩至干，抽松后，再用丙酮重结晶。

【实验报告】

1. 绘制实验流程图、主要装置图及 TLC 检视图。
2. 简述几种生物碱的分离原理。

实验五　槐花米中芦丁的提取、分离和鉴定

【药材简介】

槐米系豆科植物槐的未开放花蕾。味苦、性凉，具凉血止血之功效，历代用作止血药物。槐米含芦丁（又称芸香苷）、槲皮素、皂苷、白桦脂醇和多糖黏液质等，芦丁为主要成分，含量 12%～16%。药理作用证明芦丁有调节毛细血管渗透作用，临床上用于治疗毛细血管脆性引起的出血症并用作高血压辅助治疗剂。

本次实验可分离提取得到芦丁，并将芦丁水解得到槲皮素及葡萄糖和鼠李糖。

主要成分的物理性质如下。

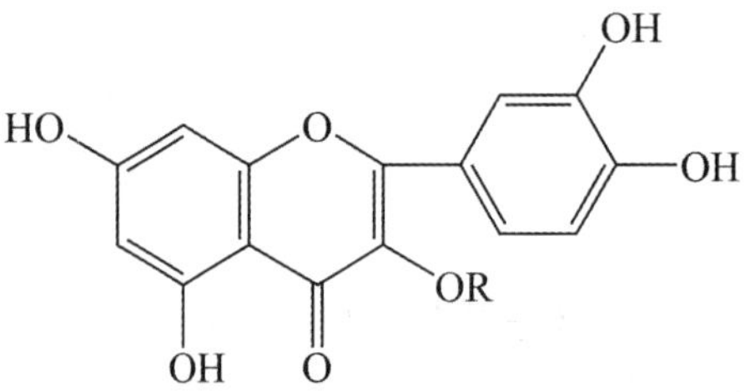

槲皮素　　　　R=H

芦丁　　　　　R=芸香糖基

芦丁、槲皮素

1. 芦丁　　芦丁为淡黄色粉末或极细的淡黄色针状结晶，含 3 分子结晶水，mp174～178℃，无水物 mp188℃，溶解度如表 6－2。

表 6－2　芦丁溶解度

溶剂及温度	水	甲醇	乙醇	吡啶
冷	0.0013	1.0	0.36	8.5
热	0.55	11.2	3.5	易溶

可溶于乙醇、吡啶、丙酮、冰乙酸、乙酸乙酯中，不溶于苯、乙醚、氯仿、石油醚。易溶于碱液中，酸化析出。

2. 槲皮素　　黄色结晶，含 2 分子结晶水，mp313～314℃，无水物 mp316℃。可溶于乙醇、甲醇、乙酸乙酯、吡啶中，不溶于水、苯、乙醚、氯仿、石油醚。

【实验目的】

1. 以芦丁为实例学习黄酮类化合物的提取分离方法。
2. 掌握黄酮类化合物的主要性质及黄酮苷、苷元和糖部分的鉴定方法。

3. 掌握纸色谱和薄层色谱的方法及黄酮类化合物的色谱特点。

4. 掌握水解法制取苷元的方法。

【实验原理】

1. 芦丁可溶于热水，难溶于冷水，利用此性质进行提取。其分子结构中具有较多的酚羟基，显弱酸性，在碱中易溶解，而在酸性条件下易析出沉淀。故可采用碱提酸沉法精制芦丁。

2. 利用芦丁可被稀酸水解，生成苷元和糖，通过纸色谱和薄层色谱进行鉴定。

【实验用品】

市售槐米粗粉，电热套，水浴锅，天平，循环水式多用真空泵，三用紫外分析仪，超声波清洗器，浓盐酸（AR），离心机，铁架台，铜十字夹，铁夹，铁圈，药匙，大铁勺，剪刀，烧杯，玻璃棒，下口瓶，滴管，保鲜膜，脱脂棉，白绳，广泛 pH 试纸，抽滤瓶垫，抽滤瓶，布氏漏斗，滤纸，量筒，表面皿，分液漏斗，洗瓶，吹风机，试管架，直尺，展开缸，喷雾瓶，蒸发皿，试管，铅笔，尖嘴玻璃管，圆形展开缸，培养皿，抽滤瓶，离心桶，聚酰胺薄层板，纸色谱滤纸，毛细点样管内径，吸耳球，玻璃漏斗，浓 HCl（AR），冰醋酸（AR），正丁醇（AR），95% 乙醇（AR），甲醇（AR），鼠李糖（AR），葡萄糖（AR），芦丁（含量≥98%），槲皮素（含量≥98%），氢氧化钡（AR），苯胺（AR），邻苯二甲酸（AR），结晶三氯化铝（AR），二氯氧化锆（AR），柠檬酸（AR），三氯化铁（AR），α-萘酚（AR），镁粉（AR），乙酸镁（AR），浓硫酸（AR），氧化钙（AR），浓盐酸（AR），凡士林（AR）。

【实验内容】

（一）芦丁的提取

称取槐米 50g，研碎后投入沸蒸馏水 500mL 中，煮沸 7 分钟，趁热过滤，滤渣再用沸水 300mL 煮沸 5 分钟，趁热过滤，合并两次滤液，冷水浴 1 小时，可析出大量黄色沉淀，滤取沉淀，称重，即得芦丁粗品。

（二）芦丁的精制

将芦丁粗品置 500mL 烧杯中，加适量（约 100mL）蒸馏水，再用石灰水调至 pH8。加热煮沸数分钟，使其充分溶解。趁热抽滤，滤液滴加 3mol/L HCl 调至 pH6。放置 18 小时以上，即析出沉淀。减压过滤，用少量蒸馏水洗涤沉淀 2~3 次，然后用少量乙醇洗涤 1 次，抽干，于 70~80℃以下干燥，即得精制芦丁。称重，计算产率，测熔点。

（三）芦丁的水解

取精制芦丁 1g，研细，置 500mL 圆底烧瓶中，加 2% H_2SO_4 溶液 100mL，于直火上加热微沸 30 分钟（要补充蒸发掉的水分），析出的黄色沉淀为槲皮素，趁热抽滤，滤液保留用于糖部分的鉴定。沉淀经水洗后再用 95% 乙醇重结晶一次，得黄色针状结晶，于 70～80℃ 以下干燥，即得精制槲皮素，测熔点。

（四）糖的色谱鉴定

取水解母液 20mL，用 Ba（OH）$_2$ 细粉（约 2.6g）中和至 pH7，滤去生成的 BaSO$_4$ 沉淀（可用滑石粉助滤），滤液浓缩至 1～3mL，供纸色谱点样用。

样品：水解浓缩液。

色谱滤纸：新华一号滤纸。

对照品：葡萄糖、鼠李糖溶液。

展开剂：正丁醇 – 乙酸 – 水（4∶1∶5 上层）。

显色：苯胺 – 邻苯二甲酸盐试剂喷后，105℃ 烘 5 分钟，显棕红色斑点。

苯胺 – 邻苯二甲酸的配制：将 1.66g 邻苯二甲酸和 0.93g 的苯胺溶于 100mL 水饱和的正丁醇中。

（五）芦丁、槲皮素的纸色谱和聚酰胺薄层色谱鉴定

样品：自制芦丁、槲皮素的乙醇溶液。

色谱滤纸：新华一号滤纸。

对照品：芦丁、槲皮素的乙醇溶液。

展开剂：1. 正丁醇 – 乙酸 – 水（4∶1∶5 上层）。

        2. 15% 乙酸水溶液。

显色：1. 可见光下观察及紫外灯下观察。

      2. 经氨气熏后再观察。

      3. 喷三氯化铝试剂后再观察。

聚酰胺薄层鉴定，用 90% 乙醇或乙醇 – 水（7∶3）展开，在紫外灯下观察斑点颜色或采用纸色谱的显色方法。

（六）芦丁及苷元的定性反应

1. 样品制备　取芦丁及槲皮素少许用 MeOH 溶解。

2. 定性实验　取上述两样品溶液 1mL 分别置小试管中，按下列方法进行试验，比较苷及苷元的反应情况。

（1）Molish 反应：分别加 1% α – 萘酚溶液 1mL，振摇后斜置试管，沿管壁滴加 0.5mL 浓 H$_2$SO$_4$，静置，观察液面交界处颜色变化。

（2）盐酸镁粉（锌粉）反应：分别加入浓 HCl，再各加入镁粉或锌粉，观察颜色变化。

（3）FeCl$_3$ 反应：分别加 FeCl$_3$ 醇溶液 1～2 滴，观察颜色。

（4）Mg（AC）$_2$ 纸片反应：取二张滤纸条，分别滴芦丁、槲皮素甲醇溶液各 2 滴，

然后各加入 1% Mg（AC)₂甲醇溶液 2 滴，于紫外灯下观察荧光变化。

（5）AlCl₃纸片反应：取二张滤纸片，分别滴芦丁、槲皮素甲醇溶液各 2 滴后，各加 1% AlCl₃乙醇溶液 2 滴，于紫外灯下观察荧光变化。

（6）锆 – 柠檬酸反应：分别加入新鲜配制的 2% ZrOCl₂甲醇溶液 3 ~ 4 滴，观察颜色，然后加入 2%柠檬酸甲醇溶液 3 ~ 4 滴，观察颜色变化。

【注意事项】

芦丁的精制部分，石灰水调 pH 后，需煮沸至溶液较澄清透亮不再浑浊，才可趁温度较高时过滤。

【实验报告】

1. 绘制实验流程图、主要装置图及薄层检视图。
2. 解释水解过程的现象及原理。

实验六 黄花夹竹桃中黄夹苷的提取、分离和鉴定

【药材简介】

本品为夹竹桃科植物黄花夹竹桃的果仁。味辛，有毒。具强心作用。果仁中含有多种强心苷，主要有：黄夹苷甲、黄夹苷乙、黄夹次苷甲、黄夹次苷乙、黄夹次苷丙、黄夹次苷丁、单乙酰黄夹次苷乙。其中黄夹苷甲和黄夹苷乙为原生苷，含量分别为 1.26% 和 2.04%，其余为次生苷。

本次实验可得黄夹苷混合物，主要为黄夹次苷甲、黄夹次苷乙和单乙酰黄夹次苷乙。

黄夹苷

主要成分的结构及物理性质如表 6 – 3。

表6-3 黄花夹竹桃中主要成分的结构及物理性质

名称	R	R'	熔点（℃）
黄夹苷甲	—CHO	黄夹糖-（葡萄糖）$_2$	190～192
黄夹苷乙	—CH$_3$	黄夹糖-（葡萄糖）$_2$	190～195
黄夹次苷甲	—CHO	黄夹糖	145～147
黄夹次苷乙	—CH$_3$	黄夹糖	203～207
黄夹次苷丙	—CH$_2$OH	黄夹糖	239～240
黄夹次苷丁	—COOH	黄夹糖	168～170
单乙酰黄夹次苷乙	—CH$_3$	单乙酰黄夹糖	215～218

【实验目的】

1. 学习黄夹苷的提取方法。

2. 了解强心苷的性质及鉴定方法。

3. 通过薄层色谱检查酶解前后黄花夹竹桃果仁所含成分的变化。

【实验原理】

在黄花夹竹桃果仁中含有原生苷，同时还含有酶。在适宜的温度和湿度下，利用酶的活性可使原生苷酶解（发酵）为次级苷，然后用乙醇提取。

【实验用品】

市售黄花夹竹桃坚果，电热套，水浴锅，天平，循环水式多用真空泵，三用紫外分析仪，超声波清洗器，恒温干燥箱，研钵，索氏提取器，锥形瓶，铁架台，铜十字夹，铁夹，铁圈，药匙，大铁勺，剪刀，烧杯，烧杯，玻璃棒，下口瓶，滴管，保鲜膜，脱脂棉，白绳，广泛 pH 试纸，抽滤瓶垫，抽滤瓶，布氏漏斗，滤纸，量筒，洗瓶，吹风机，直尺，喷雾瓶，毛细点样管（内径 0.5mm），吸耳球，玻璃漏斗，活性炭，展开缸，圆底烧瓶，球形冷凝管，直形冷凝管（30cm），大接小（24、29 口），大接小（19、24 口），蒸馏弯头（19 口），接收器（19 口），搅拌器套管（19 口），尖嘴玻璃管，沸石，乳胶管，中性氧化铝（200～300 目）软板，丙酮（AR），二甲苯（AR），甲乙酮（AR），3,5-二硝基苯甲酸（AR），CMC-Na（AR），玻璃板，氢氧化钠（AR），苯胺（AR），硅胶 G，三氯化铁（AR），冰醋酸（AR），苦味酸（AR），氯仿（AR），甲苯（AR），95% 乙醇，甲醇（AR），乙醚（AR），浓硫酸（AR），甲酰胺（AR），凡士林（AR）。

【实验内容】

（一）黄夹苷的提取和精制

1. 原料处理 称取 150g 黄花夹竹桃坚果，除去硬壳，将所得果仁称重后，置于乳钵中研细、称重。

2. 脱脂　将研细的果仁粉末，包在滤纸袋中，置于索氏提取器中，用石油醚脱脂。脱脂是否完全，可用滴管吸取索氏提取器中部的石油醚液，滴在滤纸上，若不留油迹即可。将脱脂粉末干燥，称重。

3. 酶解　将干燥后的脱脂果仁粉末，置于锥形瓶中，加40℃的水，以能完全湿润为度（约为果仁粉末的3~5倍量）。脱脂后的果仁粉末加入2.5%量的甲苯，加盖，并稍留有空隙。在35~40℃的恒温箱中酶解24小时，观察发酵物的颜色及发酵液的pH值变化，并用TLC检查酶解前后成分的情况。

检查方法：取脱脂粉末少许，加适量甲醇，另取少量发酵后的样品，加适量氯仿，作为样品液。

吸附剂：中性氧化铝（200~300目）软板。

展开剂：氯仿-甲醇（97:3）。

显色剂：50%硫酸（水溶液或乙醇液）喷后，于105℃烘烤10分钟。

4. 提取　于发酵后的粉末中，加脱脂粉末15倍量的95%乙醇，置于500mL三角烧瓶中，振摇10分钟，减压过滤。残渣再加脱脂粉末5倍量的95%乙醇，振摇提取，减压过滤，抽干。残渣于布氏漏斗上，用适量乙醇洗一次，合并乙醇液。减压回收乙醇至脱脂粉末5倍量的体积，加脱脂粉末12.5倍量的水，放置，待析出沉淀，过滤，干燥，称重，得粗黄夹苷。

5. 精制　取上述黄夹苷粗品，加粗品40倍量的95%乙醇，加热回流10分钟。稍放冷，再加粗品15%量的活性炭脱色，加热回流10分钟。过滤，滤液减压浓缩至粗品5倍量体积，再缓缓加入浓缩体积3倍量的蒸馏水，放置，待析出结晶后减压过滤，结晶以少量乙醚洗涤，于70℃干燥，称重，即得黄夹苷精品，计算产率。

（二）黄夹苷的色谱鉴定

1. 纸色谱鉴定

色谱滤纸：取28cm×4.5cm的色谱滤纸，使其均匀地通过盛有甲酰胺-丙酮（3:7)溶液的培养皿。然后置空气中风干待用（或夹于干净的普通纸中压干）。

点样：取自制黄夹苷及黄夹苷对照品5mg分别溶于氯仿中，用于点样。

展开剂：甲酰胺饱和的二甲苯-甲乙酮（1:1）的上层液。

展开：将点样后的滤纸条放入色谱筒内，用展开剂饱和30分钟后，以上行法展开，直至展开剂前沿达20cm时，取出纸条在空气中晾干后，置于恒温箱中120℃烘烤1小时（除去纸上甲酰胺），然后显色。

显色：用Kedde试剂显色，试剂的组成为：

A：2% 3,5-二硝基苯甲酸甲醇溶液。

B：5%NaOH乙醇溶液。

显色时分别在纸上喷以两种试剂，强心苷呈红色斑点，计算R_f值。

2. TLC鉴定

点样：取自制黄夹苷及黄夹苷对照品5mg，分别溶于1mL甲醇中，用于点样。

吸附剂：硅胶 - G 硬板

展开剂：氯仿 - 甲醇（10∶1）。

显色剂：喷以 50% 硫酸水液，于 105℃烘烤 10 分钟。

样品呈现与对照品 R_f 值相同的一些斑点，其中主要的有三个斑点。R_f 值由小到大依次为黄夹次苷甲、黄夹次苷乙和单乙酰黄夹次苷乙。

（三）黄夹苷的鉴别

1. 3,5 - 二硝基苯甲酸反应（Kedde 反应）　取少量样品于小试管中，加 1mL 乙醇溶解后加入 4% NaOH 乙醇溶液 2 滴，再加 2% 3,5 - 二硝基苯甲酸甲醇溶液 2 滴，强心苷溶液应呈紫红色。

2. 碱性苦味酸反应（Baljet 反应）　取少量样品于小试管中，加 1mL 乙醇溶解后加 1～2 滴碱性苦味酸试剂，放置 15 分钟，强心苷溶液应呈橙红色。

3. 三氯化铁 - 冰醋酸反应（Keller-Kiliani 反应）　取少量样品于小试管中，加 0.5% $FeCl_3$ 的冰醋酸溶液 2mL 使之溶解，然后沿管壁加入浓硫酸 1mL，观察现象（若有 α - 去氧糖则两液界面呈现蓝色，渐变为浅绿蓝色，最后冰乙酸层呈现蓝色）。

【注意事项】

严格控制好酶解时的温度、时间等条件，记录其 TLC 成分及 pH 变化情况。

【实验报告】

1. 绘制实验流程图、主要装置图及 TLC 检视图。
2. 简述本实验不采用"杀酶保苷"，而设置"酶解"环节的原因。

实验七　中药化学成分的预试验

【实验目的】

1. 掌握中药主要成分试管预试及纸层、薄层预试的一般方法。
2. 了解未知成分的中药怎样进行初步分离，根据各类化合物的性质，判断该味中药应含有什么类型的成分。

【实验内容】

利用中药成分在各种溶剂中的溶解度不同，一般可采用以下三种溶剂分别提取，试验。

（一）水浸液

取中药粗粉 5g 加水 60mL，在 50～60℃的水浴上加热 1 小时过滤，滤液作下列试验。

检查项目	糖	有机酸	酚类	鞣质	氨基酸	蛋白质	苷类或多糖	皂苷	生物碱
试剂名称	*1. 酚醛缩合反应 *2. 费林试剂	△1. pH试纸检查 △2. 溴甲酚绿试剂	△1. 1% FeCl₃试剂	△1. 1% FeCl₃试剂 *2. 明胶试剂	△1. 茚三酮试剂	*1. 双缩脲反应	*1. 酚醛缩合反应 *2. 加6NHCl酸化，加热煮沸数分钟，冷后仔细观察有无絮状沉淀 *3. 费林试验，观察水解前后Cu₂O沉淀量有无增加	*1. 泡沫试验	*1. 碘化铋钾试剂 *2. 硅钨酸试剂

注：*在试管中进行，△在滤纸或硅胶-CMC-Na薄板上进行。

（二）乙醇提取液

取中药粗粉10g，加5~12倍95%乙醇，在水浴上加热回流1小时，过滤，滤液留2mL作1项试验，其余浓缩成浸膏。浸膏分为两部分，一部分加少量2% HCl溶解过滤，分出酸液，作2项试验，附滤纸上的残渣再以少量乙醇溶解，作3项试验；另一部分浸膏以少量乙酸乙酯溶解，溶液置分液漏斗中加适量5% NaOH振摇，使酚性物及有机酸等转入下层氢氧化钠水溶液中，剩下的乙酸乙酯为中性部分，用蒸馏水洗至碱性即可备用，将乙酸乙酯液2~3mL，在水浴上蒸干以1~2mL乙醇溶解作4项试验。

如原料为叶类药材，含有很多叶绿素，可将药材用95%乙醇回流提取后的浸出液，加水稀释成70%的浓度，置分液漏斗中，加等量的石油醚萃取叶绿素，分出乙醇液，再按上法做预试验。

1 项试验

检查项目	酚类	鞣质	有机酸
试剂名称	△1% FeCl₃	△1% FeCl₃	△溴甲酚绿试剂
结果			

2 项试验

检查项目	生物碱
试剂名称	*1. 碘化铋钾试剂 *2. 硅钨酸试剂 *3. 鞣酸试剂 *4. 苦味酸试剂
结果	

3 项试验

检查项目	黄酮	蒽醌
试剂名称	△1. 1% AlCl₃试剂 *2. 盐酸-镁粉反应	△1. 10% KOH 液 △2. 0.5% Mg（Ac）₂试剂 △3. 氨薰
结果		

4 项试验

检查项目	香豆素与萜类内酯	强心苷
试剂名称	*1. 开环与闭环反应 △2. 氨基安替比林-铁氰化钾呈色反应 △3. 羟胺反应	△1. Kedde 试剂 △2. 三氯乙酸试剂 *3. 苦味酸试剂
结果		

注:*在试管中进行,△在滤纸或硅胶-CMC-Na薄板上进行。

（三）石油醚提取液

取中药粗粉1g,加石油醚（沸程60~90℃）10mL,放置2~3小时,过滤,滤液置表面皿上任其挥发,残留物进行下列试验。

检查项目	甾体或三萜类	挥发油和油脂
试剂名称	*1. 醋酐-浓硫酸试验 △2. 25% 磷钼酸试剂	石油醚滴于滤纸片上,观察有无油斑以及加热后能否挥发
结果		

注:*在试管中进行,△在滤纸或硅胶-CMC-Na薄板上进行。

（四）氰苷的检查

取中药粗粉0.2g,置于试管中,加入5%硫酸溶液3~5mL,摇匀混合,在试管口置一条浸过苦味酸钠盐的滤纸条,然后紧塞试管口（滤纸不要接触溶液）,试管于沸水浴上加热十几分钟,如纸条呈红色表示有氰苷。

（五）薄层或纸层试验

中药化学成分的预试,除上述颜色反应及沉淀反应外,如能配合薄层（TLC）或纸层（PC）法,不仅可以减少成分的相互干扰,而且可以根据其极性及溶解性能（通过展开剂及R_f值判断）较为准确地判断中药中所含的化学成分的类型。

各类化学成分的薄层或纸层预试条件大致如下，尚可根据具体对象适当调整展开剂的比例。

化合物类别	色谱种类	展开条件	检出试剂
酚类化合物	硅胶－TLC	氯仿－丙酮（8：2）	
有机酸	硅胶－TLC	氯仿－丙酮－甲醇－乙酸（7：2：1.5：0.5）	溴甲酚绿
氨基酸	PC	正丁醇－乙酸－水（4：1：5，上层）酚以水饱和	茚三酮
生物碱	硅胶－TLC	氯仿－甲醇（9：1）氨薰	改良碘化铋钾
强心苷	PC 滑石粉－TLC（甲酰胺为固定相）	氯仿－丙酮－甲醇－甲酰胺（8：2：0.5：0.5）	占吨氢醇
甾体三萜	硅胶－TLC	氯仿－丙酮（8：2）	硫酸－醋酐
蒽醌	硅胶－TLC	环己烷－乙酸乙酯（7：3）	氨薰
挥发油	硅胶－TLC	石油醚石油醚－乙酸乙酯（85：15）	香草醛－浓硫酸
香豆素	硅胶－TLC	正丁醇－乙酸－水（4：1：1）	用5% KOH甲醇液喷后紫外灯下看荧光
黄酮苷及苷元	PC	乙酸－水（15：85）正丁醇－乙酸－水(4：1：1)	三氯化铝
糖	PC	正丁醇－醋酸－水（4：1：1）乙酸乙酯－吡啶－水（2：1：1）	苯胺－邻苯二甲酸试剂

第七章　中药分析实验 ▷▷▷▷

实验一　甲苯法测定中药制剂中水分含量

【实验目的】

掌握甲苯法测定中药制剂中水分的原理和操作方法。

【实验原理】

中药制剂水分测定的常用方法有烘干法和甲苯法，烘干法适用于不含或少含挥发性成分的药品，甲苯法适用于含挥发性成分的药品。香砂养胃丸是由木香、砂仁、白术、陈皮、香附、广藿香、茯苓、半夏等十四味中药制成的水丸，其中有多味中药中含挥发性成分，应选用甲苯法测定该制剂中水分的含量。

【实验用品】

单口圆底烧瓶，水分测定管，直形冷凝管，电热套，分析天平，甲苯，亚甲蓝（AR），长铜丝，香砂养胃丸（市售品）。

【实验内容】

将香砂养胃丸研碎，取约25g（约相当于含水量1~4mL），精密称定，置于A瓶中，加甲苯约200mL，必要时加入玻璃珠数粒，将仪器各部分连接，自冷凝管顶端加入甲苯，至充满B管的狭细部分。将A瓶置电热套中或用其他适宜方法缓缓加热，待甲苯开始沸腾时，调节温度，使每秒钟馏出2滴。待水分完全馏出，即测定管刻度部分的水量不再增加时，将冷凝管内部先用甲苯冲洗，再用饱蘸甲苯的长刷或其他适宜的方法，将管壁上附着的甲苯推下，继续蒸馏5分钟，放冷至定温，拆卸装置，如有水黏附在B管的管壁上，可用蘸甲苯的铜丝推下，放置，使水分与甲苯完全分离（可加亚甲蓝粉末少量，使水染成蓝色，以便分离观察）。检读水量，并计算供试品中的含水量（%）。

【数据记录及数据处理】

序号	供试品重量（g）	回收水量（mL）	含水量（%）
1			
2			

【注意事项】

1. 用化学纯甲苯直接测定，必要时甲苯可先加水少量，充分振摇后，将水层分离弃去，经蒸馏后使用。

2. 样品应先粉碎成直径不超过 3mm 的颗粒。

实验二　中药制剂中乌头碱限量检查

【实验目的】

1. 掌握乌头碱在中药制剂中的限量检查方法。
2. 熟悉用薄层色谱法进行中药制剂的限量检查。

【实验用品】

薄层铺板仪，分析天平，水浴锅，超声波清洗器，乙醚，无水乙醇，苯，醋酸乙酯，二乙胺，羧甲基纤维素钠溶液，硅胶 G，氨试液，稀碘化铋钾试液，乌头碱对照品溶液，附子理中丸（市售品），试剂均为分析纯。

【实验内容】

取本品水蜜丸 25g 或大蜜丸 36g，切碎，置表面皿中，加氨试液 4mL，拌匀，放置 2 小时，加乙醚 60mL，振摇 1 小时，放置 24 小时，滤过，滤液蒸干，残渣加无水乙醇 1mL 使溶解，作为供试品溶液。另精密称取乌头碱对照品，加无水乙醇制成每 1mL 含 1mg 的溶液，作为对照品溶液。精密吸取供试品溶液 12μL、对照品溶液 5μL，照薄层色谱法试验，分别点于同一以羧甲基纤维素钠为黏合剂的硅胶 G 薄层板上，以苯 – 醋酸乙酯 – 二乙胺（14∶4∶1）为展开剂，展开，取出，晾干，喷以稀碘化铋钾试液。供试品色谱中，在与对照品色谱相应位置上出现的斑点应小于对照品的斑点或不出现斑点。

【注意事项】

1. 本实验点样体积较大，勿使原点扩散太大。
2. 展开时不能使展开剂没过点样原点。

实验三　柱色谱－紫外分光光度法测定万氏牛黄清心丸中总生物碱的含量

【实验目的】

1. 掌握用连续回流提取法定量提取中药制剂中生物碱的原理和操作方法。
2. 掌握柱色谱法净化样品和用吸收系数法测定盐酸小檗碱的基本原理和操作方法。

【实验原理】

用连续回流提取法，将生物碱以盐的形式提取后，用氧化铝作净化剂进行液－固萃取净化处理，使提取液中的具有紫外吸收的黄酮类及其他极性大的干扰组分保留于柱上，小檗碱，药根碱等小檗碱型生物碱被洗脱，以消除干扰。盐酸小檗碱在 $345 \pm 1nm$ 处有最大吸收波长，在此波长处测定洗脱液的吸收度，以吸收系数法按盐酸小檗碱计算总生物碱含量。

【实验用品】

紫外分光光度计，分析天平，恒温水浴锅，容量瓶，烧杯，刻度吸管，量筒，索氏提取器，色谱柱，中性氧化铝（色谱用），万氏牛黄清心丸（市售品），其他试剂均为 AR 级。

【实验内容】

（一）提取

取剪碎的万氏牛黄清心丸约 4g，精密称定，置于索氏提取器中，加盐酸－甲醇（1∶100）适量，加热回流提取至提取液无色，提取液移至 50mL 容量瓶中，用盐酸－甲醇（1∶100）稀释至刻度，摇匀。

（二）净化

精密量取上述提取液 5mL，置于氧化铝柱（内径约 0.9cm，中性氧化铝 5g，湿法装柱，用 30mL 乙醇预洗）上，用乙醇 25mL 洗脱，收集洗脱液，置于 50mL 容量瓶中，用乙醇稀释至刻度，摇匀。

（三）测定

精密量取上述净化液 2mL 置于 50mL 容量瓶中，加 0.05mol/L H_2SO_4 溶液稀释至刻度，摇匀。以 2mL 乙醇及 0.05mol/L H_2SO_4 液稀释至 50mL 的混合液为空白，1cm 比色池，在 345nm 波长处测定吸收度。

（四）计算

按盐酸小檗碱（$C_{20}H_{17}NO_4 \cdot HCl$）的吸收系数（$E_{1cm}^{1\%}$）为 728 计算即得，本品按干燥品计算，含总生物碱以盐酸小檗碱计，不得少于 1.7%。

【数据记录及数据处理】

序号	供试品重量（g）	吸光度	含总生物碱量（%）
1			
2			

【注意事项】

1. 装柱质量对分离效果有影响，氧化铝和海沙的表面必须平整，同时在加样时不能破坏色谱柱上端的平整性。

2. 洗脱过程中洗脱剂的液面不能低于氧化铝，否则会影响分离效果。

实验四 高效液相色谱法测定三黄片中大黄素和大黄酚的含量

【实验目的】

1. 掌握高效液相色谱法的原理及高效液相色谱仪的使用。

2. 掌握高效液相色谱仪在中药制剂定量分析中的应用。

【实验原理】

三黄片为《中国药典》（2015 年版）所收载，由大黄、盐酸小檗碱、黄芩浸膏组成，大黄为君药，其主要有效成分为大黄素和大黄酚等蒽醌类成分，《中国药典》中利用高效液相色谱法测定了该制剂中大黄素和大黄酚的含量。

【实验用品】

高效液相色谱仪（紫外检测器），微量注射器，分析天平，水浴锅，分液漏斗，蒸发皿，甲醇（AR），重蒸馏水，C18 色谱柱，大黄素、大黄酚对照品（中国药品生物制品检定所），三黄片，乙醇（AR），氯仿（AR），醋酸乙酯（AR），微孔滤膜（0.45μm）。

【实验内容】

（一）色谱条件

C18 反相键合硅胶柱；甲醇 – 0.1% 磷酸溶液（85∶15）为流动相；检测波长为

254 nm；理论板数按大黄素峰计算不低于2000。

（二）对照品溶液的制备

分别精密称取大黄素和大黄酚对照品适量，加无水乙醇－醋酸乙酯（2∶1）制成每1mL含大黄素0.01mg、大黄酚0.025mg的混合溶液，即得。

（三）供试品溶液的制备

取三黄片20片，除去包衣，精密称定，研细（过三号筛），精密称取适量（约相当于1片的重量），置锥形瓶中，精密加乙醇25mL，密塞，称定重量，置水浴上加热回流1h，放冷，用乙醇补足减失的重量，滤过，精密量取续滤液10mL，置烧瓶中，水浴蒸干，加30%乙醇－盐酸（10∶1）溶液15mL，置水浴中加热水解1小时，立即冷却，用氯仿强力振摇提取4次，每次15mL，合并氯仿液，置水浴上蒸干，残渣用无水乙醇－醋酸乙酯（2∶1）溶解，移置25mL容量瓶中，并稀释至刻度，摇匀，用微孔滤膜（0.45μm）滤过，取续滤液，即得。

（四）测定法

分别精密吸取对照品溶液和供试品溶液各10μL，注入液相色谱仪，测定，即得。

【注意事项】

1. 试样溶液提取时要注意补足减失的重量，以免由于溶液的浓度改变而影响大黄素、大黄酚的含量。

2. 试样溶液的浓度应该控制在线性范围内。

实验五　中药牡丹皮中丹皮酚的含量测定

【实验目的】

1. 掌握紫外－可见分光光度计的定量操作方法。
2. 掌握牡丹皮中丹皮酚含量测定的基本原理和定量计算方法。

【实验原理】

牡丹皮为毛茛科植物牡丹的干燥根皮，有清热凉血、活血化瘀的功效。其主要有效成分为丹皮酚。

【实验用品】

紫外－可见分光光度计，分析天平，容量瓶，移液管，吸耳球，无水乙醇（AR），丹皮酚对照品（中国药品生物制品检定所），市售牡丹皮。

【实验内容】

（一）对照品标准溶液的制备

精确称取丹皮酚对照品 5.0g，置于 50mL 烧杯中，以无水乙醇溶解，转至 100mL 容量瓶中，用无水乙醇定容至刻度，摇匀，得到 50μg/mL 的丹皮酚对照品溶液。

（二）标准曲线绘制

分别精密吸取对照品溶液 0.5、1.0、1.5、2.0、2.5、3.0mL 置于 25mL 容量瓶中，用无水乙醇稀释至刻度，摇匀。以无水乙醇为空白，在 274nm 波长处测定吸光度。以吸光度为纵坐标，样品浓度为横坐标绘制标准曲线。

（三）样品含量测定

准确称取牡丹皮粉末 1.000g，置于 50mL 锥形瓶中，加入 25mL 无水乙醇，60℃恒温水浴加热 2 小时，趁热过滤，冷却，置于 25mL 容量瓶中用无水乙醇定容，摇匀，作为供试品溶液。取 3.0mL 牡丹皮供试品溶液，分别置于 25mL 容量瓶中，用无水乙醇定容至刻度，摇匀，以无水乙醇为空白对照，于 274nm 波长处测定吸光度。

【数据记录及数据处理】

序号	丹皮酚标准曲线绘制（50μg/mL）							样品检测
	1	2	3	4	5	6	7	
加入量（mL）	0.5	1.0	1.5	2.0	2.5	3.0	3.0	
丹皮酚含量（μg）								
丹皮酚浓度（mg/L）								
吸光度值								

【注意事项】

1. 取样要准确。
2. 操作仪器时应严格按照操作规程进行。

实验六 双波长分光光度法测定口腔溃疡散中靛玉红含量

【实验目的】

1. 掌握双波长分光光度法测定二元混合物中待测组分含量的原理和方法。
2. 掌握在物质中吸收曲线上寻找吸收点、测定波长、参比波长的方法。

【实验原理】

靛玉红片由靛玉红和靛蓝组成，在吸收光谱表明，在四氢呋喃中，靛玉红的吸收峰在 544nm，靛蓝的吸收峰在 650nm，二者吸收曲线重叠十分严重，若直接采用吸光度进行定量测定时，相互之间有严重干扰。

根据光吸收定律，溶液吸光度应为各个组分吸光度的加合。当测定 544nm 波长处测定靛玉红，从光谱上可知干扰组分苯甲酸在 544nm 和 650nm 处的吸收度相等，其中 $A_{544}^{靛蓝} = A_{650}^{靛蓝}$，则：

$$\begin{aligned}
\Delta A &= A_{544}^{溃疡散} - A_{650}^{溃疡散} \\
&= \left(A_{544}^{靛玉红} + A_{544}^{靛蓝} \right) - \left(A_{650}^{靛玉红} + A_{650}^{靛蓝} \right) \\
&= A_{544}^{靛玉红} - A_{650}^{靛玉红} \\
&= E_{544}^{靛玉红} C_{靛玉红} l - E_{650}^{靛玉红} C_{靛玉红} l \\
&= \left(E_{544}^{靛玉红} - E_{650}^{靛玉红} \right) C_{靛玉红} l \\
&= \Delta E_{靛玉红} C_{靛玉红} l
\end{aligned}$$

式中：ΔA 为化合物在 544nm 和 650nm 波长处的吸光度之差。544nm 和 650nm 为干扰组分靛蓝的等吸收波长；$E_{544}^{靛玉红}$、$E_{650}^{靛玉红}$ 为被测组分在 544nm 和 650nm 波长处的吸光系数（用标准品测得）；$C_{靛玉红}$ 为被测组分的浓度；l 为吸收池的厚度；ΔA 仅与靛玉红浓度成正比，而与靛蓝浓度无关，从而测得靛玉红的浓度。

【实验用品】

紫外 - 可见分光光度计，分析天平，容量瓶，移液管，吸耳球，无水乙醇（AR），靛玉红、靛蓝对照品（中国药品生物制品检定所），市售口腔溃疡散。

【实验内容】

（一）标准贮备液的制备

精确称取靛玉红、靛蓝对照品各 1.0mg，分别置于 100mL 容量瓶中，用四氢呋喃定容，摇匀，即得 0.01mg/mL 贮备液，置于冰箱冷藏。

（二）试样溶液制备

精密称取口腔溃疡含片（每片含靛玉红 0.025mg）一片，置于 100mL 容量瓶中，用四氢呋喃稀释至刻度，摇匀。从中精密量取 10.0mL，置于 100mL 容量瓶中，用四氢呋喃稀释至刻度，摇匀。

（三）靛玉红、靛蓝对照溶液紫外吸收光谱的测定

在紫外 - 可见分光光度计上，分别取靛玉红和靛蓝对照溶液于 1 cm 石英吸收池中，以四氢呋喃为空白，在 500 ~ 700nm 范围内扫描，得紫外吸收光谱。

（四）干扰组分等吸收波长的选择

从靛蓝吸收光谱图上找出等吸收波长 λ_1 和 λ_2，其中 λ_1 尽量与靛玉红的最大吸收波长一致。

（五）靛玉红对照溶液的 ΔA 值测定

在紫外－可见分光光度计上，取靛玉红对照溶液于 1cm 石英吸收池中，以四氢呋喃为空白，在 λ_1 和 λ_2 处分别测其吸光度。

（六）口腔溃疡含片样品液的 ΔA 值测定

在紫外－可见分光光度计上，取口腔溃疡含片样品液于 1cm 石英吸收池中，以四氢呋喃为空白，在 λ_1 和 λ_2 处分别测其吸光度。

【数据记录及数据处理】

分别采用下列公式计算样品溶液中靛玉红标示量：

$$\Delta A = ECl$$

$$\Delta A_{样}/\Delta A_{标} = \Delta EC_{样}\,l/\Delta EC_{标}l = C_{样}/C_{标}$$

靛玉红标示量% ＝（ $C_{样}$ ×稀释倍数/标示量）×100%

【注意事项】

1. 测定同一系列标准溶液和样品溶液时，必须使用同一只比色皿。
2. 比色皿放入分光光度计样品室前，必须用吸水纸将外表面擦拭干净。
3. 比色皿在换装不同浓度溶液时，必须用待测液润洗至少三次。
4. 在比色皿未放入分光光度计测定光路时，必须将样品室舱盖打开。

实验七　薄层扫描法测定牛黄解毒片中胆酸的含量

【实验目的】

1. 掌握薄层扫描法测定中药制剂含量的方法。
2. 熟悉薄层扫描仪的使用方法。
3. 熟悉薄层定量的点样和展开技术。

【实验原理】

薄层扫描法是利用某种波长的单色光对薄层板上的斑点扫描，通过测定该斑点对光的吸收度而确定其含量。本实验采用双波长反射式锯齿扫描，胆酸在硅胶 GF_{254} 薄层板上产生的斑点，测定牛黄解毒片中胆酸的含量。

牛黄解毒片是由牛黄 5g，雄黄 50g，石膏 200g，大黄 200g，黄芩 150g 等组成。

【实验用品】

薄层扫描仪，分析天平，定量毛细管，薄层展开缸，硅胶 GF_{254}，甲苯，丙酮，乙醇，浓氨，胆酸对照品（中国药品生物制品检定所），牛黄解毒片（市售品）。

【实验内容】

（一）供试品溶液的制备

取牛黄解毒片 20 片，除去糖衣，研细，精密称取 2g，加甲醇 50mL，超声处理 30 分钟，放冷，滤过，残渣及滤纸用甲醇 20mL 分次洗涤，合并滤液及洗液，水浴蒸干，残渣加 20% NaOH 溶液 10mL，回流 4 小时，冷却，用稀盐酸调 pH 至 2，用醋酸乙酯提取五次，每次 20mL，合并提取液，蒸干，残渣加甲醇使溶解，定量转移至 2mL 量瓶中，加甲醇至刻度，摇匀，作为供试品溶液。

（二）对照品溶液的制备

精密称取 105℃ 干燥至恒重的胆酸对照品，加乙醇制成 0.5mg/mL 的溶液。

（三）测定法

精密吸取上述两种溶液各 5 μL，分别点于同一硅胶 GF_{254} 薄层板上，以异辛烷 - 正丁醚 - 冰醋酸（8∶5∶5）的上层溶液为展开剂，展开，取出，晾干。进行扫描测定，波长：$\lambda_S = 390$ nm，$\lambda_R = 650$nm，测量供试品吸收度积分值与对照品吸收度积分值，计算，即得。

依《中国药典》（2015 年版）规定，本品按干燥品计算，每克牛黄解毒片中含胆酸以（$C_{24}H_{40}O_5$）计，不应少于 0.8mg。

【注意事项】

1. 点样基线距底边 1.0～1.5cm，点样直径一般不大于 2mm。
2. 薄层板显色后必须用玻璃板覆盖，防止颜色退去影响测定。

实验八　酸性染料比色法测定华山参片中总生物碱的含量

【实验目的】

1. 掌握酸性染料比色法的基本原理及操作方法。
2. 熟悉片剂中总生物碱（以莨菪碱计）的测定方法及计算方法。

【实验原理】

华山参片为华山参浸膏片，其中莨菪碱（$pK_a = 9.65$），东莨菪碱（$pK_a = 6.20$）等生物碱为其主要成分，该实验利用生物碱（B）在一定 pH 介质中（pH4.0）与 H^+ 结合成盐（BH^+），在此条件下，一些酸性染料（HIn）解离为阴离子（In^-）与 BH^+ 的阳离子定量结合成有色的离子对（$BH^+ \cdot In^-$），此离子对可定量地溶于某些有机溶剂。测定有机相的吸收度，以阿托品（莨菪碱的外消旋体）为对照品，用对照品比较法测定样品中总生物碱（以莨菪碱计）的含量。

【实验用品】

可见分光光度计，分液漏斗，具塞锥形瓶，定量滤纸，枸橼酸 – 磷酸氢二钠缓冲液（pH4.0，200mL），0.04％溴甲酚绿溶液（用上述缓冲液配制，200mL），氯仿（AR，200mL），硫酸阿托品（$(C_{17}H_{23}NO_3)_2 \cdot H_2SO_4 \cdot H_2O$）（中国药品生物制品检定所，20mg），华山参片。

【实验内容】

（一）对照品溶液的制备

精密称取在 120℃ 干燥至恒重的硫酸阿托品，加水制成每 1mL 含莨菪碱 75μg 的溶液，即得。

（二）供试品溶液的制备

取华山参片 40 片，除去糖衣，精密称定，研细，精密称取适量（约相当于 12 片重量），置具塞锥形瓶内，精密加入枸橼酸 – 磷酸氢二钠缓冲液（pH4.0）25mL，振摇 5 分钟，放置过夜，用干燥滤纸滤过，弃去初滤液，取续滤液，即得。

（三）样品测定

精密量取供试品溶液与对照品溶液各 2mL，分别置分液漏斗中，各精密加枸橼酸 – 磷酸氢二钠缓冲液（pH4.0）10mL，再精密加入 0.04％溴甲酚绿溶液 2mL，摇匀，用 10mL 氯仿振摇提取 5 分钟，待溶液完全分层后，分取氯仿液，用氯仿湿润的滤纸滤入 25mL 量瓶中，再用氯仿提取 3 次，每次 5mL，依次滤入量瓶中，并用氯仿洗涤滤纸，滤入量瓶中，加氯仿至刻度，摇匀。分别在 415nm 波长处测定吸收度，计算，即得。

本品含生物碱以莨菪碱（$C_{17}H_{23}NO_3$）计，应为标示量的 80％ ~ 120％（标示量为 0.12mg/片）。

【注意事项】

1. 实验证明，提取时间为 1.5 小时，基本能提尽样品中黄酮。

2. 实验证明，样品显色后，在 30 分钟内测定总黄酮含量，无明显改变，若超过 30

分钟，含量有所改变。

实验九　可见分光光度法测定垂盆草颗粒中总黄酮的含量

【实验目的】

1. 掌握用分光光度法测定中药制剂中总黄酮含量。
2. 掌握可见分光光度计的使用方法。

【实验原理】

垂盆草颗粒由鲜垂盆草制成，主要功能为清热解毒，活血利湿。用于急慢性肝炎湿热瘀结证。垂盆草中含有氰苷、黄酮类、甾醇类和三萜类等化合物。

黄酮类化合物具有 [结构式] 结构，可与铝盐、铅盐、镁盐等金属盐类试剂反应，生成有色配合物，可用可见分光光度法测定其含量。本实验利用黄酮类化合物在亚硝酸钠的碱性溶液中，与 Al^{3+} 产生高灵敏度的橙红色配合物（$\lambda_{max} = 510nm$），从而用可见分光光度法（比色法）测定垂盆草颗粒中总黄酮的含量。

【实验用品】

可见分光光度计，分析天平，索氏提取器，甲醇（AR），5% 亚硝酸钠溶液，10% 硝酸铝溶液，1mol/L 氢氧化钠溶液，芦丁（中国药品生物制品检定所），垂盆草颗粒（市售品）。

【实验内容】

（一）对照品溶液的配制

精密称取芦丁对照品 10mg，置 50mL 容量瓶中，加 50% 甲醇 50mL 至刻度，摇匀，即得 0.2mg/mL 的对照品溶液。

（二）标准曲线的制备

精密量取对照品溶液 0、1、2、3、4、5mL，分别置于 25mL 容量瓶中，各加 50% 甲醇溶液使成 5mL，精密加入 5% 亚硝酸钠溶液 1mL，摇匀，放置 6 分钟，加入 10% 硝酸铝溶液 1mL，摇匀，再放置 6 分钟，加入 1mol/L 氢氧化钠溶液 10mL，分别用 50% 甲醇稀释至刻度，摇匀，放置 15 分钟。以第一瓶作空白，用可见分光光度计在 510nm 处测其吸收度，以吸光度为纵坐标、浓度为横坐标，绘制标准曲线（或计算其回归方程）。

（三）供试品溶液的制备

取装量差异项下的本品，研细，精密称定 6g 或约 3g（无蔗糖），精密加入甲醇 50mL，称定重量，加热回流 1 小时，放冷，再称定重量，用甲醇补足减失的重量，摇匀，滤过，精密量取续滤液 25mL，置 50mL 容量瓶中，加水至刻度，摇匀。

（四）含量测定

精密量取供试品溶液 5mL，置 25mL 容量瓶中，加 50% 甲醇至刻度，摇匀，做为空白对照。另精密量取供试品溶液 5mL，置 25mL 容量瓶中，照标准曲线制备项下的方法，自"加 50% 甲醇至 5mL"起，依法测定吸光度，并由标准曲线或回归方程计算供试品溶液中总黄酮的量。

本品每袋含总黄酮以芦丁（$C_{27}H_{30}O_{16}$）计，不得少于 17.0mg。

【数据记录及数据处理】

序号	芦丁标准曲线绘制（0.2mg/mL）							样品检测
	1	2	3	4	5	6	7	
加入量（mL）	0.00	1.00	2.00	3.00	4.00	5.00	5.00	
芦丁含量（mg）								
吸光度值								

【注意事项】

1. 供试品溶液的制备中要注意补足减失的重量，以免由于溶液浓度的改变而影响总黄酮的含量。

2. 实验证明，样品显色后，在 30 分钟内测定总黄酮含量，无明显改变，超过 30 分钟，含量有所改变。

实验十　气相色谱法测定藿香正气水中乙醇的含量

【实验目的】

1. 掌握用气相色谱法测定中药制剂中成分含量的方法和原理。
2. 熟悉气相色谱定量分析的操作方法。

【实验原理】

藿香正气水为酊剂，由苍术、陈皮、广藿香等十味药组成，制备过程中所用溶剂为乙醇。由于制剂中含乙醇量的高低对于制剂中有效成分的含量、所含杂质的类型和数量以及制剂的稳定性等都有影响，所以药典规定对该类制剂需做乙醇量检查。

乙醇具有挥发性，中国药典采用气相色谱法测定各种制剂在20℃时乙醇（C_2H_5OH）的含量（%）（mL/mL）。因中药制剂中所有的组分并非能全部出峰，故采用内标法定量。色谱条件为：填充柱或毛细管柱；直径为0.25～0.18mm的二乙烯苯－乙基乙烯苯型高分子多孔小球作为载体；柱温为120～150℃；氮为流动相；检测器为氢火焰离子化检测器。

【实验用品】

气相色谱仪，微量注射器，无水乙醇（AR），正丙醇（AR），藿香正气水。

（一）标准溶液的制备

精密量取恒温至20℃的无水乙醇和正丙醇各5mL，加水稀释成100mL，混匀，即得。

（二）供试品溶液的制备

精密量取恒温至20℃的藿香正气水10mL和正丙醇5mL，加水稀释成100mL，混匀，即得。

（三）测定法

1. 校正因子的测定 取标准溶液2μL，连续注样3次，记录对照品无水乙醇和内标物质正丙醇的峰面积，按下式计算校正因子：

$$校正因子（f）= \frac{A_s/C_s}{A_R/C_R}$$

式中：A_s为内标物质正丙醇的峰面积，A_R为对照品无水乙醇的峰面积，C_s为内标物质正丙醇的浓度，C_R为对照品无水乙醇的浓度，平均测量三次。

2. 供试品溶液的测定 取供试品溶液2μL，连续注样3次，记录供试品中待测组分乙醇和内标物质正丙醇的峰面积，按下式计算含量：

$$含量（C_x）= f \times \frac{A_x}{A_s/C_s}$$

式中：A_x为供试品溶液峰面积；C_x为供试品的浓度；平均测量三次。

依《中国药典》（2015年版）规定，藿香正气水中乙醇含量应为40%～50%。

【注意事项】

1. 在不含内标物质的供试品溶液的色谱图中，与内标物质峰相应的位置处不得出现杂质峰。

2. 标准溶液和供试品溶液各连续3次所得的校正因子和乙醇含量与其相应的平均值的相对偏差，均不得大于1.5%，否则应重新测定。

实验十一 百令胶囊的 HPLC 特征图谱鉴别

【实验目的】

1. 掌握高效液相色谱法（HPLC）特征图谱的原理及操作。
2. 掌握特征图谱在中药制剂定性鉴别中的应用。

【实验原理】

HPLC 特征图谱是指样品经适当处理后，采用高效液相色谱分析手段，得到能够标示其化学特征的色谱图，并与标准特征图谱数据对比进行鉴别。

百令胶囊由发酵冬虫夏草菌粉制成，腺苷、尿苷是其主要成分之一，依中国药典 2015 年版以腺苷、尿苷为对照，采用 HPLC 特征图谱对其进行鉴别。

【实验用品】

高效液相色谱仪，微量注射器，微孔滤膜（0.45μm），C18 色谱柱，分析天平，甲醇（AR），乙腈（AR），磷酸二氢钾，重蒸馏水，发酵冬虫夏草菌粉对照药材、尿苷对照品（中国药品生物制品检定所），百令胶囊（市售品），乙醇、乙醚、氯仿、磷酸、甲醇（AR）。

【实验内容】

（一）色谱条件

C18 反相键合硅胶柱；以乙腈为流动相 A，以 0.04% 磷酸二氢钾溶液为流动相 B，按下表中的规定进行梯度洗脱；检测波长为 260nm；理论板数按腺苷峰计算不低于 3000。

时间（分钟）	流动相 A（%）	流动相 B（%）
0～15	0	100
15～45	0→15	100→85

（二）对照品溶液的制备

取发酵冬虫夏草菌粉对照药材 0.5g，同供试品溶液的制备方法来制备成对照药材溶液。再取尿苷对照品适量，精密称定，加 10% 甲醇制成为每 1mL 含 5μg 的溶液。取腺苷对照品适量，精密称定，加 5% 磷酸溶液制成每 1mL 含 12μg 的溶液，既得。

（三）供试品溶液的制备

取 20 粒胶囊的内容物，混匀，取约 0.5g，精密称定，置于具塞锥形瓶中，加乙醚

20mL，密塞，浸泡 30 分钟，滤过，弃去乙醚液，挥干，连同滤纸一并置具于塞锥形瓶中，精密加入 0.5% 磷酸 50mL，密塞，称定重量，超声处理（功率 250W，频率 33kHz）30 分钟，放冷，用 0.5% 磷酸补足减失的重量，摇匀，静置，取上清液，用微孔滤膜（0.45μm）滤过，取续滤液，即得。

（四）测定法

分别精密吸取对照品溶液和供试品溶液各 20μL，注入液相色谱仪，记录色谱图。供试品色谱图上，应呈现与发酵冬虫夏草菌粉对照药材中的六个色谱峰保留时间相同的色谱峰，并呈现与腺苷、尿苷对照品色谱峰保留时间相同的峰。

【注意事项】

1. 在使用 HPLC 前，应了解仪器的结构、功能和操作程序。
2. 所有的流动相使用前必须先脱气。
3. 开机时先打开工作站，排气泡后再连接泵，最后连接检测器，关闭顺序与开机相反。

实验十二　薄层色谱－紫外分光光度法分析测定黄柏与二妙丸中小檗碱

【实验目的】

1. 熟悉薄层色谱－紫外分光光度法在含生物碱类药物中的应用。
2. 掌握薄层色谱－紫外分光光度法实际应用中的关键技术和主要注意事项。

【实验原理】

1. 黄柏的化学成分　黄柏为芸香科植物黄檗 *Phellodendro amurense* Rupr. 和黄皮树 *P. chinensis* Schnicid 的树皮。前者习称"关黄柏"，后者习称"川黄柏"。黄檗树皮含小檗碱（berberine），并含少量黄柏碱（phellodendrine）、木兰碱（magnoflorine）、药根碱（jatrorrhizine）、掌叶防己碱（palmatine）、白栝楼碱（candicine）、蝙蝠葛任碱（menisperine）；另含黄柏内酯（obakulactone）、黄柏酮（obacunone）等。黄皮树树皮中含小檗碱等多种生物碱。

据报道，关黄柏总生物碱含量为 0.95% ~ 2.95%，其中小檗碱含量占 33% ~ 63%；川黄柏总生物碱含量为 3.99% ~ 6.09%，其中小檗碱含量占 72% ~ 87.80%。

2. 二妙丸　二妙丸由黄柏粉末和苍术粉末各等分制成。此方中黄柏为君药，行使清热燥湿之攻。因此采用薄层法进行鉴别黄柏和测定其小檗碱含量。

小檗碱（berberine）

3. 原理 黄柏中含有小檗碱，用甲醇提取，经薄层色谱分离后，采用适当的溶剂将小檗碱洗脱，根据小檗碱在270、331、420nm处有最大吸收，可用分光光度法测定小檗碱的含量。

【实验用品】

索氏提取器、圆底烧瓶、毛细管、硅胶薄层板、可见分光光度计、紫外灯、环己烷、苯、醋酸乙酯、5% 对二甲氨基苯甲醛的 10% 硫酸液、乙醚、氯仿、甲醇、正丁醇、醋酸、盐酸、盐酸小檗碱（中国药品生物制品检定所，20mg）、黄柏药材、二妙丸（市售品，20g）。

【实验内容】

（一）定性分析实验

1. 二妙丸样品溶液的制备 将本品研成细粉，取3g，精密称定，置于索氏提取器中，加入石油醚约25mL，回流1小时，回收石油醚至干，加1.0 mL氯仿溶解，成为A液，备用。将残渣挥干氯仿后，加甲醇25mL，回流至提取液为微黄色至无色，回收甲醇至干，精密吸取甲醇5mL，置瓶中，振摇至残渣完全溶解，过滤，成为B液。

2. 鉴别反应

（1）苍术：取样品液A，以苍术对照药材或苍术醇、苍术酮对照。薄层条件：吸附剂为硅胶 G – 0.8% CMCNa（1：3，*W/V*），展开系统为环己烷 – 苯 – 醋酸乙酯（7：15：1.5），展距为10cm，显色剂为5% 对二甲氨基苯甲醛的 10% 硫酸试液，110℃加热。

（2）黄柏：取样品液B，以盐酸小檗碱为对照品。薄层条件中吸附剂同苍术，展开系统为正丁醇 – 醋酸 – 水（7：1：2），展距为10cm，在紫外灯下观察荧光。

3. 黄柏药材的定性分析 取药材粗粉0.2g，加90% 乙醇3mL振摇提取30分钟，提取液适当浓缩，点样，其余按黄柏检查项下进行。

（二）小檗碱的含量测定

1. 薄层条件 硅胶 G – 0.4% CMCNa（1：3，*W/V*），展开系统为正丁醇 – 醋酸 – 水（7：1：2），展距10cm，紫外灯下检测。

2. 标准曲线制备 取盐酸小檗碱对照品1mg，置于1.0mL容量瓶中，用甲醇稀释至刻度，备用。

精密吸取对照品溶液10.0，20.0，30.0，40.0，50.0μL分别置于5mL刻度试管中，挥尽甲醇，分别精密加入1% HCl – 甲醇试液50mL，摇匀；以1% HCl – 甲醇试液作为空白对照，于波长341nm处测定吸收度，以吸收度为纵坐标，盐酸小檗碱浓度为横坐标作图。并计算回归方程和相对误差。

3. 二妙丸中小檗碱的含量测定 取定性分析样品溶液B 20.0 ~ 50.0μL（视含量高低而定）2份及对照品溶液10.0μL，分别画线点样于3块薄层板上，置于同一层析缸

中，按上述条件展开，定位，刮取小檗碱谱带，压碎，转入小漏斗中，用45℃的1%
HCl–甲醇试液洗脱，洗脱液置于10mL容量瓶中，洗至刻度为止。另取同样量的硅胶，
用同法洗脱，作为空白对照。于341nm处测定吸收度，用对比法计算样品溶液中小檗
碱的含量，并换算出丸药中小檗碱的含量。

$$丸药中小檗碱的百分含量 = A_样/A_对 \times C_对 \times 1/W_样 \times D \times 100$$

式中，$A_样$ 为样品的吸收度，$A_对$ 为对照品的吸收度，$C_对$ 为对照品的浓度，$W_样 = $ 样
品的重量，$D = $ 稀释倍数。

4. 黄柏药材中小檗碱的含量测定 精密称取药材粉末1.5g，加甲醇25mL，回流提
取至提取液至微黄色，回收甲醇至干，精密加入甲醇5.0mL，超声波振荡至完全溶解，
制成样品液，精密吸取20.0μL，按丸药测定项下操作，并计算药材中小檗碱的含量。

【注意事项】

1. 刮取小檗碱谱带时，要将小檗碱谱带全部刮下来，同时在空白处取同样大小硅胶。
2. 多组分展开剂在展开前，应充分混合均匀。

实验十三 牛黄解毒片中黄芩苷的含量测定

【实验目的】

1. 掌握中药制剂中黄芩苷的测定方法。
2. 熟悉高效液相色谱仪的使用方法。

【实验原理】

牛黄解毒片具有清热解毒功效。用于火热内盛，咽喉肿痛，牙龈肿痛，口舌生疮，
目赤肿痛。《中国药典》所载牛黄解毒片有牛黄、雄黄、石膏、大黄、黄芩、桔梗、冰
片、甘草等。黄芩为唇形科植物黄芩的干燥根，性味苦寒，能入肺、胆、脾、大肠、小
肠经。具有清热燥湿，泻火解毒等作用。与方中的桔梗配伍，解毒利咽而治疗热毒疮肿
及咽喉肿痛。黄芩中主要含有黄芩苷，药理作用较为广泛。可利用高效液相色谱法分离
牛黄解毒片中的黄芩苷，在 λ_{max}315nm 处进行检测。

【实验用品】

高效液相色谱仪，超声波提取器、分析天平、甲醇（色谱纯）、磷酸（AR）、乙醇
（AR）、重蒸馏水。黄芩苷对照品（中国药品生物制品检定所），牛黄解毒片（市售品）。

【实验内容】

（一）对照品溶液的制备

精密称取在60℃减压干燥4小时的黄芩苷对照品适量，加甲醇制成每1mL含30μg

的溶液，即得。

（二）供试品溶液的制备

取本品 20 片（包衣片除去包衣），精密称定，研细，取 0.6g，精密称定，置锥形瓶中，加 70% 乙醇 30mL，超声处理（功率 250W，频率 33kHz）20 分钟，放冷，滤过，滤液置 100mL 容量瓶中，用少量 70% 乙醇分次洗涤容器和残渣，洗液滤入同一容量瓶中，加 70% 乙醇至刻度，摇匀，即得。

（三）测定法

1. 色谱条件

以十八烷基硅烷键合硅胶为填充剂；以甲醇 – 水 – 磷酸（45 : 55 : 0.2）为流动相；检测波长为 315nm。理论板数按黄芩苷峰计算应不低于 3000。

2. 测定

分别精密吸取对照品溶液 5μL 与供试品溶液 10μL，注入液相色谱仪，测定，即得。

本品每片含黄芩以黄芩苷（$C_{21}H_{18}O_{11}$）计，小片不得少于 3.0mg；大片不得少于 4.5mg。

【注意事项】

1. 供试品溶液在超声处理后，容器和残渣要用少量 70% 乙醇分次洗涤，洗液滤入同一容量瓶中，减少黄芩苷的损失。

2. 所使用的流动相在使用前必须先进行过滤、脱气处理。

实验十四　小青龙颗粒的质量标准研究

【实验目的】

1. 掌握中药颗粒的分离提取方法。
2. 掌握颗粒剂的理化鉴别方法和含量测定方法。

【条件】

（一）处方

麻黄 154g，桂枝 154g，白芍 154g，干姜 154g，细辛 77g，甘草（蜜炙）154g，法半夏 231g，五味子 154g。

（二）制法

以上八味，细辛、桂枝提取挥发油，蒸馏后的水溶液另器收集；药渣与白芍、麻黄、五味子、甘草加水煎至味尽，合并煎液，滤过，滤液和蒸馏后的水溶液合并，浓缩至约1000mL；法半夏、干姜粉碎成粗粉，用70%乙醇作溶剂，浸渍24小时后，进行渗漉，漉液回收乙醇，与上述药液合并，静置，滤过。滤液浓缩至相对密度1.08～1.10（55～60℃）的药液，喷雾干燥，制成干浸膏粉，加乳糖适量，混匀，喷加上述细辛、桂枝的挥发油，混匀，制成颗粒，制成461.5g，即得。或取滤液浓缩至相对密度为1.35～1.38（80℃）的清膏，加入蔗糖粉适量，混匀，制成颗粒，干燥，喷加上述细辛，桂枝的挥发油，混匀，制成1000g，即得。

（三）性状

本品为浅棕色至棕色的颗粒，或浅灰色至浅棕色的颗粒，气微香，味甜，微辛。

（四）功能与主治

解毒化饮，止咳平喘。用于风寒水饮，恶寒发热，无汗，喘咳痰稀。

【实验要求】

1. 设计本品定性鉴别、检查及含量测定的分析方案。
2. 定性鉴别要求写明所用对照品或对照药材、鉴别方法。本品至少要有三个鉴别项目。
3. 检查要求写明检查内容。
4. 含量测定要写明所测成分、测定方法、提取方法、净化方法及含量测定考察内容等。

第八章　**药用植物学实验** ▷▷▷

··

实验一　显微镜使用及植物细胞结构观察

【实验目的】

1. 了解普通光学显微镜的构造和性能，学习和掌握显微镜的使用。
2. 掌握植物细胞的基本结构，了解质体的类型及特点。
3. 学习临时制片方法、染色方法和生物绘图方法。

【实验用品】

光学显微镜，载玻片，盖玻片，尖头镊子，解剖针，刀片，剪刀，吸水纸，擦镜纸，纱布块，培养皿，蒸馏水，稀碘液，水合氯醛，稀甘油，25%蔗糖液，洋葱，女贞叶，绿辣椒，红辣椒，番茄，胡萝卜，白萝卜，洋葱表皮细胞制片。

【实验内容】

（一）普通光学显微镜的构造

显微镜是研究植物细胞结构、组织特征和器官构造的重要且不可替代的仪器。显微镜的种类繁多，可分为光学显微镜和电子显微镜两大类。基本结构可分为机械部分和光学系统部分。电子显微镜结构相对复杂，光学显微镜结构较为简单，后者更为常用，现做简要介绍。

1. 机械部分　光学显微镜的机械部分是由精密而牢固的零件组成，主要包括镜座、镜臂、载物台、镜筒、物镜转换器和调焦装置等。

（1）镜座：是显微镜的基座，用以支持镜体平衡，其上装有照明内置光源或反光镜。

（2）镜柱：是镜座上面直立的短柱，连接、支持镜臂及以上的部分。

（3）镜臂：弯曲如臂，上接镜筒，下接镜柱，支持载物台、聚光器和调焦装置。取放显微镜时手握的部位。直筒显微镜镜臂和镜柱连接处有活动关节，可使显微镜在一定范围内后倾，一般不超过30°。

（4）镜筒：一般长160～170mm。其上端放置目镜，下端与物镜转换器相连。双筒斜式的镜筒，两镜筒距离可以根据两眼距离及视力来调节。

（5）物镜转换器：是固着在镜筒下端的圆盘，其上装有不同倍数的物镜。可以左右自由转动，便于更换物镜。

（6）载物台：放置切片的平台，中央有通光孔，侧面有载玻片压夹和标本移动器。显微镜载物台下装有聚光镜。

（7）调焦装置：镜臂两侧有粗、细调焦轮各一对，旋转时可使镜筒上升或下降，以便得到清晰物像，即调焦（旋钮）。大的一对是粗调（旋钮），每旋转一周可使镜筒升降 10mm，用于低倍物镜观察；小的一对是细调（旋钮），每旋转一周可使镜筒升降 0.1mm，用于高倍物镜观察。使用时，必须先用低倍镜，后用高倍镜。

2. 光学部分　光学显微镜的光学部分由成像系统和照明系统组成。前者包括物镜和目镜，后者包括内置光源或反光镜、聚光器。

（1）物镜：物镜是决定显微镜性能（如分辨率）的最重要部件。它将标本第一次放大成倒像。物镜放大倍数一般低倍物镜有 10×、4×，高倍物镜为 40×，而油镜为 100×。使用油镜时，玻片与物镜之间需加入折射率大于 1 的香柏油作为介质。（在物镜上标有 "40/0.65，160/0.17" 字样。40 表示物镜放大倍数。0.65 表示镜口率，其数值越大工作距离越小，分辨能力越高。分辨率是指显微镜能分辨两点之间最小的距离。160 表示镜筒的长度。0.17 表示要求盖玻片的厚度）

（2）目镜：目镜的作用是将物镜放大所成的像进一步放大，放大倍数有 5×、10×、15× 等。目镜内可安装"指针"，也可安装测微尺。

（3）聚光器：由聚光镜和彩虹光圈（可变光栏）组成。聚光镜可以使光汇集成束，增强被检物体的照明。彩虹光圈通过拨动其操作杆，可使光圈扩大或缩小，借以调节通光量。有的聚光器下方还有一个滤光片托架，根据镜检需要可放置滤光片。构造简单的显微镜无聚光器，仅有光圈盘，其上有若干个大小不同的圆孔，使用时选择适当的圆孔对准通光孔。

（4）光源：光学显微镜镜座内装有内置光源，只要打开电源开关，使用光亮调节器即可。有的显微镜没有内置光源，会在镜座上安置反光镜，其作用是把自然光源投射来的光线向聚光镜反射。反光镜有平、凹两面，平面镜反光，凹面镜兼有反光和聚光的作用。一般平两面在光线充足时使用，凹两面在光线不足时使用。

（二）普通光学显微镜的使用

1. 取放　拿取光学显微镜时，应一只手握住镜臂，另一只手平托镜座。将显微镜放置在座位桌子左侧距桌边 5~10cm 处，防止掉落，同时可以腾出右侧位置进行观察记录或绘图。

2. 对光　装配好适当的目镜。对光时，先将低倍物镜对准通光孔，用左眼或双眼观察目镜。然后，打开内置光源或调节反光镜并调节光强，使镜下视野内的光线明亮、均匀又不刺眼。

3. 低倍镜使用　将玻片标本放置在载物台上固定好，使观察材料正对着通光孔中心。从侧面观察，同时转动粗调焦轮下降物镜距玻片 5mm 处，用左眼（或双眼）注视镜筒，慢慢用粗调焦轮上升物镜，直至看到物像为止，使用细调调节至视野清晰。

4. 高倍镜使用 在低倍镜下清晰观察到物象后，选好欲观察的目标，将其移至视野中央，直接旋转物镜转换器，转高倍镜至工作位置，使高倍镜正对通光孔。高倍镜下视野变暗且物像不清晰时，可调节光亮度和细调焦轮，但绝对不得使用粗调。由于高倍镜使用时与玻片之间距离很近，因此，操作时要特别小心，以防镜头碰击玻片。

5. 油镜使用 在低倍镜和高倍镜下清晰观察物象之后，将要观察的部分移至视野中央，在保持调焦旋钮未动情况下移开物镜，在盖玻片要观察的位置上滴一滴香柏油，随即推动物镜转换器，转油至工作位置，慢慢调节细调焦轮到物像清晰。油镜工作距离非常小（约为 0.2mm），所以操作要特别小心，严禁旋动粗调，也不得单向多圈旋动细调，防止压碎玻片。

6. 调换玻片 观察时如需调换玻片，要将高倍镜旋开，取下原玻片，换上新玻片，重新从低倍镜观察开始，然后再依次进行高倍镜和油镜观察。

7. 使用后整理 观察完毕后，上升镜筒，取下玻片，将物镜转离通光孔呈非工作状态，放上擦镜布，按原样收好显微镜。

8. 使用注意事项

（1）显微镜是精密仪器，使用时一定严格遵守操作规则，不许随意拆修。

（2）随时保持显微镜清洁。观察临时装片时，一定要将盖玻片四周溢出的水或其他液体用吸水纸吸干净，以免污染镜头。已被污染的镜头要用镜头纸擦拭。

（3）观察时，坐姿要端正，双目同时张开，切勿睁一眼、闭一眼或用手遮挡一只眼。

（4）观察玻片时，一定要按先低倍物镜、后高倍物镜再油镜的顺序使用。

（5）使用高倍镜时不能旋转粗调（旋钮），只能旋转细调（旋钮）。细调是在观察到物像而不够清晰时使用，切忌沿同一方向不停地转动细调。

（三）临时制片方法

1. 清洁玻片 供显微镜观察用的标本必须用载玻片和盖玻片制成玻片。玻片除要求无色、平滑、透明度好之外，使用时应将载玻片和盖玻片用纱布擦拭干净。因盖玻片极薄，注意擦拭时不要用力过猛使之破碎伤手。若玻片很脏，可用酒精擦拭或用碱水煮片刻，再用清水洗净擦干。

2. 滴水 将干净载玻片平放于桌面上或培养皿边缘，用吸管在玻片中央加一滴水（也可是其他染液）。水可以保持材料呈新鲜状态，避免材料干缩，同时使物像透光均匀而显得更加清晰。

3. 取材 用刀片切取、用镊子撕取或挑取新鲜材料，注意所取材料不要过大或过多，立即放入载玻片水中或染液中。如为表皮，要将其展平不重叠。

4. 加盖玻片 用镊子轻夹盖玻片的一边，使盖玻片的另一边先接触载玻片上的水滴，而后慢慢地把盖玻片轻轻盖在材料上，尽量避免气泡产生。如有气泡，可用镊子从盖玻片的一侧掀起，然后再慢慢重新盖上。如有水溢出盖玻片，特别是染液，一定要将其用吸水纸吸干净。

5. 加染液染色 染液染色可在加盖玻片之前或其后进行，后者的染色方法是滴一滴染液在盖玻片旁，用吸水纸在另一边吸，直到染液充满盖玻片下为止。

6. 良好的装片标准是 材料无皱折，不重叠，水分适宜，无气泡。

（四）生物绘图方法

1. 要求 细胞和组织绘图是根据显微镜下的观察内容绘制的，因此，首先要充分观察了解所绘材料的特点、排列及比例。选择有代表性的、典型的部位进行绘图。客观真实地反映材料的自然状态。生物绘图要求具备高度的科学性和真实感，应形态正确、比例适当、清晰美观。

2. 基本步骤

（1）根据绘图纸张大小和绘图的数目，安排好每个图的位置及大小，并留好图注和图题的位置，但不要勾画边线。

（2）将图纸放在显微镜右方，依观察结果，先用 HB 型铅笔轻轻勾一个轮廓，确认各部分比例无误后，再把各个部分勾画出来。

（3）生物绘图通常采用"积点成线，积线成面"的表现手法，即用线条和圆点来完成全图。绘线条时要求所有线条都均匀平滑，无深浅、虚实之分，无明显的起落笔痕迹，尽可能一气呵成不重复。圆点要点得圆、点得匀，其疏密程度表示不同部位颜色深浅。

（4）绘好图之后，图注用引线和文字标明各部分名称。图注应详细、准确，且所有注字一律用平行引线向右一侧注明，同时要求所有引线右边末端在同一垂直线上，引线密集时右侧 1/3 可用斜线以拉开图注行距。图题放在图的下方，标明该图名称，内容包活植物名、部位名、显示结构等，还要标明观察物像的放大倍数。

注意：绘图、图注和图题都必须使用 HB 型铅笔，不可以用钢笔、圆珠笔或其他笔。

（五）细胞基本结构观察

1. 植物细胞基本结构

（1）洋葱表皮细胞永久制片观察：取洋葱表皮细胞永久制片低倍镜下观察，可见表皮为一层细胞，其细胞多为近长方形。选择形状较规则、结构清晰的细胞移至高倍镜下观察，可分辨细胞壁、细胞质、细胞核等结构。由于大液泡的形成，细胞核位于一侧，高倍镜下还可看见核仁。通过调节细调旋钮可使细胞的不同层次依次成像，加深对细胞立体结构的理解。

（2）直装片观察法：在准备好的载玻片中央滴加一滴蒸馏水备用。洋葱鳞茎，剥取鳞叶，在内表面（凹面）中央横向画出间隔 3~4mm 的两条痕，以尖头镊子夹住远侧划痕边缘，大臂带小臂，轻轻向身体内侧拉动撕取表皮，在培养皿的蒸馏水中浸润后，随即内面朝下放入载玻片中央水滴中，展平。镊子夹取洁净盖玻片，与载玻片成 45°，自左侧接触水滴，再缓慢向右侧放下，赶出气泡，完成压片，制成临时制片。擦拭载玻片下面及四周水迹后，置显微镜下观察。

（3）染色法：准备与取材同上，压片前在材料上滴加 1~2 滴稀碘液染色，再压片观察。或压片后从左侧滴加稀碘液，从右侧用吸水纸慢慢吸取液体，加速染液进入盖玻片下，使组织着色。细胞质被染成浅黄色，细胞核被染成深黄色。注意观察细胞核是否显示更为清晰。

（4）透化法：准备与取材同上，压片前在材料上加水合氯醛，加热透化，再加稀甘油，压片。镜下观察细胞变化。细胞壁较透明，细胞质无色均匀，细胞核扁球形，仔细观察可见其内 1~3 个发亮的核仁。

（5）质壁分离观察：方法同（2），用滴加 25% 蔗糖液替代蒸馏水，完成制片后，放置 20 分钟后观察质壁分离现象。

2. 质体

（1）叶绿体

①取新鲜女贞叶，拨取叶肉组织制成临时制片，观察其细胞为狭长形，内含多数椭圆形绿色颗粒，即为叶绿体。高倍镜下可观察到细胞内叶绿体接近细胞壁并在循一定方向环形流动，这是叶绿体随细胞质环流的结果。

②取新鲜青辣椒，用镊子拨取少量靠近表皮的果肉组织或做果皮横切，制成临时制片，观察其细胞为类圆形，其内含多数椭圆形绿色颗粒，即为叶绿体。高倍镜下可观察。

（2）有色体

①取新鲜红辣椒，用镊子拨取少量靠近果皮的果肉细胞或做果皮横切，制成临时装片，高倍镜下可观察其细胞呈近圆形，内含许多细小、呈橘红色的不规则颗粒，为有色体。

②另取番茄果肉细胞制成临时装片观察桔红色的颗粒，为有色体。

③取胡萝卜，先修出带韧皮部的组织块，做横切，制成临时装片，观察韧皮部薄壁细胞中的有色体。

（3）白色体：取少量新鲜萝卜，用镊子取少量韧皮组织制成临时装片，高倍镜下观察薄壁细胞近圆形，认真寻找个别细胞内所含的白色圆形颗粒结构，即为白色体。

【实验报告】

1. 显微镜使用有哪些注意事项？
2. 绘 2~3 个洋葱鳞叶表皮细胞图，并引线注明各部分名称。
3. 绘植物细胞中叶绿体、有色体形态图，并引线注明。
4. 什么是典型植物细胞？其显微、亚显微结构及各部分主要功能是什么？
5. 质体有哪几种类型？它们的结构和功能之间有何关系？
6. 植物细胞特有的结构有哪些？

实验二 植物细胞后含物、细胞壁的鉴定

【实验目的】

1. 掌握细胞后含物的主要类型及鉴别方法。
2. 掌握细胞壁特化的主要类型及鉴别方法。
3. 学习徒手切片法、粉末装片法等。

【实验用品】

光学显微镜，载玻片，盖玻片，尖头镊，解剖针，刀片，剪刀，吸水纸，擦镜纸，纱布块，蒸馏水，稀碘液，水合氯醛，稀甘油，苏丹Ⅲ溶液，间苯三酚溶液，浓盐酸，大黄粉末，半夏粉末，黄柏粉末，马铃薯，鲜姜，冬青叶，红辣椒，味连永久制片，何首乌永久制片，小茴香果实永久制片，无花果叶横切片，柿子胚乳细胞切片等。

【实验内容】

（一）植物细胞贮藏物质主要类型及鉴别

1. 淀粉粒

（1）切取马铃薯块茎薄片或刮取新鲜马铃薯的浆液制成临时装片，显微镜下可见储藏细胞内含许多卵圆形或椭圆形颗粒，即为淀粉粒。高倍镜下将光线适当调暗，可见马铃薯淀粉粒具有脐点和轮纹，根据轮纹不同分为单粒、复粒和半复粒三种淀粉粒类型。

单粒淀粉粒：每粒淀粉有一个脐点，围绕脐点有许多同心环，即轮纹。

复粒淀粉粒：每粒淀粉有二个或二个以上的脐点和各自的轮纹，而无共同的轮纹。

半复粒淀粉粒：每粒淀粉具有二个或二个以上的脐点和各自少数的轮纹，还有共同的轮纹。

从临时装片的左侧滴加少许稀碘液，用吸水纸从右侧慢慢吸取染液，观察淀粉粒的颜色变化？

（2）取半夏粉末少许，制临时装片。观察淀粉粒，并与马铃薯淀粉粒比较差异。

（3）观察味连永久制片、何首乌永久制片（示教）中储藏细胞中的淀粉粒。

2. 蛋白质

（1）贮藏蛋白质一般以糊粉粒的形式存在。用刀片将花生粒子叶横切，在其切面上刮取少许粉末加碘液制成临时装片，低倍显微镜下可见细胞内含许多糊粉粒，高倍镜下可见糊粉粒外为淡黄色薄膜，内含 1 个无色球晶体和 1 至数个黄褐色拟晶体。

（2）观察小茴香果实永久制片（示教）中胚乳细胞中的糊粉粒。

3. 脂肪 切取鲜姜块茎薄片，加苏丹Ⅲ制成临时装片，显微镜下可见细胞内有许多大小不等的球形橙红色的小油滴，即脂肪。

（二）晶体

1. 取大黄粉末制临时装片，加水合氯醛透化，滴加稀甘油，观察并绘图表示簇晶形态。

2. 取半夏粉末制临时装片，加水合氯醛透化，滴加稀甘油，观察并绘图表示针晶形态。

3. 取黄柏粉末制临时装片，加水合氯醛透化，滴加稀甘油，观察并绘图表示方晶形态。

4. 撕取无花果叶横切片，观察表皮细胞中的钟乳体。

（三）细胞壁特化主要类型与鉴别

1. 木质化
（1）取冬青叶柄，徒手切片，滴间苯三酚，加热，再加浓盐酸一滴，加盖玻片。观察一些细胞壁呈樱桃红或红紫色，即为木质化。
（2）用火柴棍重复以上实验。
2. 木栓化 取带皮马铃薯块茎，徒手切片，加苏丹Ⅲ试液，稍加热，放置2分钟，加盖玻片。观察表皮细胞外壁呈橘红色，即为木栓化。
3. 角质化 取冬青叶片主脉两侧材料，做徒手切片，加苏丹Ⅲ试液，稍加热，放置2分钟，加盖玻片。观察表皮细胞外壁呈淡黄色，即为角质层。

（四）纹孔与胞间连丝

1. 观察柿胚乳细胞永久制片（示教），高倍镜下可观察到细胞呈多边形，细胞初生壁很厚，细胞原生质体呈圆形，往往被染成深色或制片时已丢失变成空腔。调节细调旋钮注意观察许多穿过细胞壁的细丝即胞间连丝。

2. 在红辣椒果皮细胞临时装片中，可见其细胞形状不规则，细胞壁很厚，壁上有小孔即为纹孔，使细胞壁呈念珠状。

【实验报告】

1. 绘实验中淀粉粒、晶体的形态图并标注。
2. 绘图表示柿胚乳细胞的细胞壁、细胞腔、纹孔与胞间连丝。
3. 植物细胞后含物有哪些主要种类？产生和储藏的部位如何？如何鉴别？
4. 植物细胞壁分几层？各层的成分有哪些？各层有什么特点？
5. 细胞壁有哪些特化类型，有何功能？各如何鉴别？
6. 经水合氯醛透化后，木质化细胞壁能否被间苯三酚染色？

实验三　保护组织和分泌组织观察

【实验目的】

1. 掌握保护组织的细胞形态及其在植物体的分布特征。
2. 掌握植物分泌组织的细胞形态和结构特征。

【实验用品】

光学显微镜，载玻片，盖玻片，尖头镊子，解剖针，刀片，剪刀，吸水纸，擦镜纸，纱布块，蒸馏水，水合氯醛，稀甘油，苏丹Ⅲ试液，间苯三酚溶液，浓盐酸，决明叶，薄荷叶，板蓝根叶，小白菜，油菜，油麦菜，姜，桔子，桑枝，半夏粉末，蚕豆叶表皮细胞永久制片，海桐叶横切永久制片，印度橡胶树叶永久制片，椴树茎横切制片，小茴香果实横切永久制片，松茎横切永久制片。

【实验内容】

（一）保护组织

1. 初生保护组织——表皮

（1）取海桐叶横切永久制片，观察表皮细胞侧面观外壁角质层。

（2）分别取决明叶、薄荷叶、板蓝根叶、桑叶、小白菜叶、油菜叶、油麦菜叶，撕取表皮，制临时装片，观察表皮细胞腹面观，描述气孔器和气孔轴式。表皮层上分布有多个气孔器，每个气孔器由一对肾型的保卫细胞和中间的气孔组成。保卫细胞中含有叶绿体。有的植物表皮上分布有表皮毛或腺毛。高倍镜下，可见表皮细胞形状不规则，排列紧密彼此镶嵌，无细胞间隙。

（3）取蚕豆叶表皮细胞永久制片，观察表皮细胞腹面观，注意观察气孔器和气孔轴式。

（4）取印度橡胶树叶永久制片，观察复表皮组成。

2. 次生保护组织——周皮

（1）取椴树茎横切制片观察周皮结构。显微镜下可见周皮由数层扁平细胞组成，包括多层木栓层（死细胞）、1层木栓形成层与栓内层。其中木栓层属于次生保护组织，木栓形成层属于侧生分生组织，栓内层属于薄壁组织。在局部区域木栓形成层向外分裂产生薄壁细胞，形成次生通气组织——皮孔。

（2）取桑枝，先刮取表面木栓组织细胞，制作临时装片，苏丹Ⅲ试液染色，镜下观察木栓细胞特征。

（3）另取桑枝，徒手切片，观察周皮的位置、组成及各部分细胞特征。

（二）分泌结构

1. 分泌细胞

（1）取鲜姜，做徒手切片，用苏丹Ⅲ试液染色，观察薄壁细胞之间夹杂的类圆形油细胞，即为分泌细胞。

（2）先在载玻片上滴加墨汁，再取半夏粉末撒于墨滴上，取盖玻片压片，制临时装片。镜下观察呈无色透明的块状黏液细胞，常含草酸钙结晶。图像如漆黑夜空中的点点星光与浩瀚的月光。

2. 分泌腔 取橘子皮做徒手横切片，观察近表皮的分泌腔。

3. 分泌道

（1）取小茴香果实横切永久制片，镜下观察油管的数目、位置及形状。

（2）取松叶横切永久制片，镜下观察树脂道的数目、位置及形状。

【实验报告】

1. 绘3种植物叶的气孔轴式的细胞图，标注保卫细胞、副卫细胞及气孔。

2. 绘小茴香果实横切简图，注明油管的分布和数目。

3. 气孔轴式有哪些类型？列举代表药用植物。

4. 何谓表皮？包括哪几部分？各有何特点？

5. 何谓周皮？包括哪几部分？各有何特点？

6. 分泌组织分哪些类型？列举代表药用植物。

实验四 机械组织和输导组织观察

【实验目的】

1. 掌握机械组织的类型及结构特征。

2. 掌握输导组织的类型及功能。

3. 熟悉导管不同类型的结构特点。

【实验用品】

光学显微镜，载玻片，盖玻片，尖头镊子，解剖针，刀片，剪刀，吸水纸，擦镜纸，纱布块，蒸馏水，水合氯醛，稀甘油，苏丹Ⅲ试液，间苯三酚溶液，浓盐酸，芹菜，梨，黄豆芽，黄柏粉末，肉桂粉末，半夏粉末，人参粉末，甘草粉末，南瓜茎横切永久制片，南瓜茎纵切永久制片，松茎横切永久制片。

【实验内容】

（一）机械组织

1. 厚角组织

（1）取芹菜小叶柄，加间苯三酚溶液、浓盐酸，制徒手横切片，观察表皮下棱角处的厚角组织细胞。其表皮下方具棱角的部分即为厚角组织，其细胞壁在细胞的角隅处加厚，是生活细胞，细胞壁染色不明显。内侧被染成紫红色的组织为维管束中的木质部。

（2）抽取芹菜金表皮的"筋"，加间苯三酚和浓盐酸，观察颜色变化？分析结构。

2. 厚壁组织

（1）取黄柏粉末，制临时装片，加水合氯醛透化，加间苯三酚试液、浓盐酸染色。可观察到许多被染成红色的长梭形木纤维细胞残片，其细胞壁为全部加厚的次生壁，并大多木质化，侧壁上镶嵌有一些含晶体的方柱形细胞，称晶鞘纤维。

（2）取肉桂粉末、甘草粉末或人参粉末，制临时装片，加水合氯醛透化，加间苯三酚试液、浓盐酸染色。观察纤维、管胞纤维的形态与着色。

（3）在新鲜梨果肉靠近中部的部分挑取一个沙粒状的组织置于载玻片上，用镊子尖头和刀片将其压碎，加水合氯醛透化，加间苯三酚试液、浓盐酸染色，制临时装片观察。梨果肉细胞较大、近圆形，包围着颜色较暗的细胞群，这些细胞为多边形，细胞壁异常加厚，细胞腔很小，具有明显的纹孔沟，称为石细胞。

（4）观察（1）（2）两装片中石细胞。

（二）输导组织

1. 导管和管胞

（1）取南瓜茎纵切永久制片观察，显微镜低倍镜下可观察到被染成红色的、具有各种花纹的成串管状细胞，辨识导管的类型。每个导管分子，均以端壁形成的穿孔相互连接，上下贯通。高倍镜下可见导管根据花纹不同区分为螺纹导管和网纹导管。前者管径较小，细胞壁具有螺旋形加厚并木质化的次生壁；后者管径较大，具有网状加厚并木质化的次生壁。

（2）取豆芽茎中央组织，压碎，或作纵切片，滴间苯三酚试液、浓盐酸染色，加盖玻片。镜下观察导管及管胞形态。

（3）取南瓜横纵切制片观察，区分细胞壁均被染成红色的导管和纤维的不同。

（4）观察上述黄柏粉末、肉桂粉末、甘草粉末或人参粉末临时装片中的各式导管残片，辨析侧壁纹理，区分导管类型。

2. 筛管和伴胞

（1）取南瓜茎纵切制片观察。在木质部的两侧找到染成蓝色的韧皮部，在此处可见一些口径较大的长管状细胞，即为筛管细胞。筛管细胞也是上下相连，高倍镜下可见连接的端壁所在处稍微膨大、染色较深，即为筛板，有些还可见到筛板上的筛孔。筛管无细胞核，其细胞质常收缩成一束，离开侧壁，两端较宽，中间较窄，通过筛孔的原生质丝比胞间连丝粗大，特称为联络索。在筛管旁边紧贴着一至几个染色较深、细长的伴胞。伴胞细胞质浓，具细胞核。

（2）取南瓜横纵切制片观察。在韧皮部可见一些浓绿色其上有深色圆孔的细胞，即为筛管的筛板，其上有较明显的筛孔，呈筛子底样分布。

【实验报告】

1. 绘黄柏或肉桂纤维、梨石细胞图，标注细胞壁和细胞腔及含晶体的薄壁细胞。

2. 绘南瓜茎或豆芽茎 2~3 种导管细胞图。

3. 厚角组织和厚壁组织在形态和结构上有何异同？

4. 导管和筛管在形态和结构上有何异同？

5. 导管有哪些类型，产生与分布有何特点？

6. 什么是侵填体？有何作用？药学意义是什么？

实验五 根的初生构造和次生构造

【实验目的】

1. 掌握双子叶植物根的初生构造。

2. 熟悉植物根的次生构造。

3. 了解侧根的发生和根的异形构造。

4. 熟悉分生组织细胞的分布与特点。

5. 熟悉基本组织细胞的分布与特点。

【实验用品】

洋葱根尖纵切片，蚕豆幼根横切片，甘草根横切片，远志根横切片，麦冬根横切片，知母根横切片，百部块根横切片，怀牛膝根横切片，何首乌块根横切片。

【实验内容】

（一）根尖的分区

取洋葱根尖纵切片或制作黄豆芽根尖纵切临时装片，在低倍显微镜下观察。根尖可分为四个区，由尖端开始。

1. 根冠区 在根的最先端，形如帽状遮盖生长点，具有保护分生组织细胞的作用。其外层细胞排列疏松，能分泌黏液，部分外围细胞已经被破坏，内层细胞小而规则，排列紧密，与分生组织界限明显。

2. 分生区（生长点） 细胞小，排列紧密，细胞壁薄，无液泡，是分裂旺盛的幼期细胞。生长点细胞向前分化为根冠，向后分化为根的初生构造。

3. 伸长区 在生长点之后，细胞停止分裂，纵向伸长，并逐渐开始出现导管和筛管等组织的分化。

4. 根毛区（成熟区） 位于伸长区之后具根毛的部分。其内部细胞已停止生长，初生构造各种组织分化成熟，故称成熟区。

（二）双子叶植物根

1. 初生构造 观察蚕豆幼根横切片，置于低倍镜下，观察表皮、皮层和维管柱三部分结构，而后转为高倍镜由外至内仔细观察各部分组织结构的特点。

（1）表皮：为一层排列紧密的细胞组成，细胞壁薄，外壁无角质层。一些细胞外壁向外突起形成根毛。

（2）皮层：可分为三个部分。外皮层是指与表皮相邻的一层薄壁细胞，排列紧密，细胞体积较小。中皮层为其内的多层薄壁细胞，细胞个大，呈圆形或多边形，具有发达的胞间隙。内皮层细胞一层，细胞体积也较小，排列紧密，典型结构是有凯氏带增厚，横切面观为不连续排列的环状凯氏点结构。

（3）维管柱：指内皮层以内的中轴部分。由中柱鞘、初生木质部、初生韧皮部和薄壁细胞组成。中柱鞘为紧邻内皮层内侧排列紧密的一层细胞，呈薄壁细胞状，具有潜在的分裂能力。初生木质部成束存在，共有四束，为四原型，每束木质部横切面略呈三角形，辐射尖端为原生木质部，其导管口径小，是较早分化成熟的；后生木质部靠近轴心，导管口径大，较晚分化成熟。因此，木质部的成熟方式为外始式。初生韧皮部也是四束，与木质部束相间排列，呈团状分布，细胞小排列紧密，包含筛管和伴胞，但彼此很难区别。薄壁细胞包括木质部与韧皮部之间的几列薄壁细胞和髓部的薄壁细胞（不发达，发达时称髓），其中木质部与韧皮部之间的薄壁细胞具有潜在的分裂能力。

2. 次生构造 取甘草或远志根横切片，置于低倍镜下观察，外侧为周皮，内侧为维管柱。而后转为高倍镜由外至内仔细观察。

（1）周皮：由三部分组成。最外部为木栓层，2~3层，细胞扁平排列整齐，细胞壁栓质化，成熟后死亡。栓内层位于周皮最内层，为薄壁细胞。木栓层与栓内层之间有一层具有分裂能力的细胞，即木栓形成层。木栓形成层分裂产生的细胞向外分化形成木栓层，向内分化形成栓内层，三者合称周皮。

（2）维管柱：为周皮内所有部分的总称。由外至内为：

初生韧皮部：所占比例较小，位于栓内层内侧，呈点状排列，有时初生韧皮部被压扁挤毁，成为颓废组织。

次生韧皮部：居于初生韧皮部以内、形成层外方，包括筛管、伴胞、韧皮纤维、韧皮薄壁细胞，与初生韧皮部界限不清。

形成层：围绕在次生木质部之外，成一个圆圈，为几层排列整齐的扁平细胞组成，但只有一层细胞具有分裂能力。形成层细胞向外分裂、分化形成次生韧皮部组织，向内分裂、分化形成次生木质部组织。

次生木质部：位于形成层之内，所占比例较大，由导管、管胞、木纤维和木薄壁细胞组成。导管口径大，细胞壁较厚，被染成红色；管胞口径小，靠近导管；木纤维口径小，细胞壁很厚，也呈红色；木薄壁细胞染成蓝色分布其间。在较老的根中，次生木质部与次生韧皮部中还产生了一种新薄壁组织，其细胞呈径向伸长和排列，由内向外呈放射状，即维管射线。

初生木质部：居维管束中心由一些小导管细胞组成四束，呈十字形排列。

（三）单子叶植物根

1. 取麦冬或知母根横切片，镜下观察根被、外皮层、中皮层、内皮层及凯氏带、辐射型维管束、髓等结构。与双子叶植物幼根结构基本相似，但具有如下特点。

（1）皮层较发达，内皮层有明显的五面增厚，横切面上呈马蹄形加厚，外切向壁不加厚。在木质部辐射角处有通道细胞。通道细胞为细胞壁不增厚的薄壁细胞，是水分自内皮层外侧向内侧木质部输送的通道。

（2）初生木质部具有多个辐射角，为多原型。导管被染成红色，十分明显。根的最中央被薄壁细胞占据，即具有较发达的髓部。

2. 观察百部块根横切片，有根被、外皮层、中皮层、内皮层及凯氏带、辐射型维管束、髓等结构。

（1）近表皮1~3层的皮层细胞形小，壁厚、略木栓化，在老根中可替代已脱落的表皮起保护作用，称根被。

（2）皮层薄壁组织占横切面比例大，细胞大，且由内向外细胞逐渐增大，排列较疏松。

（3）内皮层与鸢尾根相比细胞增厚不明显。

（4）初生木质部为多原型。在较老的根中，维管柱内除韧皮部外所有细胞都木质化增厚，因此整个维管柱既保持了输导功能，又有支持固定作用。

3. 取鸢尾根做徒手切片，间苯三酚试液、浓盐酸染色，观察其根的内部构造。

（四）侧根的发生

观察甘草根横切片或远志根横切片（示范），可见侧根的形成情况。侧根起源于根毛区中柱鞘的一定部位，穿过皮层和表皮伸出在外，因此属内起源。

（五）根的异型构造

1. 同心圆型　取怀牛膝根横切片，观察怀牛膝根中维管束的同心环型异型构造。取鲜材制徒手切片，滴间苯三酚试液、盐酸染色，镜下再次观察。

2. 非同心圆型　取何首乌根横切片，观察何首乌块中维管束的非同心环型异型构造。

【实验报告】

1. 绘详图表示麦冬或知母根横切结构，并标注。

2. 绘根尖分区简图，注明各部分。

3. 比较双子叶植物、单子叶植物根的初生构造，说明异同点。

4. 双子叶植物根的初生构造和次生构造有何区别？

5. 双子叶植物根中的维管束鞘细胞有何特点？可以衍生什么结构？

6. 根的异形构造有哪些类型？列举代表植物。

实验六　双子叶植物茎的初生和次生构造

【实验目的】

1. 熟悉双子叶植物茎的初生构造。

2. 掌握双子叶植物木质茎的次生构造。

3. 了解茎的构造与其功能的相关性。

【实验用品】

向日葵幼茎横切片，椴木茎横切片，木槿茎横切片，紫苏茎或紫苏茎横切片，南瓜茎横切片，南瓜茎纵切片。

【实验内容】

（一）双子叶植物茎的初生构造

取向日葵幼茎横切面永久制片观察，从外向内的结构如下。

1. 表皮　细胞排列整齐，外切向壁常角质化，表皮上有少量气孔，还有单细胞表皮毛和多细胞腺毛结构。

2. 皮层　由厚角组织及薄壁组织构成，厚角组织近表皮分布且含叶绿体，故向日葵幼茎呈绿色。内皮层不明显或富含淀粉粒而称作淀粉鞘。

3. 维管柱　为皮层以内的部分，包括维管束、髓和髓射线。

（1）维管束：束状分布，几乎连成一环，每束维管束由初生木质部、初生韧皮部和束中形成层组成，木质部与韧皮部为内、外并列，二者之间有形成层，这种排列方式的维管束称无限外韧维管束。木质部近中心的导管口径小，近韧皮部的导管口径大，说明木质部的成熟方式为内始式。

（2）髓：位于茎的中央，由薄壁细胞组成，所占比例较大，比根中发达。

（3）髓射线：在各维管束之间有 1～2 列薄壁细胞组成的射线，内连髓部外接皮层，具有横向运输的功能。

（二）双子叶植物茎的次生构造

1. 取木槿茎横切片置于显微镜下由外至内仔细观察。

（1）周皮：由木栓层、木栓形成层和栓内层三部分组成。细胞扁平排列整齐呈扁平砖形，被染成棕红色或棕黄色。

（2）皮层：皮层细胞不发达，浅色或染成浅绿色。

（3）维管柱：维管束由外向内包括初生韧皮部、次生韧皮部、维管形成层、次生木质部和初生木质部，较大的维管束中还有维管射线。次生木质部发达，导管数量多，口径较大。初生构造中髓射线与束中形成层位置相当的那部分细胞，在次生生长中恢复分裂能力，称为束间形成层，束中形成层与束间形成层连成一环，共同组成维管形成层。维管形成层向外产生次生韧皮部，向内产生次生木质部。其间辐射状排列的薄壁细胞称维管射线，分为韧皮射线和木射线。与原髓射线相连的韧皮射线较宽，多为束间形成层细胞分化形成，束中形成层分化形成的韧皮射线一般较窄。

2. 另取 3 年生椴树茎横切面永久制片观察，与木槿老茎相比，其特点如下。

（1）数层周皮细胞扁平，与表皮细胞区分明显，且周皮上有皮孔结构。

（2）皮层部分细胞内含有晶体，为含晶薄壁细胞。

（3）木质部年轮十分清晰，髓及维管射线清晰可见，在形成层以外较宽的韧皮射线呈漏斗状。

（三）双子叶植物草质茎的构造

1. 观察紫苏茎横切片，注意表皮、皮层、初生韧皮部、形成层、初生木质部、髓及髓射线等结构的排列与细胞结构特点。

2. 制作薄荷茎横切临时装片，观察以上结构。

3. 取南瓜茎横切片和南瓜茎纵切片，对比观察其表皮、皮层（含机械组织）、外韧皮部、形成层、木质部、内韧皮部、髓、髓射线及髓腔等结构，熟悉双韧维管束的组成与排列。

（四）双子叶植物根茎的一般构造

1. 取黄连根状茎横切片，观察自外向内各部分结构。

（1）木栓层：有数层木栓细胞组成。外侧有时有鳞片叶残存。

（2）皮层：宽广，有大量薄壁细胞组成，石细胞散布其中或成群分布，最大特点是可见斜向分布的根迹维管束。

（3）维管束：无限外韧型，环状排列，束间形成层不明显。

（4）髓：位于根茎中央，由薄壁细胞组成，有时细胞中含细小淀粉粒。

2. 取苍术根状茎横切片，观察各部结构。注意皮层、髓等组织中的大型油室和薄壁细胞中的草酸钙晶体。

【实验报告】

1. 绘向日葵茎横切简图，并引线注明各部分名称。
2. 绘 2~3 年生木槿或椴木茎横切详图，注明各部分名称。
3. 双子叶植物木质茎主要结构自外向内有哪些？
4. 双子叶植物草质茎与木质茎的构造有何异同？
5. 什么是双韧维管束？列举代表植物。
6. 双子叶植物根茎的构造有何特点？

实验七　单子叶植物茎和根茎的构造

【实验目的】

1. 掌握单子叶植物茎的构造。
2. 熟悉单子叶植物根茎的一般构造。
3. 熟悉双子叶植物茎的异型构造。

4. 了解裸子植物茎的构造。

【实验用品】

玉米茎横切片，知母根茎横切片，石菖蒲根茎横切片，大黄根茎横切片，海风藤茎横切片，鸡血藤饮片，松茎纵切片。

【实验内容】

（一）单子叶植物茎的构造

取玉米茎横切面永久制片观察，其茎结构特点如下。

1. 表皮　位于茎最外一层，细胞排列紧密，外壁常有角质或硅质化突起，并有少量气孔分布。

2. 基本组织　由薄壁细胞组成。近表皮几层细胞常含叶绿体且细胞壁增厚，称为下皮（或机械组织）。在下皮中分布有一轮较小的维管束，即外轮维管束。

3. 维管束　维管束多轮，排列于基本组织中。每束维管束包围于机械组织中，称维管束鞘，木质部近茎中心，呈"V"字形，开口端各有一个较大的孔纹导管，下部尖端可见环纹或螺纹导管及较明显的原生木质部腔隙，木质部其余部分为木纤维和木薄壁细胞。韧皮部在木质部的外侧，较大且成多边形的细胞为筛管，较小且成方形或三角形的细胞为伴胞，二者区分明显。木质部与韧皮部之间无形成层存在，故无次生构造产生，为有限外韧维管束。

（二）单子叶植物根茎的一般构造

1. 观察知母根茎横切片，有根被、储藏组织、内皮层及凯氏带、有限外韧型维管束等结构。

（1）木栓层：由数层多角形木栓细胞和 10~20 层扁平的长方形细胞组成，其来源于皮层薄壁细胞，故又称栓化皮层。

（2）基本组织：薄壁细胞组成，有时含有草酸钙晶体，有较大的黏液细胞。最大特征是有横走的根迹维管束。

（3）维管束：多数有限维管束散生于基本组织中。

2. 观察石菖蒲根茎横切片，与知母根茎不同的是有内皮层存在，基本组织中有油细胞。

（三）双子叶植物茎和根茎的异型构造

1. 同心圆型　取鸡血藤饮片观察，横切面上中央的圆环为正常维管组织，其外偏心型排列的 2~8 个红棕色至暗棕色同心半环带，与木质部组织相间排列，即为异型维管组织。分析各组分的产生过程及药学意义。

2. 髓维管束

（1）观察大黄根状茎横切片，在低倍镜下可见木质部和宽阔的髓部。髓部有多数星点状的异型维管束。换高倍镜观察异型维管束，其形成层呈环状，内侧为韧皮部，外侧为木质部，射线呈一定形状射出。皮层及髓部薄壁细胞含棕色物质、草酸钙簇晶和淀粉粒。

（2）观察海风藤茎的横切制片或图片，注意除正常维管束 18～33 个排列成环外，在茎中央髓部中还有异常维管束 6～13 个，也呈环状排列。

（四）裸子植物茎的构造

取松茎纵切片，观察各部结构。自两侧向中心依次排列有周皮、皮层、韧皮部、形成层、木质部和髓。和双子叶木质茎不同的有如下。

1. 皮层、髓、韧皮部及木质部中有树脂道分布。

2. 韧皮部中无筛管而有筛胞。

3. 木质部无导管而有管胞，管胞侧壁上可见具缘纹孔腹面观的双层同心圆环，木射线清晰可见。

4. 纤维壁增厚较均匀，多分布于皮层，木质部中不多见。

【实验报告】

1. 绘玉米茎横切简图，并引线注明各部分名称。

2. 绘一个玉米茎维管束细胞图，注明各部分名称。

3. 单子叶植物茎与双子叶植物幼茎构造有何异同？

4. 单子叶植物根茎构造有何特点？

5. 维管束有哪些类型？列举代表植物。

6. 裸子植物维管束的输导组织有哪些组分？简述结构特点。

实验八 叶的内部构造及花、果实、种子的构造

【实验目的】

1. 掌握一般叶的内部结构特征和分类。

2. 熟悉子房和花药的构造。

3. 熟悉果实的结构。

【实验用品】

决明叶，菘蓝叶，竹叶，薏苡叶，小麦叶，玉米叶，薄荷叶横切片，蚕豆叶横切片，海桐叶横切片，番泻叶横切片，印度橡皮树叶横切片，松针横切片百合子房横切片，百合花药横切片，花粉萌发装片，小茴香果实横切片，荠菜幼胚装片，荠菜老胚装切片。

【实验内容】

（一）双子叶植物叶片的构造

1. 观察薄荷叶横切片中的上表皮、栅栏组织、海绵组织、下表皮、叶脉维管束等结构。显微镜下可见下列结构。

（1）表皮：由一层排列整齐的细胞组成，有上、下表皮之分。表皮外壁常有角质层覆盖，并有表皮毛和腺毛结构。在表皮上还有气孔器存在，注意分辨两个保卫细胞和气孔结构，其下方往往有孔下室。

（2）叶肉：叶肉是光合作用的场所。叶肉细胞可分化为栅栏组织和海绵组织，称异面叶。栅栏组织细胞在上表皮之下，是一层圆柱形细胞组成，排列整齐，似栅栏，细胞间隙较小，细胞内富含叶绿体。而海绵组织位于栅栏组织和下表皮之间，细胞排列不整齐，细胞间隙发达。

（3）叶脉：叶的中部是大型叶脉，即主脉。主脉近上下表皮处均有机械组织起支持作用，再向内为基本组织，靠下表皮基本组织较多，形成了明显的突起。维管束位于主脉中央，呈倒扇形，上部为木质部，导管排列成串呈放射状，导管之间为薄壁细胞；下部为韧皮部，细胞小而致密。木质部与韧皮部之间形成层明显或不明显。叶肉中分布有许多横切、纵切或斜切的维管束，即侧脉。每束叶脉外有厚壁组织性质的维管束鞘包围，内含木质部和韧皮部。叶脉越细，其结构越简单，木质部仅有导管，韧皮部仅有筛管。此外，叶片中还可见分泌腔结构。

2. 观察蚕豆叶横切片中的上表皮、栅栏组织、海绵组织、下表皮、叶脉维管束等结构。

3. 观察海桐叶横切片中的上表皮、栅栏组织、海绵组织、下表皮、叶脉维管束等结构。

4. 观察番泻叶横切片，理解等面叶的结构。

5. 试用决明叶、菘蓝叶等材料制作徒手切片，观察内部构造。

（二）单子叶植物叶片的构造

1. 制竹叶、薏苡叶横切面临时制片观察，与薄荷叶相比其特点如下。

（1）表皮：表皮细胞较小，外壁有大量硅质突起和表皮毛。仔细观察气孔器结构，有两个较大的副卫细胞和两个较小的保卫细胞。孔下室也小。特别注意，在上表皮两叶脉之间有几个大型的薄壁细胞，呈倒扇形，称泡状细胞或运动细胞，与叶片失水时呈卷曲状有关。

（2）叶肉：没有栅栏组织和海绵组织的分化，为等面叶。叶肉细胞形状不规则，排列紧密，细胞壁具有内摺，细胞内含叶绿体多。

（3）叶脉：主脉向背面即下面突出，横切面上略呈三角形，由多数维管束、一定量薄壁细胞和厚壁细胞组成，其中央部分有几个大的气腔。叶肉中的侧脉有大有小，较大的维管束与茎中的维管束相似，且维管束鞘明显；较小的维管束结构简化，仍具维管束鞘。叶脉近上、下表皮处均有机械组织。

2. 试用小麦叶、玉米叶等材料制作徒手切片，观察内部构造。

（三）旱生植物叶片的结构

观察橡皮树叶横切永久制片，其叶片适应干旱环境的原因如下。

1. 表皮 上表皮由2~3层厚壁细胞组成复表皮，角质层极发达。气孔分布于下表皮凹陷的气孔窝内，窝内还有表皮毛。这些特殊结构有效地防止了水分过度蒸腾。

2. 叶肉 栅栏组织极发达，近上、下表皮均有，多层。细胞间隙小，含叶绿体较多。

3. 叶脉 与薄荷叶相似。

（四）裸子植物叶片的结构特点

取松针叶横切制片观察。表皮细胞排列紧密，细胞壁厚，无上、下表皮之分；气孔器下陷，有一对保卫细胞和一对副卫细胞。在表皮内由厚壁细胞组成的下皮层，叶肉细胞形状不规则，为皱褶细胞。叶片中央有一圈厚壁细胞，称内皮层，两束维管束位于其中。在内皮层和两束维管束之间有转输薄壁细胞和转输管胞组成的转输组织。叶肉和维管束中分布有树脂道。

（五）花主要部分的构造

1. 取百合子房横切片，观察子房壁、腹缝线、背缝线、子房室、胎座、胚珠等结构。

2. 取百合花药横切片，观察药隔及维管束、花粉囊壁、花粉粒等结构。

3. 取花粉萌发装片，观察花粉粒的萌发。

（六）果实、种子的结构

1. 取小茴香果实横切片，观察双悬果分果的构造。

2. 取荠菜幼胚装片、荠菜老胚装切片，观察角果的结构。

【实验报告】

1. 绘1种双子叶植物异面叶含叶脉的结构详图并标注。

2. 绘百合花药横切简图，注明各部分名称。

3. 等面叶与异面叶结构有何异同？

4. 旱生植物叶和裸子植物叶各有何生态适应特征？

5. 胎座有哪些类型？列举代表植物。

6. 单果有哪些类型？列举代表植物。

实验九　孢子植物与裸子植物代表类型的观察

【实验目的】

1. 了解低等植物各类群的主要特征、形态结构、生活习性、生殖方式及与人类的关系。

2. 通过对代表植物的观察，了解高等植物不同类群的形态结构特征及生活史特点，进而了解它们对陆生生活的适应结构和植物界进化中所处的位置。

3. 通过低等植物与高等植物的比较观察，明确整个植物界的进化趋势。

【实验用品】

1. 鲜材　海带，紫菜，酵母菌，黑木耳，银耳，池塘水，生霉的面包（馒头），腐烂的橘子或西红柿。

2. 永久制片　小球藻，衣藻，冬虫夏草，青霉菌，麦角菌，水绵，地钱（配子体），地钱（孢子体），蕨类植物孢子囊，蕨类植物原叶体横切片。

3. 药材　灵芝，茯苓，雷丸，马勃。

4. 蜡叶标本　地钱，石松，垂穗石松，卷柏，问荆，木贼，节节草，紫萁，瓶儿小草，海金沙，金毛狗脊，狗脊，绵马麟毛蕨，石韦，有柄石韦，庐山石韦，石龙骨，槲蕨（骨碎补），南毛蕨，蜈蚣草，芒萁，满江红，苏铁，银杏，侧柏，油松，榧树，麻黄，买麻藤，马尾松，杉木，南洋杉等。

【实验内容】

低等植物是地球上出现的一群最古老的植物，常生活于水中或阴湿处。植物体无根、茎、叶的分化，称为原植体植物。低等植物生殖器官常是单细胞的，有性生殖的合子不形成胚而直接萌发成新的植物体。低等植物包括藻类、菌类和地衣植物。

（一）藻类植物

藻类植物含有各种不同的光合色素，为自养的植物，多生活于水中，固着生活或能在水中运动。不同种类藻体形态、大小、结构差异悬殊：小的需在显微镜下观察，大的可长达百米；有单细胞藻类和多细胞群体藻类之分，后者呈片状、丝状等；有原核藻类和真核藻类之分。藻类植物形态结构和生殖方式多种多样，与人类关系密切。其中蓝藻、绿藻、硅藻、红藻和褐藻较常见。

1. 蓝藻　念珠藻是蓝藻门的代表植物，为多细胞群体藻类，也是原核生物。取新鲜地木耳观察，其外形为蓝绿色胶质片状。用镊子撕取一小块胶质，置于载玻片上，用另一片载玻片将材料压碎，滴一滴水加盖玻片。低倍镜下可见植物体外围有很厚的胶质鞘，内有许多念珠状细胞组成的单列藻丝，故称念珠藻；高倍镜下在丝状体细胞中可看见有几个大型的异形细胞，其细胞壁厚，与营养细胞相连处有球状加厚的节球，细胞质呈淡黄绿色，易区分。异形细胞可将丝状体隔开成藻殖段，常由此进行营养繁殖。地木耳营养丰富，可供食用。

2. 裸藻 取一滴含有裸藻（眼虫藻）的池塘水或永久制片（示范），在显微镜下观察。裸藻是眼虫藻门的单细胞藻类，显微镜下可见其细胞呈梭形，前端钝圆、后端尖削。虫体内有一个红色眼点，还有许多叶绿体。虫体前端还有一根鞭毛，可在水中旋转式游动。

3. 绿藻 水绵是绿藻门的代表植物。植物体为多细胞不分枝的丝状体，用手触摸有滑腻的感觉。取少量丝状体作临时制片观察，可见水绵由许多圆筒形细胞上下连接而成，每个细胞内有一至数条带状叶绿体（载色体），螺旋状悬浮于细胞质中，每条叶绿体上有一列发亮小颗粒，为蛋白核。细胞核不易辨认。

4. 硅藻 硅藻也是常见的单细胞藻类，属硅藻门。取一滴池塘水制成临时装片或取硅藻装片观察，硅藻的形状多样；有舟形、圆形、新月形、弓形、方形或其他形状。细胞壁由两个瓣片套合而成，高倍镜下可见瓣面上的花纹。原生质体有一个细胞核，还有一至几个金褐色的载色体，有的还具蛋白核。硅藻在水中分布广泛，是鱼类和其他水生动物的食物，硅藻死后其细胞壁形成的硅藻土有多种工业用途。

5. 红藻 紫菜是红藻门的代表植物。取其藻体标本观察，植物体为鲜紫红色的片状体组成。片状体边缘波状，很薄，由单层或双层细胞组成。

6. 褐藻 海带是褐藻门的代表植物。取其藻体标本观察，植物体（孢子体）大型，深褐色，可分为狭长带片、短柱形的柄和假根状的固着器三部分。

（二）真菌

真菌属于真核生物，植物体由菌丝组成。低等真菌的菌丝一般为无隔菌丝，具多核；高等真菌的菌丝多为有隔菌丝。真菌常见的代表种类如下。

1. 黑根霉 黑根霉是藻菌纲植物，为一种常见的腐生菌，多生长于面包、馒头等食物上。取黑根霉制片观察，可见匍匐生长的菌丝（无隔）、垂直向上的孢子囊梗、孢子囊（内有黑色孢子）和向下生长的假根结构。

2. 青霉 青霉属于子囊菌纲，多生于腐烂水果表面。取青霉制片观察，可见其菌丝是有横隔的，在菌丝上生有长而直立的分生孢子梗，然后分生孢子梗经 2～3 次分枝，产生分生孢子小梗，分生孢子梗也有横隔，形成扫帚状。分生孢子小梗顶端产生多个圆形的、成串的分生孢子，属于外生孢子。

3. 酵母菌 取酵母菌培养液，加稀碘液，观察菌体细胞，细心寻找出芽繁殖细胞。

4. 伞菌 常见的有蘑菇。蘑菇属于担子菌纲，生活史中双核菌丝时间长，通常食用的部分是子实体，即蘑菇。子实体呈伞状，可分为伞盖和伞柄两部分。伞盖上有许多菌褶，其上着生担子和担孢子，可进行孢子繁殖。伞柄上有的种类有菌环。

（三）地衣植物

地衣是真菌和藻类的共生体，真菌为藻类提供生长场所，藻类为真菌提供营养。观察三种类型地衣的标本和图片，即壳状地衣、叶状地衣、枝状地衣。

1. 壳状地衣 原植体（植物体）紧贴基物（如石头），难以分开。

2. 叶状地衣 原植体呈扁平状，有背、腹之分，以假根或脐固着于基物上，易于采下。

3. 枝状地衣 原植体直立成枝状或丝状，或成悬垂分枝状。

高等植物绝大多数陆生，植物体常有根、茎、叶的分化，具有明显的世代交替。雌性生殖器官由多个细胞组成，合子形成胚再长成植物体。高等植物包括苔藓植物、蕨类植物、裸子植物和被子植物。

（四）苔藓植物

苔藓植物是水生生活向陆生生活的过渡类型，是一类原始的高等植物。植物体有茎、叶和假根分化。配子体发达，孢子体简化。

1. 苔类 地钱是最常见的苔类，多生于潮湿处。取新鲜地钱观察，植物体（配子体）为二叉分支的叶状体，有背腹之分。生长季节背面（上面）能见到胞芽杯，其内产生胞芽，可进行营养繁殖；腹面生有假根和鳞片，可固着和保水。地钱雌雄异体，有性生殖时分别在雌雄配子体上产生雌器托、雄器托。雌器托顶盘有若干条指状深裂，颈卵器着生其上。取地钱颈卵器切片用低倍镜观察，可以看到指状芒线下方倒悬挂着瓶状颈卵器。高倍镜下颈卵器可区分为颈部和腹部，再仔细观察外面的壁细胞和里面的颈沟细胞、腹沟细胞与卵细胞。雄器托顶盘边缘浅波状，精子器着生在顶盘的小孔中。取地钱精子器切片用低倍镜观察，可见椭圆形精子器陷于顶盘中，精子器外壁有一层薄壁细胞构成，内部充满精细胞。精卵细胞借助于水结合成为合子，经胚发育阶段变成孢子体。孢子体寄生，由孢蒴、蒴柄和基足三部分组成。

2. 藓类 取新鲜葫芦藓观察，葫芦藓植株矮小，长 1~3cm，有茎叶分化，假根固着，雌雄同株不同枝。雌枝顶端产生雌器苞，其外形似一个顶芽，其中有数个颈卵器和隔丝。雄枝顶端产生雄器苞，其外形似一朵小花，内含许多精子器和隔丝。精卵细胞借助于水受精最终发育成孢子体。葫芦藓孢子体也寄生，可明显分为孢蒴、蒴柄和基足三部分。孢蒴梨形，内生孢子；蒴柄极长，有利孢子散发；基足插生于配子体内。孢子成熟后散出，落于阴湿处萌发成原丝体，再发育成雌、雄配子体。

（五）蕨类植物

蕨类植物是一类绝大多数陆生的高等植物，但受精仍离不开水。孢子体发达，有根、茎、叶的分化，具有维管束分化；配子体简化，但两者都能独立生活。蕨类植物以孢子进行繁殖，属孢子植物。

1. 在校园内和或周边地区及郊外认识一些常见的大型叶陆生真蕨植物，

2. 观察真蕨原叶体（配子体）装片。显微镜下原叶体小、很薄、为绿色、略呈心形的叶状体，有背、腹面。腹面有假根，假根附近有精子器，在心形凹陷处有几个颈卵器。

3. 观察真蕨孢子囊群装片。在井栏边草或鳞毛蕨等叶背面具有褐色孢子囊群的地方刮取一点材料，制成临时装片。显微镜下观察一个孢子囊结构，可见孢子囊具长柄，孢子囊壁由一层细胞组成。囊壁有一纵行内切向壁和侧壁增厚的细胞，称为环带，其中有少数不加厚的细胞称为唇细胞，唇细胞可使孢子囊开裂和散出孢子。

（六）裸子植物

裸子植物是一类介于蕨类和被子植物之间的陆生种子植物。其孢子体进一步发达，均为高大的木本植物；配子体进一步简化并寄生在孢子体上，雄配子体为花粉，雌配子体有颈卵器产生。花粉管的出现使受精完全摆脱了水的限制。种子的产生使胚得到了保护和营养，但裸子植物种子是裸露的，无心皮包被。

1. 苏铁及大小孢子叶球　苏铁为常见的庭院栽培常绿观赏乔木，主干粗壮不分支，顶端簇生大型羽状深裂的复叶。雌雄异株，小孢子叶球生于茎顶，圆柱形，其上螺旋状排列许多小孢子叶，小孢子叶鳞片状，其上具有许多小孢子囊；大孢子叶生于茎顶，密被黄褐色绒毛，上部羽状分裂，下部长柄上生有 2～6 个胚珠。观察大小孢子叶干制或浸制标本。

2. 银杏　银杏（白果、公孙树）是孑遗植物，我国一级保护植物。银杏植物体高大，为落叶乔木，有长、短枝之分，长枝为营养枝，短枝为生殖枝；叶扇形，具二叉叶脉；种子核果状，又称白果。雌雄异株。

3. 马尾松　马尾松（松树）为常绿乔木，有长、短枝之分，两枚细长的针叶簇生在短枝上，每束针叶基部被宿存的叶鞘所包。小孢子叶球（雄球花）长椭圆形，成熟时黄褐色，每个小孢子叶背面有一对小孢子囊（花粉囊），内生花粉；大孢子叶球（雌球花）卵圆形，紫红色，每片大孢子叶由珠鳞和苞鳞及两枚胚珠组成。大孢子叶球成熟时变为球果，栗褐色质地坚硬，胚珠发育为种子。

4. 圆柏　圆柏也为常绿乔木，树冠圆锥形，叶片有鳞形及刺形。雌雄异株，有时同株。

5. 水杉　水杉也是我国特有珍稀的孑遗植物，落叶大乔木，叶片线形，扁平，交互对生，球花单性，雌雄同株。

6. 观察校园内常见的种类，雪松、侧柏等。

【实验报告】

1. 绘伞蕈横切片结构图。
2. 绘青霉菌分生孢子梗和分生孢子图。
3. 绘蕨叶横切详图，并引线注明叶脉、上下表皮、孢子囊、囊群、囊群盖、孢子等。
4. 藻类、菌类植物有何异同？
5. 叙述或图示蕨类植物的生活史。
6. 记录所观察到的裸子植物的名称及简要特征。

实验十　被子植物分类——离瓣花亚纲（一）

【实验目的】

1. 掌握被子植物的主要特征和各重点科及部分属的主要特征。
2. 熟悉植物形态的描述方法和科、属检索表的使用。
3. 识别各实验科的主要代表药用植物。

【实验用品】

各种鲜材，浸制标本和蜡叶标本。

【实验内容】

1. 木兰科　木本，具油细胞、树皮、叶、花有香气。单叶互生，托叶大，早落，脱落后常在幼茎上留下托叶痕。花两性，萼、瓣相似，花被片多数，雌、雄蕊均多数，离生，螺旋排列于伸长的花托上。聚合蓇葖果、聚合浆果。化学成分：挥发油、异喹啉生物碱，具有抗菌消炎抗癌作用。

常见药用植物：玉兰、荷花玉兰、厚朴、五味子、八角茴香。

实验观察标本：各式蜡叶标本。

观察记录玉兰枝条、花蕾的结构特征。

2. 毛茛科　草本，稀木质藤本。单叶或复叶，无托叶，叶互生，基生或对生。花两性，辐射对称或两侧对称，萼片3至多数，花瓣3至多数，雄蕊、心皮均多数，离生，螺旋排列于伸长的花托上，子房1室。聚合蓇葖果或聚合瘦果，稀浆果。化学成分：毛茛苷（特征性成分）、木兰花碱（特征性成分）、异喹啉生物碱，具有抗菌消炎抗癌的作用。

常见药用植物：乌头、北乌头、威灵仙、棉团铁线莲、东北铁线莲、小木通（川木通）、升麻、黄连（味连）、三角叶黄连（雅连）、云南黄连（云连）、白头翁、金莲花、天葵、唐松草、毛茛。

实验观察标本：各式蜡叶标本。

观察记录唐松草花枝和果实特征，写出花程式。

3. 罂粟科　多草本，常有各色乳汁。基生或互生叶，无托叶。花两性，萼片2，早落，花瓣4~6，多数，离生，或6枚合生成二束，子房上位，有2-多心皮组成1室，侧膜胎座，多呈聚伞花序。蒴果。化学成分：生物碱（苄基异喹啉类生物碱）。

常见药用植物：罂粟、延胡索、齿瓣延胡索、东北延胡索（块茎）、布氏紫堇（苦地丁）、白屈菜、博落回。

解剖并观察记录白屈菜花和果实的特征，写出花程式。

4. 十字花科　草本，单叶互生，无托叶，植物体内常含分泌细胞，内含芥子酶。基生叶常莲座状，叶全缘或羽状分裂。花两性，萼片、花瓣均为4片，花冠十字形，四强雄蕊。长角果或短角果，具假隔膜。化学成分：硫苷、吲哚苷。

常见药用植物：萝卜、芥菜、西洋菜、菘蓝、独行菜、播娘蒿。

实验观察标本：各式蜡叶标本。

观察菘蓝花枝和果实，记录特征，写出花程式。

5. 石竹科　多草本，茎节常膨大。单叶对生，全缘，常于基部联合。花两性，萼片4～5，花瓣4～5，常具爪，雄蕊8～10，子房上位，有2～3心皮组成1室，特立中央胎座，多呈聚伞花序。蒴果齿裂或瓣裂，种子有外胚乳。化学成分：皂苷、黄酮类和花色苷（特征性成分，苋科和商陆科常含甜菜拉因）。

常见药用植物：瞿麦、石竹、孩儿参（太子参）、银柴胡、王不留行（麦蓝菜）。

实验观察标本：各式蜡叶标本。

观察石竹花枝和果实，记录特征，写花程式。

6. 蓼科　多草本，茎节常膨大。单叶互生，通常有膜质托叶鞘。花两性，萼、瓣相似，单被，花被片3～6，花瓣状，宿存，雄蕊3～9，子房上位，有3心皮合生，1室，1胚珠，基生胎座，形成穗状、圆锥状或头状花序。瘦果包于宿存的花被内，种子有胚乳。化学成分：蒽醌类、黄酮类和鞣质。

常见药用植物：掌叶大黄、唐古特大黄和药用大黄（根和根状茎为正品）、河套大黄、华北大黄、何首乌、虎杖、红蓼、拳参、扁蓄、羊蹄（土大黄）、巴天酸模（土大黄）、金荞麦、蓼蓝（蓼大青叶，可加工成青黛）。

实验观察标本：各式蜡叶标本。

解剖并观察记录蓼蓝、羊蹄花和果实，写出花程式。

【实验报告】

1. 为什么说木兰科和毛茛科是比较原始的科？

2. 毛茛科 *Ranunculus*、*Clematis* 和 *Aconitum* 主要异同点是什么？

3. 什么是角果？为什么说它是一种特殊的蒴果？

4. 蓼科有哪些主要特征？列举常见代表药用植物。

5. 什么是梨果？为什么说它是一种特殊的浆果？浆果还有哪些特殊类型？

6. 解剖观察白屈菜花，写花程式。检索所属科别，记录检索过程。

7. 绘制菘蓝花的花图式，写出花程式。检索所属科别，记录检索过程。

8. 绘制石竹花的花图式，写出花程式。检索其所在的科，写出检索过程。

实验十一　被子植物分类——离瓣花亚纲（二）

【实验目的】

1. 熟悉植物形态的描述方法和科、属检索表的使用。

2. 识别各实验科的主要代表植物。

【实验用品】

各种鲜材，浸制标本和蜡叶标本。

【实验内容】

7. 蔷薇科　习性多样（草本，乔木，灌木），常具刺。单叶或复叶，通常具托叶，托叶早落或附生于叶柄。花两性，多样，单生，伞房或圆锥花序；花托凸起或凹悬，花被与雄蕊合生成杯状、蝶状、盘状、坛状或壶状的花筒，花 5 基数。种子无胚乳。化学成分：三萜皂苷、酚苷、有机酸等。

根据花托、萼筒、雌蕊群、心皮数目和果实类型等主要特征，分为四个亚科。

（1）绣线菊亚科：灌木，多无托叶，花托盘状。心皮 5，分离，子房上位，周围花，蓇葖果。常见植物：麻叶绣球，柳叶绣线菊。

（2）蔷薇亚科：灌木或草本，多羽状复叶，有托叶，花托壶状，心皮多数，分离，子房上位，周围花，聚合瘦果或蔷薇果，聚合小核果。常见植物：玫瑰、月季、蔷薇、金樱子、地榆、仙鹤草、覆盆子。

（3）梨（苹果）亚科：木本，单叶，有托叶。花托杯状，子房下位，上位花，心皮 2 - 5 合生，梨果。常见植物：山楂、木瓜、苹果、梨、枇杷。

（4）李亚科：木本，单叶，有托叶。花托杯状，子房上位，周位花，心皮 1，核果。常见植物：桃、李、乌梅、杏。

实验观察标本：各式蜡叶标本。

解剖观察月季花、枝，记录特征。

解剖观察樱花浸制标本，记录特征，写花程式。

8. 豆科　习性多样（草本，乔木，灌木）。常为羽状复叶或三出叶，有托叶。花两性，萼片 5，花瓣 5，花冠多为蝶形，少为假蝶形或辐射对称。雄蕊 10 枚，常 9 枚花丝连合，1 枚单独（二体雄蕊）或 10 枚分离或雄蕊多数分离；雌蕊由 1 心皮组成（单雌蕊），子房上位，边缘胎座。荚果，种子无胚乳。化学成分：黄酮类、生物碱、蒽醌类、三萜皂苷、鞣质和氨基酸。

代表植物：

（1）含羞草亚科：多木本，一至二回羽状复叶；花辐射对称，花瓣镊合状排列，中下部常合生；雄蕊多数，荚果有时具次生横隔膜。常见植物：含羞草、合欢、台湾相思。

（2）云实亚科：花冠假蝶形，各瓣形态相似，最上 1 片最小，位于最内，假蝶形花，雄蕊常为 10，分离。常见植物：羊蹄甲、决明、皂荚、紫荆。

（3）蝶形花亚科：羽状或三出复叶，有时有卷须。花冠蝶形，典型两侧对称，最上一瓣最大，称旗瓣，位于最外，两侧各一瓣，称翼瓣，翼瓣内侧两瓣最小，稍合生，称龙骨瓣；雄蕊 10，常为 a + 1 的二体雄蕊，少为分离或下部稍合生；槐属分离。常见植物：豆类，如豌豆、花生、大豆、蚕豆、豇豆、绿豆、菜豆，扁豆。牧草和绿肥类，如草木樨、车轴草、田菁、紫云英。药材类，如甘草、鸡骨草、葛、黄芪、蒙古黄芪、苦参、密花豆、补骨脂、鸡血藤、广金钱草、降香檀、国槐。木材类，如紫檀、花榈木、洋槐。

实验观察标本：各式蜡叶标本。

解剖观察紫荆花浸制标本，描述，写花公式。

解剖观察苦参花，描述，写花公式。

9. 芸香科　多木本，常具刺，多数有芳香气味。叶常有透明油腺点，叶常互生，多为复叶（单生复叶）。花两性，常有花盘，萼片 4 ~ 5，离生或合生，花瓣 4 ~ 5，离生，雄蕊 8 ~ 10，稀多数，着生在花盘基部，外轮雄蕊与花瓣对生，子房上位，具下位花盘。果实多为柑果，少为浆果或核果。化学成分：生物碱、黄酮类、挥发油、香豆素。

常见植物：橘、酸橙、柚、柠檬、黄皮树、黄柏、花椒、吴茱萸、芸香。

实验观察标本：各式蜡叶标本。

观察记录芸香的特征，写花公式。

10. 大戟科　习性多样（草本，乔木，灌木或肉质植物），常含乳汁。单叶互生（少为复叶），有时对生，有托叶，叶基部常有腺体。花单性，同株或异株，萼片 3 ~ 5 片，常无花瓣；雄蕊 1 至多数；子房上位，3 心皮，3 室，花聚生，常为聚伞花序或杯状聚伞花序。中轴胎座，形成 3 分果，蒴果。化学成分：生物碱，萜类。

常见植物：蓖麻、大戟、橡胶树、巴豆、余甘子、木油树。

实验观察标本：各式蜡叶标本。

观察记录猫眼草特征，解剖其杯状聚伞花序，附文字说明。

11. 五加科　木本，稀草本，茎常有刺。叶多互生，多掌状或羽状复叶，少单叶。花两性，较小，5 基数，萼齿 5，花瓣 5 ~ 10，雄蕊 5 ~ 10，生于花盘边缘，花盘生于子房顶部，子房下位，2 ~ 15 心皮合生，2 ~ 5 室，每室 1 枚胚珠。多为伞形或伞形花序聚成头状花序、总状或圆锥状。果实为浆果或核果。根、茎多含树脂道。化学成分：香豆素类、黄酮类、三萜皂苷、酚类。

代表药用植物：人参、三七、西洋参、刺五加、细柱五加、红毛五加、无梗五加（根皮，五加皮）、竹节参、通脱木、刺楸等。

实验观察标本：各式蜡叶标本。

12. 伞形科　草本，常含挥发油，茎常中空，有纵棱。多复叶，有多分裂或复叶，叶柄基部常扩大呈鞘状。花两性，较小，5 基数，子房下位，据上位花盘形成花柱基（子房顶端有盘状或短圆柱状的花柱茎），花萼和子房贴生，多为伞形或复伞形花序，一般具总苞片、小总苞片和伞幅。果实为双悬果。每分果外面有 5 条主棱或 4 条侧棱，分果背腹或两侧压扁。化学成分：挥发油、香豆素类、黄酮类、三萜类、生物碱类、聚炔类。

本科属的鉴定较复杂，需考虑果实、油管、伞形花序的具体类型、花柱基的形状等。

代表药用植物：当归、白芷、柴胡、防风、菟丝子、川芎。

实验观察标本：各式蜡叶标本。

解剖观察柴胡花标本，描述，写花公式。

解剖观察芫荽果实，描述双悬果的形态与结构。

【实验报告】

1. 蔷薇科分哪几个亚科，图示各亚科子房结构的差别，说明各自果型？
2. 豆科分哪几个亚科？各有何异同？什么是蝶形花与假蝶形花？
3. 伞形科与五加科有何主要异同？
4. 什么是荚果？为什么说它是一种特殊的蓇葖果？
5. 解剖观察月季花，写花程式，检索所属科并记录检索过程。
6. 解剖观察黄芪花，写花程式，检索并记录过程。
7. 绘制芸香花的花图式，写花程式，检索所属科别，记检索过程。

实验十二　被子植物分类——合瓣花亚纲（一）

【实验目的】

1. 熟悉植物形态的描述方法和科、属检索表的使用。
2. 识别各实验科的主要代表植物。

【实验用品】

各种鲜材，浸制标本和蜡叶标本。

【实验内容】

13. 木犀科　灌木或乔木。叶对生，单叶，三出复叶或羽状复叶。花两性，辐射对称，花萼花冠常4裂，形成圆锥，聚伞花序，雄蕊2枚，子房上位，常为2室，胚珠常2，花柱1，柱头2裂。核果，翅果，浆果或蒴果。化学成分：酚类、木脂素类、香豆素类。

常见药用植物：连翘、女贞、白蜡树。

实验观察标本：各式蜡叶标本。

解剖观察女贞花，描述，写花程式。

解剖观察丁香花浸制标本，描述，写花程式。

14. 旋花科　缠绕草质藤本，常具乳汁。单叶互生，花两性，花冠漏斗状、钟状、坛状，花蕾时花冠常旋转折叠，雄蕊着生于冠筒基部或中下部，与花冠裂片同数（均为5）并为互生，子房上位，心皮2（3~5），合生成1~2室有时因假隔膜为3~4室，每室胚珠1~2。果实为蒴果，稀浆果。双韧维管束。化学成分：莨菪烷类生物碱，黄酮类。

常见植物：牵牛花、茑萝、菟丝子。

代表药用植物：裂叶（圆叶）牵牛（种子卵状三棱形，黑褐色或淡黄白色，入药称黑丑、白丑）、番薯、五爪金龙、月光花、茑萝、菟丝子。

实验观察标本：各式蜡叶标本。

15. 葫芦科　草质藤本，茎卷须。叶掌状分裂，有时为鸟趾状分裂。花单性，同株或异株，花药折叠。侧膜胎座，子房下位，3 心皮形成 1 室，少 1 室，瓠果。化学成分：四环三萜葫芦烷型化合物。

常见药用植物：南瓜、冬瓜、西瓜、黄瓜、苦瓜、丝瓜、栝楼、木鳖、绞股蓝、雪胆、罗汉果。

实验观察标本：各式蜡叶标本。

观察栝楼、丝瓜的植株形态，描述 1 种植物的特征。

16. 玄参科　多草本，少木本。叶多对生，少互生或轮生，无托叶。花两性，两侧对称，少辐射对称，花萼 4 ~ 5 裂，宿存，花冠 4 ~ 5，通常多少呈二唇形。雄蕊 4 枚，2 强，少 2 或 4 枚，具花盘；雌蕊由 2 心皮组成，子房 2 纵沟，2 室，子房上位，中轴胎座，每室由多枚胚珠，花序为总状或聚伞花序。蒴果。双韧维管束。化学成分：环烯醚萜苷类（水解后变黑色）、黄酮类和强心苷。

常见药用植物：玄参（浙玄参）、北玄参、地黄、胡黄连、阴行草、紫花洋地黄（洋地黄）、毛花洋地黄（狭叶洋地黄）。

实验观察标本：各式蜡叶标本。

解剖观察并记录泡桐花的结构特征，写花程式。

17. 唇形科　多草本，含挥发油，叶对生，茎四棱。常为单叶或复叶。花两性，两侧对称，花萼 5 裂，宿存，花瓣 5，花冠 5 裂，唇形（上 2，下 3），少为假单唇形（上唇很短，上 2，下 3），单唇形（无上唇，5 裂全在下唇）。雄蕊 4 枚，具花盘；雌蕊由 2 心皮组成，子房上位，4 深裂形成假四室，每室由 1 颗胚珠，花柱插生于 4 裂子房的底部；花序为腋生聚伞花序排成轮伞花序。4 枚小坚果。化学成分：挥发油、黄酮类、生物碱、萜类。

常见药用植物：益母草（全草，果实茺蔚子）、薄荷、黄芩、丹参、紫苏、白苏、夏枯草、半枝莲（并头草）、荆芥。

实验观察标本：各式蜡叶标本。

解剖观察丹参花，描述，写花程式，检索并记录过程。

【实验报告】

1. 唇形科的主要特征有哪些？如何区别唇形科与玄参科植物？
2. 叙述葫芦科的主要特征。
3. 解剖观察丁香花浸制标本，绘花图式，写花程式。
4. 解剖观察丹参花，绘花图式，写花程式。
5. 编写唇形科、茄科、玄参科、马鞭草科及紫草科的分科检索表。

实验十三　被子植物分类——合瓣花亚纲（二）

【实验目的】

1. 熟悉植物形态的描述方法和科、属检索表的使用。
2. 识别各实验科的主要代表植物。

【实验用品】

各种鲜材，浸制标本和蜡叶标本。

【实验内容】

18. 茄科　草本或木本。叶互生，无托叶。花单生，簇生，两性，辐射对称，花萼5裂，花萼宿存，常于开花后增大，花冠轮状，钟状，漏斗状，5裂，雄蕊5枚，生于花冠筒基部，与花冠裂片互生，子房上位，心皮2，常为2室或不完全多室，中轴胎座，胚珠常多数。浆果或蒴果。化学成分：生物碱、黄酮类、香豆素类。

常见植物：烟草、马铃薯、番茄、茄、辣椒、枸杞。

常见药用植物：白花曼陀罗、宁夏枸杞、莨菪、华山参、白英、三分三、龙葵、酸浆、颠茄、烟草、马铃薯、番茄、茄、辣椒、枸杞、曼陀罗。

实验观察标本：各式蜡叶标本。

19. 忍冬科　木本，叶对生，常无托叶。花两性，辐射对称或两侧对称，花萼花冠常4～5裂，花冠管状，有时二唇形，雄蕊与花冠裂片同数互生，生于花冠筒内，聚伞花序。子房下位，心皮2～5，常为1～5室，常3室，胚珠常1，有时仅1室发育。核果，浆果或蒴果。化学成分：酚类，如绿缘酸，皂苷，氰苷。

常见药用植物：忍冬（忍冬藤）、接骨草。

实验观察标本：各式蜡叶标本。

20. 茜草科　叶对生或轮生，全缘，具各式托叶，位于叶柄间或叶柄内。花两性，辐射对称，花萼花冠常4裂，5裂，稀6裂，雄蕊与花冠裂片同数互生，生于花冠筒内，二歧聚伞花序形成圆锥状或头状、子房下位，常为2室，胚珠常1或多数。核果，浆果或蒴果。化学成分：生物碱、环烯醚萜类、蒽醌类。

常见药用植物：茜草、栀子、钩藤、红大戟（红芽大戟）、巴戟天、白花蛇舌草、咖啡、鸡矢藤、虎刺、金鸡纳树。

实验观察标本：各式蜡叶标本。

21. 桔梗科　草本，常具乳汁。单叶互生，无托叶。花两性，花萼常5裂，宿存，花冠钟状、管状，雄蕊5，雌蕊1，子房下位或半下位，心皮3，胚珠多数。果实为蒴果，稀浆果。化学成分：皂苷、菊糖、生物碱，

半边莲属，花两侧对称，花冠二唇形（上2，下3），雄蕊5，生于花冠管上，花丝分离，花药合生环绕花柱。

代表药用植物：桔梗、杏叶沙参、轮叶沙参、党参、素花党参、管花党参、半边莲、四叶参。

实验观察标本：各式蜡叶标本。

解剖观察并记录桔梗的植株形态和花的结构。

22. 菊科 草本植物，有的有乳汁或树脂道。具头状花序，外有总苞包围，头状花序通常由多朵小花集生在花序托上，花序托是缩短的花序轴，每朵花的基部有苞片1片，称托片，小花两性，单性或中性，萼片常呈冠毛，花冠呈管状花，舌状花或假舌状，二唇形或漏斗状，小花有同型（全为管状花或舌形花）或异型的（中央为管状花，边缘为舌形花），雄蕊5，聚药雄蕊，子房下位，1室，1个胚珠。连萼瘦果。本科植物常含有菊糖。化学成分：常含倍半萜内酯、黄酮类和香豆素类。

通常分2个亚科，如下。

（1）管状花亚科：头状花序全为同型的管状花，或有异型小花（中央为管状花，边缘为舌形花）；植物体无乳汁。

常见药用植物：菊花、红花、白术、苍术、木香（云木香、广木香）、川木香、土木香（祁木香）、黄花蒿、茵陈蒿、艾蒿、紫菀、旋覆花、祁州漏芦、蓝刺头（禹州漏芦）、苍耳、牛蒡子、豨莶草、旱莲草、鬼针草、甜叶菊（治糖尿病、口服避孕药）、大蓟、小蓟、佩兰、鼠曲草、千里光等。

（2）舌状花亚科：头状花序全为舌形花；植物体有乳汁。

常见药用植物：蒲公英、莴苣（及其变种莴笋和生菜）、苣荬菜、苦荬菜。

实验观察标本：各式蜡叶标本。

观察蒲公英、小蓟等植物鲜材，记录特征。

【实验报告】

1. 菊科有哪些主要特征？分哪几个亚科？有何主要区别？
2. 桔梗科有何主要特征？桔梗属、沙参属和党参属的特征有何异同？
3. 为什么成菊科的果实为连萼瘦果？不裂果还有哪些类型？
4. 解剖观察桔梗花的结构，绘花图式，写花程式。
5. 编写一旋花科、葫芦科、忍冬科和茜草科的分科检索表。

实验十四 被子植物分类——单子叶植物纲

【实验目的】

1. 熟悉植物形态的描述方法和科、属检索表的使用。
2. 识别各实验科的主要代表植物。

【实验用品】

各种鲜材，浸制标本和蜡叶标本。

【实验内容】

23. 天南星科　多年生草本，常具块茎、根状茎等各种地下茎。单叶或复叶，叶柄基部常具膜质鞘，具网脉。花小，单性或两性，单性花雌雄同株（同序）或异株，同序者雌花群在下，雄花群在下，中间为中性花相隔，单性花无花被，雄蕊 1~8，常愈合成雄蕊柱。两性花花被片 4~6，鳞片状，雄蕊与之同数对生，雌蕊 1 至数心皮，子房上位，胚珠 1 至多数。肉穗花序，具彩色佛焰苞。浆果，密集在花序轴上。植物常具黏液细胞，含草酸钙结晶。化学成分：生物碱类、挥发油。

常见药用植物：天南星、东北天南星、异叶天南星、半夏、掌叶半夏、独角莲（禹白附）、石菖蒲、水菖蒲、千年键。

实验观察标本：各式蜡叶标本。

观察异叶天南星、半夏植株特征和花序及佛焰苞结构，记录区别。

24. 百合科　多年生草本，常具鳞茎、球茎等各种地下茎。单叶互生或基生，有的叶退化成鳞片状，茎扁化成叶状枝。花为典型的 3 基数花，雄蕊 6，子房上位，3 心皮，形成 3 室，中轴胎座，胚珠多数。果为蒴果或浆果。化学成分：生物碱类、如秋水仙碱、强心苷及甾体皂苷、醌类化合物、硫化合物、多糖。

常见药用植物：黄精、玉竹、贝母类、浙贝母（象贝）、暗紫贝母（松贝）、卷叶贝母（青贝）、甘肃贝母（青贝）、梭砂贝母、平贝母、伊贝母、知母、芦荟、七叶一枝花、慈姑、天门冬、土茯苓、藜芦、铃兰、剑叶龙血树、海南龙血树（血竭）、金针菜、百合、郁金香、石刁柏（嫩茎俗称芦笋）、麦冬。

实验观察标本：各式蜡叶标本。

观察麦冬、天门冬植株，描述特征。

解剖剑麻花，记录特征，绘花图式，写出花程式。

观察细叶百合、玉竹等腊叶标本，描述特征。

25. 鸢尾科　多年生草本，常具块茎、根状茎或鳞茎等各种地下茎。单叶多基生，条形或剑形，基部有套叠叶鞘，互相套叠而成 2 排。花大而美丽，花被片 2，排成两轮，花瓣状，基部合生成管，雄蕊 3，子房下位，中轴胎座，3 室，花序种种。蒴果。化学成分：异黄酮，山酮。

常见药用植物：鸢尾、射干、番红花、马蔺。

实验观察标本：各式蜡叶标本。

观察记录射干花浸制标本，描述特征，写花程式。

26. 薯蓣科　缠绕性草质藤本，常具块茎、根状茎等地下茎。单叶或掌状复叶，具网脉。花小，单性或两性，单性花雌雄同株或异株，雄花花被片 6，雄蕊 6，有时 3 枚退化，雌花花被片 6，雌蕊 3~6，3 心皮合生成 3 室，每室胚珠 2，子房下位。蒴果有 3 棱形的翅，种子常有翅。植物常具黏液细胞，含草酸钙结晶。化学成分：生物碱类、甾体皂苷。

常见药用植物：薯蓣（山药，怀山药）、穿山薯蓣（穿山龙）、黄独、粉背薯蓣、绵萆薢。

实验观察标本：各式蜡叶标本。

27. 兰科 多年生草本。叶互生。花两性，两侧对称，花被片6，排成两轮，外轮3片为萼片，内轮侧生的2片称侧萼片，中间的1片称唇瓣，颜色鲜艳，由于子房扭曲而位于下方，子房下位，呈花梗状，3心皮合生，侧膜胎座，胚珠极小，极多数，雄蕊与雌蕊的花柱合生成合蕊柱，雄蕊1，生于合蕊柱顶端，花粉形成花粉块。蒴果，种子极小，极多数，无胚乳。化学成分：生物碱类、黄酮类、香豆素类。

常见药用植物：天麻、石斛、铁皮石斛、白及、手参。

实验观察标本：各式蜡叶标本。

【实验报告】

1. 天南星科有何主要特征？半夏属和天南星属的主要异同有哪些？
2. 百合科有何主要特征？列举10种百合科代表药用植物。
3. 叙述兰科植物花蕊结构特点。
4. 观察记录射干花浸制标本，写花程式，检索所属科别，记录过程。
5. 观察记录剑麻花浸制标本，绘花图式，写花程式。

第九章　药用植物遗传育种学实验 ▷▷▷▷

实验一　植物细胞周期观察

【实验目的】

1. 学会植物细胞、组织的固定、离析和压片方法，了解并初步掌握制作临时玻片和永久玻片的方法。

2. 观察有丝分裂过程中染色体的形态特征和动态变化过程，着重了解分裂期内中、后期染色体变化的特征。

【实验原理】

植物根尖分生组织的细胞，依一定的程序有规律地进行着有丝分裂过程，植物种类不同，细胞周期所需时间不同。

每天都有分裂高峰时间，此时把根尖固定，经过染色和压片，再放置在显微镜下进行观察，可以看到大量处于有丝分裂各时期的细胞和染色体。一些植物根尖细胞的分裂周期见表9-1。

表9-1　一些植物根尖细胞的分裂周期

植物	分裂周期（h）
洋葱	12.7
蚕豆	16.5
小麦	14.0
玉米	10.5

根尖与茎尖是有丝分裂的高发部位，根尖由于取材方便，是观察植物染色体最常用的材料。根尖染色体压片法，是观察植物染色体最常用的方法，也是研究染色体组型、染色体分带、染色体畸变和姐妹染色单体交换的基础。

如果植物种子难以发芽，或仅有植株而无种子，也可以用茎尖作为材料。实验结果显示：植物细胞分裂周期的长短不尽相同，通常在十到几十小时之间，温度明显地影响细胞分裂周期。同时，不同植物有丝分裂高峰时间不尽相同，洋葱根尖细胞以6~9点分裂较多，适于取材。

【实验用品】

大蒜，洋葱的鳞茎或蚕豆的种子（要求当年新种子，洋葱要求新鲜材料）。

载玻片，盖玻片，指管，离心管（1.5mL），镊子，解剖针，吸水纸，刀片，吸管，废液缸。

无水酒精，冰醋酸，醋酸钠，改良苯酚品红。

【实验内容】

1. 材料培养　先剪去洋葱（*Aillum cepa*）的老根，剥除鳞茎处干枯的表皮，然后置于盛有清水的烧杯上，清水没过其根部。水培过程中注意每天换水。等不定根长出 2cm 时，切取根尖，一部分进行预处理，一部分直接固定。

2. 预处理　预处理可以降低细胞质的黏度，使染色体缩短分散，防止纺锤体形成，使更多的细胞处于分裂中期，一般在分裂高峰前把离体的根尖放到预处理液中处理 3～4 小时。（预处理液是 0.05%～0.2% 的秋水仙素水溶液）

预处理要注意：材料要放在较大容器中，同时材料不能太密集；所加的预处理液也不要太多，没过种子或根尖即可；温度不能太高，以 10～15℃ 为宜。

3. 取材固定　将预处理后的根尖剪下，放入卡诺固定液（固定液的量约为材料的 10 倍，同样要求一个容器中所装的材料不能太多，温度不能太高），固定 2～24 小时。然后用 95% 酒精冲洗，最后保存于 70% 酒精溶液中放于 4℃ 冰箱中，但保存时间最好不超过 2 个月。

4. 解离　每一位同学取两种根尖，一种是经过预处理的，一种是未经预处理直接固定的。每种取 3～5 个，置于小指管中。

5. 水洗　将从保存液中取出的根尖用水冲洗掉酒精；将水洗后的根尖放到 0.1mol/L HCl 中，在 60℃ 水浴中解离 8～10 分钟，或用浓盐酸∶乙醇 =1∶1 混合溶液室温处理根尖 10 分钟。用蒸馏水漂洗 3 次，每次 5 分钟，将解离液彻底清洗干净。解离的目的是使分生组织细胞间的果胶质分解，壁软化或部分分解，使细胞和染色体容易分散压平。解离还能清除细胞中的一些成分，使制片中的染色体背景清晰。

6. 染色及压片　取一解离好的根尖置于载玻片中间，切去根冠（因为根冠细胞的细胞壁要比根尖的分生区的细胞厚得多），从分生组织（经酸解离后，根尖的顶端有一小段乳白色的组织即为分生组织）中切取尽可能薄的一片，加一小滴改良苯酚品红染色液，染色 10～15 分钟，加盖玻片，取吸水纸覆于盖玻片左侧，左手食指中指按在此处，右手持一火柴棍对准根尖切片敲击，再用铅笔的橡皮头将材料均匀敲散。注意不要移动盖片。在盖片上覆两张滤纸，站起身，以两个拇指垂直按压制片。

洋葱与小麦的染色体都比较大，有丝分裂过程中染色体的行为放大 400× 左右即清晰可见。

7. 制作永久制片　制作永久制片有多种方法，这里介绍两种。

（1）配置四种溶液：①45% 醋酸∶95% 乙醇 =1∶1。②95% 叔丁醇。③95% 乙

醇∶叔丁醇＝1∶1。④叔丁醇。分别盛在编号为1~4的四个培养皿中。用油性的记号笔在临时片盖玻片边沿画一道线，此线一半在盖片上，一半在载片上。

将临时片的盖玻片那面朝下，倾斜放在1号培养皿中，一段搁在培养皿的边沿，让盖片自然脱落。然后用镊子夹取盖玻片和载玻片，分别经过2~4号培养皿。在每个培养皿分别浸泡5分钟，取出。将盖玻片沿原来画的线，盖回原处。封片后平放，晾干，贴上标签，注明材料、制片者及制片日期。

（2）把压好的玻片标本放在干冰或冰箱结冰器里冻结；然后用刀片迅速把盖玻片和载玻片分开，用电吹风把玻片吹干后，滴上油派胶加盖玻片封片，或经二甲苯透明后，滴中性树胶，加盖玻片封片，做成永久封片。

【注意事项】

1. 压片材料要少，避免细胞紧贴在一起，致使细胞和染色体没有伸展的余地。

2. 解离时间不可过长，以免染色体结构受损。

3. 用镊子敲打盖玻片时，用力要均匀，若在压片时稍不留意，会使个别染色体丢失，而被迫放弃一个良好的分裂相的细胞。

【实验报告】

1. 简述基本原理。

2. 简述实验步骤，格式如下：

实验步骤1	
实验步骤2	
实验步骤3	

3. 实验记录，格式如下：

时间	操作人员	实验操作及现象	备注

4. 试验结果及分析

（1）随机统计100个细胞，确定处于不同分裂时期的细胞百分率。

（2）对自己观察到的各个分裂相进行绘图，加以文字说明。

（3）简要说明有丝分裂过程中染色体及染色单体的变化情况。

（4）结果分析。

实验二 植物染色体涂片制备

【实验目的】

1. 掌握植物染色体标本的去壁低渗方法。
2. 了解中期染色体的形态结构。

【实验原理】

植物细胞有很坚实的细胞壁，染色体很难像动物染色体那样平整地贴在载玻片上，可通过纤维素酶和果胶酶处理去掉细胞壁，用低渗溶液处理可以提高染色体的分散程度。陈瑞阳等人提出了植物染色体标本制备的酶解去壁低渗法，并在多种植物上得到广泛应用，成为当前植物染色体研究中的重要方法。

去壁低渗法干燥常用于染色体正显带技术的研究，通过酶解使细胞壁全部或部分水解。使原生质体呈现裸露状态再经低渗使之膨胀，经固定滴片使染色体尽量分散开来。

【实验用品】

显微镜、温箱、冰箱、重蒸水、眼科镊子、刀片、牙签、载玻片、试剂瓶、三角瓶、量筒、酒精灯、青霉素小瓶。

1. 0.2%秋水仙素溶液。
2. Giemsa 原液：取 Giemsa 粉 0.5g 加入丙三醇 33mL 于研钵中，充分研磨 1 小时，然后在 56℃温箱中保温 2 小时，再加入甲醇 33mL（GR 或 AR 级），混匀后装入棕色瓶中保存备用，贮存时间越久越好。
3. 甲醇（AR）。
4. 冰醋酸（AR）。
5. 0.075mol/L 氯化钾：称取氯化钾 5.592g，置于容量瓶内加蒸馏水稀释至 1000mL。
6. 磷酸缓冲液

A 液：0.067mol/L 磷酸氢二钾，B 液：0.067mol/L 磷酸氢二钠；用时将 A 液 13mL 和 B 液 87mL 混匀即得 pH7.6 的 PBS 液。

7. Giemsa 染色液（染色前临时配制）：100mL PBS 溶液加入 3~5mL Giemsa 原液。
8. 混合酶液：称取纤维素酶，果胶酶各 0.5g，加入蒸馏水 20mL 即为 2.5%混合酶液，冰箱内冰冻保存大麦或玉米种子。

【实验内容】

1. 材料培养 将玉米或大麦的种子充分浸种后，摆在铺有滤纸的培养皿内，在 25℃温箱发芽培养。

2. 预处理 待根长至 0.5~1cm 时，切取根尖立即放入盛有 1mL 0.2%秋水仙素的小瓶中预处理 2 ~ 3 小时。

3. 前低渗 切取分裂旺盛的部分根尖（1mm），放入 0.075mol/L 氯化钾低渗液中，在 25℃ 条件下处理 30 分钟。以下可分两种方法进行处理。

4. 酶解去壁的方法

（1）第一种方法

① 酶解去壁：吸去氯化钾溶液，加入混合酶液（2mL 滴管 5 滴左右），在 25℃ 下处理 1 ~ 2 小时。

② 后低渗：吸去酶液，慢慢加入（25 ± 0.5）℃ 的双蒸水，轻轻洗一次，然后在双蒸水中浸泡 10 ~ 30 分钟。

（2）第二种方法

① 固定：吸去前低渗液，立即加入甲醇：冰醋酸（3：1）固定液固定 20 ~ 30 分钟。

② 水洗：将固定好的材料用蒸馏水洗三次，除去材料中的固定液。

③ 酶解去壁：在小瓶内加入混合酶液（酶液量以浸过材料为合适），在 25℃ 下酶解 30 ~ 60 分钟。

④ 后低渗：同 4（2），但是，可适当延长时间至 1 ~ 1.5 小时。

5. 制备染色体标本

经过上述两种方法处理的材料，可用两种方法制备染色体标本。

（1）涂片法

① 固定：将后低渗好的材料，直接用甲醇：冰醋酸（3：1）固定液固定 30 分钟以上。

② 涂片：将材料放在预先用蒸馏水浸泡并冷冻的清洁载玻片上，加 1 滴固定液，然后用镊子迅速将材料夹碎涂布，并去掉大块组织残渣。

③ 火焰干燥：立即将载玻片在酒精灯火焰上微微加热烤干。

④ 染色：经干燥的玻片标本，用 Giemsa 染色液染色 30 分钟，然后用自来水细流冲洗，甩干水珠空气干燥。

（2）悬液法

① 制备细胞悬液：倒去双蒸水，用镊子立即将材料夹碎形成细胞悬液。

② 固定：向细胞中加入新配制的甲醇：冰醋酸（3：1）固定液 1 ~ 2mL，使成细胞悬液。

③ 去沉淀：静置片刻使大块组织沉淀，然后取上层细胞悬液于另一个小瓶中。

④ 去上清液：将上层细胞悬液静置 30 分钟左右，即可见细胞沉淀，用吸管轻轻吸去上清液，留约 0.5mL 细胞悬液置备标本。

⑤ 标本制备：在一张经过充分洗净脱脂，并预先在蒸馏水中冷冻的清洁载玻片上，用吸管滴 2 ~ 3 滴细胞悬液，立即将载玻片一端抬起，并轻轻吹气，使细胞迅速分散，然后在酒精灯火焰上微微加热烤干。

⑥ 染色：同上。

⑦在显微镜下寻找典型的中期染色体，注意观察中期染色体的长臂、短臂和着丝粒位置，并尽可能找到具随体染色体。

【注意事项】

预处理是很重要的一个步骤，必要时可将预处理药品直接加到培养皿内进行活体处理 3～4 小时，以便获得更多的中期分裂相。

【实验报告】

1. 绘制典型的染色体中期简图。
2. 将制好的装片统一交实验老师保存，以备下次实验使用。

实验三　植物染色体分带技术

【实验原理】

1. 染色体分带技术已在人类及动物材料的研究中取得了显著的成果，人类的染色体已有国际标准化带型。19 世纪 70 年代初以来，人们把分带技术引入到植物染色体研究中来，形成了各种植物染色体的分带技术。事实证明，几乎所有的植物染色体都能显带，植物染色体显带原理和动物染色体显带原理相似，是由于特殊的染料和染色体上的某些结构及成分发生特异反应而产生的。因为染料与处理条件的不同可产生不同的带型，因此有 C 带、N 带、G 带等不同的技术，到目前为止，植物染色体分带以 C 带和 N 带技术为主。可以预期，随着分带技术的发展，G 带技术和其他更有效的分带技术一定也会在植物染色体研究中得到应用和发展。

2. 植物染色体用 Giemsa 染料染色所产生的带型属于 C 带，而不像动物染色体那样产 G 带，要植物染色体产生 G 带，需要不同的染料和不同的处理方法。本实验着重介绍 Giemsa – C 带法。

关于植物 Giemsa – C 带的说明：所谓植物 C 带主要包括四种带型。

（1）着丝粒带（centromericband）：是指着丝粒及其附近的带，大部分植物均有这种带型。上述的材料中，仅洋葱带型较浅。

（2）中间带（intercalaryband）：分布于染色体着丝粒至末端之间的带叫做中间带。小麦 B 组染色体中间带较多且明显；蚕豆染色体中间带一般在长臂上。

（3）末端带（telomericband）：位于染色体的末端的带。洋葱有较明显的末端带，小麦仅部分染色体显示，大麦、蚕豆则不显示。

（4）核仁缢痕带（nucleolaronstrictionband）：是指核仁染色体特殊的带型、位于核仁组织中心区，蚕豆、玉米、大麦、小麦均有明显的核仁缢痕带。

由于植物染色体 Giemsa-C 带尚无统一的标准。南开大学遗传教研室在他们编写资料中，提出用带头的字母为代表，记录植物 C 带的显带情况，这是目前较好的 C 带分类方法，现在介绍如下：

①全带类型：处理染色后，同时出现四个带的类型称为完全带，用字母 CITN 表示，黑麦染色体 C 带属于这一类型。

②不完全带类型：只显示三种以下的带类型，具体可再分为 4 种。

a. CIN 型：缺乏末端带类型，如大麦、小麦和蚕豆的染色体。

b. CTN 型：不具有中间带类型，如洋葱。

c. TN 型：只有末端带和缢痕带，如玉米等。

d. N 型：只有缢痕带。

除了 C（着丝粒）带之外，凡双臂染色体的，T、I、N 带均有分布在哪一臂上的问题。如带在短臂上，把"+"号写在字母右上角；如带在长臂上，把"+"号写在字母的右下角。还有，如若干条染色体具有同类带型，则在字母符号前放一系数；而不显带的染色体仅用数字表示，据此，n 种植物带型表示如下：

$$蚕豆 2n = 12 = CIN 型 = 2CI^+ + 8CI^+ + 2CIN$$

就是说，有一对同源染色体具着丝粒带和短臂上中间带。4 对同源染色体具着丝粒带和长臂上中间带，和一对同源染色体具着丝粒带，两臂的中间带和缢痕带。

玉米 2n = 20 = TN 型 = 6T$^+$ + 2T + 2N + 10 这里的 10 表示 5 对同源染色体不显带。

3. 核型分析

（1）选择一张照片，把照片上的染色体逐一剪下，将剪下所有染色体摆放在一张坐标纸上，先以目测染色体的总长度为标准，理出各个染色体的大致长短顺序，按从长到短的顺序排列起来，使短臂向上。如果两条染色体的总长度相等，则将短臂较长者排前，较短者排后。对有随体的染色体，也按上述规则排列。

（2）借助坐标纸上的标尺，按上述规则，进行精细的调整。在此过程中，你会发现两条染色体总长度、长臂、短臂的长度都相等或非常近似，那就是同源染色体，将他们进行配对。将每一对同源染色体作为一组，按总长由长到短的顺序，将染色体组进行编号，一对同源染色体编一个号。

（3）取一张绘图纸，做一个大致的规划，在纸的上部留出贴另一张照片的空间，在此下方用铅笔轻轻画出一条直线。将在坐标纸上排出顺序的染色体，逐个移到绘图纸上来，每条染色体的着丝点排在这条直线上。如果试排的效果比较美观，则用胶水将他们黏牢。

（4）用钢尺准确的测出已排好的每条染色体的三个指标：总长度，长臂、短臂的长度，分别记录，精确到 0.1mm。具有随体的染色体，随体可计入全长。根据上述的测量结果，求出下列各种参数。

待测的单个染色体的长度：①染色体的长度。染色体的绝对长度，在不同的处理条件或不同的生理状况下表现不同，所以并不可靠。核型分型中常采用相对长度来表示，一条染色体的相对长度可用下式表示：

$$相对长度 = \frac{待测的单个染色体的长度}{整套染色体组的总长度} \times 100\%$$

将两条同源染色体的相对长度进行平均，作为染色体组中这一序号的染色体的相对长度。

②臂比：即一条染色体两条臂长度的比值。目前常用的公式是：

$$臂比（r）= \frac{长臂（L）}{短臂（S）} \times 100\%$$

上式中的长、短臂的值也是取两条同源染色体的平均值。

臂比值实际上反映的是着丝点的位置，这个位置在一条染色体中是相对固定的，因而是描述染色体特征的最有用的指标。现在最常用的着丝点命名法是 Levan 提出的二点四区系统，其规定如：

臂比值（r）	着丝点位置	简记
1.0	正中部着丝点	M
1.0～1.7	中部着丝点区	m
1.7～3.0	亚中部着丝点区	sm
3.0～7.0	亚端部着丝点区	st
7.0～∞	端部着丝点区	t
∞	端部着丝点	T

我们也依据上表结果，将不同的染色体分别称为正中部着丝点染色体，中部着丝点染色体等。

对于一个细胞的核型分析来说，到此为止已算完成。但是不同状态下制片得到的染色体的参数是不同的，所以一般约定至少分析一个物种 5 个以上的细胞（这 5 个细胞最好来自 5 个不同的个体），求出各参数的平均数，结果才是可靠的。

【实验用品】

蚕豆种子（当年新种子），大麦种子（当年新种子），小麦种子（当年新 种子），洋葱鳞茎（新鲜材料），以上材料任取一种即可。

温箱，恒温水浴，分析天平，小台称，量筒，烧杯，染色缸，滴瓶，载玻片，盖玻片，剪刀，镊子，刀片，铅笔，解剖针，橡皮滴头，滤纸，牙签，玻璃板，载片架，切片盒。

药品 Giemsa 母液，磷酸缓冲液，甲醇，冰醋酸，2×SSC 溶液，0.1mol/L 盐酸，0.2mol/L 盐酸。

【实验内容】

（一）染色体标本的制备

第二节实验中制备的染色体标本若干片。

（二）HSG（HyolorochloricacidSaline，Giemsa）法显带处理

空气干燥后的洋葱或其他材料的染色体制片，放在盛有 0.2mol/L HCl 的染色缸中

室温（25℃）处理 1 小时。然后把染色缸连同制片移至水龙头下，将缸内 HCl 全部滴洗干净。然后换入蒸馏水，每隔 4~5 分钟换水一次，重复 3 次左右。

蒸馏水冲洗后，干燥后置于 2×SSC 溶液中保温（65℃）15 分钟，再经蒸馏水冲洗后，稍干用 10% Giemsa 溶液（pH6.8 的磷酸缓冲液稀释）染色 10 分钟左右，蒸馏水冲洗，空气干燥后即可观察。

（三）带型分析

由于植物染色体带型还没有统一的国际化的标准，实验者可以根据自己的工作方法和需要，记录分析的结果，比较不同材料间带型的区别，力求在染色体分带水平上分析染色体类型和生物的遗传结构。一般通过如下步骤进行。

1. 选择染色体数目完整，长度合适，分带清晰的材料进行显微摄影，冲洗放大后进行染色体剪贴（方法同组型分析）。

2. 详细记录各染色体上，各带纹的位置，宽窄着色深浅和形状等。

3. 绘制染色体模式图，然后在各条染色体模式图上标出各条带纹的位置、宽窄、深浅、形状等线条。

【实验报告】

1. 简述基本原理。

2. 简述实验步骤，格式如下：

实验步骤 1	
实验步骤 2	
实验步骤 3	

3. 实验记录，格式如下：

时间	操作人员	实验操作及现象	备注

4. 记录一种植物（以上四种中的一种）带型分析的结果，完成染色体剪贴和带型分析的模式图。

5. 如果实验未能得到预期的结果，请分析原因。

实验四　植物多倍体的诱发实验及观察

【实验目的】

1. 了解人工诱导多倍体的原理及一般方法。

2. 了解植物多倍体细胞染色体加倍的特点。

【实验原理】

自然界各种生物的染色体数目是相对恒定的，这是物种的重要特性。遗传学上把一个配子的染色体数，称为染色体组（或称基因组），用 n 表示。一个染色体组内每个染色体的形态和功能各不相同，但又互相协调，共同控制生物的生长和发育、遗传和变异。

由于各种生物的来源不同，细胞核内可能有一个或一个以上的染色体组，凡是细胞核中含有一套完整染色体组的就叫单倍体，也用 n 表示。具有两套染色体组的生物体称二倍体，以 2n 表示。细胞内多于两套染色体组的生物体称为多倍体，这类生物细胞内染色体数目的变化是以染色体组为单位进行增减的，所以称为整倍体。随着染色体组倍数的增加，有可能使一些植物的性状发生有利的变化。因此，植物多倍体的研究和利用是育种工作中值得重视的途径之一。

人工诱导多倍体的方法很多，分为物理方法（温度剧变、机械损伤、各种射线处理等）和化学方法（各种植物碱、麻醉剂、植物生长激素等）诱导多倍体。其中，秋水仙素是诱导多倍体的最有效的方法之一。秋水仙素是从百合科秋水仙素属的一个种秋水仙（*Colchicum autumnale. L.*）的器官和种子内提炼出来的一种植物碱，化学分子式为 $C_{22}H_{25}O_6N$。因有剧毒，故使用时要特别注意，切勿使药液进入眼内或口中。秋水仙素的作用在于阻止分裂细胞形成纺锤丝，而对染色体的结构和复制无显著影响。若浓度适合，药物在细胞中扩散后，不致发生严重的毒害，细胞经一定时期后仍可恢复正常，继续分裂，只是染色体数目加倍成为多倍性细胞，并在此基础上进一步发育成为多倍体植物。

诱发多倍体植物意义：在某些农作物中，随着染色体组数的增加可使经济性状发生有利的变化。例如：番茄 2n＝4x 维生素 C 含量比 2n＝2x 的多一倍；2n＝3x 的西瓜、香蕉、菠萝无籽；2n＝3x 的杜鹃因不育而花期特长；现代月季中 2n＝2x 花朵直径约 5cm，2n＝4x 花朵直径约 10cm，2n＝6x 花朵直径约 15cm；2n＝6x，2n＝8x 的小黑麦在高寒地区仍能获高产，并且蛋白质含量较高。

但是，多倍性也有一定的负面效应，例如，结实率和分蘖率下降等。相对于植物，动物的多倍体利用比较少，原因大概是倍性的变化影响着性决定。但是，2n＝3x 的银鲫，可由近缘物种的精子激活营孤雌生殖。异育银鲫就是 2n＝3x 的孤雌生殖系。

【实验用品】

洋葱的鳞茎，烟草，水稻和大麦种子或幼苗。

显微镜，培养皿，镊子，刀片，载玻片，盖玻片，滴管，吸水纸，微测尺，酒精灯，水浴箱。

0.1%～0.025% 秋水仙素水溶液，1mol/L HCl，改良苯酚品红溶液，FAA 固定液，0.2% 升汞，卡诺固定液，95%、85% 和 75% 的酒精溶液。

标准固定液（FAA 固定液）配方：福尔马林（38% 甲醛）5mL，冰醋酸 5mL，

70% 酒精 90mL。

幼嫩材料用 50% 酒精代替 70% 酒精，可防止材料收缩，还可加入 5mL 甘油（丙三醇）以防蒸发和材料变硬。

【实验内容】

1. 洋葱材料的处理　将秋水仙素溶液倒入小培养皿中，放上洋葱鳞茎，使其生根部位刚好和液面接触。同时另一培养皿内放清水，同样放置洋葱鳞茎作为对照。在 25℃ 下培养数日，待鳞茎长出幼根时即可进行观察，经加倍的根尖都较正常对照的肥大，用刀片切取经处理而肥大的根尖及对照的根尖（长约 2 ~ 5 毫米），投入 FAA 固定液中固定。按前面方法进行染色体制片，计数染色体数目的变化。

多倍体洋葱根尖材料制备：

（1）把洋葱鳞茎剥去外层干鳞片，整理干净根盘，泡入水中 3 ~ 4 天。

（2）待不定根长出约 2cm，转到 0.05% 秋水仙素溶液中处理约 2 天，可看到根尖膨大。

（3）在上午 8 ~ 10 点，将已膨大的根尖剪下，以卡诺固定液（冰醋酸∶乙醇 = 1∶3）固定 4 ~ 6 小时，再把根尖依次转到 95%、85%、75% 乙醇中，密封在 4℃ 保存。

2. 观察与鉴定　观察鉴定多倍体有多种方法，检测表皮气孔及保卫细胞的大小、检测花粉粒的大小、检测茎端生长点、幼叶分生细胞、根尖生长点细胞中染色体数目等。其中以检查细胞中染色体数目的方法最确切。以下介绍观察洋葱根尖分生细胞染色体的方法。

方法一

（1）取已固定的洋葱根尖斜切成薄片，置载玻片上，加一滴 1N 盐酸，用手拿着在酒精灯火焰上微烤至冒白色蒸气，反复 2 ~ 3 次。

（2）用镊子把切片稍捣碎，加一滴改良苯酚品红染色 5 ~ 8 分钟。

（3）用镊子取盖玻片与染色液面呈 45° 角徐徐放下，排净气泡，并在盖玻片上铺少量吸水纸。

（4）左手拇指，食指固定盖玻片防止其水平移动，右手以铅笔的橡皮头垂直敲击多次。

（5）先用 10× 寻找中期分裂相，把较好的图像移至视野中央，转用 40× 计数染色体数目并绘图。

方法二

（1）取洋葱根尖放入小试管中。

（2）加入 1mol/L HCl 置于 60℃ 水浴箱中水解 8 ~ 10 分钟。

（3）把根尖取出用纯水漂洗 2 次。

（4）置于载玻片上切下分生区。

（5）用镊子轻轻捣碎。

（6）加 1 滴改良苯酚品红稍作捣碎染色 3 ~ 5 分钟。

（7）加盖玻片并用橡皮头敲击。

（8）10×显微镜观察。

（9）40×显微镜观察并绘图。

【实验报告】

1. 简述秋水仙素诱导多倍体的原理。

2. 简述实验步骤，格式如下：

实验步骤1	
实验步骤2	
实验步骤3	

3. 实验记录，格式如下：

时间	操作人员	实验操作及现象	备注

4. 试验结果及分析

（1）两种方法的优缺点。

（2）秋水仙素的处理时间和加倍效果的关系，及其原因解说。

实验五　药用植物花器构造及开花授粉习性的观察

【实验目的】

1. 观察熟悉几种植物的花器结构和开花授粉习性，为有性杂交工作打下基础。

2. 了解花粉搜集贮藏的意义，掌握不同特点的植物花粉搜集的一般方法。

【实验原理】

1. 不同植物具有不同的开花授粉习性，只有充分掌握其生活习性，才能更好地进行品种改良。

2. 不同来源的花粉其生活力的高低存在很大差异，花粉生活力的大小是保证杂交成功的关键。在有性杂交育种中，常因父母本花期的不同，作为父本的花粉必须经过贮藏直到母本植株开花时再用于授粉，或者父母本不在一个地方，必须由外地邮寄花粉供应。这样就必须掌握不同类型花粉的收集与贮藏方法，以便于授粉。

【实验用品】

菊花，月季，百合，波斯菊，牵牛，玉米和蚕豆等。

放大镜，镊子，硫酸纸袋，塑料小牌等，镊子，光滑黑纸，指形管，标签，纱布，橡皮筋，小型干燥器，变色硅胶，凡士林，冰箱等。

【实验内容】

（一）花器结构及开花授粉习性的观察

每年 4~5 月份，在一些两年生草花、多年生木本、宿根和球根花卉及农作物上进行一系列观察记载。每个同学选择栽植的几种不同的花卉及农作物，进行下列项目的观察记载。

1. 花序的类型和花序上开花顺序　即单花或某种花序及开花顺序。如金盏菊是头状花序，从外向内开，玉米雄花序为穗状花序，而雌花序为肉穗状花序。

2. 花期　即挂上小牌并记录写上观察开始到观察完毕的时间。

品种花期：植物从初花期到末花期的时间。

单花花期：一朵花开放（露冠→初开→盛开→凋谢）所需的时间。

3. 花器结构　花冠的形态、色泽、是否完全，花雌、雄蕊形状、数目及相对位置、有无密腺等。如桂竹香、紫罗兰是十字形花冠，单雌蕊、袋四强雄蕊，花冠基部有 4 个密腺，其中 2 个退化。

4. 自交或异交的测定　在开花前套袋，让花在袋套内开放至凋谢，观察结实情况。若是异交植物，要观察属于哪一种异交类型，传粉媒介是什么。

5. 雌雄蕊成熟的相对时间　分别取露冠、初开、盛开的花，观察雄蕊散粉和雌蕊柱头分泌黏液时花的开放状态。

（二）花粉的搜集与贮藏

1. 花粉搜集方法　一般在开花前夕，对健壮的、具本品种特征的植株上花朵套袋隔离，然后在花开放的当天，搜集花药。对具有无限花序的植物，应在套袋前摘除已开放的花朵。花粉在袋内初开和盛开花朵都可供采集。

月季、牵牛、百合等花冠较大，盛开前夕花冠闭合的花卉，可不用套袋，直接在即将开放的闭合的花冠内采集花药。每采一种花后，都应用 70% 的乙醇消毒镊子。

搜集的花药堆放在光滑的里纸上，置于阴凉、不受阳光直射的室内，使其充分阴干。这时未裂的花药也已充分干燥散出花粉，然后将花药等组织筛除干净，留下纯净的花粉备用。

2. 花粉贮藏方法　分别将各种纯净的花粉装入指形管中，量不超过管内容积的 3/4 即可。管口用两层纱布包好，扎上橡皮筋。贴上标签，注明品种、采集人、采集时间等。然后将指形管放入装有变色硅胶等干燥剂的小型干燥器内，再将干燥器放入冰箱（0~4℃）或置阴凉处。

【实验报告】

1. 绘出所观察花器的构造图和花图式，并用文字加以描述。

2. 将收集的花粉盛入 EP 管后，统一交实验室老师贮藏保管。

3. 说明怎样根据不同植物花器及开花习性特点，采用适当的搜集花粉的方法。

实验六　药用植物花粉生活力的检验

【实验目的】

掌握用形态法、染色法、发芽法测定花粉生活力的具体技术和方法。

【实验原理】

不同来源的花粉其生活力高低存在很大的差异，花粉生活力的大小是保证杂交成功的关键。在有性杂交育种中，常因父母本花期的不同，作为父本的花粉必须经过贮藏直到母本植株开花时再用于授粉，或者父母本不在一个地方，必须由外地邮寄花粉供应。经过贮藏或外地寄送的花粉是否已经丧失生活力，必须经过测定才能确定。

通常花粉的形态、花粉中酶的活性以及积累淀粉（淀粉质花粉）的多少与花粉生活力密切相关，因此可以利用花粉的形态观察、过氧化物酶和脱氢酶的活性高低、淀粉的含量以及在人工培养基上花粉管萌发的情况作为确定花粉生活力高低的标准。

【实验用品】

镊子，培养皿，显微镜，烧杯，棕色滴瓶，凹玻片，盖玻片，普通载片，玻璃棒，酒精灯，支架，石棉网，干棉球，酒精棉球，量筒，冰箱，电炉。

无水乙醇，琼脂，蔗糖，联苯胺，α - 萘酚，无水碳酸钠，过氧化氢，硼酸，灯用酒精，蒸馏水，碘，碘化钾，磷酸氢二钠，磷酸氢二钾，pH 试纸，氯化三苯基四氮唑，H_3BO_3，$Ca(NO_3)_2$，$MgSO_4$，KNO_3。

【实验内容】

取不同材料的花粉，利用形态观察、染色法及发芽法，测定花粉生活力大小。

鉴定花粉生活力的方法有很多，概括起来有下列几种：一是将待测花粉直接授粉，最后计算结实数和结籽数；二是将花粉授到柱头上，隔一定时间切下柱头，在显微镜下观察花粉萌发情况，测定萌发率；三是形态观察；四是染色观察；五是在人工培养基上接种花粉，观察萌发率。后三种为主介绍花粉生活力测定的具体方法。

1. 形态观察法　一般把具有品种典型性的花粉（指具有该品种花粉粒的大小、形态和色泽等）作为具有生活力的花粉，把小型的、皱缩的、畸形的作为无生活力的花粉。

形态观察的具体方法是：首先将花粉置于载玻片上，在显微镜下查看三个视野，要求被检查的花粉粒总数达 100 粒以上，计算正常花粉粒占总数的比率。此法简便易行但准确性差，通常只用于测定新鲜花粉的生活力。

2. 染色观察法

（1）碘－碘化钾染色法：先称取碘0.3g和碘化1.3g钾溶于100mL的蒸馏水中，即成碘－碘化钾溶液。

取少量花粉振播到用棉球擦净的普通载玻片上，然后加水一滴，使花粉散开，再加一滴碘－碘化钾溶液，盖上盖玻片，置于显微镜下观察不同的三个视野。凡花粉粒被染成蓝色的表示具有生活力，呈黄褐色为缺少生活力的花粉。

（2）氯化三苯基四氮唑（TTC）法：凡其有生活力的花粉，在其呼吸作用过程中都有氧化还原作用，而无生活力的花粉则无此反应，因此当TTC渗入有生活力的花粉时，其脱氢酶在催化去氢过程中与TTC结合，使无色的TTC变成TTF而呈红色。

磷酸盐缓冲液的配置：在100mL的蒸馏水中溶解0.832g的 $Na_2HPO_4 \cdot 2H_2O$ 和0.273g的 KH_2PO_4，调整pH值为7.17。

TTC溶液配置：取TTC 0.02～0.05g溶解在磷酸盐缓冲液10mL中，放于棕色瓶中，置于暗处。

取少量花粉于凹玻片的凹槽内或直接放于普通载玻片上，滴入0.5%TTC溶液1～2滴，用镊子搅拌均匀，盖上盖玻片，将此片置于35～40℃的条件下15～20分钟，在显微镜下观察不同的三个视野，凡被染成红色的均为有生活力的花粉。

3. 发芽实验法 此法受花粉萌发的培养基限制。若有适宜的培养基能精确测定出具有生活力并能够萌发的花粉粒的个数，还能看到花粉粒发芽的真实情况。

（1）悬滴液发芽法：把供试花粉播种在一定浓度的培养液液面上，使花粉发芽，测定生活力的高低。糖液浓度高低是为了调节培养基的渗透压，防止供试的花粉在溶液中发生破裂。适合多数植物花粉的发芽，通用培养基配方如下：10%蔗糖，100mg/L H_3BO_3，300mg/L $Ca(NO_3)_2$，200mg/L $MgSO_4$，100mg/L KNO_3 可配成母液，用时稀释，母液放在冰箱中保存。

具体操作方法：配制10%的蔗糖溶液，滴一滴于凹玻片上，取少量桃花粉置于滴液中，用大头针搅拌均匀，然后将凹玻片放在铺有湿纱布的瓷盘中，加盖，放入20～25℃温箱中，2小时后花粉即开始萌发，24小时后在显微镜下检查发芽花粉的百分率。桃子生活力正常的花粉粒呈圆形，花粉管直线延伸，生活力差的花粉粒发芽后其花粉管弯曲，没有生活力的花粉粒不发芽。

不同物种的花粉发芽所需的时间不同，如牡丹的花粉用15%蔗糖溶液在室温条件下，1小时后开始发芽。

（2）培养基发芽法

①培养基的制备：在250mL的烧杯中加入蒸馏90mL水，再加入琼脂1g，在酒精灯上加热，使之完全溶解，然后加入蔗糖10g，制成10%的糖液（如有可能，可配置不同含糖量的培养基，进行比较试验）。注意用玻璃棒不断搅拌，使其融化均匀，有条件时还可加入微量柱头渗出液、维生素等以形成花粉粒发芽的最适环境条件。

需要注意的是：在熬制培养基时，应在烧杯上的液面处贴上一纸条或用玻璃铅笔沿液面画线做标记。当液面在熬制过程中因水分蒸发下降时，应及时添加蒸馏水以保持液面的稳定和培养基的标准浓度，并将熬制好的培养基溶液连烧杯放入盛有35℃热水的容器中，防止冷却凝固，以备随后使用。

②用品消毒：发芽实验时所用的载玻片、凹玻片、镊子等都要在消毒柜中消毒或在100℃条件下煮沸20分钟，冷却后取出用酒精棉球擦干放在大培养皿中备用，经过消毒的载玻片使用时要尽量减少和手指接触的面积，以减少污染。

③花粉的播种与检查：用玻璃棒蘸取培养基溶液，立即滴一滴于盖玻片的中央（直径1.5~2.0mm），使成为一表面完整的球面（球面越薄越好，否则透光性差，在显微镜下观察），当凝固后再进行花粉的播种。

播花粉时，用经酒精消毒过的发丝蘸取花粉（若所用花粉为陈花粉或过于干燥的花粉时，可在播种前取出一部分在湿气大的培养皿中密闭15~30分钟后再行播种），轻轻震动（风媒花）或涂抹（虫媒花）在培养基表面。一要注意发丝不能过重地接触培养基表面，避免破坏培养基的表面；二要注意花粉的分布要松散、均匀，不能密集成堆；三要注意适宜的播种数量。经验证明，花粉太稀，影响发芽，播种太稠也影响发芽。一般情况下，一个显微镜视野以分布20~50粒花粉粒为宜。播好后将盖玻片翻转，置于载玻片上的小玻璃环上，小玻璃环上下涂上凡士林，环内加1滴水用于保湿。

湿室密封后，应在载玻片上用玻璃铅笔标号，并进行记录，记录内容包括花粉种类、培养基的糖液浓度、采粉时间、播种时间、湿室中滴水的多少。然后全组集中放在一个大的瓷盘中，用纱布覆盖后加盖，放于15~25℃的温箱内24小时后进行检查。如果时间允许，最好于播后每隔2~3小时检查一次，直至花粉粒发芽数不再增加为止，记载花粉发芽数，以明确不同花粉的发芽的速度和发芽进程。每片应观察三个视野，花粉粒数不少于100粒，计算发芽率。将花粉管长度已超过花粉粒直径二倍的看作发芽正常的花粉。

此法每人做三片，选发芽情况最好的一片进行发芽情况的检查。

【实验报告】

1. 绘制3~5种植物花粉粒的形态特征图。
2. 同一材料花粉用不同方法测定时其生活力高低的结果分析。
3. 不同材料花粉发芽率高低的结果分析。
4. 为何要进行花粉生活力测定？快速测定花粉生活力的方法有哪些？

第十章 药用植物生理学实验 ▷▷▷▷

实验一 植物组织渗透势的测定（质壁分离法）

【实验目的】

观察植物组织在不同浓度溶液中细胞质壁分离的产生过程，掌握测定植物组织渗透势的方法。

【实验原理】

植物组织细胞内细胞质液与其周围的某种溶液处于渗透平衡状态，植物细胞内的压力势为零时，细胞液的渗透势就等于该溶液的渗透势。该溶液的浓度称为等渗浓度。

当用一系列梯度浓度溶液观察细胞质壁分离现象时，细胞的等渗浓度将介于刚刚引起初始质壁分离的浓度和尚不能引起质壁分离的浓度之间的溶液浓度。代入公式即可计算出渗透势。

【实验用品】

显微镜，载玻片及盖玻片，镊子，刀片。

配成 $0.1 \sim 0.5 mol/L$ 梯度浓度的蔗糖溶液各 50mL：称 34.23g 蔗糖用蒸馏水配成 100mL，浓度为 1mol/L（母液），再配制成下列各种浓度。

0.50mol/L（吸母液 25.0mL + 水 25.0mL）；

0.45mol/L（吸母液 22.5mL + 水 27.5mL）；

0.40mol/L（吸母液 20.0mL + 水 30.0mL）；

0.35mol/L（吸母液 17.5mL + 水 32.5mL）；

0.30mol/L（吸母液 15.0mL + 水 35.0mL）；

0.25mol/L（吸母液 12.5mL + 水 37.5mL）；

0.20mol/L（吸母液 10.0mL + 水 40.0mL）；

0.15mol/L（吸母液 7.5mL + 水 42.5mL）；

0.10mol/L（吸母液 5.0mL + 水 45.0mL）。

【实验内容】

一般选用有色素的植物组织，如洋葱鳞片的外表皮、紫鸭跖草、苔藓、红甘蓝或黑藻、丝状藻等水生植物叶片，也可用蚕豆、玉米、小麦等作物叶的表皮。撕取下表皮，分别迅速投入各种浓度的蔗糖溶液中，使其完全浸入，5～10分钟后，从0.5mol/L开始依次取出表皮薄片放在滴有同样溶液的载玻片上，盖上盖玻片，于低倍显微镜下观察，如果所有细胞都产生质壁分离的现象，则取低浓度溶液中的制片作同样观察，并记录质壁分离的相对程度。实验中必须确定一个引起半数以上细胞原生质刚刚从细胞壁的角隅上分离的浓度，和不引起质壁分离的最高浓度。

在找到上述浓度极限时，用新的溶液和新鲜的叶片重复进行几次，直至有把握确定为止。在此条件下，细胞的渗透势与两个极限溶液浓度之平均值的渗透势相等。

将结果记录在实验报告中。

测出引起质壁分离刚开始的蔗糖溶液最低浓度和不能引起质壁分离的最高浓度平均值之后，可按下列公式计算在常压下该组织细胞质液的渗透势。

$$-\varphi_s = RTiC$$

式中：$-\varphi_s$为细胞渗透势；R为气体常数，$0.083 \times 10^5 \text{L} \cdot \text{Pa (mol} \cdot \text{K)}$；$T$为绝对温度，单位K，即$273℃+t$，$t$为实验温度；$i$为解离系数，蔗糖为1；$C$为等渗溶液的浓度，单位为mol/L。

则：$-\varphi_s = 0.083 \times 10^5 \times (273℃+t) \times 1 \times C$

【实验报告】

实验人_____　　时间_____　　材料名称_____　　实验时室温_____℃

蔗糖摩尔浓度（mol/L）	渗透势（Pa）	质壁分离的相对程度（以图表示）
0.50		
0.45		
0.40		
0.35		
0.30		
0.25		
0.20		
0.15		
0.10		

【思考题】

1. 叙述细胞渗透作用的原理。
2. 测定并计算不同植物组织的渗透势。

实验二　植物组织水势的测定（小液流法）

【实验目的】

熟悉植物组织中水分状况的另一种表示方法，掌握测定方法及其优缺点。

【实验原理】

将植物组织分别放在一系列浓度递增的溶液中，当找到某一浓度的溶液与植物组织之间水分保持动态平衡时，则可认为此植物组织的水势等于该溶液的水势。因溶液的浓度是已知的，可以根据公式算出其渗透压，取其负值，为溶液的渗透势（$\psi\pi$），即代表植物的水势（ψw）（waterpotential）。

$$\psi w = \psi\pi = -P = -CRT \text{（大气压）}$$

【实验用品】

小白菜或其他作物的叶。

带塞青霉素小瓶 12 个，带有橡皮管的注射针头，镊子，打孔器，培养皿。

0.05、0.10、0.15、0.20、0.25、0.30mol/L 蔗糖溶液，亚甲蓝粉末。

【实验内容】

1. 取干燥洁净的青霉素瓶 6 个为甲组，各瓶中分别加入 0.05~0.30mol/L 蔗糖溶液约 4mL（约为青霉素瓶的 2/3 处）；另取 6 个干燥洁净的青霉素瓶为乙组，各瓶中分别加入 0.05~0.30mol/L 蔗糖溶液 1mL 和微量亚甲蓝粉末着色，上述各瓶加标签注明浓度。

2. 取待测样品的叶数片，用打孔器打取小圆片约 50 片，放于培养皿中，混合均匀。用镊子分别夹入 5~8 个小圆片到盛有不同浓度的亚甲蓝蔗糖溶液的青霉素瓶中（乙组）。盖上瓶塞，并使叶圆片全部浸没于溶液中。放置 30~60 分钟，为加速水分平衡，应经常摇动小瓶。

3. 经一定时间后，用注射针头吸取乙组各瓶蓝色糖液少许，将针头插入对应浓度甲组青霉素瓶溶液中部，小心地放出少量液流，观察蓝色液流的升降动向（每次测定均要用待测浓度的亚甲蓝蔗糖溶液清洗几次注射针头）。用此方法检查各瓶中液流的升降动向。若液流上升，说明浸过小圆片的蔗糖溶液浓度变小（即植物组织失水），表明叶片组织的水势高于该浓度糖溶液的渗透势；如果蓝色液流下降则说明叶片组织的水势低于该糖溶液的渗透势；若蓝色液流静置不动，则说明叶片组织的水势等于该糖溶液的渗透势，此蔗糖溶液的浓度即为叶片组织的等渗浓度。

4. 将求得的等渗浓度值代入如下公式：

$$\psi w = \psi\pi = -CRTi \times 1.013 \times 0.1$$

式中：ψw 为植物组织的水势（单位：MPa）；$\psi\pi$ 为溶液的渗透势；C 为等渗浓度

（mol/L）；R 为气体常数；T 为绝对温度；i 为解离系数（蔗糖为 1，$CaCl_2$ 为 2.60）；1 大气压 = 1.013 = 0.1MPa。

【实验报告】

1. 算出所检测植物叶片的水势。
2. 用小液流法测定植物组织的水势，与用质壁分离法测定植物细胞的渗透势，都是以外界溶液的浓度算出的溶质势，它们之间的区别何在？

实验三 叶绿体色素的提取分离及理化性质的测定

【实验目的】

1. 掌握叶绿体色素提取和分离的方法。
2. 了解叶绿体色素的荧光现象、皂化反应等理化性质。
3. 了解不同生态类型的植物其叶绿素含量及理化性质的差异。

【实验原理】

叶绿体中含有绿色素（包括叶绿素 a 和叶绿素 b）和黄色素（包括胡萝卜素和叶黄素）两大类，这两类色素都不溶于水，而溶于有机溶剂，故可用乙醇或丙酮等有机溶剂提取。

提取液可用色层分析的原理加以分离。因吸附剂对不同物质的吸附力不同，当用适当的溶剂推动时，混合物中各成分在两相（流动相和固定相）间具有不同的分配系数，所以它们的移动速度不同，经过一定时间层析后，便将混合色素分离。

叶绿素是一种二羧酸 – 叶绿酸与甲醇和叶绿醇形成的复杂酯，故可与碱起皂化反应而生成醇（甲醇和叶绿醇）和叶绿酸的盐，产生的盐能溶于水中，可用此法将叶绿素与类胡萝卜素分开。叶绿素与类胡萝卜素都具有光学活性，叶绿素吸收光量子而转变成激发态，激发态的叶绿素分子很不稳定，当它变回到基态时可发射出红光量子，因而产生荧光。叶绿素中的镁可以被 H^+ 所取代而成褐色的去镁叶绿素，后者遇铜则成为绿色的铜代叶绿素，铜代叶绿素很稳定，在光下不易破坏，故常用此法制作绿色多汁植物的浸渍标本。

不同生态型的植物，其叶绿素含量及其生理生化的特点不尽相同，在掌握叶绿体色素提取方法的基础上，比较不同生态类型的植物其叶绿素的理化性质的差异并解释造成此差异的原因。

【实验用品】

新鲜的植物叶片。

研钵，漏斗，三角瓶，玻璃棒，剪刀，滴管，培养皿，定性滤纸条，毛细管，试管，试管架，石棉网，烧杯，酒精灯，铁三角架，刻度吸量管。

95%乙醇，石英砂，碳酸钙粉，推动剂（按体积比，石油醚：丙酮：苯 = 10：2：1 比例配制），醋酸铜粉末，5%稀盐酸，甲醇，KOH。

【实验内容】

1. 叶绿体色素的提取

（1）取一种单子叶植物（玉米、薏苡或麦冬）、一种双子叶植物（防风、桔梗等）、一种裸子植物（松等）新鲜叶片 4 ~ 5 片（2g 左右），洗净擦干并去掉中脉，剪碎后放入研钵中。

（2）研钵中加入少量石英砂及碳酸钙粉，加95%乙醇 2 ~ 3mL，研磨至糊状，再加 95%乙醇 10mL，暗处放置 3 ~ 5 分钟，上清液过滤于三角瓶中，残渣用 95%乙醇 10mL 冲洗，一同过滤于三角瓶中。

2. 叶绿体色素的分离

（1）取一块预先干燥处理过的定性滤纸，将它剪成长约10cm，宽约1cm 的滤纸条。

（2）用毛细管吸取色素提取液。在滤纸条的一端（约距这一端的1cm 处）画出一条滤液细线，等滤液干燥后，再重复画 4 ~ 5 次。

（3）将滤纸条的另一端（约距这一端1cm 处）折成"V"字形，并将它挂在放有层析液的烧杯壁上（注意：色素线要略高于层析液面，且滤纸条下端最好不要碰到烧杯壁），盖上培养皿。

3. 叶绿体色素的性质鉴定

（1）荧光现象的观察：取 1 支 20mL 刻度试管加入 5mL 叶绿体色素乙醇提取液，在直射光下观察溶液的透射光与反射光颜色有何不同？解释原因。

（2）皂化作用（绿色素与黄色素的分离）：在做过荧光现象观察的叶绿体色素乙醇提取液试管中加入 20% KOH – 甲醇溶液 1.5mL，充分摇匀。片刻后，加入苯 5mL，摇匀，再沿试管壁慢慢加入蒸馏水 1 ~ 1.5mL，轻轻混匀（勿激烈摇荡），于试管架上静置分层。若溶液不分层，则用滴管吸取蒸馏水，沿管壁滴加，边滴加边摇动，直到溶液开始分层时，静置。可以看到溶液逐渐分为两层，下层是稀的乙醇溶液，其中溶有皂化的叶绿素 a 和 b（以及少量的叶黄素）；上层是苯溶液，其中溶有黄色的胡萝卜素和叶黄素。

（3）H^+ 和 Cu^{2+} 对叶绿素分子中 Mg^{2+} 的取代作用：取上述色素乙醇提取液少许于试管中，加入 5% HCl 数滴，摇匀，直至溶液出现褐绿色，当溶液变褐色后，再加入少量醋酸铜粉末，微微加热，观察记载溶液颜色变化情况。

【注意事项】

1. 为了避免叶绿素的光分解，操作应在弱光下进行。

2. 研磨时间尽可能短些，以不超过两分钟为宜。

3. 在低温下发生皂化反应的叶绿体色素溶液，易乳化而出现白絮状物，溶液浑浊且不分层。可激烈摇匀，放在 30 ~ 40℃ 的水浴中加热，溶液很快分层且絮状物消失，溶液变得清澈透明。

【实验报告】

1. 将纸层析法分离叶绿体色素的实验结果贴在实验报告纸上，列表分析不同的生态型（单子叶植物、双子叶植物和裸子植物）的叶绿素含量及理化性质的差异。

2. 研磨提取叶绿素时加入碳酸钙有什么作用？

3. 叶绿素 a、叶绿素 b、叶黄素和胡萝卜素在滤纸上的分离速度不一样，这与它们的分子量有关吗？

实验四　植物呼吸强度的测定（小篮子法）

【实验目的】

掌握测定植物呼吸强度的方法及其所根据的原理。

【实验原理】

利用 $Ba(OH)_2$ 溶液吸收呼吸过程中释放的 CO_2，实验结束后，用草酸溶液滴定残留的 $Ba(OH)_2$，从空白和样品两者消耗草酸溶液之差，即可计算出呼吸过程中释放的 CO_2 的量。

$$C_6H_{12}O_6 + 6O_2 \longrightarrow 6CO_2 + 6H_2O$$
$$Ba(OH)_2 + CO_2 \longrightarrow BaCO_3 + H_2O$$
$$Ba(OH)_2 + C_2H_2O_4（草酸）\longrightarrow BaC_2O_4（草酸钠）+ 2H_2O$$

【实验用品】

萌发的小麦种子（48 小时）。

广口瓶，秒表，酸式滴定管，移液管，尼龙网袋，温度计，干燥管。

草酸，$Ba(OH)_2$，酚酞，碱石灰，4mol/L 草酸溶液，0.05mol/L $Ba(OH)_2$ 溶液，1% 酚酞。

【实验内容】

1. 取两个 500mL 广口瓶，每个都装配一个三孔橡皮塞，一孔插入盛有碱石灰的干燥管（在干燥管底部放适当脱脂棉，上置碱石灰），以吸收空气中的 CO_2，保证进入呼吸瓶的空气无 CO_2，一孔插入温度计，另一孔直径约 1cm，供滴定用，滴定前用小橡皮塞塞紧。瓶塞下面挂一尼龙网制小篮，用以盛实验材料。

2. 称取萌发的水稻种子 15g，装入尼龙小袋内，把小袋系到呼吸装置广口瓶塞的小钩上。

3. 用移液管吸取 0.05mol/L $Ba(OH)_2$ 25mL，加入广口瓶中，塞紧瓶塞并立即计时。

4. 实验进行 30 分钟，其间每隔数分钟轻轻摇瓶内的碱液数次。（安装滴定装置）

5. 打开广口瓶塞，取出小篮，滴入酚酞 2 滴，立即用草酸滴定，滴定至红色突然消失，记下滴定样品消耗草酸的用量。

6. 另称取萌发的水稻种子 15g，用沸水煮 5～10 分钟，作同样测定，以此为对照。

【实验结果】

用对照（煮过的种子）消耗草酸的量 V_0 mL 减去萌发样品消耗草酸的量 V_1 mL，按少消耗 1mL 草酸相当于 1mg CO_2 来计算种子在呼吸时放出的 CO_2 质量数。

【实验报告】

1. 影响呼吸强度的因素有哪些？
2. 为什么用草酸滴定而不用盐酸或硫酸滴定？
3. 根据你的实验结果，计算出水稻种子的呼吸强度（单位用 $mgCO_2 \cdot g^{-1} FW \cdot h^{-1}$ 表示）

实验五　过氧化氢酶活性测定（氧电极法）

【实验目的】

掌握测定过氧化氢酶活性的一种方便的方法。

【实验原理】

过氧化氢酶广泛存在于植物的所有组织中，能将过氧化氢分解为氧和水，可使生物机体免受过氧化氢的毒害作用。测定过氧化氢酶的方法有测压法、滴定法以及分光光度法等。用氧电极法测量放氧速度，方法灵敏而快速。放氧速度与过氧化氢酶活性成正比。

【实验用品】

氧电极仪，记录仪，电磁搅拌器，超级恒温水浴，注射器，微量注射器，容量瓶，反应杯。

亚硫酸钠，过氧化氢酶，50mmol/L 磷酸缓冲液（pH＝7.0），50mmol/L 过氧化氢溶液（取 1.4mL 30% H_2O_2 用磷酸缓冲液定容至 250mL 即得）。

标准过氧化氢酶溶液［称取过氧化氢酶 1.0mg（110 U/mg），溶于 50mmol/L 磷酸缓冲液（pH7.0）11mL 中，使酶浓度为 10 U/mL］。

【实验内容】

1. 仪器的标定　将氧电极仪、记录仪、恒温水浴连接好，然后进行仪器的标定，以求得记录纸上每小格相当的含氧量。

2. 绘制酶活性标准曲线

（1）在反应杯中放满过氧化氢磷酸缓冲液，开启电磁搅拌器搅动10分钟，插入电极，吸去溢出在电极外面的溶液，调节移位旋钮，使记录笔位于满刻度的10%～20%左右，使记录纸走动，1～2分钟后温度达到平衡，记录笔画出直线。

（2）用微量注射器从电极塞小孔中注入10μL（10 U/mL）过氧化氢酶，立即记录最初90秒钟内的氧释放曲线。

（3）根据上述同样步骤，注入不同浓度的过氧化氢酶10μL（例如浓度为20、30、40、50 U/mL等），记录氧释放曲线。

（4）取放氧曲线的直线部分，根据其斜率及走纸速度，计算每分钟氧的释放量。

（5）以过氧化氢酶活性单位为横坐标，每分钟氧的释放量为纵坐标，绘制标准曲线。

3. 样品测定

（1）在反应杯内注入50mmol/L过氧化氢磷酸缓冲液搅动10分钟，插上电极，待记录为一直线后，注入10μL合适浓度的待测酶液样品，立即记下最初90秒钟内的放氧曲线。

（2）根据样品的放氧曲线，计算得到每分钟的放氧量，在标准曲线上查得酶活性大小。

（3）如果没有标准的过氧化氢酶，不能计算酶活性单位时，也可以用每分钟的放氧量相对地表示酶的活性大小。

【实验报告】

1. 生物体内的过氧化氢酶有何生理意义？
2. 过氧化氢酶与植物的其他代谢有何联系？
3. 在测定时为什么只要记录最初90秒钟的放氧曲线来计算酶活性？

实验六 种子生活力的快速测定（酸性大红 G 法、TTC 法）

一、红墨水（酸性大红 G）染色法

【实验目的】

熟悉种子生活力快速测定的各种方法。

【实验原理】

有生活力的种子其胚细胞的原生质具有半透性，有选择吸收外界物质的能力，某些染料如红墨水中的酸性大红 G 不能进入细胞内，胚部不染色。而丧失活力的种子其胚部细胞原生质膜丧失了选择吸收的能力，染料进入细胞内使胚部染色，所以可根据种子胚部是否染色来判断种子的生活力。

【实验用品】

与下 TTC 法相同。

红墨水溶液的配制：取市售红墨水稀释 20 倍（1 份红墨水加 19 份自来水）作为染色剂。

【实验内容】

1. 先将待测种子用水浸泡 3～4 小时，待充分吸胀后取出一部分种子，在沸水中煮沸 3～5 分钟，作为死种子。

2. 取浸好的新种子，陈种子和死种子各 50 粒，如为小麦和玉米，则用单面刀片沿胚部中线纵切成两半，其中一半用于测定。

3. 将备好的种子分别放在培养皿内，加入红墨水溶液，以浸没种子为度。

4. 染色 10～20 分钟后倾出溶液，用自来水反复冲洗种子，直到所染颜色不再洗出为止。

5. 对比观察冲洗后的新种子、陈种子和死种子胚部着色情况。凡胚部不着色或略带浅红色者，即具有生活力的种子；若胚部染成与胚乳相同的红色，则为死种子。把测定结果记入表（同 TTC 法）。

【实验报告】

1. 实验照片。
2. TTC 法和红墨水法测定种子生活力有何不同？

二、氯化三苯基四氮唑（TTC）法

【实验目的】

熟悉种子生活力快速测定的各种方法。

【实验原理】

凡有生活力的种子胚部在呼吸作用过程中都有氧化还原反应，而无生活力的种胚则无此反应。当 TTC 溶液渗入种胚的活细胞内，并作为氢受体被脱氢辅酶（NADH 或 NADPH）还原时，可产生红色 TTF，胚便染成红色。当种胚生活力下降时，呼吸作用明显减弱，脱氢酶的活性亦大大下降，胚的颜色变化不明显，故可由染色的程度推知种子的生活力强弱。TTC 还原反应如下：

TTC（无色）　　　　　　　　　　　　　　　TTF（红色）

$$\text{（结构式）} \quad Cl^- + 2H \longrightarrow \text{（结构式）} + HC$$

【实验用品】

培养皿，镊子，单面刀片，垫板，烧杯，棕色试剂瓶，解剖针，搪瓷盘，pH 试纸。

TTC 溶液的配制：取 TTC 1g 溶于蒸馏水或冷开水 1L 中，配制成 0.1% 的 TTC 溶液。药液 pH 应在 6.5～7.5，以 pH 试纸试之（如不易溶解，可先加少量酒精，使其溶解后再加水）。

【实验内容】

1. 将玉米、小麦等作物的新种子、陈种子或死种子，用温水（30℃）浸泡 2～6 小时，使种子充分吸胀。

2. 随机取种子 2 份，每份 50 粒，沿种胚中央准确切开，取每粒种子的一半备用。

3. 把切好的种子分别放在培养皿中，加 TTC 溶液，以浸没种子为度。

4. 放入 30～35℃ 的恒温箱内保温 30 分钟。也可在 20℃ 左右的室温下放置 40～60 分钟。

5. 保温后，倾出药液，用自来水冲洗 2～3 次，立即观察种胚着色情况，判断种子有无生活力，把判断结果记入表 10－1 内。

表 10－1　染色法测定种子生活力记载表

方法	种子名称	供试粒数	有生活力种子粒数	无生活力种子粒数	有生活力种子占供式粒数的%

【注意事项】

1. TTC 溶液最好现配现用，如需贮藏则应贮于棕色瓶中，放在阴凉黑暗处，如溶液变红则不可再用。

2. 染色温度一般以 25～35℃ 为宜。

3. 判断有生活力的种子应具备：胚发育良好、完整、整个胚染成鲜红色；子叶有小部分坏死，其部位不是胚中轴和子叶连接处；胚根尖虽有小部分坏死，但其他部位完好。

4. 判断无生活力的种子应具备：胚全部或大部分不染色；胚根不染色部分不限于根尖；子叶不染色或丧失机能的组织超过 1/2；胚染成很淡的紫红色或淡灰红色；子叶与胚中轴的连接处或在胚根上有坏死的部分；胚根受伤以及发育不良的未成熟的种子。

5. 不同作物种子生活力的测定，所需试剂浓度、浸泡时间、染色时间不同。现将主要作物种子生活力测定所需条件列入表，如表 10 - 2。

表 10 - 2　TTC 法测定主要作物种子生活力要点

作物	种子准备	TTC 浓度（%）	在 35℃下染色时间（h）
水稻	去壳纵切	0.1	2 ~ 3
高粱、玉米及麦类作物	纵切	0.1	0.5 ~ 1
棉花、荞麦、蓖麻	剥去种皮	1.0	2 ~ 3
花生、甜菜、大麻、向日葵	剥去种皮	0.1	3 ~ 4
大豆、菜豆、亚麻、二叶草	无须准备	1.0	3 ~ 4

【实验报告】

1. 拍摄实验照片。
2. TTC 法和红墨水法测定种子生活力有何不同？

实验七　植物组织过氧化氢酶活性测定

【实验目的】

H_2O_2 在 240 nm 波长下有强烈吸收，过氧化氢酶能分解过氧化氢，使反应溶液吸光度（A_{240}）随反应时间而降低。根据测量吸光率的变化速度即可测出过氧化氢酶的活性。

【实验用品】

紫外分光光度计，离心机，研钵，容量瓶（250mL），刻度吸管（0.5mL），刻度吸管（2mL），试管（10mL），恒温水浴。

0.2mol/L pH7.8 磷酸缓冲液（内含 1% 聚乙烯吡咯烷酮），0.1mol/L H_2O_2（用 0.1mol/L 高锰酸钾标定）。

【实验内容】

1. 酶液提取　称取新鲜小麦叶片或其他植物组织 0.5g 置于研钵中，加入 4℃ 下预冷的 pH = 7.0 磷酸缓冲液 2 ~ 3mL 和少量石英砂研磨成匀浆后，转入 25mL 容量瓶中，并用缓冲液冲洗研钵数次，合并冲洗液，并定容到刻度。混合均匀将量瓶置 5℃ 冰箱中静置 10 分钟，取上部澄清液在 4000 r/min 下离心 15 分钟，上清液即为过氧化氢酶粗提液。5℃ 下保存备用。

2. 测定　取 10mL 试管 3 支，其中 2 支为样品测定管，1 支为空白管，按表 10 - 3 顺序加入试剂。

表 10 – 3 紫外吸收法测定 H_2O_2 样品液配置表

管　号	S1	S2	S3
粗酶液（mL）	0.0	0.2	0.2
pH7.8 磷酸（mL）	1.5	1.5	1.5
蒸馏水（mL）	1.0	1.0	1.0

25℃预热后，逐管加入 H_2O_2 0.3mL（0.1mol/L），每加完一管立即计时，并迅速倒入石英比色杯中，240nm 下测定吸光度，每隔 1 分钟读数 1 次，共测 4 分钟，待 3 支管全部测定完后，按下式计算酶活性。

3. 结果计算 以 1 分钟内 A_{240} 减少 0.1 的酶量为 1 个酶活单位（υ）。

$$过氧化氢酶活性（υ/gFW/min）= \frac{\Delta A_{240} \times V_T}{0.1 \times V_1 \times t \times FW}, \quad A_{240} = A_{S_0} - \frac{A_{S_1} + A_{S_2}}{2}$$

式中：A_{S_0} 为加入煮死酶液的对照管吸光值；A_{S_1}，A_{S_2} 为样品管吸光值；V_t 为粗酶提取液总体积（mL）；V_1 为测定用粗酶液体积（mL）；FW 为样品鲜重（g）；0.1 为 A_{240} 每下降 0.1 为 1 个酶活单位（u）；T 为加过氧化氢到最后一次读数时间（分钟）。

【注意事项】

凡在 240nm 下有强吸收的物质均对本实验有干扰。

【实验报告】

1. 影响过氧化氢酶活性测定的因素有哪些？
2. 过氧化氢酶与哪些生化过程有关？

第十一章 药用植物生态学实验 ▷▷▷▷

实验一 光强度的测定

【实验目的】

1. 了解照度计的原理及使用方法，掌握测定光强度的途径。
2. 通过不同群落中树冠层及不同时间光强度的测定，认识植物和光的相互作用。

【实验原理】

地球上生命的维持，依靠来自太阳光的辐射能。生物圈所接受的太阳辐射，其波长范围在 290~3000nm 之间，绿色植物仅吸收波长 380~740nm 的辐射，而波长 380~720nm 的可见光谱区的能量占太阳光全部辐射的 40%~45%。测定太阳辐射有两种途径。

第一种途径是测定辐射量，即入射到接收表面上的总辐射量，以热量单位、能量单位或功率单位表示，如卡·厘米$^{-2}$·分$^{-1}$、瓦·厘米$^{-2}$等。所用测定仪器为各种辐射仪和日射仪，前者是以热电偶为基础的热电装置，后者以双金属的变形对比做基础。这一途径对研究植物的能量平衡和生态系统中的能流过程是必要的。

第二种途径是测定照度或光强度，即物体表面所获得的光能量，以照度单位米烛光（lx）或千米烛光（klx）表示（100 klx = 1.5 卡·厘米$^{-2}$·分$^{-1}$）。由于植物生理有效辐射大致与可见光谱相吻合，所以这一方法也常被生态学或生理学工作者所采用。所有测定仪器通常以光电原理为基础，如各种照度计。照度计通常由光电变换器（光探头）、放大器、显示器等部件构成，关键部件为光探头。光探头的大小、形状可以不同，但其工作原理是相似的。

【实验用品】

ZDS-10 型照度计，人字梯，钢卷尺，皮卷尺，记录纸。

【实验内容】

事先选好被测树木及测试群落。

1. 仪器使用方法

（1）照度计，将电池放入主机箱内，然后放在测量环境位置进行测量。

（2）将开关拨向"ON"位置。

（3）开接收器遮光罩，则仪表显示出被测点的照度读数。

读数时注意事项：显示屏的右方有四个箭头（任何情况下只有一个箭头显示出来），当箭头指在 $\times 10^{-1}$ 档位时，应将显示屏上的读数乘以 10^{-1} 后才是被测点的照度值。同理其他。箭头指在哪一档是由被测点的照度值决定的。

（4）若测量场合的照度多变时，为了便于读数，可将读数保持开关拨向"KEEP"一端，便可使显示屏上的读数保持不变；待读数结束后再将开关拨向"ON"，即可进行下一次的测量。

（5）当仪器工作时，如液晶显示屏上方出现"LOBAT"，说明机内电源电压已不足，应更换新电池。

（6）仪器用完毕，应将电源开关拨向"OFF"，以防电池空耗。

使用注意事项：严防剧烈振动，且应放在干燥、无腐蚀性有害气体的环境中。

2. 不同树冠、不同层次内光的分布　选树冠密实与疏散的树木各一棵，分层测树冠内的光强度；同时测树冠外光强度，作为对照。每一层重复 6 次，记录结果，求平均值，计算各层相对光强度。

3. 不同群落中光强度测定　选禾草群落、杂类草群落及人工林各一块。在每一群落中随机设置 3 个样点，每一样点上分层测定光强度，每层重复 4 次，记录结果，求平均值，计算各层相对光强度。

4. 2 和 3 步骤按一天内分 5 个时间段测量，制作光强与时间的关系图。

【实验报告】

1. 比较不同群落、树冠不同层次光强差异，分析植物对光强的影响。

2. 绘光强与时间关系二维图，分析光强的变化规律。

实验二　温湿度测定

【实验目的】

温度与植物的生态学关系分析中，大气候、地方气候的特性可依据气象资料说明，局部小气候或生态环境中的热量、湿度状况，则通常由实地观测获得。本实验通过对不同生态环境中气温与土壤的温度测定和相对湿度的测定，掌握测定大气、土壤温湿度的一般方法，了解水体温度的测定，并讨论植物与温度、湿度的生态关系。

【实验原理】

气温湿度测定：水银温度计或温湿度计。

地表温度测定：水银温度计或温湿度计。

土壤温度测定：曲管地温表（浅层），直管地温表（较深层）。

土壤湿度测定：电阻式土壤湿度测定仪。

水温测定：表层温度计，深水温度计（40米以下水深），颠倒温度计（40米以上水深）。

相对湿度测定：温湿度计。

【实验用品】

水银温度计，TES-1360数位式温湿度计，曲管地温表，直管地温表，电阻式土壤湿度测定仪，深水温度计，颠倒温度计，人字梯，记录纸，钢卷尺。

【实验内容】

（一）气温湿度测定

观测场地的选择（前一实验选择的场地）

1. 仪器的安置（用绳固定）

（1）湿度：①打开电池盖，装上一节9V电池。②将POWER开关推至"ON"位置。③将FUNCT开关推至"％RH"位置。④显示器（LCD）将立即显示出湿度（％RH）的数值。⑤当改变测试环境温度时，其值会改变，需等待10分钟，就能读出稳定的湿度（％RH）值。

（2）温度：①将POWER开关推至"ON"位置。②将FUNCT开关推至"F"或"C"的位置。③显示器（LCD）立即显示温度的数值。④锁定读数：在测量湿度和温度时，将HOLD开关推至"ON"位置，它将锁定所测数值，直到将开关推至"OFF"位置为止。

注意事项：当电池不足时，显示器（LCD）将出现"BT"指示，表示必须替换9V电池。不得在腐蚀性气体（如二氧化硫、氨气、酸、碱蒸气）浓度高环境中使用。仪器出现故障时，应停止使用，及时报修。长时间不使用应取出仪器电池。

2. 观测程序 本实验每1小时读一次数，观察7小时，记录结果。（自设计表）（正规要求日进程，每2小时测一次）

（二）土壤温湿度测定

1. 浅表土壤层地温的测定 曲管地温表是一种测定浅层不同深度土壤温度的温度表。管部长而弯曲，球部感应部分埋入土壤一定深度。球部附近的管子弯曲成135°，玻璃套管下部（自球部到温标的起点）用石棉灰充填，再用棉花填塞和火漆固定，以防套管内空气对流。

观测地段应设在平整处的裸地上，地段面积为2m×4m。地表疏松、平整、无草，并与观测场地整个地面相平。

安装时，需按上述要求，先在地面划出安装位置，然后挖沟。表身露出地面的沟壁（称南壁）呈东西向，长约40cm，沟壁往下向北倾斜，与沟沿成45°坡；沟的北壁呈垂直面，北沿距南沿宽约20cm；沟底为阶梯形，由东至西逐渐加深，每阶距地面垂直深度分别约为5、10、15、20cm，长约10cm。沟坡与沟底的土层要压紧。然后安放地温表，使表身背部和感应部分的底部与土层紧贴，各表的深度、角度和距离均符合安装要求，再用土将沟填平，土层须适度填紧，使表身与土壤间不留空隙。在土面与填土平齐位置作一红漆记号，以便于核查校验地温表埋置的深度。

为了避免观测时践踏土壤，应在地温表北面相距约 40cm 处，沿东西向设置一观测用的栅条式木制踏板。踏板宽约 30cm，长约 100cm。观测时，要踏在踏板上，按 0cm、最低、最高和 5、10、15、20cm 地温的顺序读数。观测地面温度时，应俯视读数，不准把地温表取离地面。读数记入观测簿相应栏，并进行器差订正。0、5、10、15、20cm 地温表于每日 2、8、14、20 时观测，地面最高、最低温度表于每日 20 时观测一次，并随即进行调整。地温表观测读数要准确到 0.1℃。

2. 深层土壤层地温的测定　直管地温表是测定深层土壤温度的温度表。表装在带有铜底帽的管形保护框内，框中部有一长孔，使温度表刻度部分显露，便于读数。框顶端连以木棒，置于硬橡胶套管内。套管垂直插入土中，深度分 40、80、160、320cm 等数种。

3. 土壤湿度测定

①重量法：取土样烘干，称量其干土重和含水重加以计算。

②电阻法：使用电阻式土壤湿度测定仪测定。根据土壤溶液的电导性与土壤水分含量的关系测定土壤湿度。

③负压计法：使用负压计测定。当未饱和土壤吸水力与器内的负压力平衡时，压力表所示的负压力即为土壤吸水力，再据以求算土壤含水量。

④中子法：使用中子探测器加以测定。中子源放出的快中子在土壤中的慢化能力与土壤含水量有关，借助事先标定，便可求出土壤含水量。

⑤遥感法：通过对低空或卫星红外遥感图像的判读，确定较大范围内地表的土壤湿度。

（三）水温测定

选取合适的待测水体作为测量场地（对象）。

1. 水体表层温度测量　用表层水温表测量时，应先将金属管上端的提环用绳子拴住，在离船舷 0.5m 以外的地方放入 0~1m 水层中，待与外部的水满足热平衡之后，即感温 3 分钟左右，迅速提出水面读数，然后将筒内的水倒掉，把该表重新放入水中，再测量一次，将两次测量的平均值按检定规程修订后，即为表层水温的实测值。在测量水温的同时测量、记录当时的气温。

测温时要避开船只排水的影响；读数时视线与表层水温表和毛细管顶端处在同一水平面，还要避免阳光的直接照射；冬季采的水不应带有冰块或雪球。

2. 深水温度测量　深水温度计是水温测验仪器，供河流、湖泊、水库、径流试验站等测量 40m 以内的任意深度的水温，测量范围在 −2~40℃ 之间。也可作检测河、湖、库区水质污染取样之用。

将绳索的一端穿过拉绳螺帽上的通孔扣紧，在绳索上标注深度记号。注意仪器的入水深度是以盛水筒上端的挡水板位置为零点起算。

仪器入水前，要将仪器各连接部分检查一遍，并用护套将温度计玻璃管护住，以免碰撞损坏，然后将仪器放入水中。为保证仪器测温准确，要求在仪器下降到距预定测点1~1.5m 时，加快仪器的下降速度（此时不得小于 0.5m/s），以保证仪器的上、下活门能充分开启。仪器下降到预定的深度并停留 1~2 分钟后即可上提，在上提时尽量使仪器匀速上升，避免中途停顿，以防筒内的水样和筒外的水发生交换。仪器提出水面后应抓紧时间观读，读到的温度值即为所测深度的水温。

【思考题】

1. 比较各测量点大气和土壤温度和湿度的差异，分析植物对它们的影响。

2. 分别绘大气和土壤温度与时间关系二维图，观察温度、湿度的变化规律。

实验三　校园内植物种群空间分布格局的调查

【实验目的】

通过本实验认识群落中不同种群个体在空间分布上表现出的不同类型，了解检验种群空间分布类型的方法，并掌握种群最小面积确定方法和利用计算机处理生态学数据基本方法。

【实验用品】

样方绳，铅笔，植被记录表格，计算器，计算机。

【实验内容】

1. 准备工作　每四个学生一组选择所需研究的植物种群，并确定合适的样地位置。调查前先画好植被记录表格，并带齐调查所需物品。

2. 确定样地面积　应根据最小面积确定，草本 1m×1m，灌木 5m×5m，乔木可20m×20m。

3. 邻近格子法　在所选出样地中划分小样方：草本 0.1m×0.1m 或 0.2m×0.2m，灌木 1m×1m，乔木可 4m×4m 或 5m×5m。至少测 8 个小样方。

4. 计数　将每一小样方中待测植物的株数，记录在野外记录表格中。

【实验报告】

1. 画出你所确定的种—面积曲线图，最小面积为多大？

2. 采用方差/平均数比率法得出所调查物种的空间分布格局之比，=0 为均匀分布；=1 为随机分布；大于 1 为成群分布。

3. 列出原始数据表格，并打印出植物丰富度的柱形图及折线图数据处理。

实验四　高温和低温对植物的伤害

【实验目的】

通过高温和低温处理对生物膜的伤害程度，加深理解不良环境对植物造成的伤害。

【实验原理】

植物遭受伤害时，原生质结构受到影响，质膜选择渗透性丧失，盐类或有机物从细胞中渗出。此时通过测定电导度变化和糖的显色反应，测知植物受害程度。

【实验用品】

电导仪 DDS－307，电冰箱，温箱，恒温水浴，烧杯，移液管，试管，镊子，试管夹，蒽酮试剂，绿豆幼苗。

【实验内容】

1. 培养材料。

2. 取出幼苗，不要伤害根系，蒸馏水清洗数次，干净后以 10 株为一组，共三组，分别放于 20mL 蒸馏水的小烧杯中，注意根系浸入蒸馏水中，一组放于 45℃温箱，一组放于 0～2℃冰箱，一组放于室温。

3. 分别放置 40 分钟，80 分钟，120 分钟后测定电导度，结果记录在表上。另取 0.5mL 溶液于试管中，加蒽酮 2mL，沸水浴加热 15 分钟，若溶液变绿，证明有糖存在。（以蒸馏水为对照）。

实验结果	常温	低温	高温
40 分钟电导度			
80 分钟电导度			
120 分钟电导度			

【注意事项】

1. 烧杯务必清洗干净。
2. 挑选根均匀一致的幼苗。
3. 放置至常温后测量。

【实验报告】

1. 利用测量电导率和糖的显色反应，试比较水稻和小麦幼苗在低温和高温中受害的程度。

2. 说明这种测量方法的时间意义。

实验五 渗透胁迫对植物的影响（脯氨酸积累）

【实验目的】

熟悉植物体内水分亏缺与脯氨酸积累的关系。

【实验原理】

当植物遭受渗透胁迫，造成生理性缺水时，植物体内脯氨酸大量积累，因此植物体内脯氨酸含量在一定程度上反映了植株体内的水分情况，可作为植株缺水的参考指标。

在 PH 值为 1~7 时，人造沸石可以除去一些干扰的氨基酸。在酸性条件下，茚三酮与脯氨酸的反应生成红色化合物，其含量与色度成正比，可用分光光度计测定，此法有专一性。

【实验用品】

可见光分光光度计，低速离心机，水浴锅，漩涡仪，研钵，烧杯，移液管，容量瓶，具塞试管，沸石。

冰醋酸，甲苯，3% 磺基水杨酸，0.3mol/L 甘露醇（54.65g 甘露醇溶于 1000mL 蒸馏水中），标准脯氨酸溶液（10mg 脯氨酸溶于 100mL 80% 乙醇中，质量浓度为 100μg/mL），酸性茚三酮试剂 [2.5g 茚三酮置于 60mL 冰醋酸和 40mL 6mol/L 磷酸中，加热（70℃）溶解。试剂 24 小时内稳定]。

小麦、玉米及其他药用植物种子。

【实验内容】

1. 取小麦、玉米及其他药用植物种子于 25℃室温中黑暗条件浸泡 6 小时，播于铺有湿滤纸的培养皿中室温黑暗条件培养。露白后于尼龙网架上用水培养 24 小时，一组移至 0.3mol/L 甘露醇中进行培养，另一组仍留在水中继续培养。在甘露醇中培养至第 3~4 天（7~15 天）的幼苗，取地上部分用作实验材料。培养的时间越长，积累的脯氨酸也越多，胁迫效果也越明显。

2. 取地上部分（芽鞘和叶子）0.5g，用 3% 磺基水杨酸 5mL 研磨提取，匀浆移至离心管中，在沸水浴中提取 10 分钟，冷却后，3000r/min 离心 10 分钟，取上清液待测。另取未经甘露醇处理的材料同样制得提取液待测。

3. 制作标准曲线，用 100μg/mL 脯氨酸配制成 0、1、2、3、4、5、6、7、8、9、10μg/mL 的标准溶液。取标准溶液各 2mL，加 3% 磺基水杨酸 2mL、冰醋酸 2mL 和 2.5% 酸性茚三酮试剂 4mL 于具塞试管中，置沸水浴中显色 1 小时，冷却后加入甲苯 4mL，盖好盖子于漩涡混合仪上振荡 0.5 分钟，静置分层，吸取红色甲苯相，于波长 520 nm 处测定 OD 值，以 OD 值为纵坐标，脯氨酸质量浓度（μg/mL）为横坐标绘制标准曲线。

4. 各取 2mL 两种上清液，分别加入蒸馏水 2mL、冰醋酸 2mL 和 2.5% 酸性茚三酮试剂 4mL，与上述制作标准曲线方法一样进行显色、萃取和比色，最后从标准曲线查得脯氨酸含量。

【注意事项】

一般在处理 24 小时就已显现出脯氨酸含量增加，处理的时间越长，则效果越显著。

【实验报告】

试比较胁迫与胁迫后再复水，幼苗中脯氨酸含量的变化。

第十二章　分子生药学实验 ▷▷▷▷

实验一　药用植物基因组 DNA 的提取、纯化与检测

【实验目的】

学习从药用植物组织中（幼叶）提取基因组 DNA 的基本原理和方法。

【实验原理】

采用机械研磨的方法破碎植物的组织和细胞，由于植物细胞匀浆含有多种酶类（尤其是氧化酶类），其对 DNA 的抽提产生不利的影响，所以在抽提缓冲液中需加入抗氧化剂或强还原剂（如巯基乙醇）以降低这些酶类的活性。在液氮中研磨，材料易于破碎，并可减少研磨过程中各种酶类的作用。十六烷基三甲基溴化铵（CTAB），是一种阳离子去污剂，可溶解细胞膜并与核酸形成复合物。该复合物在高盐的溶液中（ > 0.7mol/L NaCl）是可溶的，通过有机溶剂抽提，去除蛋白质、多糖、酚类等杂质后加入乙醇沉淀（CTAB 能溶于乙醇）即可使核酸分离出来。CTAB 溶液在低于 15℃ 时会形成沉淀析出，因此再将其加入冰冷的植物材料中之前必须预热（65℃），且离心温度不要低于 15℃。

【实验器材和试剂】

1. 材料　药用植物幼嫩叶片。

2. 试剂

（1）1mol/L Tris – HCl：121.1g Tris 溶于 800mL 无菌水中，加浓 HCl 调 pH 到 8.0，定容至 1L，高压灭菌。

（2）0.5mol/L EDTA：186.1g EDTA – Na·$2H_2O$ 溶于 800mL 无菌水中，需用磁力搅拌器剧烈搅动，用 NaOH 调 pH 值到 8.0（约20g），定容至 1L，高压灭菌。

（3）3.5mol/L NaCl：204.75g NaCl 溶于 1L 无菌水中，高压灭菌。

（4）10% CTAB 溶液：10g CTAB 溶于 80mL 无菌水中，定容至 100mL，高压灭菌。

（5）DNA 提取液（500mL），配制比例如下表所示。

3.5mol/L NaCl	200mL
1mol/L Tris – HCl	50mL
0.5mol/L EDTA	50mL
10% CTBA	100mL
水	100mL

（6）氯仿 – 异戊醇（体积比 24∶1）

（7）RNAase A

（8）异丙醇

（9）无水乙醇

（10）3mol/L 醋酸钠

（11）1×TE 缓冲液

3. 设备及耗材　液氮罐，离心管（1.5mL），离心管架（1.5mL），恒温水浴摇床，加样枪及枪头，离心机，剪刀。

【操作步骤】

1. 取幼嫩的植物叶片（3~5g）剪碎在液氮条件下研磨成粉，转入 1.5mL 离心管内。加入等体积的 65℃预热的 DNA 提取缓冲液置于 65℃的恒温水浴摇床上 1~2 小时（1.5 小时）。

2. 加入等体积的氯仿 – 异戊醇混合液（混合比为 24∶1），上下缓慢颠倒，静置 5 分钟，12000r/min 离心 10 分钟。

3. 吸取上层水相，重复步骤 2 一次。

4. 吸取上层水相，加入预冷 2/3 体积的异丙醇，轻缓颠倒 2 分钟并置 –20℃冰箱内 10 分钟，待 DNA 沉淀后于 12000r/min 离心收集，收集的 DNA 于 70% 乙醇中洗 2~3 次，吸取多余的乙醇，开盖挥发后，DNA 加 100uL 的水使其溶解。

5. DNA 溶解后，加 1~2μL 含 RNAase A（10mg/mL）的 TE 溶液，37℃保温 1 小时以除去 DNA 中的 RNA。

6. 于 Eppendorf 管中加入 1mL 氯仿 – 异戊醇的混合液（混合比为 24∶1），上下缓慢颠倒，10000r/min 离心 10 分钟。

7. 吸取上层水相并先后加入 1/10 体积的 3mol/L 醋酸钠和 2 倍总体积的预冷无水乙醇，于 –20℃冰箱内放置 10 分钟，10000r/min 离心 10 分钟，弃去无水乙醇，加入 70% 乙醇洗涤 2~3 次，挥发，最后将 DNA 溶于适量（200~500μL）TE 中。

8. 待 DNA 完全溶解后可进行 1% 琼脂糖凝胶电泳实验，检查 DNA 的条带。测定 DNA 浓度后置于 –20℃备用。

【注意事项】

1. 叶片磨得越细越好。

2. 注意移液器的使用。

3. 由于植物细胞中含有大量的 DNA 酶，除在抽提液中加入 EDTA 抑制酶的活性外，第一步的操作应迅速，以免组织解冻，导致细胞裂解，释放出 DNA 酶，使 DNA 降解。

【思考题】

1. 本实验中所用到的各试剂（CTAB，氯仿，异丙醇，75% 乙醇等）的作用是什么？请简要回答？

2. 提取基因组 DNA 的方法有哪些？

实验二　DNA 琼脂糖凝胶电泳

【实验目的】

琼脂糖凝胶电泳是常用的检测核酸的方法，具有操作方便、经济快速等优点。通过学习本章内容掌握操作琼脂糖电泳的能力。

【实验原理】

琼脂糖凝胶电泳是常用的用于分离、鉴定 DNA 和 RNA 分子混合物的方法，这种电泳方法以琼脂凝胶作为支持物，利用 DNA 分子在泳动时的电荷效应和分子筛效应，达到分离混合物的目的。DNA 分子在高于其等电点的溶液中带负电，在电场中向阳极移动。在一定的电场强度下，DNA 分子的迁移速度取决于分子筛效应，即分子本身的大小和构型是主要的影响因素。DNA 分子的迁移速度与其相对分子量成反比。不同构型的 DNA 分子的迁移速度不同。如环形 DNA 分子样品，其中有三种构型的分子：共价闭合环状的超螺旋分子（cccDNA）、开环分子（ocDNA）、和线形 DNA 分子（IDNA）。这三种不同构型分子进行电泳时的迁移速度大小顺序为：cccDNA > IDNA > ocDNA

影响核酸分子泳动率的因素主要还是：DNA 分子大小；琼脂糖浓度；DNA 构想；所用的电压；琼脂糖种类；电泳缓冲液。

核酸电泳中常用的染色剂是溴化乙锭（ethidium bromide，EB）。溴化乙锭是一种扁平分子，可以嵌入核酸双链的配对碱基之间。在紫外线照射 BE – DNA 复合物时，出现不同的效应。254nm 的紫外线照射时，灵敏度最高，但对 DNA 损伤严重；360nm 紫外线照射时，虽然灵敏度较低，但对 DNA 损伤小，所以适合对 DNA 样品的观察和回收等操作。300nm 紫外线照射的灵敏度较高，且对 DNA 损伤不是很大，所以也比较适用。

【实验器材和试剂】

1. 材料　不同大小的基因组片段。

2. 试剂　DNA marker D2000（TianGen），琼脂糖，加样缓冲液（6×），溴酚黄，电泳缓冲液（1×TAE），溴化乙锭（EB）。

3. 设备及耗材　电泳仪，水平电泳槽，紫外透射仪，微波炉，电子天平，移液器，吸头，锥形瓶，托盘，胶托，梳子。

【操作步骤】

1. 器具清洗 首先将配胶、电泳、染胶所需要的器具清洗干净，包括托盘、胶托、梳子、电泳槽、染胶盘（EB 污染，需独立清洗）。清洗流程为：先用自来水冲洗三次，然后用纯水冲洗三次，最后用纸巾或医用纱布擦干。若需对电泳产物进行胶回收，则还需用 75% 酒精对器具进行消毒。

2. 制胶 将锥形瓶洗净烘干，称取琼脂糖 0.4g 和电泳缓冲液（1×TAE）50mL 倒入 200mL 锥形瓶，摇匀，放入微波炉中加热，加热的过程中需注意安全，防止爆沸。加热后的凝胶适当摇匀，室温下缓慢冷却未凝固时倒入插有梳子的胶托。待凝胶完全凝固后，将梳子慢慢拔起后，凝胶放入缓冲液中于 4℃ 冰箱保存。

3. 电泳准备 凝胶连同胶托一起放入电泳槽正中央，电泳液液面高度需高于凝胶。胶孔的方向朝向负极。

4. 上样 将样品、6×溴酚黄按 3∶1 的比例混匀，混匀后按照规定的顺序上样，上样顺序应与电泳槽上的标记一致。（注意：①上样时必须确保上样顺序正确无误，样品间不混淆，点样后的空管子先放在电泳槽旁边，用于核查；②点样时不戳孔、不外漏、不溢出；③点样时需小心枪头不要碰到凝胶，以免凝胶挪动，若凝胶已经挪动，需等样品完全沉到底部后，再固定凝胶）。

5. 电泳 确认已经正确上样后，双手盖上电泳槽盖，接通电泳仪和电泳槽（确认电极正确连接），设置电泳参数：电压为 120V，电流为 400mA，时间为 30 分钟。确认电极、电泳参数完全正确之后，最后按 star 键开始电泳。

6. 染胶 电泳结束之后，带上 PE 手套，小心取出凝胶，把凝胶转移到干净的 PE 手套上（PE 手套上应做好标记，确保样品、电泳槽、PE 手套的标记是一致），小心地将凝胶放入相应标记的 EB 染胶盘中，盖上盖子染 30 分钟。其中，染胶盘放在 EB 暗房中，EB 染液的配方为：1×TAE 100mL + EB 染料 5μL。（注意：①配制 EB 染液和染胶时需戴上乳胶手套、PE 手套，必要时可戴上口罩，染胶时动作要轻，防止溅起 EB 染液；②注意区分 EB 污染区与非污染区，防止 EB 污染区向非污染区扩散）

7. 凝胶成像 带上 PE 手套，将凝胶从染胶盘中捞出，放在染胶时的那个 PE 手套上（捞胶时需小心防止凝胶断裂、滑落，尽量把多余的 EB 染液甩干），将凝胶放入凝胶成像系统中，按照 "Tanon 凝胶成像系统操作规程" 进行操作拍照。（拍照时需严格区分 EB 污染区与非污染区，防止 EB 污染区污染电脑、键盘及鼠标），最后保存胶图信息至规定的文件夹内，命名规则为：日期+姓名+工号+部门+电泳人。

【注意事项】

电泳中使用的溴化乙锭（EB）为中度毒性、强致癌性物质，务必小心，勿沾染衣物、皮肤、眼睛、口鼻等。所有操作均只能在专门的 EB 通风柜中操作，操作时戴上乳胶手套，必要时戴上 PE 手套和口罩。

【思考题】

1. 影响琼脂糖凝胶 DNA 迁移率的因素有哪些，分别有怎样的影响？
2. 上样缓冲液中溴酚蓝起到什么作用？
3. 常用凝胶电泳有哪些？琼脂糖凝胶电泳有哪些特点？

实验三　DNA 的酶切与检测

【实验目的】

了解限制性核酸内切酶的原理，掌握 DNA 电泳和酶切的方法。

【实验原理】

DNA 分子上有许多内切酶位点，不同内切酶的位点是特异化的。DNA 经内切酶酶解后，形成大小不同的片段，在电泳时形成谱带。

【实验器材和试剂】

1. 材料　药用植物叶片 DNA。

2. 试剂　EcoR I 及其酶切缓冲液，琼脂糖凝胶，电泳上样缓冲液及电泳缓冲液。

3. 设备及耗材　离心机，移液枪，电泳仪，电泳槽，凝胶成像系统，制冰机，恒温箱，离心管（1.5mL）（灭菌后使用），枪头。

【操作步骤】

1. 在 1.5mL Eppendorf 管中，加入 2μL DNA，3μL 内切酶 Buffer，2μL 限制性核酸内切酶（EcoRI），加水定容至 30μL。

2. 混匀后，放入 37℃恒温箱 12~16 小时（或过夜）。待酶切结束后放 4℃冰箱。

3. 在三角瓶中配制 1% 的琼脂糖凝胶，加 5μL 染色剂。在微波炉中将溶液煮沸，待冷却至 60~70℃时，倒入两头封好并插入梳子的胶板内。

4. 在电泳槽内倒入适量 1×TAE。胶凝固后小心拔出梳子。

5. 在酶切管中加入 6μL 上样缓冲液电泳，取 12μL 上样电泳。

6. 按学号顺序将样品点入点样孔。130V（恒压）电泳。

7. 电泳 10 分钟后，在一新管中加入 1μL 基因组 DNA，7μL 去离子水，2μL 上样缓冲液。在各对应的胶孔中点样后电泳。

8. 电泳结束后，关掉电泳仪，拔出导线。

9. 在凝胶成像系统中记录观测记录电泳结果。

【注意事项】

1. 要注意加样顺序，最后加入酶液，轻轻混匀。加好酶后，应立即放回 -20℃冰箱中，防止酶失活。

2. 酶切进行时，注意酶切温度、酶切时间。

【思考题】

比较酶切前后 DNA 电泳现象的不同并讲述原因。

实验四　质粒 DNA 的提取、纯化与检测

【实验目的】

掌握用碱裂解法提取质粒的方法。

【实验原理】

碱裂解法提取质粒是根据共价闭合环状质粒 DNA 与线性染色体 DNA 在拓扑学上的差异来分离它们。在 pH 值介于 12.0 ~ 12.5 这个狭窄的范围内，线性 DNA 双螺旋结构解开而变性，尽管在这样的条件下，共价闭环质粒 DNA 的氢键会被断裂，但两条互补链彼此相互盘绕，仍会紧密地结合在一起。当加入 pH 值 4.8 的乙酸钾高盐缓冲液至中性时，共价闭合环状的质粒 DNA 的两条互补链仍保持在一起。因此，复性迅速而准确，而线性的染色体 DNA 的两条互补链彼此已完全打开，复性就不会那么迅速而准确，它们缠绕成网状结构，通过离心，染色体 DNA 分子与不稳定的大分子 RNA，蛋白质 – SDS 复合物等一起沉淀下来而被除去。

【实验器材和试剂】

1. 材料　保存于 4℃冰箱的菌落。

2. 试剂　胰蛋白胨，酵母提取物，NaCl，NaOH，琼脂粉，氨苄青霉素，溴化乙锭（EB），质粒提取试剂盒。

3. 设备及耗材　恒温摇床，冷冻离心机，制冰机，移液枪一套，电泳仪，电泳槽，涡旋仪 Eppendorf 管，吸头（灭菌后使用）。

【操作步骤】

详情见质粒提取试剂盒说明书。

【注意事项】

1. 质粒提取过程避免空间区域的污染。

2. 溴化乙锭（EB）是一种强烈的诱变剂，有毒性，使用含有 EB 的溶液时，应戴手套进行操作。勿将溶液滴洒在台面或地面上，实验结束后用抹布擦净。

实验五　大肠杆菌感受态细胞的制备及转化

【实验目的】

掌握用 $CaCl_2$ 制备感受态细胞的方法。

【实验原理】

细菌处于容易吸收 DNA 的状态叫感受态。转化是指质粒 DNA 或以它为载体构建的重组子导入细菌的过程。其原理是细菌处于 0℃，$CaCl_2$ 低渗溶液中，菌细胞膨胀成球形。转化混合物中的 DNA 形成抗 DNA 酶的羟基 – 钙磷酸复合物黏附于细胞表面，经 42℃ 短时间热击处理，促使细胞吸收 DNA 复合物。将细菌放置在非选择性培养基中保温一段时间，促使在转化过程中获得的新的表型得到表达，再将此细菌培养物涂在含有氨苄青霉素的选择培养基上。

【实验器材和试剂】

1. 材料　保存于 –80℃ 冰箱的 DH5α。

2. 试剂　胰蛋白胨、酵母提取物、NaCl、NaOH、琼脂粉、氨苄青霉素、$CaCl_2$、甘油。

3. 设备及耗材　恒温摇床、冷冻离心机、移液枪一套、制冰机、水浴锅、离心管、三角瓶、Eppendorf 管。

【操作步骤】

1. 细菌培养

（1）从平板上挑取 DH5α 单菌落，放到 LB 液体培养基中。

（2）在 37℃，220r/min 摇床上培养过夜或培养 10 小时。

2. 细菌收集　用移液枪吸取培养液加入 50mL 离心管中，4000r/min，4℃，离心 5 分钟。

3. 感受态制备

（1）倒弃上清后，加入 20mL 预冷的 0.1mol/L $CaCl_2$，轻轻吹打后，冰上静置 30 分钟。

（2）4℃ 4000r/min 离心 5 分钟，弃上清，加入 20mL 0.1M $CaCl_2$。

（3）4℃ 4000r/min 离心 5 分钟，加 2mL 0.1M $CaCl_2$ 悬浮细胞。

4. 感受态保存　将上述感受态细胞分装于 1.5mL Eppendorf 管中（100μL/管），置于 –80℃ 冰箱保存备用。

5. 转化　在 1.5mL 试管中加 100μL 感受态细胞和 1μL 质粒，混匀，冰上放置 25 分钟。42℃ 热击 90 秒，迅速放到冰上 15 分钟，取 20μL 涂布于 LB + Amp 平板上，37℃ 过夜培养。

【注意事项】

整个操作过程均应在无菌条件下进行，所用器皿，如离心管，移液枪头等经高压灭菌处理。

实验六 PCR基因扩增

【实验目的】

掌握PCR的原理、PCR仪的使用及PCR结果检测。

【实验原理】

多聚酶链式反应的原理类似于DNA的天然复制过程。在待扩增的DNA片段两侧和与其两侧互补的两个寡核苷酸引物，经变性、退火和延伸若干个循环后，DNA片段扩增2^n倍。

【实验器材和试剂】

1. 材料 保存于4℃冰箱的质粒溶液。

2. 试剂 10×PCR Buffer，25mM $MgCl_2$，2.5mM dNTP，Taq DNA 聚合酶（5U/μL），上下游引物，电泳缓冲液，琼脂糖凝胶，溴化乙锭（EB）。

3. 设备及耗材 PCR仪，离心机，移液枪，枪头，电泳仪，紫外观测仪，制冰机，离心管（0.2mL、0.5mL）。

【操作步骤】

1. 反应液的配制 在0.2mL离心管中加入0.5μL质粒，再加入以下反应混合液：

上游引物	1.0μL
下游引物	1.0μL
10×PCR Buffer	2.5μL
dNTP	2.0μL
$MgCl_2$	1.5μL
Taq酶	0.2μL

加水使反应体系调至25μL。

2. PCR反应 将离心管放入PCR仪，盖好盖子，调好扩增条件。扩增条件为：

95℃	1min	
94℃	45s	
55℃	50s	
72℃	1.5min	}35cycles
72℃	7min	
10℃	∞	

3. PCR 产物的电泳检测　取 PCR 扩增产物于 1% 的琼脂糖凝胶中电泳 15 分钟（电压 120V），在紫外灯下检测扩增结果。

【注意事项】

PCR 引物的设计：引物与模板的序列要紧密互补，其次引物与引物之间避免形成稳定的二聚体或发夹结构，且引物不能在模板的非目的位点引发 DNA 聚合反应。

【思考题】

影响 PCR 反应效率的因素有哪些?

实验七　药用植物总 RNA 的提取、纯化与检测

【实验目的】

掌握 RNA 提取的方法，及操作 RNA 过程中需注意的事项。

【实验器材和试剂】

1. 材料　药用植物叶片，储存于 −80℃ 冰箱中备用。

2. 试剂　RNA 提取液，TrizoL 试剂，乙醇，氯仿，异戊醇，TE 缓冲液。

3. 设备及耗材　冷冻离心机，−80℃ 冰箱，恒温水浴锅，涡旋仪，枪头（灭菌），移液枪，一次性手套，离心管（灭菌）。

【操作步骤】

1. 将研钵洗净烘干，倒入液氮预冷。在 1.5mL 离心管内加入 TrizoL 600μL。

2. 取适量叶片，加入液氮充分研磨后放入加入上述离心管。

3. 颠倒混匀，室温静置 5 分钟。

4. 加入氯仿 − 异戊醇混合液（24∶1）0.5mL 用力摇匀后，放置 5 分钟左右。

5. 12000r/min，4℃ 离心 10 分钟。

6. 转移上清液至一个新管，加入与上清液等体积的异丙醇，颠倒几次摇匀。室温静置 10 分钟。12000r/min，4℃ 离心 10 分钟，弃上清。

7. 75% 酒精洗涤 2 次。

8. 吸尽乙醇，挥发，加 40μL TE 缓冲液溶解，−20℃ 贮藏待用。

【注意事项】

1. 实验过程中避免污染。首先，避免操作者的手、衣服和实验的器皿、试剂等外源性 RNA 酶的污染；其次，尽可能地去除内源性 RNA 酶。

2. 实验过程中应将组织充分匀浆，一般可先将组织块用剪刀剪碎，以利于快速匀浆。

3. 在吸取上清时，不可将上清与酚交界处的蛋白及下面的酚吸起，造成 RNA 的污染。因此，通常轻轻吸取上清，且留有部分上清，以免吸起酚和蛋白。

第十三章　中药生物技术实验 ▷▷▷▷

实验一　药用植物愈伤组织的诱导与悬浮培养

【实验目的】

1. 掌握药用植物愈伤组织培养基的配制及愈伤组织诱导的基本技能。
2. 掌握药用植物愈伤组织固体培养转为悬浮培养基本技能的操作。

【实验原理】

植物离体培养可产生愈伤组织。将疏松型的愈伤组织悬浮在液体培养基中并在振荡条件下培养一段时间后，可形成分散悬浮培养物。植物细胞的悬浮培养是指将植物细胞或较小的细胞团悬浮在液体培养基中进行培养，在培养过程中能够保持良好的分散状态。良好的悬浮培养物应具备以下特征：①主要由单细胞和小细胞团组成；②细胞具有旺盛的生长和分裂能力，增殖速度快；③大多数细胞在形态上应具有分生细胞的特征，它们多呈等径形，核质比大，胞质浓厚，无液胞化程度较低。

【实验器材和试剂】

1. **材料**　药用植物。
2. **试剂**　固体培养基，液体培养基。
3. **设备和耗材**　超净工作台，高压灭菌锅，旋转式摇床，水浴锅，倒置显微镜，镊子，酒精灯，三角瓶，移液器，pH 计，恒温培养室，漏斗。

【操作步骤】

1. **培养基及工具的灭菌**　把培养基、镊子、手术剪、培养皿、空锥形瓶均放进无菌操作台中，打开紫外灯，灭菌 20 分钟。灭菌后关闭紫外灯并打开照明灯和通风。
2. **切片及接种**　点燃酒精灯，用 75% 的乙醇对双手进行消毒，在酒精灯附近打开空锥形瓶的塞子，用火灼烧瓶口 2cm 处，手持锥形瓶呈 45°，持续 1 分钟，放于超净台中间（用于放工具）。在酒精灯附近打开镊子，于酒精灯外焰处灼烧 1 分钟，镊子平架于锥形瓶上。打开手术剪，于酒精灯外焰灼烧，平架于锥形瓶上。取培养基，取下培养瓶的塞子，手持培养瓶呈 45°，用火灼烧瓶口 2cm 处。取药用植物无菌苗，手持培养瓶呈 45°，取下培养瓶的塞子，用火灼烧瓶口 2cm 处，用手术剪把无菌苗的茎剪断，用镊子把剪下的无菌苗夹起，置于打开塞子的培养基的上空，用手术剪剪成小片放于琼脂培养基的表面，注意让切片均匀接触培养基。最后立即将烧过的棉塞封住瓶口，盖上牛皮纸。注意每两次转移之间都要用酒精灯灼烧镊子，防止带菌。

3. 愈伤组织的诱导　将接种好的外植体再置于 25℃ 的培养箱中，光照条件下培养，观察愈伤组织的形成。一般情况下，一周左右即可观察到愈伤组织的生成。

4. 愈伤组织的悬浮培养　取固体培养基的愈伤组织，用镊子把愈伤组织转移到液体培养基中，于 110r/min，25℃ 暗条件下培养。

【注意事项】

1. 上述步骤均为灭菌操作，培养基、用具、器皿等要高压灭菌后方可使用。

2. 如培养液混浊或呈现乳白色，表明已污染。

3. 愈伤组织应挑选颗粒细小、疏松易碎、外观湿润鲜艳的白色或淡黄色愈伤组织，以利于诱导悬浮细胞系。

4. 定期观察细胞的增殖情况。

【思考题】

1. 无菌苗诱导愈伤组织的原理是什么？

2. 阐述液体培养的优点及缺点。

实验二　细胞生物反应器生产长春碱

【实验目的】

1. 了解气升式生物反应器的工作原理，熟悉长春花悬浮细胞气升式生物反应器培养的基本操作技能。

2. 掌握长春花悬浮细胞气升式生物反应器培养生产长春碱。

【实验原理】

气升式生物反应器工作的原理是采用内环流气升式中心进气的反应器，内部无搅拌装置，在传统的鼓泡塔中增加导流管。当气体通过气体分布器进入中心导流筒后，造成管内流体密度比管外低，在静压差和进入气体的动量作用下，使液体携带旗袍在翻译器内形成循环流动，从而形成良好的气液混合。搅拌气升式反应器是综合机械搅拌式反应器和气升式反应器的优点而形成的新型反应器。

【实验器材和试剂】

1. 材料　长春花细胞。

2. 试剂 萘乙酸，6 - 苄氨基嘌呤，2,4 - 二氯苯氧乙酸，蔗糖，NaOH，HCl，乙醇。

3. 设备和耗材 超净工作台，高压灭菌锅，搅拌式气升反应器，水浴锅，倒置显微镜，镊子，酒精灯，三角瓶，移液器，pH 计，恒温培养室，漏斗，不锈钢筛血球计数板等。

【操作步骤】

1. 培养基的配制 在量筒中分别加入各种母液，萘乙酸 1.0mg，6 - 苄氨基嘌呤 4.0mg，2,4 - 二氯苯氧乙酸 1.0mg；称取蔗糖 60g 于烧杯中，加入蒸馏水使其溶解；将蔗糖转移至含母液的量筒中，加蒸馏水至 2 L。将此培养基再次转移到烧杯中，控制 pH 在 5.5 ~ 5.75 之间，分装，灭菌。

2. 反应器的灭菌与消毒

（1）打开冷却水循环机、发酵罐控制器和蒸汽发生罐开关，调整至正常状态。打开发酵罐控制系统，将状态设置为"停止"。

（2）空气管路灭菌。

（3）罐体灭菌。

（4）空气管路降温。

（5）发酵罐控制系统设置。

（6）罐体降温。

3. 长春花细胞的转移 取固体培养基培养的长春花细胞转移至液体培养基中备用。

4. 反应器的培养 紫外消毒 30 分钟后关闭。实验室人员进入室内后，双手消毒，穿好所需装备后，在手套外部用酒精进行消毒，并在接种套环棉花上加入酒精，并套入接种口。调整开关，使罐压下降，当罐压很小时，点燃接种环酒精，打开接种口，迅速将培养基和培养物倒入其中，将接种口盖子在火焰上灭菌后，迅速盖上接种口。熄灭接种环，调整开关，使得空气流量合适，罐压可保持在 0.07 ~ 0.12mPa 之间。将 PLC 上状态调整至手动开状态，并检查各项参数设定情况。

【注意事项】

1. 待灭菌结束后，罐压不可再变为 0，否则会造成染菌，影响植物细胞培养。

2. 在给罐体降温时，必须先通气，后通水。如直接通水降温，会使罐体压力造成极速变化，压坏发酵罐。

【思考题】

长春花悬浮细胞生物反应器有什么优点？

实验三 药用植物试管苗、毛状根的继代培养

【实验目的】

1. 掌握药用植物试管苗和毛状根培养基配制的基本步骤。
2. 掌握药用植物试管苗和毛状根继代的基本操作。

【实验原理】

试管苗培养技术可用于珍稀、濒危植物品种的保存，植物的脱毒培养，药材的大规模繁殖等。试管苗的快繁技术能通过脱毒防止细菌及病毒的感染，同时也具有保持原品种自身的优良特性以及快速繁殖等特点。毛状根培养技术是植物组织培养技术之一，具有分化程度高、生长速度快、易于培养、有用成分含量高，具有表达完整的代谢通路以及遗传和生化稳定性等特点。

【实验器材和试剂】

1. 材料 药用植物。
2. 试剂 母液，蔗糖，NaOH，HCl，琼脂，75%乙醇。
3. 设备和耗材 超净工作台，高压灭菌锅，旋转式摇床，光照培养箱，镊子，酒精灯，三角瓶，移液器，pH计，漏斗，剪刀，皮筋，牛皮纸等。

【操作步骤】

1. 培养基的配制 在量筒中分别加入各种母液；称取蔗糖60g于烧杯中，加入蒸馏水使其溶解；将蔗糖转移至含母液的量筒中；配制完毕的培养基转移到烧杯中，并加NaOH、HCl控制pH在5.7~5.75之间，分装至锥形瓶中，加入适量琼脂，121℃下灭菌20分钟。

2. 试管苗的继代培养 消毒灭菌培养基和使用器具，取要继代的植物试管苗培养瓶，用剪刀把茎尖剪断并转移到新的培养基中，固定，封口，于光照培养箱中培养。

3. 毛状根的继代培养 消毒灭菌培养基和使用器具，取要继代的毛状根培养瓶，用镊子夹住毛状根并将其转移到新的培养基中，固定，封口，于110r/min，25℃暗条件下培养。

【注意事项】

试管苗和毛状根在继代转移过程中，要严格按照实验要求进行操作，避免染菌。

【思考题】

试管苗和毛状根培养技术各有什么特点？在中药现代化中分别能起到什么样的

作用?

实验四 药用植物毛状根的生物转化

【实验目的】

1. 掌握投底物及转化产物提取的基本步骤。
2. 掌握转化产物检测的基本方法。

【实验原理】

生物转化是利用离体培养的细胞或器官、动物、微生物及细胞器等对外源化合物进行结构修饰而获得有价值产物的生理生化反应,其本质是利用生物体系本身所产生的酶对外源化合物进行酶催化反应。

【实验器材和试剂】

1. 材料 毛状根,化合物。

2. 试剂 无水乙醇,乙酸乙酯,正丁醇,显色剂,甲醇。

3. 设备和耗材 超净工作台,高压灭菌锅,旋转式摇床,光照培养箱,紫外灯,硅胶板,碘缸,注射器,烘箱,分液漏斗等。

【操作步骤】

1. 毛状根的预培养 配制培养基,继代,于摇床中培养到第七天。

2. 投底物 化合物用无水乙醇溶解,待用。1mL 注射器放在超净工作台中,打开紫外灯,20 分钟后关闭紫外灯,吹小风。把培养物拿到超净台中,每瓶培养物投入 1mL 浓度为 5mg/mL 的化合物乙醇液,摇匀,盖上报纸。空白对照组则投入 1mL 的乙醇溶液。

3. 终止反应及转化产物的提取 共培养两天后把培养体系从摇床中取出,抽滤,得滤液与培养物两部分。滤液分别用乙酸乙酯和正丁醇萃取,得到 M－EA 部分、M－Bu 部分,待检;培养物 55℃烘干后用甲醇浸泡并超声提取 20 分钟,提取 2 次,提取液蒸干,用水混悬,先后用乙酸乙酯和正丁醇萃取,得到 C－EA 部分、C－Bu 部分,待检;对照组平行处理。

4. 转化产物的检测 TLC 检测:用适当的展开剂完全展开,先在紫外灯 254nm 和 354nm 下观察,然后用碘蒸气显色,最后用显色剂显色,记录实验现象。

【注意事项】

1. 投底物过程中,要严格按照实验要求进行操作,避免染菌。
2. 转化产物的提取过程中,可多次萃取,直至萃取完全。

【思考题】

生物转化在中药现代化中有何应用?

实验五　药用植物活性成分提取

【实验目的】

1. 掌握药用植物活性成分提取的基本步骤。
2. 掌握植物多糖提取的基本方法。

【实验原理】

多糖是由 10 个或 10 个以上的单糖以糖苷键的形式连接而成化合物,普遍存在于自然界植物体中是构成生命活动的四大基本物质之一。近年来,大量研究表明植物多糖除具有免疫调节、抗肿瘤的生物学效应外,还有抗衰老、降血糖、抗凝血等作用,且其对机体毒副作用小。多糖溶于水而不溶于醇、醚、丙酮等有机溶剂。水提醇沉法指在植物水提浓缩液中,加入乙醇使达不同含醇量,多糖成分在醇溶液中溶解度降低析出沉淀,固液分离后获得多糖组分的方法。

【实验器材和试剂】

1. 材料　药用植物。

2. 试剂　蒸馏水,无水乙醇,苯酚,浓硫酸。

3. 设备和耗材　水浴锅,冰箱,旋转蒸发仪,紫外可见分光光度计,圆底烧瓶,冷凝管,移液管,吸耳球,烧杯,玻璃棒等。

【操作步骤】

1. 药用植物的除脂　植物干燥粉碎后,称重,用乙醇回流提取,料液比为 1∶10 (g/mL),每次 2 小时,提取 2 次,抽滤,合并提取液,减压浓缩回收乙醇,得到醇提液,保存备用,残渣挥干乙醇,于 50℃ 的烘箱中烘干。

2. 植物多糖的提取　植物残渣称重,用蒸馏水回流提取,料液比为 1∶10 (g/mL),每次 3 小时,提取 2 次,抽滤,合并滤液,减压浓缩得到水提液,冷却,在搅拌条件下加入 4 倍体积的乙醇,使最终乙醇体积含量为 80%,在 4℃ 冰箱中静置,离心,收集沉淀,干燥后得植物多糖,称重,计算多糖提取率。

3. 植物多糖的检测　将制备的植物多糖,加适量水溶解,配制成 1.0mg/mL 的溶液。采用苯酚 - 硫酸法检测多糖,取 1.0mg/mL 多糖溶液 1.0mL,加入 6% 苯酚溶液 0.5mL,混匀,再加入浓硫酸 5.0mL,摇匀冷却,室温放置 20 分钟后于 490nm 测吸光度值。

【注意事项】

1. 水提液在醇沉的过程中，要使用玻璃棒边加乙醇边搅拌。
2. 浓硫酸使用过程中，要按照规范操作，注意安全。

【思考题】

影响植物多糖提取率的因素有哪些？

第十四章　药理学实验 ▷▷▷▷

实验一　不同给药途径对药物作用的影响

【实验目的】

1. 观察药物的不同给药途径对药物作用的影响。
2. 练习小白鼠的捉拿法和灌胃、肌注法。

【实验动物】

小白鼠。

【实验药品】

10%硫酸镁溶液。

【实验器材】

大烧杯，托盘天平，1mL 注射器，小白鼠灌胃器。

【实验方法】

取小白鼠 2 只，称其体重并编号（甲、乙），分别放于大烧杯中，观察正常活动后以 10%硫酸镁溶液 0.2mL/10g 分别给药，甲鼠灌胃，乙鼠肌注。观察两鼠的反应有何不同。

【实验结果】

实验数据记录于表 14 - 1 中。

表 14 - 1　不同给药途径对药物的作用实验记录

鼠号	体重	给药前情况	药物和药量	给药途径	用药后反应
甲					
乙					

实验二　药物对家兔瞳孔的影响

【实验目的】

观察拟胆碱药、抗胆碱药对家兔瞳孔的影响。

【实验动物】

家兔。

【实验药品】

1% 硫酸阿托品溶液，1% 匹鲁卡品溶液。

【实验器材】

兔固定箱，测瞳尺，手电筒。

【实验方法】

取兔 1 只，于适当强度的光线下，用测瞳尺测出两侧瞳孔的大小（以 mm 表示）。另用手电筒的光照照射眼睛，测出瞳孔对光反射存在与否。然后两眼分别滴入阿托品、匹鲁卡品各 2 滴。滴眼时，将下眼睑拉开，使其呈杯状，并用手指按住鼻泪管，滴入药物后，不要松手，使药物在眼睑内保留 1 分钟，然后将手放开，任其溢出。滴药 15 分钟后，在同样强度的光照下，再测两侧瞳孔大小和对光反射。

【实验结果】

实验数据记录于表 14 – 2 中。

表 14 – 2　药物对家兔瞳孔影响的实验记录

家兔	药　物	给药前		给药 15 分钟后	
		瞳孔大小	对光反射	瞳孔大小	对光反射
左眼	阿托品				
右眼	匹鲁卡品				

实验三　药物对在体肠平滑肌和肠系膜血管的作用

【实验目的】

观察药物对在体肠平滑肌和肠系膜血管的作用。

【实验动物】

家兔。

【实验药品】

25%乌拉坦，0.05%甲基硫酸新斯的明溶液，0.1%硫酸阿托品溶液，0.1%酒石酸去甲肾上腺素溶液。

【实验器材】

剪刀，手术刀，止血钳，兔解剖台。

【实验方法】

取家兔1只，称其体重，以25%乌拉坦耳缘静脉注射麻醉（1g/kg），待家兔麻醉后，将其仰卧于兔解剖台上，剪去上腹部的毛，沿腹壁中线作5~6cm的切口，轻轻拉出一段小肠，观察肠肌及四肢骨骼肌活动情况，然后依次给下列药物，观察其对肠平滑肌、骨骼肌的影响，并记录实验结果。

1. 取0.05%甲基硫酸新斯的明溶液，按0.4mL/kg作耳缘静脉注射，结果如何？

2. 当新斯的明作用显著时，再由耳缘静脉注入0.1%硫酸阿托品溶液0.2mL/kg，结果如何？

3. 在肠系膜血管上先滴数滴生理盐水，以保持湿润，肉眼观察肠系膜血管的粗细、色泽，然后将0.1%酒石酸去甲肾上腺素溶液1~2滴滴于肠系膜上，约3分钟后再观察血管的粗细、色泽有何变化？再由腹腔拉出一副肠系膜作比较，记录结果。

实验四　烟的毒性实验

【实验目的】

观察烟对小鼠的毒性，说明吸烟对人体的危害。

【实验动物】

小白鼠。

【实验物品】

香烟。

【实验器材】

水烟斗，1mL注射器，10mL量筒。

【实验方法】

选出吸烟同学 1 人。吸烟前先取蒸馏水 10mL 置于水烟斗内，振摇后，用注射器抽取 0.5mL 作对照实验。然后将香烟插入水烟斗上，点燃香烟吸入。此时，烟内的毒物如烟碱等即溶于水中。

实验时，取小白鼠 2 只，观察其正常活动后，一鼠由腹腔注射吸烟者水烟斗内的液体 0.3mL/10g，另一鼠腹腔注射吸烟前水烟斗内液体 0.3mL/10g 做对照，注射后观察二鼠有何不同反应。

实验五　心得安的抗缺氧作用

【实验目的】

1. 观察心得安提高动物对缺氧耐受力的作用，分析其抗缺氧的作用机制，联系临床应用。

2. 学会用小白鼠进行耐缺氧的实验方法。

【实验动物】

小白鼠。

【实验药品】

生理盐水，0.1% 盐酸普萘洛尔溶液。

【实验器材】

250mL 广口瓶，注射器，秒表，天平，大烧杯。

【实验方法】

取 250mL 广口瓶一个，放入钠石灰 15g，以吸收二氧化碳和水分。再取小白鼠（体重 18～22g 为宜）2 只，称重标记。一只腹腔注射 0.1% 盐酸普萘洛尔溶液 0.2mL/10g，另一只腹腔注射生理盐水 0.2mL/10g 以作为对照。给药 15 分钟后，将两鼠同时放入上述广口瓶中，盖严瓶口（瓶盖可涂以凡士林以便盖严），立即记录时间。观察两鼠直至死亡，记录各鼠死亡时间，求得各鼠的存活时间。

【实验结果】

综合班各组实验结果，分别计算出给药鼠和对照鼠的平均存活时间，再用下式求得存活延长百分率。

$$存活延长百分率 = \frac{给药鼠平均存活时间 - 对照鼠平均存活时间}{对照鼠平均存活时间} \times 100\%$$

实验六　药物对动物自发活动的影响作用

【实验目的】

观察镇静催眠药对动物自发活动的影响。

【实验药品】

0.1%地西泮溶液，生理盐水。

【实验方法】

取小白鼠2只，称体重，编号，观察其正常活动情况。将2只鼠分别放入自发活动记录装置中，使其适应5分钟后，观察并记录5分钟内数码管上显示的数字，然后1号腹腔注射给药地西泮0.2mg/10g（0.1%溶液0.2mL/10g），2号等剂量生理盐水腹腔注射给药，给药后再以上法记录每5分钟仪器上显示的数字一次，连续观察25分钟。实验数据记录于表14-3中。

表14-3　药物对动物自发活动的影响实验记录

动物	体重	药物	给药前活动次数	给药后活动次数				
				5	10	15	20	25

实验七　氯丙嗪的镇静和降温作用

【实验目的】

观察氯丙嗪的镇静作用和降温作用，掌握降温作用特点。

【实验动物】

小白鼠4只。

【实验药品】

0.08%盐酸氯丙嗪溶液，生理盐水，液体石蜡（或凡士林）。

【实验器材】

电子秤，电子体温表，大烧杯，注射器（1mL），冰箱。

【实验方法】

取小鼠4只，称重标记，观察正常活动。左手固定小白鼠，右手将涂有液体石蜡的肛表插入小白鼠肛门内约 1.5~2cm，3 分钟后取出读数。每隔 2 分钟一次共 2 次，平均数为正常体温。然后在甲、乙两鼠腹腔注射 0.08% 盐酸氯丙嗪溶液 0.1mL/10g，丙、丁两鼠腹腔注射生理盐水 0.1mL/10g，用药后，将乙、丙两鼠放入冰箱。按表中时间各测一次体温，并观察活动情况。

【实验结果】

实验数据记录于表 14 - 4 中。

表 14 - 4　氯丙嗪的镇静和降温作用的实验记录

鼠号	药物	条件	活动情况			体温（℃）		
			用药前	用药后	用药前	用药后（分钟）		
						15	30	45
甲	氯丙嗪	室温						
乙	氯丙嗪	冰箱						
丙	生理盐水	冰箱						
丁	生理盐水	室温						

实验八　链霉素的毒性反应与解救

【实验目的】

观察硫酸链霉素对豚鼠的毒性反应及氯化钙对其毒性反应的对抗作用。

【实验动物】

豚鼠。

【实验药品】

25% 硫酸链霉素溶液，5% 氯化钙溶液。

【实验器材】

注射器（1mL），注射器（2mL），针头，棉花适量。

【实验方法】

取豚鼠 2 只，称体重，将 1 只鼠四肢外侧的毛剪去，然后腿部肌肉注射硫酸链霉素 600mg/kg（25% 硫酸链霉素），观察有何反应出现？待症状明显后，立即腹腔注射 5% 氯化钙溶液 0.32mL/100g，观察上述症状是否消失？2 号鼠按上述剂量同样腿部肌肉注射硫酸链霉素，出现症状后，腹腔注射等容量的生理盐水，观察症状是否改变？

【注意事项】

肌肉注射链霉素后毒性反应发生较慢，一般在 10 分钟左右出现反应，并逐渐加重。

实验九　地塞米松抗炎作用

【实验目的】

采用"大鼠足跖浮肿法"观察地塞米松抗炎作用。

【实验动物】

大白鼠。

【实验药品】

地塞米松注射液，右旋糖苷。

【实验器材】

足跖容积测量仪，烧杯，注射器，蒸馏水，线手套。

【实验方法】

1. 选用健康大鼠 2 只，分别标记为甲、乙鼠，即生理盐水对照组与地塞米松组。

2. 甲鼠腹腔注射生理盐水 1mL/kg，乙鼠腹腔注射地塞米松 1mg/kg。

3. 给药 30 分钟后分别注射致炎剂。将大鼠放入固定筒内，后肢拉直，于每鼠后足外踝处用记号笔化一道横线标志。用 4 或 5 号针头，0.25mL 注射器自足跖中部皮下向上注入一部分致炎剂，然后掉转针头向下注完药液（0.1mL/只）。

4. 采用容积测量法于给予致炎剂前及 10、30、60、90 分钟后测量鼠足跖肿胀程度。将鼠后肢拉直放入测量仪玻璃筒内，观察足趾容积数值（mL）。

5. 观察指标为各测量时间点，甲、乙两鼠足肿胀程度，以测量仪测试的容积数值表示。

$$足肿抑制率 = \frac{（对照足跖肿胀容积 - 药物足跖肿胀容积）}{对照足跖肿胀容积} \times 100\%$$

【注意事项】

1. 每次测量足的部位要固定，要求所做记号线必须与玻璃筒内液面线保持一致重叠，然后记录，避免误差。

2. 防止硬物撞击玻璃测量筒，爱护仪器。

实验十 止血药与抗凝血药对凝血时间的影响

【实验目的】

观察止血药与抗凝血药对凝血时间的影响。

【实验动物】

小白鼠。

【实验药品】

2.5%酚磺乙胺溶液，50U/mL肝素溶液，生理盐水。

【实验器材】

毛细玻管，电子秤，1mL注射器，载玻片，秒表。

【实验方法】

1. 毛细玻管法 取小白鼠3只，称其体重并编号。甲鼠腹腔注射25%酚磺乙胺溶液0.2mL/10g，乙鼠腹腔注射50U/mL肝素溶液0.2mL/10g，丙鼠腹腔注射生理盐水0.2mL/10g。30分钟后，将3鼠分别以毛细玻管作眼眶内眦穿刺，取血达5cm血柱，然后每隔30秒折断毛细玻管一小段，检查有无血凝丝出现，记录从毛细玻管采血至出现血凝丝的时间，即为凝血时间，观察3支毛细玻管的凝血时间有何不同。

2. 玻片法 取小白鼠3只，称其体重并编号。甲鼠腹腔注射25%酚磺乙胺溶液0.2mL/10g，乙鼠腹腔注射50U/mL肝素溶液0.2mL/10g，丙鼠腹腔注射生理盐水0.2mL/10g。30分钟后，将3鼠分别以毛细玻管作眼眶内眦穿刺后，迅速取血，分别滴2滴血于干净玻片两端，血滴直径约5mm左右。然后每隔30秒用干燥针头挑动血液一次，检查有无血纤维蛋白丝出现，记录从采血至出现血纤维蛋白丝的时间，即为凝血时间，观察3块玻片的凝血时间有何不同。

【实验结果】

实验数据记录于表14-5中。

表14-5 止血药与抗凝血药对凝血时间的实验记录

鼠号	体重	药物及剂量	凝血时间
甲			
乙			
丙			

【注意事项】

1. 测试凝血时间的毛细玻管的内径应为 1mm 左右，并均匀一致。
2. 进行实验时室温最好为 15℃ 左右，温度愈低，凝血时间则愈长。

实验十一　药物的镇痛作用

一、热板法镇痛实验

【实验药品】

2% 阿司匹林溶液，1% 曲马多溶液，0.05% 酒石酸锑钾水溶液，1% 冰醋酸溶液生理盐水。

【实验器材】

热板仪，小动物电子天平，注射器，秒表。

【实验目的】

掌握作用于中枢神经系统镇痛药物的筛选方法，利用热板法筛选镇痛药并比较药物的镇痛效价。

【实验原理】

一定强度的温热刺激动物躯体某一部位可产生疼痛反应。研究表明热刺激强度应控制在 45~55℃ 之间，低于此范围不会产生明显的疼痛反应，高于 55℃ 则有可能灼伤动物。本实验选用小鼠热板法制备疼痛模型。小鼠的足底无毛，皮肤裸露，在金属板上可因热刺激足部产生疼痛反应，表现为舔后足，踢后腿或跳跃等现象，常以舔后足出现的时间作为痛阈值。

【实验对象】

小鼠（雌性）。

【实验方法】

1. 动物筛选　将热板仪调至 55±0.5℃，将小鼠置于热板上，密切观察小鼠反应，以舔后足为痛觉敏感指标。秒表记录从置于热板上到舔后足的时间，共两次，每次间隔 5 分钟，取其为该鼠的痛阈值，用此法筛选痛阈值在 30 秒以内的小鼠供实验用。

2. 药物实验

（1）取筛选出的小鼠 3 只，称重，随机分成三组，并编号标记。

（2）甲组小鼠腹腔注射 2% 阿司匹林溶液 0.1mL/10g，乙组腹腔注射 1% 曲马多溶液 0.1mL/10g，丙组小鼠腹腔注射同等剂量的生理盐水 0.1mL/10g。

（3）给药后 15 分钟、30 分钟、45 分钟、60 分钟依次测定各鼠痛阈值，如小鼠在 60 秒内仍无产生疼痛反应，应立即取出不再刺激，按 60 秒计算。

3. 实验结果处理　将给药前后小鼠平均痛阈值及痛阈改变百分率填入表 14 - 6 中。

表 14 - 6　热板法测定药物镇痛作用实验记录

组别	给药前平均痛阈值（秒）	给药后平均痛阈值（秒）			痛阈改变百分率（%）		
		15 分	30 分	60 分	15 分	30 分	60 分
甲组							
乙组							
丙组							

$$痛阈改变百分率 = \frac{（用药后平均痛阈值 - 用药前平均痛阈值）}{用药前平均痛阈值} \times 100\%$$

【注意事项】

1. 不同个体对热板刺激反应有不同表现，多数为舔足；有些动物反应为跳跃而不舔足。舔足反应为保护反应，而跳跃则为逃避反应，故实验中宜只选其一为指标。实验前动物应先筛选，正常痛域值 ≥30 秒或 ≤10 秒以及喜跳跃小鼠应弃用。

2. 热板法应选用雌性小鼠，雄性小鼠遇热时阴囊松弛下垂，与热板接触影响实验结果。

3. 动物体重对结果有影响，小鼠的体重以 20g 左右为宜。

4. 室温以 18℃ 左右为宜，此温度小鼠对痛刺激的反应较稳定。

5. 测痛阈时若 60 秒无反应立即取出，以免烫伤足部，其痛阈值按 60 秒计。

二、扭体法镇痛实验

【实验药品】

2% 阿司匹林溶液，1% 曲马多溶液，0.05% 酒石酸锑钾水溶液，1% 冰醋酸溶液，生理盐水。

【实验器材】

热板仪，小动物电子天平，注射器，秒表。

【实验目的】

观察药物对炎症所引起疼痛的镇痛效应，掌握作用于外周神经系统镇痛药物的筛选方法。

【实验原理】

许多化学物质如强酸、强碱、钾离子、福尔马林等接触皮肤或注入体内，均能引起疼痛反应，可建立疼痛模型，研究疼痛生理及筛选镇痛药物。腹膜有广泛的感觉神经分布，将一定容积和浓度的化学刺激物质注入腹腔，可刺激腹膜引起深部大面积且持久的疼痛反应，表现为腹部两侧收缩内陷，躯干与后肢伸张，臀部抬高等，称为扭体反应。该反应在注射后 15 分钟内出现频率高，故以注射后 15 分钟内发生的扭体次数或发生反应的鼠数为疼痛定量指标。

【实验对象】

小鼠。

【实验方法】

1. 取小鼠 3 只，称重，随机分成三组，并编号标记。

2. 甲组小鼠腹腔注射 2% 阿司匹林溶液 0.1mL/10g，乙组腹腔注射 1% 曲马多溶液 0.1mL/10g，丙组小鼠腹腔注射同等剂量的生理盐水 0.1mL/10g。

3. 给药后 30 分钟后，每鼠均腹腔注射 0.05% 酒石酸锑钾水溶液 0.15mL/10g，记录 10 分钟内各组出现的扭体反应（腹部内凹，后退伸张，臀部高起）动物数。实验完毕后，综合全实验室结果计算药物镇痛百分率。

$$药物镇痛百分率 = \frac{实验组无扭体反应数 - 对照组无扭体反应数}{对照组无扭体反应数} \times 100\%$$

实验数据记录于表 14 - 7 中。

表 14 - 7 化学刺激法测定药物镇痛作用实验记录

	扭体反应动物数	无扭体反应动物数	扭体次数	镇痛百分率（%）	抑制扭体反应百分率（%）
对照组					
阿司匹林组					
曲马多组					

实验十二 传出神经系统药物对大鼠心率的影响

【实验动物】

小白鼠。

【实验药品】

10% 水合氯醛，1% 美托洛尔注射液，0.05% 异丙肾上腺素注射液。

【实验器材】

RM6240 系列生理信号采集处理系统。

【实验方法】

大鼠2只，10%水合氯醛麻醉（0.3mL/100g），保持大鼠呼吸道通畅，使用成都仪器厂RM6240系列生理信号采集处理系统记录Ⅱ导联心电图（正常心电图），记录大鼠正常心率，待2分钟后，立即腹腔注射0.1%美托洛尔注射液0.5mL/100g，继续记录心电图，观察并记录心率的变化，每分钟记录一次心率数值，5分钟后，腹腔注射0.05%异丙肾上腺素注射液0.8mL/100g，每分钟记录一次心率数值，继续记录心电图10分钟。

【实验结果】

将全实验室数值做统计学处理，计算出给药前及给药后每分钟心率的平均值数值，比较给药前后是否有差异。

附：心电图的记录方法

心电图实验，如果仅作肢体导联，则可利用3芯生物电电缆，直接通过通道1～通道4的输入插座输入，使用方法和LMY-2D二道生理记录仪是相同的（对应Ⅰ导联，生物电电缆的正极（红色）接左上肢，负极（绿色）接右上肢，参考极（黑色）接右下肢。对应Ⅱ导联，生物电电缆的正极（红色）接左下肢，负极（绿色）接右上肢，参考极（黑色）接右下肢）。

实验名称	实验参数					
	采集频率	扫描速度	灵敏度	时间常数	滤波常数	50Hz陷波
心电图	4kHz	200ms/div	1mV	0.2秒	30Hz	开

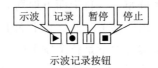

示波记录按钮

第十五章　土壤肥料学实验 ▷▷▷▷

实验一　土壤取样的方法、处理及 pH 测定

【实验目的】

了解土壤样品采集与制备的重要意义，掌握土壤样品的采集和处理方法。

【实验用品】

铁锹，土钻，土样粉碎机，研钵，土壤筛。

【实验内容】

（一）土壤样品的采集

1. 土壤发生层采样　在研究土壤基本理化性质及土壤类型时，必须按土壤发生层次采样。采样时，首先选好挖掘土壤剖面的位置，然后挖一个 1m×5m 的长方形土坑。以窄面向阳作为观察面，挖出的土壤应放在土坑两侧。土坑深度可依具体情况而定，一般要求达到母质或地下水，多数在 1～2m 之间。然后根据剖面的颜色、结构、质地、松紧度、新生体、湿度、植物根系分布等，自上而下地划分土层，并进行仔细观察，描述记录，该记录可作为审查分析结果的参考。然后自下而上地逐层采集待分析的样品。通常采集各发生土层中部位置的土壤，而不是整个发生层。将所采集的样品放入布袋或塑料袋内，质量约为 1kg。在土袋内外均附上标签，写明采样地点、剖面编号、土层深度、采样深度、采集日期和采样人等信息。

2. 耕作土壤混合样品的采集

（1）混合样品：在一个采样单元内把各点所采集的土壤混合起来构成混合样品，混合样品具有较高的代表性。若只是了解土壤养分状况，以及与施肥有关的一些性状，一般不需挖坑，只需取耕层约 20cm，最多采到犁底层的土壤，要求混合样品能代表该面积、该土层内养分的实际情况。

（2）划定采样区：要使混合样品真正具有代表性，就要正确划定采样区，每一采样区采取一个混合土样。划定采样区时，应事先了解该地区的土壤类型、地形、作物茬口、耕地措施、施肥和灌溉等情况。采样区的面积大小视要求的精度而定，试验地一般以处理小区为采样区；大面积耕地肥力调查，每一采样区面积 2～3m²。

（3）确定采样点：在采样区内采样点的分布应尽量照顾到土壤的全面情况，不要过于集中，可根据采样面积大小和土壤差异程度，一般设定 5~10 点或 10~20 点。目前多以"S"形的路线取样，此外，还有棋盘状布点取样法和对角线取样法。采样点应避开特殊地点，例如，粪堆、坟头、路边和翻乱土层的地方。

（4）采样：在确定好的每个采样点上，先把表层 2~3m 的表土刮去，再用土钻插入耕层取样。如无土钻，也可用小土铲垂直插入耕层，切取土片的宽度和厚度均应上下一致、大小均等。然后，把采样点所取的土样在田头摊放在塑料布上，打碎土块，除去石砾和根、叶、虫体等杂质，并充分拌匀，即构成混合土样。最后，再用四分法从混合土样中取其中一部分（约 1kg），放入样品袋中，袋内贴上标签，用铅笔写明采样地点、土壤名称、采样深度、采样日期、采样人等信息。

（二）土壤样品的处理和保存

从野外采回的土样，登记编号后，需经过风干、磨细、过筛、混合后制成分析样品，才可进行各项分析。

1. 处理样品的目的有以下几点

（1）使样品可长期保存，不因微生物而变质。

（2）去除非土部分，使样品能代表土壤本身的组成。

（3）使样品适当磨细和充分混合均匀，使分析时所称土样具有较高的代表性，以减少误差。

（4）样品磨细，增大土样的表面积，使样品中成分易于提取，进而使反应达到均匀、完全。

2. 样品处理方法和步骤如下

（1）风干：除了某些项目（例如田间水分、硝态氮、铵态氮、亚铁等）需用新鲜土样外，一般项目分析均用风干样品。样品的风干可在通风橱中进行，也可以平铺在木板或牛皮纸上，在晾土架上进行风干。为使样品风干均匀，需摊成 2cm 厚，并时常翻动。倘若有较大的土块，应在半干时用手捏碎。风干场所必须干燥、通风、无阳光直射，而且不受水汽、化学气体及尘埃影响，以免影响分析结果。

样品风干后，挑出粗大的动植物残体（根、茎、叶、虫体）和石块、结核（铁锰结核和石灰结核）等，以免影响分析结果。

在测定硝态氮、铵态氮、亚铁、水分等的含量时，必须采用新鲜土样，因为这些成分的含量在放置或风干过程中会逐渐改变。如果不能及时测定，可在每 500g 土样中加入 2~3mL 甲苯或少量石炭酸，以防微生物活动，抑制硝化或氨化作用，密封于冷凉处储存。用新鲜样品时，必须同时测定土壤水分，以换算分析结果。

（2）磨细和过筛：风干后的土样用木棒在木板上压碎，不可用铁棒或矿物粉碎机磨细，以防压碎石块或沾污上铁质。磨细的土样，用孔径为 1mm 的筛子过筛（机械分析和可溶性盐的分析有时过 2mm 筛），未通过筛的土样需重新压碎过筛，直至全部过筛过止。但石砾切勿研碎，要随时拣出，必要时需称量，计算其占全部风干土样重量的百分率，以便换算机械分析结果。少数细碎的植物根、叶经滚压后能通过 1mm 筛孔者，可视为土壤有机质部分，不再挑出，较大的动植物残体则应随时除去。

上述通过 1mm 筛孔的土样，经充分混匀后，即可供一般化学分析之用。土壤矿物质分析以及测定氮、磷、钾、有机质等所用的样品，由于样品称量少，分解困难，需继续处理。将通过 1mm 筛孔的土样铺成薄层，划成许多小方格，用牛角勺多点取出样品 20g。在玛瑙研钵中小心研磨，使之全部通过 0.25mm 筛孔。装入广口瓶，贴上标签，供测定之用。

机械分析用的样品要用采回的混合样直接制备：先筛分出直径大于 1mm 的粒子，将此粗粒部分放在瓷皿中加水淹泡，并经常搅动，将浊液倾入另一瓷皿中，再用水洗 1~2 次，直至倾出清水为止。浊液蒸干后把残渣均匀地混入小于 1mm 的细粒部分中。粗粒部分烘干后称量，计算其占全部样品的百分率；必要时尚须通过一套孔径为 10、5、3、2、1mm 的筛组，分别计算各级的百分率。

在土壤分析工作中所用的筛子有两种：一种以筛孔直径大小表示，如孔径为 2、1、0.5mm 等；另一种以每英寸长度内的筛孔数表示，40 孔者为 40 目（或称 40 号筛）。筛孔数越多，孔径越小。筛目与孔径之间的关系见表 15 - 1。

表 15 - 1　筛目与孔径之间的关系

筛孔（目）	10	18	35	60	100	120	140	200
孔径（mm）	2.0	1.0	0.5	0.25	0.15	0.125	0.105	0.074

（3）保存一般样品：在广口瓶中保存 1 年，以备必要时查核之用；标准样品或对照样品则须长时期妥善保存，不能使被测成分发生改变。样品瓶贴上标签，标签上注明土样号码、采样地点、土类名称、试验区号、深度、采样日期、采样人和过筛孔径等信息。

（三）土壤 pH 的测定（电位法）

1. 实验原理　本法是通过是将 pH 玻璃电极和甘汞电极（或复合电板）插入土壤悬液或浸出液中构成原电池后，测定其电动势值，再换算成 pH 值。在酸度计上测定，经过标准溶液定值后则可直接读取 pH 值。水土比例对 pH 值影响较大，尤其对于石灰性土壤稀释效应的影响更为显著。以采取较小水土比为宜，本方法规定水土比为 2.5∶1。同时酸性土壤除测定水浸土壤 pH 值外，还应测定盐浸 pH 值，即以 1mol/LKCl 溶液浸取土壤后用电位法测定。

2. 适用范围　本方法适用于各类土壤 pH 值的测定。

3. 主要仪器设备　酸度计（精确到 0.01pH 单位），有温度补偿功能；pH 玻璃电极；饱和甘汞电极（或复合电极），当 pH 大于 10，需用专用电极；搅拌器。

4. 试剂

（1）去除 CO_2 的水：煮沸 10 分钟后加盖冷却，立即使用。

（2）1mol/L 氯化钾溶液：称取 74.6gKCl 溶于 800mL 水中，用稀氢氧化钾和稀盐酸调节溶液 pH 为 5.5~6.0，稀释至 1L。

（3）pH4.01 标准缓冲溶液（25℃）：称取经 110~120℃ 烘干 2~3 小时的邻苯二甲酸氢钾 10.21g 溶于水，移入 1L 容量瓶中，用水定容，贮于聚乙烯瓶。

（4）pH6.87 标准缓冲溶液（25℃）：称取经 110~130℃ 烘干 2~3 小时的磷酸氢二钠 3.533g 和磷酸二氢钾 3.388g 溶于水，移入 1L 容量瓶中，用水定容，贮于聚乙烯瓶。

（5）pH9.18 标准缓冲溶液（25℃）：称取经平衡处理的硼砂 3.800g 溶于无 CO_2 的水中，移入 1L 容量瓶中，用水定容，贮于聚乙烯瓶。

（6）硼砂的平衡处理：将硼砂放在盛有蔗糖和食盐饱和水溶液的干燥器内平衡两昼夜。

5. 分析步骤

（1）仪器校准：各种 pH 计和电位计的使用方法不一致，电极的处理和仪器的使用按仪器说明书进行。将待测液与标准缓冲溶液调到同一温度，并将温度补偿器调到该温度值。用标准缓冲溶液校正仪器时，先将电极插入与所测试样 pH 值相差不超过 2 个 pH 单位的标准缓冲溶液，启动读数开关，调节定位器使读数刚好为标准液的 pH 值，反复几次至读数稳定。取出电极洗净，用滤纸条吸干水分，再插入第二个标准缓冲溶液中，两标准液之间允许偏差 0.1pH 单位，如超过则应检查仪器电极或标准液是否有问题。仪器校准无误后，方可用于样品测定。

（2）土壤水浸液 pH 的测定：称取通过 2mm 孔径筛的风干土壤 10.0g 于 50mL 高型烧杯中，加去除 CO_2 的水或 KCl 溶液 25mL，搅拌器搅拌 1 分钟，使土粒充分分散，放置 30 分钟后进行测定。将电极插入待测液中（注意玻璃电极球泡下部位于土液界面处，甘汞电极插入上部清液），轻轻摇动烧杯以除去电极上的水膜，促使其快速平衡，静置片刻，按下读数开关，待读数稳定（在 5 秒内 pH 值变化不超过 0.02）时记下 pH 值。关闭读数开关，取出电极，以水洗涤，用滤纸条吸干水分后，即可进行第二个样品的测定。每测 5~6 个样品后需用标准液检查定位。

（3）土壤氯化钾盐浸提液 pH 的测定：当土壤水浸 pH 值 <7 时，应测定土壤盐浸提液 pH 值。测定方法除用 1mol/L 氯化钾溶液代替无 CO_2 水以外，其他测定步骤与水浸 pH 测定相同。

6. 结果计算 用酸度计测定 pH 时，直接读取 pH 值，不需计算，结果表示至一位小数，并标明浸提剂的种类。

7. 精密度 平行测定结果允许绝对相差，中性、酸性土壤 ≤0.1pH 单位，碱性土壤 ≤0.2pH 单位。

8. 注释

（1）长时间存放不用的玻璃电极需要在水中浸泡 24 小时，使之活化后才能进行正常反应。暂时不用的可浸泡在水中，长期不用时，应干燥保存。玻璃电极表面受到污染时，需进行处理。甘汞电极腔内要充满饱和氯化钾溶液，在室温下应有少许氯化钾结晶存在，但氯化钾结晶不宜过多，以防堵塞电极与被测溶液的通路。玻璃电极的内电极与球泡之间、甘汞电极内电极和陶瓷芯之间不得有气泡。

（2）电极在悬液中所处的位置对测定结果有影响，要求将甘汞电极插入上部清液中，尽量避免与泥浆接触，以减少甘汞电极液接电位的影响。

（3）pH 读数时摇动烧杯会使读数偏低，应在摇动后稍加静置再读数。

（4）操作过程中避免酸碱蒸气侵入。

（5）标准缓冲溶液在室温下一般可保存 1～2 个月，在 4℃ 冰箱中可延长保存期限。用过的标准缓冲溶液不要倒回原液中混存，发现浑浊、沉淀，就不能再使用。

（6）温度影响电极电位和水的电离平衡，温度补偿器、标准缓冲溶液、待测液温度要一致。标准缓冲溶液 pH 值随温度稍有变化，校准仪器时可参照表 15 - 2。

表 15 - 2　标准缓冲溶液在不同温度下的变化

温度	pH 值		
	标准缓冲溶液 4.01	标准缓冲溶液 6.87	标准缓冲溶液 9.18
0	4.003	6.984	9.464
5	3.999	6.951	9.395
10	3.998	6.923	9.332
15	3.999	6.900	9.276
20	4.002	6.881	9.225
25	4.008	6.865	9.180
30	4.015	6.853	9.139
35	4.024	6.844	9.102
38	4.030	6.840	9.081
40	4.035	6.838	9.068
45	4.047	6.834	9.038

（7）依照仪器使用说明书，至少使用两种 pH 标准缓冲溶液进行 pH 计的校正。

（8）测定批量样品时，最好按土壤类型等将 pH 值相差大的样品分开测定，可避免因电极响应迟钝而造成的测定误差。

（9）如果复合电极质量不稳定，会导致读数稳定时间延长。因此，测试期间应经常检查复合电极是否正常。

（10）测量时，土壤悬浮液的温度与标准缓冲溶液的温度之差不应超过 1℃。

【思考题】

1. 采集一个有代表性的土样有哪些要求，应注意什么？

2. 土壤样品制备过程中应注意哪些事项？

实验二　土壤中有机质含量的测定（稀释热法）

【实验目的】

1. 掌握土壤有机质对植物生长的意义。
2. 学会稀释热法测定有机质含量。

【实验用品】

三角瓶，量筒，移液管，棕色酸式滴定管，邻菲罗啉指示剂，浓硫酸，重铬酸钾指示剂硫酸亚铁铵。

【实验内容】

1. 试剂配置说明　0.4mol/L 重铬酸钾－硫酸溶液：称取重铬酸 40.0g 钾溶于 600～800mL 水中，用滤纸过滤到 1L 量筒内，用水洗涤滤纸，并加水至 1L。将此溶液转移至 3L 大烧杯中；另取 1L 密度为 1.84 的浓硫酸，慢慢地倒入重铬酸钾水溶液中，不断搅动。为避免溶液急剧升温，每加 100mL 浓硫酸后可稍停片刻，并把大烧杯放在盛有冷水的大塑料盆内冷却，当溶液温度降到不烫手时再加另一份浓硫酸，直到全部加完为止。

0.2000mol/L 重铬酸钾标准溶液：准确称取 130°C 烘 2～3 小时的重铬酸钾（优级纯）9.807g，先用少量水溶解，然后移入 1000mL 容量瓶中，加水定容。

0.2mol/L 硫酸亚铁铵溶液：称取硫酸亚铁铵 78.4g，溶解于 600～800mL 水中，加浓硫酸 20mL，搅拌均匀，加水定容至 1000mL（必要时过滤），贮于棕色瓶中保存。此溶液易被空气氧化而致浓度下降，每次使用时应标定其准确浓度。

硫酸亚铁铵溶液的标定：吸取 0.2000mol/L 重铬酸钾标准溶液 20.00mL 于 150mL 三角瓶中，加浓硫酸 3～5mL 和邻菲啰啉指示剂 2～3 滴，用硫酸亚铁铵溶液滴定，根据硫酸亚铁铵溶液消耗量计算硫酸亚铁铵溶液的准确浓度。

$$C = \frac{C_1 \cdot V_1}{V_2}$$

式中：C 为硫酸亚铁铵标准溶液的浓度（mol/L）；C_1 为重铬酸钾标准溶液的浓度（mol/L）；V_1 为吸取的重铬酸钾标准溶液的体积（mL）；V_2 为滴定时消耗硫酸亚铁铵溶液的体积（mL）。

邻菲啰啉（$C_{12}HgN_2 \cdot H_2O$）指示剂：称取邻菲啰啉 1.49g 溶于含有 1.00g 硫酸亚铁铵的 100mL 水溶液中。此指示剂易变质，应密闭保存于棕色瓶中。

2. 实验步骤　称取通过 0.25mm 孔径筛的风干试样 0.05～0.5g（精确到 0.0001g，称样量根据有机质含量范围而定），放入 250mL 三角瓶中，然后准确加入 1.0mol/L 重铬酸钾溶液 5.00mL，摇匀，随后利用玻璃漏斗缓慢加入浓硫酸 10mL，旋转 1 分钟，放置 30 分钟，散去硫酸热量，加水 100mL 及 3 滴指示剂，用 0.5mol/L 硫酸亚铁铵标准溶

液滴定剩余的 $K_2Cr_2O_7$，溶液的变色过程是绿色→暗绿→棕红。

每批分析时，必须同时做2个空白试验，即不加土样，其他步骤与土样测定相同。记录消耗体积，并计算含量。

$$有机质（g/kg）= \frac{C \cdot (V_0 - V) \times 0.003 \times 1.724 \times 1.10}{m} \times 1000$$

式中：V_0 为空白试验所消耗硫酸亚铁铵标准溶液体积（mL）；V 为试样测定所消耗硫酸亚铁铵标准溶液体积（mL）；C 为硫酸亚铁铵标准溶液的浓度（mol/L）；0.003 为 1/4 碳原子的毫摩尔质量（g）；1.724 为由有机碳换算成有机质的系数；1.10：氧化校正系数；m 为风干试样的质量（g）；1000 为换算成每 kg 含量；平行测定结果用算术平均值表示，保留三位有效数字。

【思考题】

1. 说明所列公式中各参数的意义。
2. 计算出各实验小组土样中有机质的含量。
3. 试述土壤有机质对农业生产及土壤生态环境的意义。

实验三　土壤腐殖质的组分测定及观察

【实验目的】

1. 了解腐殖质的性质及对农业生产的意义。
2. 掌握腐殖酸的各组分的分离技术。
3. 学会对黄腐酸和褐腐酸的主要性质进行观察和比较，进一步巩固课堂的讲授内容。

【实验用品】

仪器： 三角瓶，滤纸，漏斗，刻度试管，小试管，离心机，恒温烘箱，恒温水浴锅，振荡机，油浴锅。

试剂： 0.1mol/L NaOH，固体 NaCl，0.5mol/L H_2SO_4，0.3mol/L $AlCl_3$，0.5mol/L $CaCl_2$，1mol/L NaCl，0.8000mol/L $K_2Cr_2O_7$ 标准溶液，0.2mol/L $FeSO_4$ 溶液，邻菲罗啉指示剂，H_2SO_4：硫酸，植物油或石蜡（固体）。

部分试剂的配置说明：

1. 0.1mol/L $Na_4P_2O_7$ – 0.1mol/L NaOH 混合提取液：称取焦磷酸钠（$Na_4P_2O_7 \cdot 10H_2O$ 分析纯）44.6g 和氢氧化钠（AR）4.0g，加水后加热溶解定容到1L，此溶液的 pH 应为 13 左右。

2. 0.05mol/L NaOH 溶液：称取2g 氢氧化钠（AR），用水溶解定容到1L。

3. 0.05mol/L H_2SO_4 溶液：量取 2.8mL H_2SO_4 溶液，用水稀释到1L。

4. 1mol/L H_2SO_4 溶液：量取 56mL H_2SO_4 溶液，用水稀释到1L。

【实验内容】

（一）腐殖酸各组分的分离技术

1. 实验原理　理想的腐殖质提取剂，是能将腐殖质分离得完全彻底而又不改变其成分、结构、物理和化学的性质。目前常用的试剂，如 1% NaF，$0.1mol/L$ $Na_4P_2O_7$ + $0.1mol/L$ NaOH 混合液，Na_2CO_3 水溶液等。其中，稀氢氧化钠水溶液是最常用的提取剂，因为它的提出量最大。土壤腐殖质被提取出来后，经酸化和过滤进一步把黄腐酸和褐腐酸分开，然后合成各种褐腐酸的盐类溶液，观察不同电解质对褐腐酸絮凝的作用大小以及各种褐腐酸盐类的溶解度。

2. 方法和步骤

（1）土样制备：将含较多腐殖质的土壤（如黑土）研细，捡去植物根屑等未分解的有机物，过 1mm 筛备用。

（2）浸提腐殖质：称取土样 8g 放在 100mL 的三角瓶中，加入 $0.1mol/L$ NaOH（稀碱液）40mL，瓶口加塞，振荡三角瓶，以加速浸提作用。振荡 5 分钟后静置使其澄清，将三角瓶内浸提物过滤，滤液装入干净的三角瓶中备用。

（3）各组分腐殖质的性状观察：

①观察稀碱液浸提出的腐殖质（即活性腐殖质）液的颜色。

②用 10 毫升刻度试管取滤液 8mL 于小试管中，加入 $1mol/L$ H_2SO_4 约 1.5mL（使滤液 pH 值约为 3），摇匀后放在离心机（3000r/min）上离心，离心 5 分钟后，观察沉淀物（褐腐酸）和清液（黄腐酸）的颜色。

③吸掉上述试管内清液，保留沉淀物，加入 $0.1mol/L$ NaOH 毫升溶解后，用蒸馏水稀释到 10mL。用 $0.05mol/L$ H_2SO_4 调 pH 值为 8，分装在三支试管内，并在各试管内逐滴加入 $0.3mol/L$ $AlCl_3$，$0.5mol/L$ $CaCl_2$，$1mol/L$ NaCl。每加一滴后观察胶体是否出现凝聚，并记录凝聚时用电解质溶液的滴数。如果 $1mol/L$ NaCl 超过 20 滴仍未凝聚，可加固体 NaCl 试之。

（二）腐殖酸各组分的含量测定（焦磷酸钠－氢氧化钠提取法）

1. 实验原理　土壤在 $Na_2P_2O_7$－NaOH 混合溶液的强碱和络合剂的双重作用下，能将土壤中游离态和络合态的腐殖酸，形成易溶于碱的腐殖酸钠盐，从而比较完全地将腐殖酸溶解出来，可省去脱钙手续，从溶液中直接测定腐殖酸总碳量；并从腐殖酸中分离富啡酸后测定胡敏酸碳量；以两项的差值求得富啡酸碳量；其中，残渣中的碳即为胡敏素碳量，其量按腐殖质全碳量与腐殖酸总碳量的差值求得。

2. 实验步骤

（1）样品待测液的制备：称取 10.00g 风干土样于 200mL 三角瓶中，加入 $Na_4P_2O_7$ 和 NaOH 混合提取液 100mL（1∶10 土液比），加塞后在振荡机上振荡 10 分钟，使土液充分混合，在 20~25℃烘箱中，放置提取 14~16 小时，取出三角瓶后再次摇匀溶液，用滤纸过滤制备清液，如很难过滤，也可用离心的办法得到清液，溶液中如有漂浮物应立即用快速滤纸重新过滤。将清液收集于三角瓶中待测。

（2）腐殖酸总碳量（胡敏酸和富啡酸）的测定：吸取样品待测液 2 ~ 15mL（视溶液颜色深浅而定），移入管壁厚度一致（20 × 2cm）的硬质试管中，用 1mol/L H_2SO_4 溶液中和到颜色突然变浅，溶液 pH 应为 7.0（用 pH 试纸检验），将试管置于 80 ~ 90℃恒温水浴锅中加热至蒸干。然后按土壤有机质的测定方法测定含碳量，即得腐殖酸总碳量。

（3）胡敏酸的分离及其含碳量的测定

①吸取样品待测液 10 ~ 50mL（视溶液颜色而定），移入 100mL 烧杯中，在电炉上微微加热的情况下，逐滴加入 1mol/L H_2SO_4 溶液，边用玻璃棒搅动，使溶液的 pH 调至 1.5 左右（用 pH 试纸检验），此时应出现絮状胡敏酸，在 80℃条件下保温 30 分钟，然后将溶液放置过夜，使胡敏酸与富啡酸充分分离。

②将溶液用紧孔滤纸过滤，用 0.05mol/L H_2SO_4 溶液洗涤沉淀多次，直到滤出液呈无色为止，弃去滤液。用加热到近沸的 0.05mol/L NaOH 溶液少量多次地溶解沉淀物，用 25 ~ 100mL 量瓶接收，直到滤出液无色为止，用水定容。即得胡敏酸的待测液。

③吸取此待测液 10 ~ 20mL（视溶液颜色深浅而定），置于硬质试管中，用 1mol/L H_2SO_4 溶液中和至 7.0（pH 试纸检验），再将试管置于 80 ~ 90℃恒温水浴锅中加热蒸到近干为止，然后按土壤有机质方法测定胡敏酸含碳量。

（三）含量计算

1. 腐殖质总碳量（g/kg）参照土壤有机质测定。

2. 腐殖酸总碳量（g/kg）$= \dfrac{\dfrac{0.8000 \times 5}{V_{01}} \times (V_{01} - V_1) \times 0.003 \times 1.1}{W_1} \times 1000$

3. 胡敏酸碳总碳量（g/kg）$= \dfrac{\dfrac{0.8000 \times 5}{V_{02}} \times (V_{02} - V_2) \times 0.003 \times 1.1}{W_2} \times 1000$

式中：0.8000 为 $K_2Cr_2O_7$ 标准溶液的浓度；5 为消化时加入 $K_2Cr_2O_7$ 标准溶液的体积（mL）；V_{01} 为测定腐殖酸总碳时，空白消耗 $FeSO_4$ 的体积（mL）；V_1 为测定腐殖酸总碳时待测液消耗 $FeSO_4$ 的体积（mL）；0.003 为每摩尔碳的质量（g）；1.1 为经验校正常数；W_1 为测定腐殖酸总碳时的体积相当土重（g）；V_{02} 为测定胡敏酸时空白消耗 $FeSO_4$ 的体积（mL）；V_2 为测定胡敏酸时待测液消耗 $FeSO_4$ 的体积（mL）；W_2 为测定胡敏酸碳时的体积相当土重（g）；1000 为换算成每 kg 含量。

4. 富啡酸碳含量（g/kg）= 腐殖酸总碳量（g/kg）- 胡敏酸碳总碳量（g/kg）

5. 胡敏酸碳含量（g/kg）= 腐殖质全碳量（g/kg）- 腐殖酸总碳量（g/kg）

（四）说明

1. 在油浴中加热时，每个试管中应加入少许不含有机碳的石英砂或 SiO_2 粉末，以免溶液溅失。

2. 吸取待测液蒸干时，应视颜色深浅吸取适宜的体积，应在 $K_2Cr_2O_7$ 的氧化当量范围内，一般以 3 ~ 9mg 碳含量范围为宜。

3. 在试管中蒸干前，用 pH1 ~ 14 试纸检验 pH 的方法，用玻璃棒蘸一滴溶液于试纸上观察 pH 值，应尽量减少使用量。

4. 原方法（中国科学院南京土壤所，1978）中沉淀胡敏酸的 pH 为 3，现改为 1.5 的目的是更有利于新形成的分子量较小的胡敏酸沉淀完全。

5. 在油浴中加热测定碳含量较电热板上更能准确控制温度和时间，为保证结果准确至关重要。

6. 用本法所提取的腐殖酸，只能提取胡敏酸和富啡酸的绝大部分，因此，存在于残渣的碳量中，除包括胡敏素外，实际上还有极少量的紧结态腐殖酸和部分未经分解的粗有机质等，会增大胡敏素碳的测定值。

【思考题】

计算各组土壤样品中腐殖酸含量及组分差异，分析其中原因。

实验四　土壤中碱解氮的测定（碱解－扩散法）

【实验目的】

1. 掌握"碱解－扩散法"测定有效氮的实验原理。

2. 分析土壤中碱解氮的含量与土壤有机质和全氮含量以及土壤的水热条件，微生物活动情况等因素之间的内在关系。

3. 通过该指标了解土壤氮素的供应情况，分析与作物生长和产量之间相关性。

【实验原理】

利用稀碱与土样在一定条件下进行水解作用，使土壤中易水解的有机态氮化合物转化为 NH_3，连同土壤中原有的 $NH_4^+ - N$，一并用扩散法测之。碱的种类和浓度、土液比率、扩散皿的容积大小、水解时的温度和作用时间等因素，对测量值的高低都有影响。为了取得可以互相比较的结果，必须严格按照指定的条件进行测定。

【实验用品】

扩散皿，毛玻璃，橡皮筋，恒温箱，棕色酸式滴定管，2% 硼酸溶液，甲基红－溴甲酚绿混合指示剂，0.01mol/L HCl 标准溶液，1mol/L NaOH，碱性甘油。

部分试剂配置说明：

1. 1mol/L NaOH 溶液：化学纯 NaOH 40.0g 溶于水中 1L。

2. 碱性甘油：阿拉伯胶粉 40g 与水 60mL 在烧杯中混合，温热至 70 ~ 80℃，搅拌促溶，约 1 小时后放冷。加入甘油 20mL 和饱和 K_2CO_3 水溶液 20mL，搅匀，放冷。最好用离心机分离以除去泡沫和不溶物，将清液倾泻于小玻瓶中。此法配制的碱性甘油黏接性较好。也可用简单方法配制，即在甘油中溶液几小粒固体 NaOH，搅拌均匀后便可使用。

【实验内容】

1. 实验步骤 称取风干土样（1mm）2.00g，均匀地铺放在扩散皿外室的一边。取 2% H_3BO_3 指示剂溶液 2mL 放入扩散皿的内室。然后在扩散皿的外室磨口边缘上均匀地涂一薄层碱性甘油，盖上毛玻璃，从毛玻璃的小孔处（应对着扩散皿外室的无土处）注入 1mol/L NaOH 5mL，立即盖严扩散皿，并小心地转动扩散皿，使土粒与溶液均匀分散。然后用橡皮筋套紧，以防毛玻璃滑动。放入 40 ± 1℃ 的恒温箱中，24 ± 0.5 小时后取出，揭开毛玻璃，用酸标准溶液滴定扩散皿内被 H_3BO_3 液吸收的 NH_3，边滴边用小玻璃棒轻轻搅动，直至溶液由蓝绿色突变为紫红色。

在测定样品同时，进行空白测定以校正试剂误差和滴定误差，同时最好用 $NH_4^+ - N$ 标准溶液做 $NH_4^+ - N$ 回收率的测定，以检验测定结果的准确性。

2. 结果计算

$$土壤碱解 N（mg/kg）= \frac{(V - V_0) \times C \times 14000}{m}$$

式中：V 和 V_0 为土样测定和空白测定所用 HCl 标准液的体积（mL）；C 为 HCl 标准溶液的浓度（mol/L）；14000 为 N 的摩质量换算为 mg/kg 的乘积；m 为干土样质量（g）。

3. 注释

（1）测定中如果要包括土壤 $NO_3^- - N$ 在内，需在土样中加入 $FeSO_4$，并以 Ag_2SO_4 作催化剂，使 $NO_3^- - N$ 还原为 $NH_4^+ - N$。而 $FeSO_4$ 本身要消耗部分 NaOH，所以测定时所用 NaOH 的浓度须提高一点。例如 2g 土样加 1.07mol/L NaOH 5mL，$FeSO_4 \cdot 7H_2O$ 0.2g 和饱和 Ag_2SO_4 溶液 1mL 进行碱解和还原。

（2）测前，扩散皿内室应用已调节至 pH4.5 的水洗，至加入的水不再变色为止（紫红色）。然后再加入 2% H_3BO_3 指示剂混合液。

（3）毛玻璃的内侧也需用毛管涂一薄层碱性甘油，切勿涂多，防止烘箱中取出扩散皿时，逸出的 NH_3 被毛玻璃上凝结的水吸收，影响测定结果。

（4）大批样品测定时，可将 6~8 个扩散皿叠起，用绳扎紧，放入恒温箱，这样既可充分利用恒温箱的容积，又可减少扩散皿漏气的可能性。

（5）$N_4^+ - N$ 回收率的测定：吸取 100mg/L $NH_4^+ - N$ 标准液 5.00mL 于扩散皿外室，按测定土样的同样操作测定。每批样品应做 4~6 个 $NH_4^+ - N$ 回收率试验。在样品滴定前先滴定 2 份盛有标准液的扩散皿，作回收率检查。若 $NH_4^+ - N$ 的回收率达 98% 以上，证明溶液中的 NH_3 已扩散完全，可以开始滴定成批样品；如回收率尚未达到要求，则需延长扩散时间。

【思考题】

计算各组土壤样品中碱解氮的含量。

实验五　土壤中有效磷的测定（0.5mol/L NaHCO₃浸提 – 钼锑抗比色法）

【实验目的】

1. 通过测定土壤中有效磷的含量了解近期内土壤供应磷的情况，为合理施用磷肥及提高磷肥利用率提供依据。

2. 分析磷元素对植物生长及分配利用规律。

【实验原理】

石灰性土壤中磷主要以 $Ca-P$（磷酸钙盐）的形态存在。中性土壤 $Ca-P$、$Al-P$（磷酸铝盐）、$Fe-P$（磷酸铁盐）都占有一定的比例。0.5mol/L $NaHCO_3$（pH8.5）可以抑制 Ca^{2+} 的活性，使某些活性更大的与 Ca 结合的 P 浸提出来；同时，也可使比较活性的 $Fe-P$ 和 $Al-P$ 因水解作用而被浸出。浸出液中磷的浓度很低，需用灵敏的钼蓝比色法测定。

当土样含有机质较多时，会使浸出液颜色变深而影响吸光度，或在显色出现浑浊而干扰测定，此时可在浸提液过滤前，向土壤悬液中加入活性炭脱色，或在分光光度计 800 nm 波长处测定以消除干扰。

【实验用品】

三角瓶，移液管，振荡机，分光光度计。

部分试剂、材料如下要求。

（1）0.5mol/L $NaHCO_3$（pH8.5）浸提剂：42.0g $NaHCO_3$（化学纯）溶于约800mL水中，稀释至1L，用浓 $NaOH$ 调节至 pH8.5（用 pH 计测定），贮于聚乙烯瓶或玻璃瓶中，用塞塞紧。该溶液久置因失去 CO_2 而使 pH 升高，所以如贮存期超过 20 天，在使用前必须检查并校准 pH 值。

（2）无磷的活性炭粉和滤纸需做空白试验，证明无磷存在。如含磷较多，须先用 2mol/L HCl 浸泡过夜，用水冲洗多次后再用 0.5mol/L $NaHCO_3$ 浸泡过夜，在布氏漏斗上抽滤，用水冲洗几次，最后用蒸馏水淋洗三次，烘干备用。如含磷较少，则直接用 0.5mol/L $NaHCO_3$ 处理。

（3）钼锑抗试剂：10.0g 钼酸铵 $[(NH_4)_6Mo_7O_{24}\cdot 4H_2O]$（AR）溶于300mL 约 60℃的水中，冷却。另取 181mL 浓 H_2SO_4（AR）慢慢注入约800mL水中，搅匀，冷却。然后将稀 H_2SO_4 液倒入钼酸铵溶液中，边倒边搅拌，再加入100mL 0.3%（M/V）

酒石酸氧锑钾 [K（SbO）$C_4H_4O_6 \cdot 1/2H_2O$] 溶液；最后用水稀释至2L，储于棕色瓶中，此为钼锑贮备液。

临用前（当天）称取0.50g抗坏血酸（AR）溶于100mL钼锑贮备液中，此为钼锑抗试剂，在室温下有效期为24小时，在2~8℃冰箱中可贮存7天。

（4）磷标准贮备液（100mg/L）：称取105℃烘干2小时的KH_2PO_4（AR）0.4394g溶于200mL水中，加入5mL浓H_2SO_4（AR）转入1L容量瓶中，用水定容，该贮备液可长期保存。

（5）磷标准工作液（5mg/L）：将一定量的磷标准贮备液用0.5mol/L $NaHCO_3$溶液准确稀释20倍，该标准工作液不宜久存。

【实验内容】

1. 实验步骤　称取风干土样（1mm）2.50g置于干燥的150mL三角瓶中，于25 ± 1℃的室温下，振荡机上振荡30 ±1分钟，立即用无磷干滤纸过滤到干燥的150mL三角瓶中。如果发现滤液的颜色较深，则应向土壤悬浊液中加入约0.3~0.5g活性炭粉进行脱色，摇匀后立即过滤。

在浸提土样的当天，吸取上述滤出液10.00mL（含1~25μgP）放入干燥的50mL三角瓶中，加入5.00mL钼锑抗显色剂，慢慢摇动，使CO_2逸出。再加入10.00mL水，充分摇匀，除净CO_2。在15℃以上的室温处放置30分钟后，用1cm光径比色杯在660~720nm波长（或红色滤光片）处测读吸光度，以空白溶液（10.00mL 0.5mol/L $NaHCO_3$溶液代替土壤滤出液，同上处理）为参比液，调节分光光度计的零点。

校准曲线或直线回归方程：在测定土样的同时，准确吸取磷标准工作溶液0、1.50、2.50、5.00、10.00、15.00、20.00、25.00mL，分别放入50mL容量瓶中，并用0.5mol/L $NaHCO_3$溶液定容。该标准系列溶液中磷的浓度依次为0、0.15、0.25、0.50、1.00、1.50、2.00、2.50mg/L。吸取该标准系列溶液各10.00mL同上处理显色，测读系列溶液的吸光度，然后以上述标准系列溶液的磷浓度为横坐标，相应的吸光度为纵坐标绘制校准曲线，或计算两个变量的直线回归方程。

2. 结果计算

$$土壤有效磷（P）（mg/kg）= C_p \times 20$$

式中：C_p：从标准曲线或回归方程求得土壤滤出液中磷的浓度（mg/L P）；20：浸提时的液土比。

平行测定的允许差测定值 <10mg/kg 时，允许绝对差值 <0.5mg/kg；介于10~20mg/kg 时，允许绝对差值为 <1mg/kg；>20mg/kg 时，允许相对差 <5%。

3. 注释

（1）用0.5mol/L $NaHCO_3$浸提–钼锑抗比色法测定结果的评价标准如下：

土壤有效磷（mg/kg）	<5	5~10	>10
土壤有效磷供应标准	低（缺磷）	中等（边缘值）	高（不缺磷）

（2）温度对测定结果影响较大，据北京地区土样测定结果表明，温度每升高 1℃，磷的含量相对增加约 2%，因此统一规定，在 25 ±1℃的恒温条件下浸提。

（3）振荡机的振荡频率最好是约 180r/min，但 150 ~ 250r/min 的振荡机也可使用。

（4）如果土壤有效磷含量较高，应改为吸取较少量的滤出液（如土壤有效磷在 30 ~ 60mg/kg 之间者吸 5mL，在 60 ~ 150mg/kg 之间者吸 2mL），并用 0.5mol/L NaHCO₃ 浸提剂补足至 10.00mL 后显色。

（5）当显色液中磷的浓度很低时，可与标准系列显色液一起改用 2 或 3cm 光径比色杯测定。

（6）钼锑抗比色法磷显色液在波长为 882nm 处有一个最大吸收峰，在波长为 710 ~ 720nm 处还有一个略低的吸收峰。因此最好选择波长 882nm 处进行测定，此时灵敏度高，且浸出液中有机质的黄色也不干扰测定。如所用的分光光度计无 882nm 波长，则可选在波长为 660 ~ 720nm 处或用红色滤光片测定，此时浸出液中有机质的颜色干扰较大，需用活性炭粉脱色后再显色。

（7）如果吸取滤出液少于 10mL，则测定结果应再乘以稀释倍数。

【思考题】

1. 计算各组土壤样品中有效磷的含量。

2. 思考磷元素的运输、分配规律。

实验六 土壤中速效钾的测定

【实验目的】

1. 认识各种形态的钾之间的转化关系，保持动态平衡的肥料学意义。

2. 掌握速效钾常用的测定方法。

【实验原理】

用四苯硼钠比浊法测定速效钾时，NH_4^+ 有干扰，故浸提剂不宜用 NH_4Ac，而用 1mol/L $NaNO_3$ 溶液。浸出液中的 K^+，在微碱性介质中与四苯硼钠（NaTPB）反应，生成溶解度很小的微小颗粒四苯硼钾（KTPB）白色沉淀。

$$K^+ + [B(C_6H_5)_4]^- \Longrightarrow K[B(C_6H_5)_4] \downarrow$$

根据溶液的浑浊度，可用比浊法测定钾的量。待测液含 K^+ 3 ~ 20mg/kg 范围内符合比尔定律。

浸出液中如有 NH_4^+ 存在，也将生成白色四苯硼铵沉淀（NH_4TPB），以干扰钾的测定。消除 NH_4^+ 的干扰可在碱性条件下用甲醛排蔽，因为二者可缩合生成稳定的水溶性六亚甲基四胺：

$$4NH_3 + 6HCHO \Longrightarrow (CH_2)_6N_4 + 6H_2O$$

浸出液中如有 Ca^{2+}、Mg^{2+}、Fe^{3+}、Al^{3+} 等金属离子存在，在碱性溶液中有会生成碳酸盐或氢氧化物沉淀，而干扰测定，亦可加 EDTA 掩蔽。

【实验用品】

三角瓶，移液管，分光光度计。

部分溶剂配制如下。

1. 1mol/L NaNO₃浸提剂： 85.0g NaNO₃（化学纯）溶于水中，稀释至 1L。

2. 甲醛－EDTA掩蔽剂： 2.50g 乙二胺四乙酸二钠（AR）溶于 20mL 0.05mol/L 硼砂溶液中，加入 80mL 3% 的甲醛溶液（AR），混匀后即成 pH9.2 的掩蔽剂。配好后需用3% 四苯硼钠作空白检查，应无混浊生成。

3. 3%四苯硼钠溶液： 3.00g 四苯硼酸钠（AR）溶于 100mL 水中，加 10 滴 0.2mol/L NaOH，放置过夜，用紧密滤纸过滤，清亮滤液贮于棕色试剂瓶中。为减少误差每批样品测定的同时，都须用同一四苯硼钠溶液作校准曲线。

4. 钾标准溶液： 0.1907g KCl（AR，110℃干燥 2 小时）溶于 1mol/L NaNO₃溶液中，并用它定容 1L，此溶液的 C_K = 100mg/L。

5. 标准系列溶液： 准确吸取 100mg/L K 标准溶液 0，1.5，2.5，5，7.5，10，12.5mL，分别放入 50mL 容量瓶中，用 1mol/L NaNO₃溶液定容，即为 0，3，5，10，15，20，25mg/L K 的标准系列溶液。

【实验内容】

1. 实验步骤 称取 5.00g 风干土样（1mm）放入 150mL 三角瓶中，加入 1mol/L NaNO₃浸提剂 25.00mL，加塞，振荡 5 分钟，过滤。吸取清滤液 8.00mL，放入 25mL 三角瓶中，准确加入 1.00mL 甲醛－EDTA 掩蔽剂，摇匀，然后用移液管沿瓶壁加入 1.00mL 3% 四苯硼钠溶液，立即摇匀。放置 15～30 分钟，分光光度计在 420nm 处和 1cm 光径比色杯中比浊，（比浊之前，需再混匀一次）用空白溶液（用 8.00mL 浸提剂代替土壤滤出液，其他试剂都相同）调节分光光度计吸光度 A 的 0 点。

工作曲线可分别吸取上述 3、5、10、15、20、25mg/L K 标准系列溶液各 8.00mL 按照实骤步骤 1，依次各加 1.00mL 甲醛－EDTA 掩蔽剂和 1.00mL 3% 四苯硼钠溶液，测定吸光度后绘制校准曲线或求回归方程。

2. 结果计算

$$土壤速效钾（mg/kg）= C_k × V/m$$

式中：C_K 为从校准曲线或回归方程求得待测液中 K 浓度（mg/L）；V 为浸提剂体积（mL）；m 为称样量（g）。

3. 注释

测定值的评价标准：

<20mg/kg	20 ~ 50mg/kg	>50mg/kg
缺钾	中等	足够

【思考题】

计算各组土壤样品中速效钾的含量。

第十六章　药用植物病虫害防治实验 ▷▷▷▷

实验一　昆虫、病害标本的采集、制作与鉴定

【实验目的】

学习采集、制作和保存植物病、虫害标本的方法，并通过标本采集、制作，熟悉当地主要病虫害种类和发生情况。

【实验用具及材料】

1. 采集标本的用具　采集夹，标本夹，标本纸，标本箱（筒），剪刀，修枝剪，高枝剪，手锯，手铲，纸袋，标签，手持放大镜，采集记录本，支持 GPS 等。

（1）采集夹：在野外临时收存新采标本的轻便夹子。一般由两个对称的用一些木条按适当的间距平行排列的栅状板组成（亦有用胶合板或硬纸板组成的），其上附有背带，在接近四个角落的地方，设有长短可以调整的活动固定带或弹簧，以适应采集过程中标本逐渐增多的需要。

（2）采集箱：用于临时收存新采集的果实等柔软多汁的标本。其是由铁皮制成的扁圆箱，内侧较平，外侧较鼓，箱门设在外侧，箱上设有背带。

（3）标本夹：是用来翻晒、压制标本的木夹。由两个对称的一些平行排列的栅状板组成。每块栅状板在接近上下端处钉一根厚实的方木条，木条端部向外突出约 5cm 长，以便于用绳捆绑标本夹。标本夹上应附有约 6m 长的一条绳子。

（4）标本纸：主要用来吸收标本的水分，使标本逐渐干燥。一般用草纸或麻纸作标本纸，它们的吸水性较好。也可用旧报纸代替，但因其上有油墨吸水性较差。

（5）修枝剪：主要用于剪取较硬或韧性较强的枝条，高处的枝条要使用高枝剪，难于折断的枝干则要借助手锯。手铲用来挖掘地下患病植物器官（如根、块根、块茎等）。

2. 制作标本用具及试剂　剪刀，标签，标本瓶，玻璃瓶，玻璃板，塑料绳，水浴锅（或简单的加热装置），水，硫酸铜试剂，明胶，石蜡等。

【实验内容】

（一）植物昆虫标本采集方法和技术

1. 昆虫标本采集的要求和注意事项

（1）采集的标本要求完好无损。

（2）采集的标本要及时编号存放，同时在记录簿上详细记录昆虫的名称、寄主、日期、地点、采集人等。

（3）采集标本时要注意人身安全。

2. 常用采集工具和使用方法

（1）捕虫网：用于采集空中飞翔、跳跃或停息在植物上的昆虫。

（2）毒瓶：用来毒杀昆虫。

（3）指形管或玻管：存放捕捉的活昆虫，可用药棉隔层存放。

（4）纸袋：用于临时存放鳞翅目昆虫成虫、蜻蜓类等昆虫及其他被毒死的昆虫。

3. 昆虫标本采集方法

（1）网捕：用捕虫网或扫网进行。

（2）振落：一些昆虫具有假死性，如鞘翅目昆虫象甲、叶甲、金龟子等，突然振动就会从寄主上掉下来，再进行人工捕捉。

（3）对于很多隐蔽不动的昆虫，要善于搜索才能找到，例如枝条、叶背、灌木丛、树皮下、落叶内等处都会藏有大量昆虫，一定要仔细搜索才能发现。另外，根据各种昆虫的危害状来判断及采集是有效的。

（4）灯诱：利用诱虫灯采集。

（二）昆虫针插标本的制作方法和技术

1. 插针 将昆虫针按照一定的位置插入虫体，但首先要明确各类昆虫插针位置，各类昆虫插针位置如下。

半翅目昆虫：插在中胸小盾片中央。

鳞翅目、双翅目、膜翅目昆虫：插在中胸背板的中央。

鞘翅目昆虫：插在右鞘翅基部靠近中缝处。

直翅目昆虫：插在前胸背板近后缘处中脊线的右边。

2. 展翅 在展翅板上进行，现以鳞翅目为例，介绍展翅的方法和步骤，具体方法和步骤如下。

（1）根据虫体大小选择合适的昆虫针。

（2）将昆虫针按规定的位置插入虫体中，昆虫针露出虫体背部部分一律为0.8mm。

（3）将虫体固定在中缝中，虫体背面与展翅板板面水平。

（4）将蛾蝶类的左右翅展开在板上，用光滑的纸条压在翅上，再用大头针固定，使翅膀不会改变位置。

（5）整理虫体各个部分，尽可能用针固定其姿态，如使腹部平直、触角前伸分开等。

3. 整理姿态 鞘翅目昆虫和大多数半翅目、同翅目昆虫不需要展翅，针插后，需将身体的附肢进行整理，使得标本整齐、美观、便于观察、利于保存。

4. 整肢 整肢后的昆虫就像活虫在植物上停歇一样。要求为前足向前，中后足向后，触角在自然的位置。

（三）昆虫鉴定的一般方法

1. 与国内外出版社的相关图鉴、图册、图谱等相对照。
2. 与已经出版的相关专著、丛书查对。
3. 应用昆虫分类检索表。
4. 与已经鉴定的标本对照。
5. 请有关专家鉴定。

【实验方法】

（一）室外采集

1. 病叶 用剪刀剪取病植物上的发病叶片。如丁香白粉病的病叶及梨黑星病的病叶等，装入采集夹中。尽量剪取整个一致的病叶。

2. 病穗 用剪刀剪取玉米丝黑穗病的病穗、高粱丝黑穗病的病穗及谷子白发病的病穗等，装入采集筒中。对于黑粉类的病穗，每种病穗要及时放入小的采集袋中，同时注意隔离，以防黑粉散落和不同病穗间相互混杂。

3. 病果 用剪刀剪取褐纹病的病果、溃疡病的病果、炭疽病的病果等，装入采集筒中。对于此类标本，特别是对于像浆果一类多汁的病果，要特别加以注意，应先以标本纸分别包裹后，置于采集筒（箱）中，以防相互挤压而变形。

4. 病根 用铁铲挖取根结线虫病的病根以及根癌病的病根等，装入采集筒中。在挖取此类病害的标本时，要注意挖取点的范围要比较大一些，以保证取得整个根部。同时，对于像根结线虫病害一类的病根，在除去根须上的泥土时，操作要谨慎，保证其根须上的胞囊不散落。

一般情况下，各种病害的标本最好采集 5 份以上。对于较薄的较易失水的叶片，在采集时应随时携带吸水纸或废旧的书，随采随压，以免叶片迅速打卷而不易展开。

在采集病斑类的叶片标本时，一个叶片上应只有一种类型的病斑。尤其是在各种病害混合发生时采集标本，更需进行仔细的选择；对于真菌病害，标本应带有子实体，无子实体在回到室内后，鉴定将非常困难。

（二）采集记录

采集时，要随时作标记。临时标签上一般应记录如下项目。

寄主名称：俗名和学名都有时，应同时记下。

采集时间：一般应记录年、月、日。

采集地点：一般记录到省、市（县）即可，需要时也可记录到镇（乡）等。

海拔高度：按海拔仪指示记录。

生态环境：按照山坡地、平坦地、沼泽地；沙质土、肥沃土等记录。

采集序号：一般按照采集时间的先后顺序记录。

提示：寄主名称如有不清楚的，能及时向当地人问明更好；如不能，应记下采集地的位置以及寄主的一些主要性状，以备鉴定时参考。必要时还应将寄主的花、果实以及其他部位标本一起采得，以便凭借寄主的标本对该寄主进行分类鉴定。

（三）标本的携带

田间采集后，茎或叶片类的标本装入采集袋中，每一种病叶放入一个小袋内之后，最好再放入一个大一点的采集袋内；对于根或果实类的标本，各种标本在装入采集筒之前应分别用小采集袋装好密封或用纸包裹好，然后再装入采集筒中。对于黑粉类的标本（如玉米丝黑穗的病穗），或腐烂类的标本（如褐纹病病果）等，要特别注意，标本间不要相互接触沾污，否则，对于病原的鉴定和病害的诊断会有影响。

（四）标本的整理

在完成田间采集的过程之后，首先要在室内进行标本的取舍和初步的整理。对于同一种病害的标本，应尽量保留带有典型症状的标本。同时，对于真菌性病害，在发病部位应使子实体，叶片或果实保持完整。在整理时，应使其形状尽量恢复自然状态。对于采集到的比较稀少的标本，如症状不典型，或暂时观察不到子实体，也不要舍弃，应该同样制作成标本，以备日后采取措施进行鉴定。如果外出采集，每天晚上都要将当天采集的标本进行整理、压制，第二天及时换纸或晾晒，防止霉变。

（五）干燥标本的制作

1. 含水量小的标本的压制　对于像水稻和小麦等植物，其叶片比较薄，它们的叶片病害标本，需要经过整理后，立即进行压制。对于此类标本，在压制时，标本间的标本纸最好要多放几层，一般每层至少用 3~5 张标本纸，以利于标本中水分的快速散失。

2. 含水量大的标本的压制　对于像菘蓝比较厚、不易失水的叶片，最好经过一段时间（1~2 天）的自然水分散失，然后再进行压制。自然水分散失的时间不宜过长。在具体操作时，最好是在叶片将要卷曲但还未卷曲时进行，这与具体植物和环境条件有关。

3. 临时标签压制　每份标本都要附上临时标签，即将临时标签随着标本压在吸水纸之间。临时标签上的项目不必记载过多，一般只需记录寄主名称和顺序号即可，以防标本间相互混杂。写临时标签时，应使用铅笔记录，以防受潮后字迹模糊，影响识别。

4. 标本整理　在第 1 次换纸前，要对标本进行形状的整理，尽量使其舒展自然。

在整理时，要十分小心。对于比较柔嫩的植物标本，更应多加注意，以免破损。

5. 换纸 一般情况下，前一周的时间里要每天换干燥的吸水纸 1 次。以后的时间，可隔天换纸，视情况而定，直至标本完全干燥为止（在正常的晴好的天气条件下，一般经过 10 天左右的时间即完全干燥）。在换纸时，注意不要遗失临时标签，要特别注意不要混用已经污染了的纸张；对于完全干燥的标本，要特别小心移动，以防破碎。

6. 果穗及较粗大茎的标本的干燥 对于这类标本应置于朝阳（但应避免强光直射）通风处，置于吸水纸上，进行自然干燥。同时，也要定期进行翻动，使其整体较为均匀地干燥。对于此类标本的干燥，开始时，就要选择在比较宽敞的空间内进行，以免其整个形状被挤压而发生变形。

7. 装袋保存用重磅道林纸（也可用牛皮纸，对于不用作交流的标本，也可用报纸代替），折成纸袋如下图，纸袋的大小可据标本的大小而定，其折叠方式也可据标本的不同形状而做适当的改进。在装袋时，要随时贴上正式标签见图 16-1。

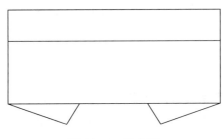

图 16-1 标本袋

（六）浸渍标本的制作

此法制作的标本易保持标本原来的形态和色泽，但保存的时间有限，且需占用比较大的空间。一般用于制作教学和示范标本。

（七）贴标签

无论是装干标本的纸袋，还是装液浸标本的玻璃瓶，都需在其适当位置贴上正式标签。对于纸袋，应贴在其右上角的位置；对于玻璃瓶，应贴在瓶体的中央位置。标签的大小和位置，应根据具体的纸袋的大小和玻璃瓶的大小而定。同时，要兼顾标本袋或标本瓶的整体协调性和美观性。

【实验报告】

植物昆虫名录（按昆虫分类系统列出）

1. 蜻蜓目 蜻科：白尾灰蜻、红蜻、黄蜻、溪蟌。

2. 蜚蠊目 蜚蠊科：德国小蠊、美洲大蠊。

3. 螳螂目 螳螂科：薄翅叨嘟、广腹叨嘟、小叨嘟。

4. 直翅目

（1）蝗科：长额腹蝗、短额腹蝗、中华稻蝗。

（2）蟋蟀科：斗蟋、光头蟋、油葫芦。

（3）螽斯科：稻草螽斯、络尾螽斯、纺织娘、莎螽。

（4）蝼蛄科：南方蝼蛄。

5. 同翅目

（1）蝉科：草蝉、黑蚱蝉、蟪蛄。

（2）叶蝉科：薄翅叶蝉、大青叶蝉、小绿叶蝉。

（3）蜡蝉科：碧蛾蜡蝉、斑衣蜡蝉、蛾蜡蝉、褐缘蜡蝉。

（4）广翅蜡蝉科：八点广翅蜡蝉。

（5）蚧科：红蜡蚧、角蜡蚧、日本龟蜡蚧。

（6）棉蚧科：吹棉蚧、日本扭棉蚧。

（7）蚜科：棉蚜、桃蚜。

6. 等翅目 白蚁科：黑翅土白蚁。

7. 半翅目

（1）蝽科：稻绿蝽、黄斑蝽象、小皱蝽。

（2）缘蝽科：斑背安缘蝽、稻棘缘蝽。

（3）红蝽科：直红蝽。

（4）龟蝽科：饰豆龟蝽。

（5）猎蝽科：黄足猎蝽。

8. 脉翅目

（1）草蛉科：大草蛉、丽草蛉。

（2）蝶角蛉科：蝶角蛉。

9. 鞘翅目

（1）天牛科：光肩星天牛、桑天牛、桑黄星天牛、星天牛、云斑天牛。

（2）丽金龟科：丽绿金龟、铜绿丽金龟。

（3）花金龟科：白星花金龟。

（4）叶甲科：柳蓝叶甲、榆绿叶甲。

（5）步甲科：艳大步甲。

（6）瓢虫科：龟纹瓢虫、黑纹红瓢虫、异色瓢虫。

10. 鳞翅目

（1）凤蝶科：碧凤蝶、色凤蝶、玉带凤蝶。

（2）蛱蝶科：黄钩蛱蝶、小红蛱蝶。

（3）粉蝶科：菜粉蝶、宽边小黄粉蝶。

（4）眼蝶科：稻眼蝶。

（5）弄蝶科：直纹稻弄蝶。

（6）灰蝶科：蓝灰蝶、黑灰蝶、红灰蝶。

（7）夜蛾科：玫瑰巾夜蛾、石榴巾夜蛾、旋目夜蛾、肖毛翅夜蛾、苎麻夜蛾、日月明夜蛾。

（8）尺蛾科：槐尺蛾、柿星尺蛾。

（9）螟蛾科：稻纵卷叶螟、枇杷卷叶螟。

（10）斑蛾科：重阳木锦斑蛾。

（11）翅蛾科：扁翅蛾、褐扁绿翅蛾、黄翅蛾。

（12）天蛾科：咖啡透翅天蛾。

11. 膜翅目

（1）胡蜂科：胡蜂、墨胸胡蜂。

（2）麻蜂科：陆麻蜂。

12. 双翅目

（1）食蚜蝇科：大灰食蚜蝇、黑带食蚜蝇。

（2）丽蝇科：绿头苍蝇。

实验二　校园及周边地区药用植物
病虫害调查与鉴定

【实验目的】

针对学校及周边地区的药用植物各生育期病虫害发生情况、程度进行调查，为进一步掌握主要病虫害的发生规律，有针对性地开展预测预报工作，制定病虫害防治方案提供依据。

【调查方法】

（一）病虫害调查材料与方法

1. 调查时间与地点　调查时间为实验教学时间，覆盖主要药用植物病虫害。调查地点为校园及周边地区的药用植物种植基地。

2. 调查药用植物种类　根据药用植物种植情况，将所要调查的药用植物分为病害和虫害。

3. 调查方法　选 1 个连片种植面积较大的药用植物种植基地作为系统监测点，每个监测点选 3 块不相邻的种植区域进行病虫株调查、病虫害定点监测系统调查和普查，调查采用对角线 5 点取样法，每个点随选取 20 株药用植物。

根据所调查到的病株率和虫株率将药用植物受病虫为害程度划分为五个级别：无为害（病株率、虫株率 =0），轻度为害（0 < 病株率、虫株率 ≤5%）、中度为害（5% <病株率、虫株率 ≤15%），重度为害（病株率、虫株率 >50%），分别利用 0，+，＋＋，＋＋＋，＋＋＋＋表示。

4. 调查表的设计

调查数据填入表 16 - 1，表 16 - 2 中。

表 16 - 1 药用植物病害种类、发病时期和为害程度调查

药用植物种类	病害种类	发生时期	病株率	危害程度

表 16 - 2 药用植物虫害种类、发病时期和为害程度调查

药用植物种类	虫害种类	发生时期	虫株率	危害程度

【调查结果汇总】

汇总工作需及时进行，及时处理各监测点汇总上来的数据，做到完整、清晰、准确的记录。调查结果妥善保管，防治污损和遗失。

【药用植物病虫害防治方案的制定】

药用植物病虫害防治应贯彻"预防为主，综合防治"的植保方针，优先采用农业防治、物理防治、生物防治技术，科学合理选用高效、低毒低残留药剂进行防治。根据不同种类药用植物病虫害发生情况以及为害程度，有针对性地制定出切实有效的防治方案。

1. 农业防治 农业防治的主要措施如下。

（1）选用抗病虫品种，培育无病虫壮苗。

（2）更新传统育苗方法，应用育苗盘育苗，降低苗期病害的发生，提高秧苗素质。

（3）做好种子消毒工作，应根据不同品种、不同季节采用不同的种子消毒方式。

（4）苗床消毒。

（5）加强苗期管理工作，注意增光、保温和通风降湿，及时间苗定位，保证幼苗齐、匀、壮。针对栽培特点，配套良好的耕作制度，定植前铲除田边杂草，在药用植物生长季节要及时拔除病株、摘掉病叶。

（6）药用植物收获后，清理田间残株、败叶和杂草，并集中烧毁或深埋。在不同科、属药用植物之间进行轮作以及水旱轮作，有利于药用植物生长，而且可减少土壤中的病原菌。

合理安排药用植物布局，可改善药用植物生态条件，减轻病虫害的发生。处理土壤，增施有机肥为药用植物生长提供良好环境。加强田间管理，合理安排播种期，改善田间小气候有利于药用植物生长抑制病虫害发生的环境条件。

2. 物理防治　利用物理因子和机械作用对病虫的生长发育等进行干扰，减轻或避免其对药用植物的危害。例如对保护地药用植物病虫害可采用以下方法进行防治：一是高温闷棚，夏季高温，利用 7～8 月的高温对土壤深翻闷棚，每隔 10～15 天翻耕 1 次，可有效地杀灭病原菌和虫卵。二是利用银灰膜防治蚜虫和病毒病。三是机械阻隔，大棚覆盖不仅用于高效的药用植物生产，还可用于 5～8 月的小白菜生产，可减少雨水的冲刷，减轻机械损伤和病虫害的发生，有效解决"伏缺"问题。四是利用昆虫趋光性采用灯光诱杀害虫。

3. 生物防治　生物防治措施包括释放天敌和施用生物农药。

4. 化学防治　加强病虫监测，结合病虫发生特点，选择有效药剂和最佳防治时机，对症用药，适时用药。严禁在药用植物上使用剧毒、高毒、高残留农药，推广高效、低毒、低残留农药。下面以几种常见的药用植物病虫害为例简述用药情况。

小菜蛾、菜青虫、斜纹夜蛾、甜菜夜蛾：在低龄幼虫期，选用 BT、阿维菌素类、昆虫生长调节剂、多杀霉素、杀虫单等，抗药性较严重的菜区应轮换使用不同杀虫机理的药剂进行防治。

黄曲条跳甲：选用毒死蜱（乐斯本）、敌敌畏、快杀灵等喷雾防治成虫，灌根防治幼虫，同时注意防治菜地周边虫源地。

豆荚螟：在花期或幼荚期，选用毒死蜱（乐斯本）、溴氰菊酯等防治。

瓜蓟马：在初孵幼虫聚集为害时，选用吡虫啉、啶虫脒、喹硫磷、溴氰菊酯等防治。

蚜虫：选用吡虫啉、避蚜雾等防治。

软腐病：选用氯溴异氰尿酸（灭菌成）、氯霉素、代森铵、植保灵和农用链霉素等防治。

疫病、霜霉病：选用克露、烯酰吗啉、半乳糖醛酸酶、甲霜灵、甲霜灵锰锌等防治。

叶斑病、炭疽病、丝核菌腐烂病：选用甲基硫菌灵、百菌清、多菌灵等防治。

褐纹病：发病初期，用百菌清、杀毒矾等药剂防治病毒病。

【实验报告】

1. 完成药用植物病虫害种类、发病时期和危害程度调查表。
2. 根据不同的药用植物品种和病虫害种类、危害程度，制定相应的治方案。

实验三　常用农药的理化性状检测

【实验目的】

明确常用农药理化性状的特点和质量的简易检测方法，学习阅读农药标签和使用说明书。

【实验用具及材料】

1. 实验药品

（1）杀虫剂：80%敌敌畏乳油，50%辛硫磷乳油，40.7%乐斯本乳油，2.5%溴氰菊酯乳油，10%吡虫啉可湿性粉剂，1.8%阿维菌素乳油，90%敌百虫可溶性粉剂，25%杀虫双水剂，3%呋喃丹颗粒剂，25%灭幼脲3号悬浮剂，磷化铝片剂，BT乳剂，白僵菌粉剂，73%克螨特乳油，20%达螨酮乳油，25%三唑锡可湿性粉剂。

（2）杀菌剂：50%乙烯菌核利（农利灵）可湿性粉剂，25%粉锈宁乳油，40%氟硅唑（福星）乳油，25%敌力脱乳油，72.2%丙酰胺（霜霉威、普力克）水剂，45%百菌清烟剂，56%靠山水分散颗粒剂，72%克露可湿性粉剂，42%噻菌灵悬浮剂等。

2. 仪器用具　天平，牛角匙，试管，量筒，烧杯，玻璃棒等。

【实验内容与方法】

（一）农药理化性状的简易辨别方法

1. 常见农药物理性状的辨别　辨别粉剂、可湿性粉剂、乳油、颗粒剂、水剂、烟雾剂、悬浮剂等剂型在颜色、形态等物理外观上的差异。

2. 粉剂、可湿性粉剂质量的简易鉴别　取少量药粉轻轻撒在水面上，长期浮在水面的为粉剂，在1分钟内粉粒吸湿下沉，搅动时可产生大量泡沫的为可湿性粉剂。另取少量可湿性粉剂倒入盛有200mL水的量筒内，轻轻搅动放置30分钟，观察药液的悬浮情况，沉淀越少，药粉质量越高。如有3/4的粉剂颗粒沉淀，表示可湿性粉剂的质量较差。在上述药液中加入0.2～0.5g合成洗衣粉，充分搅拌，比较观察药液的悬浮性是否改善。

3. 乳油质量简易测定　将2～3滴乳油滴入盛有清水的试管中，轻轻振荡，观察油水融合是否良好，稀释液中有无油层漂浮或沉淀。稀释后油水融合良好，呈半透明或乳白色稳定的乳状液，表明乳油的乳化性能好；若出现少许油层，表明乳化性尚好；出现大量油层、乳油被破坏，则不能使用。

（二）农药标签和说明书

1. 农药名称　包含内容有：农药有效成分及含量、名称、剂型等。农药名称通常有两种，一种是中（英）文通用名称，中文通用名称按照国家标准《农药通用名称命名原则》（GB4839 - 1998）规定的名称，英文通用名称引用国际标准组织（ISO）推荐的名称；另一种为商品名，经国家批准可以使用。不同生产厂家但有效成分相同的农药，即通用名称相同的农药，其商品名可以不同。

2. 农药三证　农药三证指的是农药登记证号、生产许可证号和产品标准证号。国家批准生产的农药必须三证齐全，缺一不可。

3. 净重或净容量。

4. 使用说明　按照国家批准的药用植物和防治对象简述使用时期、用药量或稀释倍数、使用方法、限用浓度及用药量等。

5. 注意事项　包括中毒症状和急救治疗措施；安全间隔期，即最后一次施药距收获时的天数；储藏运输的特殊要求；对天敌和环境的影响等。

6. 质量保证期　不同厂家的农药质量保证期标明方法有所差异。一是注明生产日期和质量保证期；二是注明产品批号和有效日期；三是注明产品批号和失效日期。一般农药的质量保证期是 2 ~ 3 年，应在质量保证期内使用，才能保证药用植物的安全和防治效果。

7. 农药毒性与标志　农药的毒性不同，其标志也有所差别。毒性的标志和文字描述皆用红字，十分醒目。使用时注意鉴别。

8. 农药种类标识色带　农药标签下部有一条与底边平行的色带，用以表明农药的类别。其中红色表示杀虫剂（昆虫生长调节剂、杀螨剂、杀软体动物剂）；黑色表示杀菌剂（杀线虫剂）；绿色表示除草剂；蓝色表示杀鼠剂；深黄色表示植物生长调节剂。

【实验报告】

1. 列表叙述主要农药的物化特性及使用特点。

药剂名称	中（英）文通用名	剂型	有效成分含量	颜色	气味	毒性	主要防治对象

2. 测定 1 ~ 2 种可湿性粉剂及乳油的悬浮性和乳化性，并记述其结果。

第十七章　药用植物栽培学实验 ▷▷▷

实验一　药用植物种子形态结构及休眠特性观察

【实验目的】

认识不同类型种子的形态结构特点，掌握种子休眠机制及处理技术。

【实验用品】

根据本地情况选择实验材料。

无胚乳种子：萝卜、白扁豆、瓜蒌和丹参等。

有胚乳种子：北沙参、柴胡、党参、桔梗、人参、五味子、龙胆、当归、罗汉果、银杏和黄连等。

休眠种子：拳参、虎杖、五味子、金钱草、泽泻、穿心莲、黄芪、甘草、杜仲、北沙参、细辛、黄连和党参等。

显微镜解剖镜，电子天平，单面切片，解剖器，镊子，瓦氏呼吸计，容量瓶，滴管，广口瓶测定呼吸装置，天平，酸式滴定管及碱式滴定管，滴定架，NaCl，KOH，胆酸钠，亚甲蓝，麝香草酚，酒精，酚酞，蒸馏水，重结晶草酸，$Ba(OH)_2$。

【实验原理】

了解植物种子的形状、大小、颜色及条纹，具有一定的分类学意义。种子一般由种皮、胚、胚乳 3 个部分组成。但也有很多植物的种子是由种皮和胚两部分构成，种子内没有胚乳。（图 17 −1）

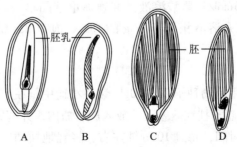

图 17 −1　种子基本结构

A 为双子叶有胚乳种子；B 为单子叶有胚乳种了；C 为双子叶无胚乳种子；D 为单子叶无胚乳种子。

【实验内容】

（一）种子构造与识别

1. 双子叶植物无胚乳种子

（1）将实验种子置于容器中，浸种。

（2）取一粒已浸泡吸涨的种子观察，描述种子外部形态、种皮颜色，找出种脐、种孔、及种脊位置，并进行形态描述。

（3）剥去种皮，在解剖镜下观察子叶、胚芽、胚轴和胚根形态，以及胚芽的生长点和突起状的叶原基。

2. 单子叶植物无胚乳种子

（1）将实验种子置于容器中，浸种。

（2）在解剖镜下，观察种子形状，找出种脐和种孔部位。

（3）将种皮剥离，观察胚的整体形状，注意胚根、子叶、胚芽及胚轴在胚中分布的位置。

3. 双子叶植物有胚乳种子

（1）观察种子外部形状，描述种子表面特征。

（2）将浸泡好的种子剥去种皮，其内白色肥厚的部分即为胚乳。在解剖镜下，沿胚乳窄面，自然掰开胚乳成两瓣，描述子叶、胚芽、胚轴及胚根形态。

4. 单子叶植物有胚乳种子

（1）取一粒单子叶植物有胚乳种子观察，确定种脐位置。

（2）用刀片将种子纵切成两半，在解剖镜下观察，确定胚乳和胚的位置。

（二）休眠种子特性观察

1. 酸碱中和法测定种子呼吸速率　在密闭条件下，植物呼吸释放的 CO_2，可被 $Ba(OH)_2$ 吸收，然后用草酸滴定剩余 $Ba(OH)_2$，即可计算出呼吸过程释放的 CO_2 量，其反应如下。

$$Ba(OH)_2 + CO_2 \longrightarrow BaCO_3 \downarrow + H_2O$$
$$Ba(OH)_2（剩余）+ H_2C_2O_4 \longrightarrow BaC_2O_4 \downarrow + 2H_2O$$

2. 试剂准备　0.045mol/L 草酸溶液：准确称重结晶草酸 2.865g，溶于蒸馏水中，并定溶至 1000mL。每毫升溶液相当于 1mg 的 CO_2。饱和 $Ba(OH)_2$ 溶液（密封保存）。指示剂：1% 酚酞指示剂。

3. 实验步骤

（1）称取萌发的药用植物种子 20~30g，装在小篮中，在广口瓶内精确加饱和的 $Ba(OH)_2$ 溶液 20mL，把小篮子挂在瓶塞上，放入广口瓶内，并塞紧瓶塞。

（2）记录测定开始时间，每过 10 分钟左右，轻轻地摇动广口瓶，破坏溶液表面的 $BaCO_3$ 薄膜，以利于 CO_2 的吸收。

（3）1 小时后，小心打开瓶塞，迅速取出小篮，加 12 滴指示剂，立即重新盖紧瓶塞，然后拔出小橡皮塞，把滴定管插入小孔中，用草酸滴定，直至绿色转变成紫色为止。记录滴定碱液所耗的草酸溶液的毫升数。

（4）另取一广口瓶测呼吸装置，在广口瓶内也放 20mL 碱液，不放测定材料，把此作为对照，其余操作类同上述步骤。

按下式计算呼吸速率：

$$呼吸速率 = \frac{对照滴定值正式滴定值 \times 草酸浓度 \times CO_2 当量}{样品重量 \times 测定时间}$$

4. 种子吸水速率的测定

（1）将干燥种子分为 3 组，每组 200 粒。称取干重后，装入孔径为 1mm 的尼龙纱网中，在 25℃温度条件下，分别由蒸馏水浸种。

（2）定期捞出浸泡种子，用吸水纸吸净种子表面水滴并称重。根据种子吸水后的质量变化计算吸水速率。并将所测结果记录在表 17 - 1 中。

表 17 - 1 种子吸水量和呼吸速率记录表

浸种时间分钟	吸水量（g）	呼吸速率（$\mu mol \cdot L^{-1} \cdot min^{-1}$）

5. 种子提取物的生物鉴定

（1）称取一种休眠种子 3 份，每份 10g，研碎。

（2）分别加入乙醇、乙醚、蒸馏水各 50mL，密闭提取 48 小时，滤去残渣，置于阴凉通风处待溶剂挥干，在其提取物中用乙醇溶解，用蒸馏水定容至 50mL，并分别稀释至 0.05、0.1、0.2 gmol/L，以蒸馏水作对照。用白菜种子做生物测定，检测不同溶剂提取物对白菜种子发芽的影响，并将所得结果记录在表 17 - 2 中。

表 17 - 2 不同溶剂提取物对种子发芽的影响

提取物	重复			平均发芽率（%）
	1	2	3	
乙醇				
乙醚				
蒸馏水				
对照				

6. 休眠种子赤霉素处理实验 一般情况下，赤霉素可以促进种子生理后熟，但植物种类不同，赤霉素处理的适宜浓度有差异，根据所有材料，自行设计赤霉素的浓度范围进行实验。

【思考题】

1. 绘制实验药用植物种子的解剖图。

2. 分析休眠种子的实验数据。

3. 子叶出土与子叶留土幼苗的主要区别是什么？

4. 种子休眠的原因有哪些？

实验二　药用植物种子处理与催芽技术

【实验目的】

了解种子处理的意义，掌握常见药用植物种子处理与催芽技术的操作方法。

【实验用品】

黄芪、丹参、菘蓝、柴胡、防风、红花、桔梗、草决明、黄芪和甘草等常用药用植物种子。

烧杯，研钵，玻璃棒，镊子，滤纸，沙子，标签纸，滴管，培养皿，发芽盒，发芽箱和超声波清洗器等。

【实验原理】

种子处理与催芽技术是指播种前通过各种方式对种子进行处理，并在适宜的环境使其发芽，以提高种子发芽率、发芽势的方法。种子处理的方式很多，主要分物理和化学处理两大类。物理处理如研磨处理、温水浸种、层积处理、超声波处理等提高种皮透性，解除由种皮限制产生的突现象和休眠；化学处理根据作用机理和效果分为药剂类、微量元素肥料类和植物生长调节剂类。药剂处理如氧化剂高锰酸钾、过氧化氢浸种，能够消除种子其他病菌和其他有害物质，并促进氧气的进入和内部有毒物质的降解及排出，利于细胞内正常的氧化还原反应；微量元素是酶的组成部分，参与酶的活化作用。播前用微量元素浸泡种子，可使胚的细胞质发生变化，使之长成健壮、生命力强、产量较高的植株。

种子处理后置于黑暗或弱光环境里，并给予适宜温度、湿度和氧气条件，促使其迅速发芽，按照胚根长度等于种子长度的一半，为发芽的标准进行逐日记录，当连续 3 天没有新的种子萌发，表明发芽过程结束。计算发芽率、发芽势和发芽指数。

【实验内容】

（一）种子处理

1. 选种　选取颗粒饱满、发育完善、大小均匀一致、不携带虫卵病菌、生命力强的种子。种子数量少时可手工选种，数量大时可用水选或风选。

2. 物理处理

（1）砂磨处理：选取种皮厚、坚硬、外皮附着蜡质等不易透水、透气的药用植物种子（草决明、黄芪或甘草其它硬实种子）500 粒左右，将细沙与种子 5∶1 比例混合，于研钵中研磨，直到种子表面失去光泽。用筛子筛去细沙，将草决明种子取出，蒸馏水冲洗，然后用 0.1% 高锰酸钾溶液消毒 5~8 分钟备用。

（2）温冷水处理：用 2 个水浴锅分别控制水温为 100℃ 和 30℃。将成熟饱满的种子 2g 放在沙袋内，纱布袋的容积为种子体积的 3~5 倍，封口。然后将纱布袋放在 100℃ 水浴锅内，准确计时 25~30 秒，用镊子将纱布袋取出迅速放在 30℃ 水浴锅内 30 分钟。用镊子取出，自然降至室温，备用。

（3）层积处理：选取具有休眠后熟特点的种子（如银杏、山茱萸、人参、北沙参、木瓜和杜仲等）10g。取沙用孔径 0.8mm 的筛子筛取 500g 沙子，加水拌匀至手握成团而指间无水珠出现。将准备好的湿沙均匀铺在发芽盒内 2cm 厚，然后一层种子一层厚 1cm 的湿沙，最后一层种子上加盖 2cm 厚的湿沙。在发芽盒底盘贴好标签，冬天放在室外，夏天放在冰箱冷藏室内存放，经常检查补充水分，记录种子萌发数量。

3. 化学处理

（1）微量元素处理：选取成熟饱满的种子 4 份，每份 100 粒，分别放在 100mL 烧杯，贴上标签。用量筒分别量取 500mg/L 硼酸、硫酸锰、硫酸锌、钼酸铵溶液 50mL 加入到装有种子的烧杯内，浸泡 12 小时，然后蒸馏水冲洗备用。

（2）药剂处理：氧化剂处理：选取成熟饱满的种子 4 份，每份 100 粒，分别放在 100mL 烧杯内，贴上标签。用量筒量取 0.1% 高锰酸钾浸泡种子 10 分钟，0.1% 过氧化氢浸泡 10~20 分钟，蒸馏水冲洗备用。浓硫酸处理：选取种皮厚、坚硬、外皮附着蜡质等不易透水、透气的药用植物种子（如皂角、杜仲、穿心莲等）4 份，每份 100 粒，分别放在 100mL 烧杯内，贴上标签。用量筒量取浓硫酸 50mL 缓慢沿烧杯壁倒入放有种子的烧杯内，玻璃棒搅拌 1 分钟，自来水反复冲洗至浓硫酸完全去除，蒸馏水冲洗 1 分钟备用。药剂拌种：选取成熟饱满的种子 4 份，每份 100 粒，分别放在 100mL 烧杯内，贴上标签。50% 多菌灵溶液浸种 30 分钟，蒸馏水冲洗备用。

（3）植物生长调节剂处理：选取成熟饱满的种子 4 份，每份 100 粒，分别放在 100mL 烧杯内，贴上标签。用量筒分别量取 50、100、200ppm 的赤霉素、生长素 50mL，浸种时间为 4 小时，蒸馏水冲洗备用。

（二）播前催芽

催芽是将处理后的种子放于适宜的温度、湿度、氧气条件下，使其迅速发芽。播前催芽，可加速出苗及提高整齐度，有利于成苗。催芽工作的好坏，对出苗整齐度、出苗率和成苗率都有密切关系。

1. 常见的催芽方法

（1）普通催芽法：将处理后的种子用清水浸泡 2~10 小时后沥干水分，放在透气的竹筐内里，覆盖洁净的湿纱布，促进种子种皮软化。每 2~3 小时翻动一次，每天要冲洗 1~2 次。适用于各药用植物种子。

（2）拌沙催芽：取干净的河沙用开水烫后晒成含水量 70%~80%（用手抓沙子，

手握成团，指缝间没有水滴出现），将湿沙与处理后的种子，按沙∶种 = 1.5∶1 的比例混合均匀，放在干净的瓦盆内，保持适宜温度。一般喜温性药用植物的催芽温度 25 ~ 30℃，耐寒性药用植物的催芽温度 20 ~ 25℃，这种方法具有保温保湿、出芽整齐的特点。同时适合于播种时需要拌沙的小粒种子。

2. 催芽结束的标准 当 75% ~ 80% 的种子已经萌发，且达到萌发标准即胚根长度达到种子长度一半以上时，即可进行播种。

【思考题】

1. 查阅资料设计甘草种子的种子处理方法和催芽实施方案。
2. 为什么浓硫酸处理种皮厚、坚硬的药用植物种子会出现幼苗畸形现象？
3. 处理种子应注意哪些事项？

实验三　药用植物的扦插繁殖技术

【实验目的】

了解药用植物扦插的原理，掌握扦插繁殖的主要技术要点。

【实验用品】

菊花，薄荷，连翘，栀子，忍冬，百合，芦荟，丹参，刺五加等。
地膜，扦插床，基质（园土、蛭石、石英砂等），修枝剪。

【实验原理】

扦插繁殖是以植物的根、茎、叶等为繁殖材料，将其插入基质中，在适宜条件下能够再生成完整的独立个体。

一般情况下，枝插不定根的发生有两种情况：一种是由潜伏根原基发育形成根，另一种是诱导形成新根原基，两种生根方式经常并存。对于根插来说，新的根分生组织的再生常常比不定芽的发生困难。多数情况下，新根可能不是不定根，而是由老的支根中原来具有的或根断中存在的侧根发育而成。通常这种新根由临近中央维管束的中柱鞘或内皮层或两者共同参与下形成的。有些植物由根的维管形成层区域发生不定根。

不定芽产生没有固定的位置，在根、茎、叶上都有可能分化发生。在年幼的根上，不定芽产生于中柱鞘附近的维管束形成层；而老根上的不定芽可以是外起源，由木栓形成层的愈伤组织状生长而成，或经愈伤组织增殖而成。芽原基也可以由创伤表面形成的愈伤组织或由皮层薄壁组织细胞发育而成。

叶中再生芽和根的起源可以分为两类，即初生分生组织和创伤分生组织。

【实验内容】

（一）枝插

根据插条的状况，枝插可分为硬枝扦插、嫩枝扦插和草质茎扦插等。其中硬枝扦插的插条为刚结束休眠的枝条。在春季进行（有一些树种用二年或二年以上的枝条作为扦插材料，其生根成活率也较如石榴等）；嫩枝扦插的插条为半木质化的当年生新梢，于生长期进行，草质茎扦插同样是在生长季节进行。

1. 硬枝扦插

（1）插穗采集与贮藏：于深秋落叶后至翌年春季之间，从优良品种的母株采集生长健壮、芽体饱满且无病虫害的一年生枝条，采集枝条后一般常用低温沙藏，期间保证休眠芽不萌动。

（2）剪插穗：将一年生枝条剪成带 2~3 个芽，20cm 左右的插穗，有些长势强健的枝条也可保留一个芽。不同繁殖材料剪取长度各异，易生根者可适当短一些。插穗上切口为平口，离最上面一个芽 1cm 为宜，过长过短均影响发芽，下剪口在靠近节处剪成单斜面切口，容易生根的树种可采用平切口；对于有些植物，为扩大吸收面积和促进愈伤组织形成，可采用双斜切口或钟状切口，愈伤组织生根型和中间型树种可以采用这种切口，钟状切口一般是针对 2~3 年生枝时采用。上下切口都要平滑。

（3）催根与扦插：扦插前对树根进行处理，可以提高生根率，延长生育期，使苗木健壮。常用方法是：在温床的底部铺上一层马粪等酿热物，待苗床温度上升至 25℃以上时，将浸泡并吸足水分的插穗成捆立于床内，用湿锯末或者湿沙填满缝隙，仅露出上部芽，气温控制在 10℃以下，避免发芽，约 20 天后即可形成愈伤组织和根原始体，待室外气温上升至 25℃以上，即可进行扦插，扦插时将插穗上部 1~2 个芽露于土壤或地膜上，将插穗周围压实。

对于易生根树种，在温度适宜时直接将插穗插入苗床，但最好用地膜覆盖以提高地温，促进愈伤组织和生根的形成，主要的做法是将插穗透过地膜插入土壤或基质中，插穗顶部 1~2 个芽露于膜上，并将插穗压实。

对于较难生根的树种，目前常用生长素类植物生长调节剂来促进生根，如萘乙酸，ABT 生根粉等。不同植物适宜的浓度和处理时间均不同，多为水剂和粉剂，高浓度短时间处理和低浓度长时间处理等。

2. 嫩枝扦插

（1）剪插穗：插穗一般保留 1~4 个节，长度 5~15cm，插穗下切口位于叶或腋芽之下以利于生根，上端则留顶梢。插穗一般随采随插，不宜贮藏。

（2）扦插：插穗入土深度以其长度的 1/3~1/2 为宜。嫩枝扦插后需要适度遮阳和维持湿度，使床面经常保持湿润状态或一定的空气湿度。

（二）根扦插

操作技术与枝扦插相同，注意取材季节、材料所处的生育期。

（三）叶扦插

操作技术与枝扦插相同，注意取材季节、材料所处的生育期。

（四）管理

水、肥、气、热是插穗成活和生长的必需条件，直接影响到插穗的生根成活和生长。苗床需要保持扦插基质湿润，及时松土除草，使基质疏松，提高扦插基质温度，减少水分蒸发，以促进插穗生根和成活。对木本植物来说，待插穗长出许多新梢后，及早选留一个生长健壮、方位适合的新梢作为主干培养，抹除多余的萌条。

【思考题】

1. 按时记录实验结果。
2. 软材扦插如何保留叶片？
3. 生长调节剂促进生根原理？

实验四　药用植物春化处理及观测

【实验目的】

了解温度对药用植物生长发育的影响，掌握药用植物春化处理技术及春化处理效果检验方法。

【实验用品】

菘蓝种子及幼苗，恒温箱，培养箱，烧杯，培养皿，培养箱，吸水纸，纱布，3%福尔马林液或0.1%氯化汞。

【实验原理】

一些二年生或多年生的药用植物，秋末冬初的低温是诱导开花所必需的条件。这种低温诱导植物开花的过程，称为春化作用。农业生产上对萌动的种子或幼苗进行人为的低温处理措施称为春化处理。低温对植物花的诱导，一般可在种子萌发或在植株生长的任何时期进行，如菘蓝可在种子萌发时进行，也可在苗期进行。少数植物则不能在种子萌发状态下进行春化，只有在绿色幼苗长到一定大小时才能通过春化，这类植物称为绿体春化植物。如洋葱、大蒜、月见草等。因此，春化处理相应分为种子春化处理和绿体春化处理两类。

低温是春化作用的主要条件。有效温度的范围和低温持续的时间，因植物的种类和品种而不同。对大多数要求低温的植物来说，春化作用的最适温度是 1~7℃。各类植物通过春化所要求的低温时间长短虽有所不同，但在一定的期限内，春化的效应会随低温处理时间的延长而增加。

植物春化处理效果的检测可以采用生长点染色法或田间观察法。生长点染色法是用5%氯化铁及5%亚铁氰化钾处理植物生长点，如果已经完成春化的植物，其生长点为深蓝色；而未经春化植物，其生长点不染色或者呈黄、绿色。田间观察法是将春化处理后的植物种子或幼苗种植于实验田，经一段时间的生长后，观察其开花情况。

【实验内容】

1. 供试材料制备　精选当年饱满的菘蓝种子 3 ~ 5g，分别放在 50mL 烧杯中，用 3% 福尔马林液或 0.1% 氯化汞消毒 10 分钟，消毒后立即使用蒸馏水冲洗 3 次，以除去药液。种子分别放在培养皿中，在 25℃ 温箱中培养。当 1/3 ~ 1/2 种子的种皮破裂时，开始种子春化处理。另取一部分种子于 25℃ 条件下，沙培菘蓝幼苗，待小苗长到三叶一心时，开始绿体春化处理。

2. 春化处理　将萌动的种子和长势均匀的幼苗，分别放置在培养皿和培养框内，在 4℃ 条件下进行春化处理，春化时间设置 1、10、15、20、30 天 5 个处理，以不经春化处理为对照。种子春化期间要维持种子含水量达到种子质量的 80% ~ 90%，皿口盖以湿纱布，用橡皮圈套紧，以减少水分蒸发。绿体春化期间每天夜间处理 10 小时，白天在 15 ~ 20℃ 条件下照光生长。

3. 播种移栽　将处理过的种子或幼苗播种或移栽于田间或温室进行播种。行距 30cm，株距 20cm。每处理播种或移栽 50、100 粒（株），做好标记，做好田间管理。

4. 田间观察记录　种子出苗成活后观察开花情况，记载始花期、盛花期、统计抽薹率。

【思考题】

1. 记录种子（幼苗）低温处理后植株抽薹率。
2. 分析影响春化处理效果的因素有哪些？
3. 举例说明春化作用在药用植物生产中的应用。

实验五　逆境对药用植物细胞膜的损害

【实验目的】

掌握电导仪测定植物细胞膜的损伤程度的操作方法。

【实验原理】

植物细胞膜对维持细胞的微环境和正常的代谢起着重要的作用。在正常情况下，细胞膜对物质具有选择透性能力。当植物受到逆境影响时，如高温或低温，干旱、盐渍、病原菌侵染后，细胞膜遭到破坏，膜透性增大，从而使细胞内的电解质外渗，以致植物细胞浸提液的电导率增大。膜透性增大的程度与逆境胁迫强度有关，也与植物抗逆性的强弱有关。这样，比较不同作物或同一作物不同品种在相同胁迫温度下膜透性的增大程度，即可比较作物间或品种间的抗逆性强弱。因此，电导法目前已成为作物抗性栽培、育种上鉴定植物抗逆性强弱的一个简便而实用的方法。

【实验用品】

药用植物叶片，电导仪，天平，温箱，真空干燥器，抽气机，恒温水浴锅，注射器，NaCl 溶液。

【实验内容】

1. 制作标准曲线

（1）如需定量测定透性变化，可用纯 NaCl 配成 0、10、20、40、60、80、100 μg/mL的标准液，在 20～25℃恒温下用电导仪测定，即可读出电导度。

（2）选取药用植物同一生长位置，且生长叶龄相似的叶片若干，剪下后，先用纱布拭净，称取两份，各重 2g。

（3）一份插入小杯中放在 40℃恒温箱内 0.5～1 小时，另一份插入小杯中放在室温下做对照。处理后分别用蒸馏水冲洗两次，并用洁净滤纸吸干。然后剪成长约 1cm 小段放入小杯中（大小以能够容纳电极为度），并用玻璃棒或干净尼龙网压住，在杯中准确加入蒸馏水 20mL，浸没叶片。

（4）放入真空干燥器，用抽气机抽气 7～8 分钟以抽出细胞间隙中的空气。重新缓缓放入空气，水即被压入组织中而使叶片下沉。

（5）将抽过气的小玻杯取出，放在实验桌上静置 20 分钟，然后用玻璃棒轻轻搅动叶片，在 20～25℃恒温下，用电导仪测定溶液电导率。

（6）测过电导率之后，再放入 100℃沸水浴中 15 分钟，以杀死植物组织，取出放入自来水冷却 10 分钟，在 20～25℃恒温下测其煮沸电导率。

2. 计算结果　伤害率可以用下列三种形式表示。

（1）伤害率 =（处理电导率 - 对照电导率）/（煮沸导率 - 对照电导率）×100%

（2）伤害率 =（处理电导率/煮沸电导率）×100%

（3）伤害率 =（处理电导率/对照电导率）×100%

试比较不同处理（萎蔫处理与对照）下叶片细胞透性的变化情况，记录结果，并加解释。

【思考题】

1. 植物抗逆性与细胞膜透性有何关系？

2. 用电导仪法定量测定细胞膜透性变化时，为什么要用 NaCl 溶液做标准曲线？

实验六　植物体内叶绿素含量的测定

【实验目的】

1. 了解叶绿素对植物生长的栽培学意义。
2. 掌握分光光度计法测定植物体内叶绿素含量的操作方法。

【实验原理】

根据叶绿体色素提取液对可见光的吸收，利用分光光度计在某一特定波长测定其吸光度，即可用公式计算出提取液中各色素的含量。根据朗伯—比尔定律，某有色溶液的吸光度 A 与其中溶质浓度 C 和液层厚度 L 成正比，即 $A = \alpha CL$，式中 α 为比例常数。当溶液浓度以百分浓度为单位，液层厚度为 1cm 时，α 为该物质的吸光系数。各种有色物质溶液在不同波长下的吸光系数可通过测定已知浓度的纯物质在不同波长下的吸光度而求得。如果溶液中有数种吸光物质，则此混合液在某一波长下的总吸光度等于各组分在相应波长下吸光度的总和，这就是吸光度的加和性。今欲测定叶绿体色素混合提取液中叶绿素 a、b 和类胡萝卜素的含量，只需测定该提取液在三个特定波长下的吸光度 A，并根据叶绿素 a、b 及类胡萝卜素在该波长下的吸光系数即可求出其浓度。在测定叶绿素 a、b 时为了排除类胡萝卜素的干扰，所用单色光的波长选择叶绿素在红光区的最大吸收峰。

【实验用品】

新鲜（或烘干）的植物叶片。

分光光度计，电子天平，研钵，棕色容量瓶，小漏斗，定量滤纸，吸水纸，擦镜纸，滴管，95% 乙醇（或 80% 丙酮），石英砂，碳酸钙粉。

【实验内容】

1. 取新鲜植物叶片（或其他绿色组织）或干材料，擦净组织表面污物，剪碎（去掉中脉），混匀。

2. 称取剪碎的新鲜样品 0.2g，共 3 份，分别放入研钵中，加少量石英砂和碳酸钙粉及 95% 乙醇 2~3mL，研成匀浆，再加乙醇 10mL，继续研磨至组织变白，静置 3~5 分钟。

3. 取滤纸 1 张，置漏斗中，用乙醇湿润，沿玻璃棒把提取液倒入漏斗中，过滤到 25mL 棕色容量瓶中，用少量乙醇冲洗研钵、研棒及残渣数次，最后连同残渣一起倒入漏斗中。

4. 用滴管吸取乙醇，将滤纸上的叶绿体色素全部洗入容量瓶中。直至滤纸和残渣中无绿色为止。最后用乙醇定容至 25mL，摇匀，即得待测样品提取液。

5. 把叶绿体色素提取液倒入光径 1cm 的比色杯内。以 95% 乙醇为空白，在波长

665nm、649nm 下测定吸光度。

6. 实验结果计算：将测定得到的吸光值代入下面的式子。

$$C_a = 13.95A665 - 6.88A649;$$
$$C_b = 24.96A649 - 7.32A665。$$

据此即可得到叶绿素 a 和叶绿素 b 的浓度（mg/L），二者之和为总叶绿素的浓度。最后根据下式可进一步求出植物组织中叶绿素的含量：

叶绿素的含量（mg/g）=（叶绿素的浓度×提取液体积×稀释倍数）/样品鲜重（或干重）。

【思考题】

1. 计算各组新鲜材料中叶绿素的含量。

2. 分析不同科属植物之间含量差异的原因。

实验七　药用植物最佳采收期的确定

【实验目的】

掌握"药用植物最佳采收期的确定"相关的实验设计方法和思路，通过实验确定采收时间对药用植物质量的影响。

【实验原理】

采收期是决定药用植物的产量和中药材品质的关键技术之一。由于药用植物种类的不同，在确定采收时间时需要权衡采收年限、采收期及日采收时间段等问题。

采收年限也称为收获年限，是指播种（或栽植）到采收所经历的年数。收获年限的长短，一般决定于 3 个主要因素：一是药用植物本身特性，如木本或草本，一年生或二年生、多年生等环境因素的影响；二是药用植物因南北气候或海拔高度的差异而采收年限不同；三是药材品质的要求，根据药用要求，有的药用植物收获年限可短于该植物的生命周期。

药用植物的采收时间应视种类、入药部位不同，以及其生长发育特点、有效成分和干物质积累动态变化来确定。如果活性成分的含量高峰期与药用部位产量不一致时，则以药用部位有效成分积累总量（有效成分产量）最大值为适宜采收期。

【实验用品】

地黄，丹参，菊花，金银花，辛夷，款冬花及红花等处于采收期前的药用植物。

烘箱，电子分析天平，玻璃仪器，水浴锅，高效液相色谱仪，紫外分光光度计等。

【实验内容】

1. 采收期设置　忍冬植物从出蕾到花开放的全过程，可分为 7 个阶段：即幼蕾期、三青期、二白期、大白期、银花期、金花期及凋花期。以 5 月份开放的头茬花为研究对象，分别在这 7 个阶段采收，以相同的加工方法加工干燥，考察期产量及品质的变化。

2. 产量与品质分析

（1）产量分析：采收后，以千蕾重作为衡量标准，计算不同采收期对忍冬产量的影响，并将调查结果记录于表 17 - 3。

（2）品质分析：以《中国药典》（2015 版）规定的绿原酸和木樨草苷的含量为指标，调查不同采收期对金银花品质的影响。

3. 综合考虑产量和品质因素，确定忍冬的最佳采收期。

表 17 - 3　不同采收期对忍冬产量及品质的影响

采收期	幼蕾期	三青期	二白期	大白期	银花期	金花期	凋花期
百蕾重（g）							
总黄酮（%）							

【思考题】

1. 选择一个本地药用植物，制定"采收时间对药用植物产量及品质的影响"试验方案，执行并进行结果分析。

2. 根据试验结果，确定该药用植物的最佳采收时间，并与当地的传统采收时间进行对比，如有不同，请分析原因。

3. 为什么采收时间不同会对药用植物的产量和品质产生影响？

实验八　植物根系活力的测定

【实验目的】

1. 掌握 TTC 法测定植物根系活力的方法。

2. 根据实验结果分析植物近期的生长状态。

【实验原理】

氯化三苯基四氮唑（TTC）是标准氧化电位为 80mV 的氧化还原色素，溶于水中成为无色溶液，但还原后即生成红色而不溶于水的三苯甲腙（TTF），生成的三苯甲腙比较稳定，不会被空气中的氧自动氧化，所以 TTC 被广泛地用作酶试验的氢受体，植物根系中脱氢酶所引起的 TTC 还原，可因加入琥珀酸，或延胡索酸，或苹果酸得到增强，但被丙二酸、碘乙酸所抑制。所以 TTC 还原量能表示脱氢酶活性并作为根系活力的指标。反应原理如下：

（TTC）　　　　　　　　　　　　（TTF）

【实验用品】

乙酸乙酯（AR），次硫酸钠（$Na_2S_2O_4$），1% TTC 溶液，磷酸缓冲液，1mol/L 硫酸，0.4mol/L 琥珀酸，分光光度计，分析天平，电子天平，温箱，研钵，三角瓶（50mL），漏斗，量筒，吸量管，刻度试管，试管架，容量瓶，药匙，石英砂适量，烧杯。

【实验内容】

1. 定性测定

（1）配制反应液，1% TTC 溶液、0.4mol/L 的琥珀酸和磷酸缓冲液按 1∶5∶4 比例混合。

（2）把根洗净，把地上部分从茎基部切除。将根放入三角瓶中，倒入反应液，以浸没根为度，置37℃暗处静置 1～3 小时，以观察着色情况，新根尖端几毫米以及细侧根都明显地变成红色，表明该处有脱氢酶存在。

2. 定量测定

（1）TTC 标准曲线的制作：取 0.4% TTC 溶液 0.2mL 放入 10mL 量瓶中，加少许 $Na_2S_2O_4$，摇匀后立即产生红色的三苯甲腙（TTF）。再用乙酸乙酯定容至刻度，摇匀。然后分别取此液 0.25、0.50、1.00、1.50、2.00mL 置 10mL 容量瓶中，用乙酸乙酯定容至刻度，即得到含三苯甲腙（TTF）25、50、100、150、200mg 的标准比色系列，以空白作参比，在 485nm 波长下测定吸光度，绘制标准曲线。

（2）称取根尖样品 0.5g，放入 10mL 烧杯中，加入 0.4% TTC 溶液和磷酸缓冲液的等量混合液 10mL，充分浸没在溶液内，在 37℃ 下暗保温 1～3 小时，此后加入 1mol/L 硫酸2mL，以停止反应。（与此同时做一空白实验，先加硫酸与根样品，10 分钟以后再加其他药品，操作同上）。

（3）把根取出，吸干水分后与乙酸乙酯 3～4mL 和少量石英砂一起在研钵内磨碎，以提出三苯甲腙(TTF)。红色提取液移入试管，并用少量乙酸乙酯把残渣洗涤 2～3 次，移入试管，最后加乙酸乙酯使总量为 10mL，于 485nm 波长下比色，以空白试验作参比测出吸光度，查标准曲线，即可求出四氮唑还原量。

3. 结果计算　四氮唑还原强度 = 四氮唑还原量×（根重×时间）

【思考题】

1. 计算各组材料中根系活力。

2. 分析根系活力对药用植物的长势。

第十八章　中药鉴定学实验 ▷▷▷▷

实验一　显微实验技术和中药挥发油的含量测定

【实验目的】

1. 掌握中药鉴定实验的目的和主要内容，注意事项，显微镜的使用及注意事项。
2. 学习挥发油测定原理，掌握挥发油测定器的安装操作程序。

【实验用品】

八角茴香药材粗粉，直形冷凝管，挥发油测定器，短颈圆底烧瓶，铁支架，万能夹，调温电热套，沸珠或碎瓷片，乳胶管，烧杯，量筒，天平，测微尺台尺，显微镜，酒精灯，载玻片及盖玻片。

【实验内容】

1. 定义与原理　挥发油也称精油，专指植物药经水蒸气馏出与水不相混溶的油状液体。挥发油经水蒸气加热后，变成气体与蒸汽混合蒸发，经冷凝后变为液体并与水分层，便可分出。

2. 测定　供试品一般须粉碎过二至三号筛，混匀。采用挥发油测定器。

（1）甲法：适用于相对密度小于1的挥发油。

取供试品适量（含挥发油0.5～1.0mL），称定重量，置烧瓶中，加水300～500mL与沸珠（或碎瓷片）数粒，连接挥发油测定器与冷凝管。自冷凝管上端加水使充满测定器刻度部分，缓缓加热至沸，保持微沸5小时，至测定器中油不再增加，停止加热，放置片刻，开启测定器下端的活塞，将水缓缓放出，至油层上端到达刻度0线上面5mm处为止，放置1小时以上，再开启活塞使油层下降至其上端恰与刻度0线平齐，读数，计算供试品中挥发油含量（％）。

（2）乙法：适用于相对密度大于1的挥发油。

加水300mL与沸珠（或碎瓷片）数粒于烧瓶中，连接仪器，自上端加水至测定管充满并溢出，再用移液管加入二甲苯1mL，连接冷凝器，加热至沸，继续蒸馏，其速度以保持冷凝管中部呈冷却状态为宜。30分钟后停止加热，放置15分钟以上，读二甲苯体积。然后照甲法自"取供试品适量"起，测定，自油层中减去二甲苯量，计算供试品中挥发油含量（%）。

3. 注意　测定器的支管分岔处应与基准线平行。各结合部应严密，防止油逸出。

4. 操作

（1）称取八角茴香粉约20g，置圆底烧瓶中，加入水300mL及沸珠4~5粒；将烧瓶放在电热套内，连接挥发油测定器、冷凝管、乳胶软水管。

（2）自冷凝器上端加水，使水充满测定器并溢流入烧瓶时为止，打开水阀供冷凝水，开启电热套开关加热，调节加热温度和冷凝水流速，缓缓加热至沸，一般保持微沸5小时。

（3）至测定器中油不再增加，停止加热，放置片刻，开启测定器下端的活塞，将水缓缓放出，至油层上端到达刻度0线上面5mm处为止，放置1小时以上，再开启活塞使油层下降至其上端恰与刻度0线平齐，读数，计算供试品中挥发油含量（%）。

5. 计算公式

$$含油量（\%）= \frac{V}{(W - W_0)} \times 100\%$$

式中：V为蒸出挥发油体积；W为称取供试品重量；W_0为供试品含水重量。

注意：同时取供试品做水分测定；本品照甲法测定，含挥发油不得少于4.0%。

6. 实验注意事项

（1）安装洗净的玻璃容器时应从下到上，用后拆卸时应从上到下，仔细慎重，避免损坏。

（2）冷凝水应从上向下流，开始加热时注意观察，避免爆沸，操作人员不得长时间离岗，以免发生事故。

（3）实验完毕后，将仪器清洗（用洗衣粉、超声波清洗器）干净，擦干或烘干，放在指定的容器内。

（4）值日生清场，清点仪器、药品、试剂，检查水电开关关闭后，通知指导教师或技术员后才能离开。

（5）回收挥发油置细颈药品瓶内，做折光率实验用。

【实验报告】

1. 粉末制片。
2. 测微尺的使用。
3. 挥发油含量测定的方法及结果。

实验二　中药常规测定和检查

【实验目的】

1. 掌握水分测定原理和方法。
2. 掌握灰分测定原理和方法。

3. 掌握折光率测定原理和方法。

4. 掌握薄层层析板的制备方法。

【实验用品】

中药肉桂粉，中药肉桂油，八角茴香油，甲苯，10% 硝酸铵，α - 溴代萘，无水乙醇 - 乙醚（1：1），硅胶 G，羧甲基纤维素钠（CMC - Na），蒸馏水。

分液漏斗，直形冷凝管，水分测定管，短颈圆底烧瓶，烧杯，量筒，乳钵，玻璃板若干。

灰分炉，坩埚，坩埚钳，干燥器，铁支架，万能夹，调温电热套（500mL），沸石或碎瓷片，乳胶管，铁圈，天平，阿贝折光仪，标准玻璃块，脱脂棉，超声清洗器，干燥器，恒温箱。

【实验内容】

（一）水分测定

测定用的供试品，需破碎成直径不超过 3mm 的颗粒或碎片，直径和长度在 3mm 以下的花类、种子和果实类药材或饮片，可不破碎。减压干燥法需过二号筛。

1. 烘干法　适用于不含或少含挥发性成分的供试品水分的测定。在规定条件下用电热干燥箱将供试品干燥，使失去水分后称重。

测定用的供试品，一般先破碎成直径不超过 3mm 的颗粒或碎片。混合均匀置密闭的瓶内备用。

取供试品 2~5g，平铺于干燥至恒重的称量瓶中，厚度不超过 5mm，疏松样品不超过 10mm，精密称定，打开瓶盖在 100~105℃ 干燥 5 小时，将瓶盖盖好，移至干燥器中，冷却 30 分钟，精密称定重量，再在上述温度干燥 1 小时，冷却，称重，至连续两次称重的差异不超过 5mg 为止，根据减失的重量，计算供试品中含水分的百分数。

$$水分（\%）=[（m_1-m_2）/（m_1-m_0）]\times100\%$$

式中：m_0 为恒重的空称量瓶重量（g）；m_1 为供试品与称量瓶的重量（g）；m_2 为称量瓶与干燥后供试品重量（g）；计算结果保留两位小数。

为了易于恒重，干燥后放置时间、称量瓶称量的顺序应与空称量瓶一致。变色硅胶应保持干燥状态呈蓝色。

2. 甲苯法　适用于含挥发性成分的供试品水分测定。

取供试品适量（相当于含水量 1~4mL），精密称定，置烧瓶中，加甲苯约 200mL，可加入沸石（或碎瓷片）数粒，装好测定管、冷凝管，自冷凝管顶端加入甲苯，至充满测定管的狭细部分。缓缓加热烧瓶，待甲苯开始沸腾时，调节温度，使流出 2 滴/秒，待水分完全馏出（刻度管中水不再增加），将冷凝管内先用甲苯冲洗，再用长刷将壁上附着的甲苯推下，继续蒸馏 5 分钟，放冷至室温，拆卸装置，至水与甲苯完全分层（可加亚甲蓝粉少许，使水着色）时，读数，计算供试品中含水分的百分数（%）。

3. 减压干燥法　取直径约 12cm 的培养皿，加新鲜的五氧化二磷干燥剂适量，铺成

0.5~1cm 的厚度，放入直径 30cm 的减压干燥器中。

取供试品 2~4g 混匀，分取 0.5~1g 置在同样条件下干燥并称重的称瓶中，精密称定，打开瓶盖，放入上述干燥器中，减压至 2.6kPa（20mmHg）以下持续半小时，室温放 24 小时。在减压干燥器出口连接新鲜无水氯化钙干燥管，打开活塞，至内外压一致，关闭活塞，打开干燥器，盖上瓶盖，取出迅速精密称重，计算水分含量（%）。

按各中药项下规定的限度标准，符合规定时判定为合格，如有一份不合格，不得取平均值，应重进行测定。

4. 操作

（1）称取肉桂粉约 15g，置烧瓶中，加甲苯 200mL，沸石 3~4 粒，将烧瓶放在电热套内，连接水分测定器、回流冷凝管、乳胶软水管。

（2）自冷凝器上端加甲苯，使充满测定器的狭细部分，打开水阀供冷凝水，开启电热套开关加热，调节加热温度和冷凝水流速，缓缓加热烧瓶，待甲苯开始沸腾时，调节温度，使流出 2 滴/秒，待水分完全馏出（刻度管中水不再增加），将冷凝管内先用甲苯冲洗，再用饱蘸甲苯的长刷将壁上附着的甲苯推下，继续蒸馏 5 分钟。

（3）放冷至室温，拆卸装置，至水与甲苯完全分层（可加亚甲蓝粉少许，使水着色）时，读数计算供试品中含水分（%）。

判定标准：肉桂含水量不得超过 15.0%。

5. 实验注意事项

（1）安装洗净的玻璃容器时应从下到上，用后拆卸时应从上到下，仔细慎重，避免损坏。

（2）冷凝水从上向下流向，开始加热时注意观察，避免爆沸，操作人员不得长时间离岗，以免发生事故。

（3）实验完毕后，将仪器清洗（用洗衣粉、超声波清洗器）干净，擦干或烘干，放在指定的容器内。

（4）值日生清场，清点仪器、药品、试剂，检查水电开关关闭后，通知指导教师或技术员，才能离开。

注：一般蒸馏约需 4 小时。

（二）灰分测定

1. 原理 供试品加热炭化后，在 500~600℃灼烧使灰化成不挥发性的无机盐（多为金属氧化物或其盐类），灰分包括中药的生理灰分和外来灰分。

2. 操作程序

（1）总灰分的测定：取供试品 2~3g，（如需测定酸不溶性灰分，称量供试品 3~5g）置已恒重的坩埚中，称定重量（准确到 0.01g），缓缓炽热，注意避免燃烧，至完全炭化时，逐渐升高温度至 500~600℃，使完全灰化并至恒重。

如样品不易灰化，可将坩埚放冷，加热水或 10% 硝酸铵溶液 2mL，使残渣湿润，然后置水浴上蒸干，残渣照上述方法灼烧，至坩埚内容物完全灰化并至恒重。

（2）计算：

$$总灰分（\%）=[(m_2-m_0)/(m_1-m_0)]\times100\%$$

式中：m_0 为恒重的空坩埚重量（g）；m_1 为供试品与坩埚的重量（g）；m_2 为灰分与坩埚的重量（g）。

3. 酸不溶性灰分测定 酸不溶性灰分是指在稀盐酸中不溶解的灰分。原理：灰分加稀盐酸后，无机盐类变成可溶性氯化物，加热溶解，过滤，不溶物再灼烧后为酸不溶性灰分，如砂石、泥土等杂质，即外来灰分。

（1）取上项所得总灰分，在坩埚中加稀盐酸 10mL，用表面皿覆盖坩埚，置水浴上加热 10 分钟，表面皿用热水 5mL 冲洗，洗液并入坩埚内，用定量滤纸过滤，坩埚内的残渣用水冲洗于滤纸上，并洗涤至洗液不显氯化物反应为止。用镊子将滤纸移置灰分所用坩埚中，置通风橱内的电炉上缓缓加热，干燥，炭化后移置高温炉内，逐渐升温至 600℃，灼烧 1 小时，停止加热，待炉内温度降至 400℃时，移入减压干燥器内，将盖盖严，放置 60 分钟，精密称定。再在上述条件下灼烧 30 分钟，冷却，称重至恒重。

（2）计算

$$酸不溶性灰分（\%）=[(m_2-m_1)/m_0]\times100\%$$

式中：m_0 为供试品重量（g）；m_1 为恒重的空坩埚重量（g）；m_2 为残渣与坩埚重量（g）。

结果判定：按各中药项下规定的限度标准，符合规定时判定为合格，如有一份不合格，不得取平均值，应重进行测定。

4. 实验注意

（1）坩埚使用前须洗净烘干，置灰分炉中灼烧，其温度和时间与测定时条件相同。

（2）灼烧恒重是指两次灼烧后称重差异小于 0.3mg，灼烧至恒重的第二次称重应再继续灼烧 30 分钟后进行。

（3）从灰分炉中取出坩埚前应先使炉降温，在高温时取出坩埚，温度骤降会炸裂。

（4）每次在干燥器中或灰分炉中放置的时间应一致，否则不易恒重，从灰分炉中取出坩埚不得直接称重，需置干燥器中冷却后再称重。

（三）折光率测定

1. 原理 光线自一种透明介质进入另一种透明介质的时候，由于两种介质的密度不同，光的进行速度发生变化，即发生折射现象。一般折射光指光线在空气中进行的速度与在供试品中进行速度的比值。根据折射定律，折射率（n）是光线入射角的正弦与折射角的正弦的比值。

$$n=\frac{\sin i}{\sin r}$$

式中：$\sin i$ 为光线的入射角的正弦；$\sin r$ 为折射角的正弦。

物质的折光率因温度或光线波长的不同而改变，温度升高，折光率变小；波长越短，折光率越大。

若光线从光密介质进入光疏介质，入射角小于折射角，改变入射角可以使折射角达到90°，此时的入射角称为临界角，阿贝折光计测定折光率就是基于测定临界角的原理。

2. 内容 折光率以 ntD 表示，D 为钠光谱的 D 线（589.3nm），t 为测定时的温度。测定供试品相对于空气的折光率（用阿培式折光计，可用白光光源），一般供试品温度为20℃。测定折光率可以区别不同的油类或检查某些药品的纯杂程度。

测定用的折光计需能读数至 0.0001，测量范围 1.3 ~ 1.7，用阿培式折光计或相当的仪器，测定时应调节温度至 20 ± 0.5℃（或药品规定温度），测定后再重复读数 2 次，3 次读数平均值即为供试品的折光率。

测定前，折光计读数应用校正用棱镜或水进行校正，20℃时水的折光率为 1.3330，25℃时水的折光率为 1.3325，40℃时水的折光率为 1.3305。

3. 操作程序

（1）取肉桂油滴加在折射棱镜的表面，并将进光棱镜盖上。要求液层均匀，充满视场无气泡。

（2）打开遮光板，合上反射镜，调节目镜使十字线成像清晰，旋转折射率调节手轮在目镜中找到明暗分界线的位置，再旋转色散调节手轮，使分界线不带任何颜色，微调折射率调节手轮，使明暗分界线位于十字交叉点上，投影屏上显示的数值即为被测液体的折射率。

（3）照上法操作，测定八角茴香油的折光率。

判定标准：八角茴香油的折光率应为 1.553 ~ 1.560；肉桂油应为 1.602 ~ 1.614。

4. 实验注意

（1）当测定腐蚀性液体后，及时清洗干净，防止侵蚀损坏；试样中不应有硬性杂质，防止把折射棱镜拉毛。

（2）严禁用油手或汗手触及光学部件，有污物时，用麂皮或脱脂棉轻轻擦拭，或蘸二甲苯擦拭。

（3）记录折射率时，一定要记录测定的温度，因为折射率随温度变化。

（四）薄层层析鉴定法

1. 原理 系指用适宜的吸附剂或载体涂布于玻璃板、塑料或铝基片上，成一均匀薄层。待点样，展开后，与适宜的对照物按同法在同板上所得的色谱图对比，并可用薄层扫描仪进行扫描，用以进行药品的鉴别，杂质检查或含量测定的方法。

2. 仪器与材料

（1）玻璃板：除另有规定外，按 10cm × 10cm，10cm × 15cm，20cm × 10cm，20cm × 20cm 的规格，要求光滑平整，洗净后不附水珠，晾干。

（2）吸附剂或载体：最常用的有硅胶 G、硅胶 GF254、硅胶 H、硅胶 HF254，其次有硅藻土、硅藻土 G、氧化铝、氧化铝 G、微晶纤维素、微晶纤维素 F254 等。其颗粒大小一般要求直径为 10 ~ 40μm，薄层涂布，除另有规定外，一般可分无黏合剂和含黏合剂两种。前者系将吸附剂或载体直接涂布于玻璃板上，后者系在吸附剂或载体中加入一定量的黏合剂，一般常用10%～15%煅石膏（在140℃烘4小时），混匀后加水适量使用，或用羧甲基纤维素钠水溶液（0.2%～0.5%）适量调成糊状，均匀涂布于玻璃板上。也有含一定改性剂如荧光剂或缓冲液等的薄层。

（3）涂布器：应能使吸附剂或载体在玻璃板上手工或自动涂成一层符合厚度要求的均匀薄层。

（4）点样器：一般采用微升毛细管或与之相应的点样器材。

（5）展开室：可用适合薄层板大小的专用玻璃缸，底部平底或有双槽，盖子需密闭。

3. 操作方法

（1）层析板制备：除另有规定外，将吸附剂1份和水3份在研钵中向一个方向研磨混合，去除表面的气泡后，倒入涂布器中，在玻璃板上平稳地移动涂布器进行涂布（厚度为0.25～0.5mm），取下涂好薄层的玻璃板，于室温下，置水平台上晾干，在反射光及透射光下检视，表面应均匀平整，无麻点、无气泡、无破损及污染，于110烘30分钟，冷却后立即使用或置干燥器中备用，或用商品预制板。

（2）点样：除另有规定外，用点样器点样于薄层板上，一般为圆点，点样基线距底边1.0～1.5cm，点样直径不大于3mm，点间距离可视斑点扩散情况以不影响检出为宜。点样时必须注意勿损伤薄层表面。

（3）展开：将点好样品的薄层板放入展开缸的展开剂中，进入展开剂的深度为距原点5mm为宜，密封，待展开至规定距离，除另有规定外，一般为8～15cm，取出薄层板，晾干，按正文项下的规定检测。展开缸如需预先用展开剂预平衡，可在缸中加入适量的展开剂，必要时可在壁上贴两条与缸一样高、宽的滤纸条，一端浸入展开剂中，盖严，使层析缸平衡或按正文规定操作。

（4）如需用薄层扫描仪对色谱进行扫描供鉴别、检查或定量，则可用薄层扫描法。

4. 实验注意

（1）层析板一定要清洗干净，玻板上不能有明水，振动时用力不要过大。

（2）制备乳液时，研磨速度适当，始终朝一个方向研磨。

【实验报告】

1. 水分测定。

2. 灰分测定。

3. 折光率测定。

4. 薄层层析板的制备方法及结果。

实验三　根、根茎类中药鉴定（一）

【实验目的】

1. 观察药材标本，掌握其性状鉴别特征。

2. 掌握大黄、绵马贯众的组织鉴别特征及品种来源。

3. 掌握大黄的粉末特征

4. 掌握大黄的理化鉴别方法。

【实验用品】

玻璃板，层析缸，量筒，硅胶 H，羧甲基纤维素钠，蒸馏水，恒温干燥箱，天平，乳钵 250，超声清洗器，干燥器 40cm，离心机，恒温水浴箱，紫外光灯，切片刀，电热风机，喷雾器，蒸发皿，具塞锥形瓶，容量瓶，分液漏斗，毛细管，甲醇，盐酸，乙醚，氯仿，石油醚（30~60℃），甲酸乙酯，甲酸，氨水，大黄对照药材，大黄酸对照品，大黄粉。

贯众、大黄、狗脊、骨碎补、广防己、拳参、虎杖、何首乌、牛膝、商陆、银柴胡、太子参、威灵仙药材标本。

【实验内容】

大黄 TLC 鉴别操作程序如下。

1. 取本品粉末 0.1g，置 50mL 具塞锥形瓶中，加甲醇 20mL，置超声提取器（放网框中，浴入水中少许，以免倾倒）中提取 20 分钟，离心，取上清液置蒸发皿中，水浴蒸干，加水 10mL 溶解，再加盐酸 1mL，置水浴箱上加热 30 分钟，转入分液漏斗，冷却后用乙醚萃取 2 次，每次 20mL，合并乙醚液，蒸干，残渣加氯仿 1mL 使溶解，作为供试液。

2. 另取大黄对照药材，同法制成对照药材溶液；称取大黄酸对照品，加甲醇制成每 1mL 含 1mg 的溶液，作为对照品溶液。吸取上述三种溶液各 4μL，分别点于同一以羧甲基纤维素钠为黏合剂的硅胶 H 薄层板上，以石油醚–甲酸乙酯–甲酸（15：5：1）的上层溶液为展开剂，展开，取出，晾干，置紫外光灯下检视。供试品色谱中，在与对照品相应的位置上，显相同的橙黄色荧光斑点，置氨气（可用氨水喷）中熏后，日光下检视，斑点变为红色。

【实验报告】

1. 绘制大黄根茎，绵马贯众叶柄组织简图。

2. 绘制大黄粉末详图。

3. 大黄 TLC 鉴别方法及结果。

实验四 根、根茎类中药鉴定（二）

【实验目的】

1. 观察药材标本，掌握其性状鉴别特征。

2. 观察黄连、甘草切片特征，黄连、甘草粉末特征。

3. 掌握黄连理化鉴别方法，小檗碱的含量测定。

4. 学习附子中乌头碱的限量检查方法。

【实验用品】

玻璃板，层析缸，量筒，硅胶 G，羧甲基纤维素钠，蒸馏水，显微镜，天平，乳钵 250，超声清洗器，恒温干燥箱，量瓶（100mL），薄层扫描仪，干燥器，离心机，试管，紫外光灯，电热风机，具塞锥形瓶，容量瓶，毛细管。

黄连、甘草、附子粉末（各 10g），黄连、甘草石蜡切片，甲醇，苯，乙酸乙酯，异丙醇，氨水，乙醚，无水乙醇，氯仿，改良碘化铋钾试液，黄连对照药材，盐酸小檗碱对照品，乌头碱对照品。

川乌、附子、白芍、赤芍、黄连、升麻、防己、北豆根、延胡索、板蓝根、常山、地榆、苦参、山豆根、葛根、甘草药材标本。

【实验内容】

（一）薄层扫描仪操作程序

原理：系指用一定波长的光照射在薄层板上，对薄层色谱有吸收紫外光或可见光的斑点，或经激发后能发射出荧光的斑点进行扫描，将扫描得到的图谱及积分数据用于药品的鉴别，杂质检查或含量测定。

内容：除另有规定外，薄层扫描方法可根据各种薄层扫描仪的结构特点及使用说明，结合具体情况，选择反射方式，采用吸收法，或荧光法，用单波长或双波长扫描。

测定方法由内标法和外标法，由于影响薄层扫描结果的因素很多，故薄层扫描定量测定应在保证供试品斑点的量在校正曲线的线性范围内的情况下，于对照品同板点样，展开，扫描、测量和计算。

用外标法测定时，若对照品各数据点在校正曲线上呈一通过原点的直线时，可用一点法校正，若不通过原点通常宜采用二点法校正，必要时用多点法校正。含量测定时，供试品溶液和对照品溶液应交叉点于同一薄层板上，供试品点样不得少于 4 个，对照品每一浓度不得少于 2 个，薄层扫描定量用的对照品纯度应符合含量测定用对照品的要求。

（二）黄连的 TLC 鉴别操作程序

取本品粉末约 50mg，置试管中，加甲醇 5mL，超声处理 10 分钟，离取上清液，置 5mL 容量瓶中，加甲醇至刻度，作为供试液；另取黄连对照药材，同法制成对照药材溶液；再取盐酸小檗碱对照品，加甲醇制成每 1mL 含 0.5mg 的溶液，作为对照品液。吸取上三种溶液各 1μL，分别点于同一硅胶 G 薄层板上，以苯 - 乙酸乙酯 - 甲醇 - 异丙醇 - 水（6∶3∶1.5∶1.5∶0.3）为展开剂，置氨蒸汽饱和的层析缸内展开，取出晾干，置紫外光灯下检视。供试品色谱中，在与对照药材色谱相应的位置上，显相同的黄色荧光斑点；在与对照品色谱相应的位置上，显相同的一个黄色荧光斑点。

（三）小檗碱的含量测定操作程序

取本品粉末约0.1g，精密称定，置100mL量瓶中，加入盐酸－甲醇（1∶100）约95mL，60℃超声处理40分钟，室温放置过夜，加甲醇稀释至刻度，摇匀，离取上清液，作为供试品液；另取盐酸小檗碱对照品，加甲醇制成每1mL含0.04mg的溶液，作为对照品液。吸取供试品溶液1μL，对照品溶液1μL与3μL，交叉点于同一硅胶G薄层板上，以苯－乙酸乙酯－甲醇－异丙醇－水（6∶3∶1.5∶1.5∶0.3）为展开剂，另槽加入等体积的浓氨试液，预平衡15分钟后，上行展开8cm，取出，挥干溶媒后，进行荧光扫描，激发波长 λ＝366nm（氙或汞灯），测量供试品与对照品荧光强度的积分值，计算，即得。

判定标准：本品含小檗碱（$C_{20}H_{18}NO_4$）以盐酸小檗碱计算，不得少于3.6%

（四）乌头碱限量检查

取附子粉末10g，置具塞锥形瓶中，加乙醚50mL，振摇10分钟，加氨试液10mL，称重，超声处理40分钟，称重并用乙醚补足重量，摇匀，离取上清液，蒸干，加无水乙醇2mL使溶解，作为供试品溶液；另取乌头碱对照品，加无水乙醇制成每1mL含2mg的溶液，作为对照品液。吸取对照品液5μL、供试品液6μL，分别点于同一硅胶G薄层板上，另一槽中加等量浓氨试液饱和，以氯仿－甲醇（9∶0.5）为展开剂，展开10cm，取出晾干，喷以改良碘化铋钾试液。

判定标准：供试品色谱中，在与对照品色谱相应的位置上出现的斑点应小于对照品的斑点或不出现斑点。

【实验报告】

1. 绘制黄连、甘草粉末详图。
2. 绘制黄连、甘草组织简图。
3. 黄连的TLC鉴别方法及结果。
4. 黄连中小檗碱的含量测定方法及结果。
5. 附子中乌头碱的限量检查方法和结果。

实验五　根、根茎类中药鉴定（三）

【实验目的】

1. 观察药材标本，掌握其性状鉴别特征。
2. 观察人参、三七切片，黄芪粉末特征。
3. 掌握三七、川芎理化鉴别方法。

【实验用品】

玻璃板，层析缸，量筒，硅胶 G，羧基纤维素钠，恒温干燥箱，紫外可见分光光度计，显微镜，天平，乳钵 250，超声清洗器，干燥器，电冰箱，离心机，试管，紫外光灯，电热风机，具塞锥形瓶，喷雾器，容量瓶，量瓶，毛细管，D101 大孔吸附树脂，玻璃层析柱。

人参皂苷 Re 对照品，乙醇，醋酐，硫酸，硼酸，丙酮，枸橼酸，正丁醇，甲醇，氯仿，乙酸乙酯，人参皂苷 R_{bl}、R_{gl} 及三七皂苷 R_1（各 10mg），三七、川芎、黄芪粉末（各 15g）。

黄芪、远志、人参、三七、白芷、当归、独活、羌活、川芎、防风、柴胡、北沙参、南沙参、龙胆、秦艽、白前、玄参、地黄、巴戟天、党参、川木香药材标本。

【实验内容】

（一）三七的理化鉴别

1. 取本品粉末 0.5g，加水 5mL，温浸 30 分钟，离取上清液适量，置试管中，塞紧，用力振摇 1 分钟，产生持久性泡沫。

2. 取本品粉末 2g，温浸 30 分钟，离取上清液 1mL，置试管中，滴加醋酐 1mL 与硫酸 1～2 滴，显黄色，渐变为红色、紫色、青色、污绿色；另取上清液数滴，点于滤纸上，干后置紫外光灯下观察，显淡蓝色荧光，滴加硼酸饱和的丙酮溶液与 10% 枸橼酸溶液各 1 滴，干后，置紫外光灯下观察，有强烈的黄绿色荧光。

3. 取本品粉末 0.5g，加 5 滴水搅匀，再加以水饱和的正丁醇 5mL，超声处理 15 分钟，离取上清液，加以正丁醇饱和的水 3 倍量，摇匀，放置使分层。取正丁醇层，蒸干，残渣加甲醇 1mL 使溶解，作为供试液。另取人参皂苷 R_{bl}、R_{gl} 及三七皂苷 R_1 对照品，加甲醇制成每 1mL 各含 2.5mg 的混合溶液，作为对照品液。吸取上两种溶液各 1μL，分别点于同一硅胶 G 薄层板上，以氯仿 - 乙酸乙酯 - 甲醇 - 水（15：40：22：10）10℃以下放置的上层溶液为展开剂，展开，取出晾干，喷以硫酸溶液，于 105℃烘干约 10 分钟。供试品色谱中，在与对照品色谱相应的位置上，显相同颜色的斑点，紫外灯下，显相同的荧光斑点。

（二）三七、人参总皂苷的含量测定

原理：是通过测定被测物质在特定波长处或一定波长范围内光的吸收度，对该物质进行定性和定量分析的方法。

单色光辐射穿过被测物质溶液时，被该物质吸收的量与该物质的浓度和液层厚度成正比，即：

$$A = \lg (1/T) = ECL$$

式中：A 为吸收度；E 为吸收系数，采用的表示方法是（$E_{1cm}^{1\%}$），即吸收度换算成溶液浓度为 1%（g/mL），液层厚度为 1cm 的数值；C 为 100mL 溶液中所含被测物质的重

量（g）；L 为液层厚度（cm）。

1. 仪器校正 常用汞灯中的较强谱线 237.83nm、253.65nm、275.28nm、296.73nm、313.16nm、334.15nm、365.02nm、404.66nm、435.83nm、546.07nm 与 576.96nm，氘灯的 486.02 与 656.10nm 谱线进行校正。

吸收度的准确度可用重铬酸钾的硫酸溶液检定。取基准的重铬酸钾约 60mg，用 0.005mol/L 硫酸溶液溶解并稀释至 1000mL，按下表规定波长测定并计算吸收系数，相对偏差小于 ±1%。

波长（nm）	235 最小	257 最大	313 最小	350 最大
$E_{1cm}^{1\%}$	124.5	144.0	48.62	106.6

杂散光的检查按下表的试剂和浓度，置 1cm 的石英吸收池中，测定透光率。

试剂	浓度%（g/mL）	测定波长（nm）	透光率（%）
碘化钠	1.00	220	<0.8
亚硝酸钠	5.00	380	<0.8

2. 溶剂 测定供试品前，先检查所用的溶剂在供试品所用的波长附近是否符合要求，即用 1cm 石英吸收池盛溶剂，以空气为空白测定其吸收度，溶剂和吸收池的吸收度，在 220~240nm 范围内不得超过 0.40；在 241~250nm 范围内不得超过 0.20；在 251~300nm 范围内不得超过 0.10，在 300nm 以上时不得超过 0.05。

3. 测定法 测定时应以配置供试品溶液的同批溶剂为空白对照，采用 1cm 的石英吸收池，在规定的吸收峰波长 ±2nm 以内测试几个点的吸收度，以核对供试品的吸收峰波长位置是否正确，吸收峰波长应在该品种项下规定的波长 ±2nm 以内；否则应考虑该样品的真伪、纯度以及仪器波长的准确度，并以吸收度最大波长作为测定波长。一般供试品溶液的吸收度读数，以在 0.3~0.7 之间的误差最小。仪器狭缝波带宽度应小于供试品吸收带的半宽度，否则测得的吸收度会偏低；狭缝宽度的选择，应以减小狭缝宽度时供试品的吸收度不再增加为准，吸收池和溶剂可能有空白吸收，测定供试品的吸收度应减去空白读数，再计算含量。

用作鉴别和检查项目的方法，按各品种项的方法进行，鉴别吸收度读数范围可根据配制供试液的准确度确定。

含量测定的方法一般有以下几种：

（1）对照品比较法：按品种项下规定，分别配制供试液和对照液，对照液中所含被测成分的量应为供试品液中被测成分表示量的 100% ±10%，所用溶剂应完全一致，在规定的波长测定供试品液和对照品液的吸收度，计算供试品中被测溶液的浓度（C_x）：

$$C_x = (A_x/A_r) C_r$$

式中：A_x 为供试品溶液的吸收度；A_r 为对照品溶液的吸收度；C_r 为对照品溶液的浓度。

（2）**吸收系数法**：按品种项下方法配制供试品液，在规定的波长处测定其吸收度，再以该品种在规定的条件下的吸收度系数计算含量。

在用本法测定时，应注意仪器的校正和检定。

（3）计算分光光度法：采用计算分光光度法应慎重。当吸收度处在吸收峰陡然上升或下降的部位测定时，影响精度的因素较多，对照品和供试品测试条件应尽量一致。若测定时不用对照品，测定时对仪器做仔细的校正和检定。

4. 绘制标准曲线 精密称取 3mg 已干燥恒重的人参皂苷 Re 对照品，以浓硫酸定容至 100mL，60℃水浴 2 小时，冷至室温，用浓硫酸将上述人参皂苷 Re 反应液配制成一系列标准溶液，测定其在 322nm 处的吸光度值，数据经线性回归处理，得到方程如下：$A = -0.0178 + 0.0792C$，$r = 0.9997$，线性范围为 $0 \sim 30 \mu g/mL$。

5. 平行试验作为空白 精密加入水饱和正丁醇 20mL，密塞，超声波提取 30 分钟。精密量取提取液 2mL，水浴蒸干后，以水 5mL 溶解残渣，转移至 D101 大孔吸附树脂柱上。先以水 50mL 洗净糖分等水溶性杂质，再以 75% 乙醇（流速约为 2mL/min）洗脱人参皂苷并定容至 25mL。精密量取洗脱液 2.0mL，水浴蒸干，以浓硫酸溶解残渣并定容至 10mL。60℃水浴加热 2 小时，冷至室温后，测其在 322nm 处的吸光度值，扣除空白样品的吸光度，代入线性方程，计算出样品中的人参总皂苷以人参皂苷 Re 的含量。

【实验报告】

1. 绘制人参、三七组织简图，黄芪粉末详图。
2. 三七的 TLC 鉴别方法和结果。
3. 人参、三七中总皂苷的含量测定方法和结果。

实验六　根、根茎类中药鉴定（四）

【实验目的】

1. 观察药材标本，掌握其性状鉴别特征。
2. 绘制党参、白术粉末详图。
3. 用 TLC 法鉴别三种百部。
4. 黄芩苷的含量测定。

【实验用品】

玻璃板，层析缸，量筒，硅胶 G，羧甲基纤维素钠（CMC – Na），蒸馏水，显微镜，天平，乳钵 250，超声清洗器，干燥器，电冰箱，液相色谱仪，离心机，恒温干燥箱，试管，紫外光灯（254/365nm），电热风机，具塞锥形瓶，喷雾器，容量瓶，毛细管。

正丁醇，甲醇，甲苯，丙酮，乙醇，氨水，改良碘化铋钾，甲醇（AR），新鲜双蒸水，磷酸（AR），黄芩苷对照品，百部对照药材，黄芩苷对照品。

党参、百部、黄芩、丹参、木香、白术、苍术、桔梗、天花粉、泽泻、香附、天南星、半夏、白附子、石菖蒲、贝母、黄精、天冬、知母、山药、射干、姜黄、莪术、郁金、天麻、白及、良姜、玉竹药材标本。

【实验内容】

（一）三种百部的 TLC 鉴别

取本品 2g，加正丁醇 30mL，超声处理 40 分钟，离取上清液，蒸干，残渣加甲醇 1mL 溶解，作为供试品溶液。另取百部对照药材 2g，按照同法处理，作为对照药材溶液。分别吸取上述溶液各 5μL，点于同一硅胶 G 薄层板上，以甲苯–丙酮–乙醇–氨水（20∶20∶3∶1）为展开剂，展开，取出晾干，喷以改良碘化铋钾试液。

（二）高效液相色谱法

原理：高效液相色谱法是用高压输液泵将具有不同极性的单一溶剂或不同比例的混合溶剂、缓冲液等流动相泵入装有固定相的色谱柱，经进样阀注入供试品液，由流动相带入柱内，在柱内各成分被分离后，依次进入检测器，色谱信号由记录仪或积分仪记录。

仪器要求：所用的仪器为高效液相色谱仪。

色谱柱的填料和流动相的组分应按各品种项下的规定：常用的色谱柱填料有硅胶和化学键合硅胶。后者以十八烷基硅烷键合硅胶最为常用，辛基建合硅胶次之，氰基或氨基建合硅胶也有使用；离子交换填料，用于离子交换色谱；凝胶或玻璃微球等，用于分子排阻色谱。

检测器为紫外吸收检测器，在用紫外检测器时，所用流动相应符合紫外分光光度法项下对溶剂的要求。

正文中各品种项下规定的条件除固定相种类、流动相组分、检测器类型不得任意改变外，其余如色谱柱内长度、固定相牌号、载体粒度、流动相流速、混合流动相各组分的比例、柱温、进样量、检测器的灵敏度等，均可适当改变，以适应具体品种并达到系统适用性试验的要求。一般色谱图约于 20 分钟内记录完毕。

1. 适用性试验 按各品种项下的要求对仪器进行适用性试验，即用规定的对照品对仪器进行试验和调整，应达到规定的要求，或规定分析状态下色谱柱的最小理论板数，分离度和拖尾因子。

（1）理论板数（n）：在选定的条件下，注入供试品溶液或各品种项下规定的内标物质溶液，记录色谱图，量出供试品主成分或内标物质峰的保留时间 t_R（以分钟或长度计，与半高峰宽取相同单位）和半高峰宽（$W_{h/2}$），按 $n = 5.54\ (t_R/W_{h/2})^2$ 计算色谱柱的理论板数，如果测得理论板数低于品种项下规定的最小理论板数，应改变色谱柱的某些条件（柱长、载体性能、色谱柱填充优劣）。

（2）分离度（R）：定量分析时，为便于准确测量，要求定量峰与其他峰或内标峰之间有较好的分离度。

$$R = \frac{Z\ (t_{R_1} - t_{R_2})}{w_1 + w_2}$$

式中：t_{R_2} 为相邻两峰的后一峰的保留时间；t_{R_1} 为相邻两峰的前一峰的保留时间；W 为峰宽；除另有规定外，分离度应大于 1.5。

（3）拖尾因子：为保证测量精度，特别当采用峰高法测量时，应检查待测峰的拖尾因子（T）是否符合品种项下规定，或不同浓度进样的校正因子误差是否符合要求。

$$T = \frac{W_{0.05h}}{2d_1}$$

式中：$W_{0.05h}$ 为 0.05 峰高处的峰宽；d_1 为峰极大至峰前沿之间的距离；除另有规定外，T 应在 0.95～1.05 间。

也可按品种校正因子测定项下，配制相当于 80%、100% 和 120% 的对照品溶液，假如规定的内标溶液，三种不同浓度的溶液，分别注样 3 次，计算平均校正因子，其相对标准偏差应不大于 0.2%。

2. 测定法　定量测定时，可根据样品的具体情况采用峰面积法或峰高法，但用归一化法或内标法测定杂质总量时，需采用峰面积法。

（1）面积归一化法：测定供试品（或经衍生化处理的供试品）中各杂质及杂质总量限度采用不加校正因子的峰面积归一化法。计算各杂质峰面积及其总和，并求出占总峰面积的百分率。但溶剂峰不计算在内。色谱图的记录时间应根据各种所含杂质的保留时间决定，除另有规定外，可为规定保留时间的倍数。

（2）主成分自身对照法：当杂质峰面积与成分峰面积相差悬殊时，采用主成分自身对照法。在测定前，先按品种项下规定的杂质限度，将供试品稀释成一定浓度的溶液作为对照溶液，进样，调节检测器的灵敏度或进样量，使对照溶液中的主成分峰面积满足准确测量要求。然后取供试品溶液，进样，记录时间，除另有规定外，应为主成分保留时间的倍数。根据测得的供试品溶液的各杂质峰面积及其总和并和对照溶液主成分的峰面积比较，计算杂质限度。

（3）内标法测定：供试品中杂质的总量限度，采用不加校正因子的峰面积法。取供试品，按品种项下规定的方法配制不含内标物质的供试品溶液，注入仪器，记录色谱图 Ⅰ；再配制含有内标物质的供试品溶液，在同样的条件下注样，记录色谱图 Ⅱ。记录的时间除另有规定外，应为品种项下规定的内标峰保留时间的倍数，色谱图上内标峰高应为记录仪满标度的 30% 以上，否则应调整注样量或检测器灵敏度。

如果色谱图 Ⅰ 中没有与色谱图 Ⅱ 上内标峰保留时间相同的杂质峰，则色谱图 Ⅱ 中各杂质峰面积之和应小于内标物质峰面积（溶剂峰不计）；如果色谱图 Ⅰ 中有与色谱图 Ⅱ 上内标物质峰保留时间相同的杂质峰，应将色谱图 Ⅱ 上的内标物质峰面积减去色谱图 Ⅰ 中此杂质峰面积，即为内标物质峰的校正面积；色谱图 Ⅱ 中各杂质峰总面积加色谱图 Ⅰ 中此杂质峰面积，即为各杂质峰的校正总面积，各杂质峰的校正总面积应小于内标物质峰的校正面积。

（4）内标法加校正因子测定：供试品中某个杂质或主成分含量，按品种项下的规定，精密称（量）取对照品和内标物质，分别配成溶液，精密量取各溶液，配成校正因子测定用的对照溶液，取一定量注入仪器，记录色谱图，测量对照品和内标物质的峰面积或峰高，计算校正因子：

$$校正因子 \ (f) = \frac{A_s / M_s}{A_r / M_r}$$

式中：A_s 为内标物质的峰面积或峰高；A_r 为对照品的峰面积或峰高；M_s 为加入内标物质的量；M_r 为加入对照品的量。

再取品种项下含有内标物质的供试品溶液，注入仪器，记录色谱图，测量供试品（或其杂质）峰和内标物质的峰面积或峰高，计算含量：

$$含量 \ (M_x) = f \times \frac{A_x}{A_s / M_s}$$

式中：A_x 为供试品（或其杂质）峰面积或峰高；M_x 为供试品（或其杂质）的量。

当配置校正因子测定用的对照溶液和含有内标物质的供试品溶液使用同一份内标物质溶液时，则配制内标物质溶液不必精密称（量）取。

（5）外标法测定：供试品中某个杂质或主成分含量　按品种项下的规定，精密称（量）取对照品和供试品，配成溶液，分别精密取一定量注入仪器，记录色谱图，测量对照品和供试品待测成分的峰面积（或峰高），计算含量：

$$含量 \ (M_x) = M_r \times \frac{A_x}{A_r}$$

由于微量注射器不易精确控制进样量，当采用外标法测定供试品中某杂质或主成分含量时，以定量环进样为好。

（三）黄芩苷的含量测定

色谱条件及系统适应性研究：用十八烷基硅烷键合硅胶为填料；甲醇 – 水 – 磷酸（47∶53∶0.2）为流动相；检测波长为 278nm；理论板数按黄芩苷峰计算应不低于 2500。

溶液的配制：对照品溶液的配制　精密称取在 60℃真空干燥 4 小时的黄芩苷对照品适量，加甲醇制成每毫升含 0.04mg 的溶液，即得。

供试品溶液的配制：取本品粉末约 0.3g（另取一份测定水分），精密称定，置 100mL 量瓶中，加甲醇稀释至刻度，超声 10 分钟，滤过。精密量取续滤液 1.0mL 置 25mL 量瓶中，加甲醇稀释至刻度，摇匀，即得。

样品含量测定：分别精密量取对照品溶液、供试品溶液各 5μL，注入高效液相色谱仪，按外标法以峰面积计算，即得。

判定标准：本品按干燥品计算，含黄芩苷（$C_{21}H_{18}O_{11}$）不得少于 9.0%。

【实验报告】

1. 绘制党参、白术粉末详图。

2. 百部的 TLC 鉴别方法和结果。

3. 黄芩苷的含量测定方法和结果

实验七 茎木皮类中药鉴定（一）

【实验目的】

1. 观察药材标本，掌握其性状鉴别特征。
2. 熟悉解离组织制片，观察苏木的解离组织特征。
3. 掌握厚朴的组织粉末特征。
4. 熟习浸出物测定法，掌握降香的浸出物测定。

【实验用品】

显微镜，天平，具塞锥形瓶，冷凝管，乙醇，漏斗，滤纸，蒸发皿，恒温干燥箱，干燥器，量筒，移液管，水浴箱。

苏木、厚朴、降香粉末，海风藤、络石藤、寄生、川木通、大血藤、苏木、鸡血藤、降香、沉香、钩藤、桑白皮、牡丹皮、厚朴药材标本。

【实验内容】

（一）浸出物测定

测定范围：用规定的溶剂和方法，从药材或成药中浸出可溶性的成分，经干燥而得的固体物质。适于有效成分未明确或有效成分尚无定量方法的供试品质量控制。

测定原理：当药材或成药中加入溶剂后，溶剂经浸润、渗透进入其细胞组织中，溶解其中可溶性成分，然后利用细胞内外溶液的浓度差和渗透压差，而将可溶液性成分扩散和置换到细胞外的溶剂中。

1. 冷浸法 测定用的供试品需粉碎，过二号筛混合均匀。取供试品 4g，称定重量（准确至 0.01g），置 250mL 的锥形瓶中，精密加水 100mL，塞紧，冷浸，前 6 小时内不断振摇，再静置 18 小时，用干燥折叠滤纸滤过，弃去初滤液，精密量取续滤液 20mL，至恒重的蒸发皿中，在水浴上加热蒸干后，于 105℃ 干燥 3 小时，移置干燥器中，冷却 30 分钟，迅速精密称定重量。

$$水不溶性浸出物的含量（\%） = （5T/W）\times 100\%$$

式中：W 为供试品的重量（g）（干燥品）；T 为浸出物的重量（g）；计算结果保留一位小数。

2. 热浸法 取供试品 2~4g，称定重量（准确至 0.01g），置 100~200mL 的锥形瓶中，精密加水 100mL，塞紧，称定重量，静置 1 小时后，连接回流冷凝管，加热至沸腾，并保持微沸 1 小时。放冷后，取下锥形瓶，密闭，称定重量，用水补足减失重量，摇匀，用干燥滤器滤过，精密量取滤液 25mL，在水浴上蒸干后，于 105℃ 干燥 3 小时，移置干燥器中，冷却 30 分钟，迅速精密称定重量。

$$水不溶性浸出物的含量（\%） = （VT/25W）\times 100\%$$

式中：W 为供试品重量（g）（干燥品）；T 为浸出物的重量（g）；V 为测定时精密加入水的体积（mL）；计算结果保留一位小数。

3. 醇浸出物 按照上述水浸出物测定法（热浸需在水浴上加热），以品种项下规定浓度的乙醇或甲醇代替水为溶剂。

注意事项：蒸发皿恒重应在105℃，从烘箱取出后在干燥器中冷却30分钟，再迅速精密称定。

（二）降香浸出物测定

取本品粉末 2～4g，称定重量（准确至0.01g），置100～200mL的锥形瓶中，精密加乙醇100mL，塞紧，称定重量，静置1小时后，连接回流冷凝管，加热至沸腾，并保持微沸1小时。放冷后，取下锥形瓶，密闭，称定重量，用乙醇补足减失重量，摇匀，滤过，精密量取滤液25mL，在水浴上蒸干后，于105℃干燥3小时，移置干燥器中，冷却30分钟，迅速精密称定重量。

【实验报告】

1. 绘制苏木、厚朴粉末详图。
2. 降香浸出物测定方法和结果。

实验八 茎木皮类中药鉴定（二）

【实验目的】

1. 观察药材标本，掌握其性状鉴别特征。
2. 观察肉桂、地骨皮组织、黄柏、杜仲显微特征。
3. 掌握牡丹皮理化鉴别。

【实验用品】

紫外分光光度计，容量瓶，玻璃板，层析缸，量筒，硅胶 G，羧甲基纤维素钠（CMC‑Na），蒸馏水，显微镜，天平，乳钵250，超声清洗器，干燥器，电冰箱，离心机，恒温干燥箱，电热风机，具塞锥形瓶，喷雾器，毛细管，乙醚，丙酮，无水乙醇，环己烷，乙酸乙酯，盐酸，三氯化铁，乙醇，丹皮酚对照品（10mg）。

肉桂、黄柏、杜仲、厚朴花、杜仲、合欢皮、五加皮、地骨皮、苦楝皮、秦皮药材标本。

【实验内容】

（一）牡丹皮理化鉴别

取本品粉末0.15g，加无水乙醇25mL，振摇数分钟，滤过，取滤液1mL，加无水乙醇至 25mL，照分光光度法测定，在 274nm 的波长处有最大吸收。

取本品粉末 1g，加乙醚 10mL，密塞，振摇 10 分钟，滤过，滤液挥干，残渣加丙酮 2mL 使溶解，作为供试品溶液。另取丹皮酚对照品，加丙酮制成每 1mL 含 5mg 的溶液，作为对照品溶液。吸取上述两种溶液各 10μL，分别点于同一硅胶 G 薄层板上，以环己烷 - 醋酸乙酯（3∶1）为展开剂，展开，取出，晾干，喷以 5% 三氯化铁乙醇溶液，加热至斑点显色清晰。供试品色谱中，在与对照品色谱相应的位置上，显相同的蓝褐色斑点。

【实验报告】

1. 绘制肉桂、黄柏、杜仲显微详图。
2. 绘制肉桂、地骨皮组织简图。
3. 牡丹皮理化鉴别方法和结果。

实验九　叶类中药鉴定

【实验目的】

1. 观察药材标本，掌握其性状鉴别特征。
2. 掌握叶的表面制片方法，徒手切片制片方法。
3. 观察大青叶、番泻叶组织、番泻叶粉末特征。
4. 掌握大青叶的 TLC 鉴别方法。

【实验用品】

容量瓶，玻璃板，层析缸，量筒，硅胶 G，羧甲基纤维素钠（CMC - Na），蒸馏水，显微镜，天平，乳钵 250，超声清洗器，干燥器，电冰箱，恒温干燥箱，离心机，电热风机，具塞锥形瓶，容量瓶，蒸发皿，毛细管。

氯仿，丙酮，苯，靛蓝、靛玉红对照品（10mg）。

大青叶、番泻叶粉末，侧柏叶、枸骨叶、大青叶、枇杷叶、番泻叶、功劳叶、罗布麻叶、艾叶药材标本。

【实验内容】

（一）大青叶的 TLC 鉴别

取本品粉末 0.5g，加氯仿 20mL，70℃ 超声处理 20 分钟，离取上清液，浓缩至 1mL，作为供试品液；另取靛蓝、靛玉红对照品适量，加氯仿制成每 1mL 各含 1mg 的混合溶液，作为对照品液。吸取以上两种溶液各 5μL，分别点于同一硅胶 G 薄层板上，以苯 - 氯仿 - 丙酮（5∶4∶1）为展开剂，展开，取出晾干，供试品色谱中，在与对照品靛蓝、靛玉红色谱相应的位置上，分别显相同的蓝色斑点和浅紫红色斑点。

【实验报告】

1. 绘制番泻叶粉末详图。
2. 绘制大青叶、番泻叶组织简图。
3. 大青叶理化鉴别方法和结果。

实验十　花类中药鉴定

【实验目的】

1. 观察药材标本，掌握其性状鉴别特征。
2. 掌握整体封片制片方法。
3. 观察丁香组织、红花、洋金花粉末特征。
4. 掌握西红花、红花的理化鉴别方法。
5. 掌握洋金花的理化鉴别。

【实验用品】

玻璃板，层析缸，量筒，硅胶 G，羧甲基纤维素钠（CMC – Na），蒸馏水，恒温干燥箱，显微镜，天平，乳钵 250，超声清洗器，干燥器，电冰箱，离心机，电热风机，具塞锥形瓶，喷雾器，毛细管，紫外分光光度计，容量瓶。

丙酮，甲醇，乙酸乙酯，甲酸，浓氨试液，氯仿，稀碘化铋钾试液，硫酸阿托品和氢溴酸东莨菪碱对照品（各 5mg）。

红花、西红花、丁香、洋金花粉末，松花粉、辛夷、槐米、闹羊花、夏枯草、洋金花、金银花、旋覆花、款冬花、菊花、红花、番红花药材标本。

【实验内容】

（一）红花的理化鉴别

1. TLC 鉴别　取本品粉末 0.5g，加 80% 丙酮溶液 5mL，超声处理 10 分钟，离取上清液作为供试液；另取红花对照药材，同法制成对照药材液。吸取上两种液体各 5μL，分别点于同一以羧甲基纤维素为黏合剂的硅胶 G 薄层板上，以乙酸乙酯 – 甲酸 – 水 – 甲醇（7：2：3：0.4）为展开剂，展开，取出晾干。供试品色谱中，在与对照药材色谱相应的位置上，显相同颜色的斑点。

2. 黄色素吸收度的测定　取本品粉末置硅胶干燥器中干燥 24 小时，精密称取 0.1g，置锥形瓶中，加水 150mL，超声处理 25 分钟，离取上清液，置 500mL 量瓶中，用水洗涤残渣至无色，合并，加水至刻度，摇匀，在 401nm 波长处测定吸收度，不得低于 0.40。

3. 红色素吸收度的测定　取上述粉末 0.25g，精密称定，置锥形瓶中，加 80% 丙酮溶液 50mL，60℃超声处理 30 分钟，放冷，离取上清液，置 100mL 量瓶中，用 80% 丙酮溶液 25mL 分次洗涤残渣，合并洗涤液，并加 80% 丙酮溶液至刻度，摇匀，在 518nm 波长处测定吸收度，不得低于 0.20。

（二）西红花的理化鉴别

取本品粉末，置硅胶干燥器中，干燥 24 小时，精密称取 30mg，加甲醇 70mL，超声处理 40 分钟，放冷，离取上清液，置 100mL 量瓶中，用甲醇洗涤残渣，合并，加甲醇至刻度，摇匀，在 432nm 波长处测定吸收度，不得低于 0.50。

在 458nm、432nm 波长处分别测定吸收度，二者比值为 0.85 ~ 0.90。

（三）洋金花的 TLC 鉴别

取本品粉末 1g，加浓氨试液 1mL，混匀，再加氯仿 25mL，超声处理 30 分钟，离取上清液，蒸干，残渣加氯仿使溶解，作为供试品液；另取硫酸阿托品和氢溴酸东莨菪碱对照品适量，加甲醇制成每 1mL 各含 4mg 的混合溶液，作为对照品液；吸取上两种液各 10μL，分别点于同一硅胶 G 薄层板上，以乙酸乙酯 – 甲醇 – 浓氨试液（17：2：1）为展开剂，展开，取出晾干，喷以稀碘化铋钾试液。供试品色谱中，在与对照品色谱相应的位置上，显相同颜色的斑点。

【实验报告】

1. 绘制丁香、红花、洋金花粉末详图。
2. 绘制丁香组织简图。
3. 整体封片制片方法。
4. 西红花、红花的理化鉴别方法和结果。
5. 洋金花的理化鉴别方法和结果。

实验十一　果实种子类中药鉴定（一）

【实验目的】

1. 观察药材标本，掌握其性状鉴别特征。
2. 观察五味子、苦杏仁组织特征。
3. 观察五味子粉末特征。
4. 掌握五味子的理化鉴定。
5. 学习膨胀度测定方法，掌握葶苈子膨胀度测定

【实验用品】

玻璃板，层析缸，量筒，硅胶 GF254，羧甲基纤维素钠（CMC – Na），蒸馏水，恒温干燥箱，显微镜，天平，乳钵 250，超声清洗器，干燥器，电冰箱，离心机，电热风

机，高效液相色谱仪，蒸发皿，容量瓶，微孔滤器、滤膜，具塞锥形瓶，毛细管，膨胀度测定管或具塞刻度试管，试管架。

氯仿，石油醚（30～60℃），甲酸乙酯，甲酸，甲醇（色谱纯），新鲜双蒸水，五味子粉末，五味子甲素对照品，五味子素对照品。

荜茇、王不留行、五味子、肉豆蔻、荜澄茄、葶苈子、白芥子、木瓜、山楂、苦杏仁、桃仁、郁李仁、乌梅、金樱子药材标本。

【实验内容】

（一）五味子的理化鉴定

1. 五味子的 TLC 鉴别　取本品粉末 1g，加氯仿 20mL，超声处理 15 分钟，离取上清液，蒸干，残渣加氯仿 1mL，制成供试液，另取五味子甲素对照品适量，加氯仿制成每 1mL 含 1mg 的溶液，作为对照品液；吸取上述两种溶液各 2μL，分别点于同一硅胶 GF254 薄层板上，以石油醚（30～60℃）–甲酸乙酯–甲酸（15：5：1）的上层液为展开剂，展开，取出晾干，置紫外光灯下观察。供试品色谱在与对照品色谱相应的位置上显相同颜色的斑点。

2. 五味子素的含量测定（HPLC 法）　色谱条件与系统实用性试验：用十八烷基硅烷键合硅胶为填充剂；甲醇–水（13：7）为流动相；检测波长 250nm；理论塔板数按五味子素峰计算应不低于 2000。

溶液制备：取五味子素对照品 15mg，精密称定，置 50mL 量瓶中，加甲醇溶解并稀释至刻度，摇匀，作为对照品液；取本品粉末 0.25g，精密称定，置 20mL 量瓶中，加甲醇约 18mL，超声处理（250W，20kHz）20 分钟，加甲醇至刻度，摇匀，离取上清液，过 0.45μm 微孔滤膜，作为供试品液。分别吸取上述两种溶液各 10μL，注入液相色谱仪测定。

判定标准：本品含五味子素（$C_{24}H_{32}O_7$）不得少于 0.40%。

（二）膨胀度测定

膨胀度定义：指按干燥品计算，每 1g 药品在水或其他规定的溶剂中，在一定的时间与温度条件下膨胀后所占的体积毫升数。是药品膨胀性质的指标。适用于含黏液质、胶质和纤维素类的中药材和饮片。

操作程序：按品种项下规定量取样，必要时粉碎，准确称定（0.01g），置膨胀度测定管中（全长 160mm，内径 16mm，刻度部分长 125mm，分度 0.2mL）在 20～25℃条件下，加水或规定的溶剂 25mL，密塞，振摇，静置。开始 1 小时每 10 分钟振摇一次，然后静置 4 小时，读取药物膨胀后的体积毫升数，再静置 1 小时，如上读数，至连续两次读数的差异不超过 0.1mL 为止。每一样品同时测定三份，各取最后一次读取的数值，求平均值，即得供试品的膨胀度（S 准确至 0.1）。

$$S = V/W$$

式中：V 为药物膨胀后的体积毫升数（mL）；W 为按干燥品计算的克数（g）。

葶苈子膨胀度测定：取本品 0.6g，置具塞刻度试管中，加水 25mL，照上法测定。
判定标准：北葶苈子不得低于 12，南葶苈子不得低于 3。

【实验报告】

1. 绘制五味子、苦杏仁组织简图。
2. 绘制五味子粉末详图。
3. 五味子的理化鉴定方法和结果。
4. 葶苈子膨胀度测定方法和结果。

实验十二　果实种子类中药鉴定（二）

【实验目的】

1. 观察药材标本，掌握其性状鉴别特征。
2. 观察补骨脂、吴茱萸粉末特征。
3. 学习补骨脂、胖大海的理化鉴别。

【实验用品】

玻璃板，层析缸，量筒，硅胶 G，羧甲基纤维素钠（CMC－Na），蒸馏水，恒温干燥箱，显微镜，天平，乳钵 250，超声清洗器，干燥器，电冰箱，离心机，电热风机，紫外光灯，补骨脂素、异补骨脂素对照品，烧杯，试管，试管架。

醋酸乙酯，正己烷，氢氧化钾试液，氢氧化钠试液，碱性酒石酸铜试液。

补骨脂、吴茱萸、胖大海粉末，决明子、补骨脂、枳壳、枳实、陈皮、吴茱萸、川楝子、千金子、巴豆、酸枣仁、胖大海药材标本。

【实验内容】

（一）胖大海理化鉴别

取胖大海 2 粒置烧杯中，加沸水适量，放置数分钟即吸水膨胀成棕色半透明的海绵状物。

取胖大海粉末 0.2g，加水 10mL，超声处理 20 分钟，离取上清液 4mL，加氢氧化钠试液 3mL 及碱性酒石酸铜试液 5mL，水浴加热，生成红色沉淀。

（二）补骨脂的 TLC 鉴别

取本品粉末 0.5g，加醋酸乙酯 20mL，超声处理 15 分钟，离取上清液，蒸干，残渣加醋酸乙酯 1mL 使溶解，作为供试品液；另取补骨脂素、异补骨脂素对照品适量，加醋酸乙酯制成每 1mL 各含 2mg 的混合液，作为对照品液。吸取上述两种溶液各 2～4μL，分别点于同一硅胶 G 薄层板上，以正己烷－醋酸乙酯（8∶2）为展开剂，展开，取出晾干，喷以 10% 氢氧化钾甲醇液，置紫外光灯下检视。供试品色谱中，在于对照品色谱相应的位置上，显相同的两个蓝白色荧光斑点。

【实验报告】

1. 绘制补骨脂、吴茱萸粉末详图。
2. 补骨脂、胖大海的理化鉴别方法和结果。

实验十三　果实种子类中药鉴定（三）

【实验目的】

1. 观察药材标本，掌握其性状鉴别特征。
2. 观察栀子、槟榔、砂仁粉末特征。
3. 观察小茴香、马钱子表皮、砂仁组织特征。
4. 学习马钱子的理化鉴别，士的宁碱的含量测定。
5. 学习挥发油的测定方法，掌握砂仁的含量测定。

【实验用品】

玻璃板，层析缸，量筒，硅胶 G，羧甲基纤维素钠（CMC‐Na），蒸馏水，恒温干燥箱，显微镜，天平，乳钵 250，超声清洗器，干燥器，电冰箱，离心机，电热风机，紫外光灯。

紫外可见分光光度计，挥发油测定器，电热套，量瓶，具塞锥形瓶，分液漏斗，玻璃漏斗，滤纸，醋酸龙脑酯对照品，士的宁碱对照品，马钱子碱对照品，氯仿，浓氨试液，硫酸溶液，甲苯，丙酮，乙醇，环己烷，乙酸乙酯，稀碘化铋钾试液，0.5mol/L 硫酸溶液，5% 香草醛硫酸溶液。

栀子、槟榔、砂仁、马钱子粉末，使君子、小茴香、蛇床子、山茱萸、连翘、马钱子、菟丝子、牵牛子、蔓荆子、枸杞子、栀子、瓜蒌、牛蒡子、槟榔、砂仁、草豆蔻、红豆蔻、白豆蔻、草果、益智药材标本。

【实验内容】

（一）马钱子的理化鉴别

1. 马钱子粉的薄层色谱鉴别　取马钱子研碎，加氯仿 20mL，浓氨试液 1mL，摇匀，放置 24 小时，滤过，滤液用硫酸溶液分三次提取，每次 10mL，合并提取液，加浓氨试液使呈碱性，用氯仿分三次提取，每次 10mL，合并氯仿液，蒸干，放冷，残渣加氯仿 1mL 使溶解，作为供试品溶液。另取士的宁和马钱子碱对照品，加氯仿制成每 1mL 各含 2mg 的混合物，作为对照品溶液。吸取上述三种溶液各 5μL，分别点于同一以羧甲基纤维素钠为黏合剂的硅胶 G 薄层板上，以甲苯‐丙酮‐乙醇‐氨水（40∶50∶6∶4）

为展开剂，展开，取出，晾干，喷以稀碘化铋钾试液，供试品色谱中，在与对照品相应的位置上，显相同的斑点。

2. 士的宁碱的含量测定 取本品粉末约 0.4g，精密称定，置 100mL 具塞锥形瓶中，精密加入氯仿 20mL，与浓氨试液 0.3mL，密塞，称定重量，超声处理（35 kHz）40 分钟，称重，用氯仿补足重量，摇匀，滤过，取续滤液 10mL，置分液漏斗中，以 0.5 mol/L 硫酸溶液萃取 4 次，每次 10mL，萃取液用以 0.5mol/L 硫酸溶液预先饱和的滤纸滤入 50mL 量瓶中，以 0.5mol/L 硫酸溶液洗涤滤器，并加 0.5mol/L 硫酸溶液至刻度，摇匀。在 262nm 及 300nm 波长处测定吸收度，照下式计算，即得。

$$士的宁（\%）=5（0.321a-0.467b）/W（1-水分）$$

式中：a 为吸收度（262nm）；b 为吸收度（300nm）；W 为供试品重量（g）。

判定标准：本品按干燥品计算，含士的宁（$C_{21}H_{22}N_2O_2$）应为 1.20~2.20%。

（二）砂仁的理化鉴别

1. 砂仁的 TLC 鉴别 取砂仁挥发油，加乙醇制成每 1mL 含 20μL 的溶液，作为供试品液；另取醋酸龙脑酯对照品，加乙醇制成每 1mL 含 10μL 的溶液，作为对照品液。吸取上述两种液各 1μL，分别点于同一硅胶 G 薄层板上，以环己烷－乙酸乙酯（22：1）为展开剂，展开，取出晾干，喷以 5% 香草醛硫酸溶液，热风吹至显色。供试品色谱中，在与对照品色谱相应的位置上，显相同的紫红色斑点。

2. 砂仁的含量测定 取砂仁粉 1~3g，参照实验挥发油测定方法测定。

判定标准：阳春砂、绿壳砂种子团含挥发油不得少于 3.0%（mL/g），海南砂种子团含挥发油不得少于 1.0%（mL/g）。

【实验报告】

1. 绘制小茴香、马钱子表皮、砂仁组织简图。
2. 绘制栀子、槟榔、砂仁粉末详图。
3. 马钱子的理化鉴别，士的宁碱的含量测定方法和结果。
4. 砂仁的鉴别及含量测定方法和结果。

实验十四　全草类中药鉴定（一）

【实验目的】

1. 观察药材标本，掌握其性状鉴别特征。
2. 观察石韦、麻黄粉末特征。
3. 观察麻黄、细辛组织特征。
4. 学习整体制片，观察金钱草叶片特征。
5. 掌握麻黄的鉴别和麻黄碱的含量测定。

6. 掌握淫羊藿的 TLC 鉴别和含量测定。

【实验用品】

玻璃板，层析缸，量筒，硅胶 G，硅胶 H，羧甲基纤维素钠（CMC－Na），蒸馏水，恒温干燥箱，显微镜，天平，乳钵 250，超声清洗器，干燥器，电冰箱，离心机，电热风机，紫外光灯，紫外可见分光光度计，索氏提取器，分液漏斗，量瓶，试管，碱式滴定管。

浓氨试液，氯仿，甲醇，乙醇，乙醚，氢氧化钠试液，乙酸乙酯，丁酮，甲酸，茚三酮试液，盐酸麻黄碱对照品，淫羊藿苷对照品，0.5mol/L 盐酸溶液，0.01mol/L 硫酸滴定液，0.02mol/L 氢氧化钠滴定液，三氯化铝试液。

石韦、麻黄、淫羊藿粉末，石韦、麻黄、鱼腥草、细辛、淫羊藿、仙鹤草、紫花地丁、苦地丁、金钱草、紫苏、益母草、广藿香、香薷药材标本。

【实验内容】

（一）麻黄的 TLC 鉴别

取本品粉末 0.2g，加浓氨水数滴，再加氯仿 10mL，70℃超声处理 35 分钟，滤取上清液，蒸干，残渣加甲醇 2mL 溶解，作为供试品溶液；另取盐酸麻黄碱对照品，加甲醇制成每 1mL 含 1mg 的溶液，作为对照品溶液。吸取上述两种溶液各 5μL，分别点于同一硅胶 G 薄层板上，以氯仿－甲醇－浓氨试液（20∶5∶0.5）为展开剂，展开，取出晾干，喷以茚三酮试液，在 105℃烘干约 5 分钟。供试品色谱中，在与对照品相应的位置上，显相同的红色斑点。

（二）麻黄碱的含量测定

取本品粉末约 5g，精密称定，置索氏提取器中，加浓氨试液 3mL，乙醇 10mL，乙醚 20mL，放置 24 小时，加热回流 4 小时至生物碱提尽，将提取液移至分液漏斗中，容器用少量乙醚洗涤，并入分液漏斗中，加 0.5mol/L 盐酸溶液振摇萃取 5 次（20mL、10mL、10mL、10mL、10mL），合并酸液，滤过，滤液加氢氧化钠试液使呈碱性，加氯化钠饱和，用乙醚振摇萃取 5 次（20mL、10mL、10mL、10mL、10mL），合并乙醚液，用氯化钠饱和溶液洗涤 3 次，每次 5mL，合并洗液，再用乙醚 10mL 振摇萃取，合并前后两次乙醚，精密加入 0.01mol/L 硫酸滴定液 30mL，振摇萃取，静置分层。分取酸液，乙醚再用水萃取 3 次，每次 5mL，合并酸液和水液，置水浴上加热，除去微量乙醚，放冷，加甲基红指示液 2 滴，用氢氧化钠滴定液（0.02mol/L）滴定，即得。每 1mL 的硫酸滴定液（0.01mol/L）相当于 3.305mg 的麻黄碱。

判定标准：本品含生物碱以麻黄碱计算，不得少于 0.80%。

（三）淫羊藿的 TLC 鉴别

取本品粉末 0.5g，加乙醇 10mL，70℃超声处理 15 分钟，离取上清液，蒸干，残渣加乙醇 1mL 使溶解，作为供试品液，吸取供试品液和含量测定项下对照品液各 10μL，分别点于同一以羧甲基纤维素钠为黏合剂的硅胶 H 薄层板上，以乙酸乙酯 – 丁酮 – 甲酸 – 水（10∶1∶1∶1）为展开剂，展开，取出晾干，置紫外光灯下检视。供试品色谱中，在与对照品色谱相应的位置上，显相同的暗红色斑点；喷以三氯化铝试液，置紫外光灯下检视，显相同的橙红色荧光斑点。

（四）淫羊藿含量测定：薄层紫外分光法

对照品溶液与对照品稀释溶液的制备 精密称取在 105℃ 干燥至恒重的淫羊藿苷对照品 10mg，置 20mL 量瓶中，加甲醇溶解并稀释至刻度，摇匀，作为对照品溶液。

精密量取上述溶液 5mL，置 100mL 量瓶中，加甲醇稀释至刻度，摇匀，作为对照品稀释液（每 1mL 中含淫羊藿苷 25μg）。

1. 标准曲线的制备 精密吸取对照品稀释溶液 0.0、1.0、2.0、3.0、5.0、7.0、9.0mL，分别置 10mL 量瓶中，加甲醇稀释至刻度，摇匀，在的波长处测定吸收度，以吸收度为纵坐标，浓度为横坐标，绘制标准曲线。

2. 供试品液的制备 取本品叶片粗粉（过二号筛），于 80℃ 干燥 4 小时，取约 0.5g，精密称定，精密加入 70% 乙醇 20mL，称重，70℃ 超声处理 40 分钟，放冷，称重，加 70% 乙醇补足重量，摇匀，滤取上清液，即得。

3. 测定法 精密吸取供试品液 100μL，点于硅胶 G 薄层板上，使成条状，在供试品条斑侧 1.5cm 处点对照品溶液 10μL，作为对照，以乙酸乙酯 – 丁酮 – 甲酸 – 水（5∶3∶1∶1）为展开剂，展开，取出，挥尽溶剂，置紫外光灯下检视。刮取与淫羊藿苷相应位置上的暗红色荧光条斑，置 10mL 置试管中，同时刮取同一块层析板上与供试品条斑等面积的硅胶 G，作为空白，置另一 10mL 试管中。各管分别精密加入甲醇 10mL，超声处理 30 分钟，离取上清液，在 270nm 的波长处测定吸收度。从标准曲线上读出供试品溶液中淫羊藿苷的重量（μg），计算，即得本品中淫羊藿苷的百分含量。

判定标准：本品叶片于 80℃ 干燥 4 小时，含淫羊藿苷不得少于 1.0%。

【实验报告】

1. 绘制麻黄、细辛组织简图。
2. 绘制石韦、麻黄粉末详图。
3. 麻黄的鉴别和麻黄碱的含量测定方法和结果。
4. 淫羊藿的 TLC 鉴别和含量测定方法和结果。

实验十五 全草类中药鉴定（二）

【实验目的】

1. 观察药材标本，掌握其性状鉴别特征。
2. 观察薄荷、茵陈、淡竹叶特征。

3. 观察薄荷、石斛组织特征。

4. 掌握薄荷的鉴别和含量测定。

【实验用品】

玻璃板，层析缸，量筒，硅胶 G，羧甲基纤维素钠（CMC - Na），蒸馏水，恒温干燥箱，显微镜，天平，乳钵 250，超声清洗器，干燥器，减压干燥器，真空泵，电冰箱，离心机，电热风机，紫外光灯，挥发油测定器，电热套，数字显微熔点测定仪，石油醚（60 ~ 90℃），薄荷脑对照品，薄荷脑药材，苯，乙酸乙酯，2% 香草醛硫酸溶液 - 乙醇（2∶8），氯化钙，氯化钙干燥管，五氧化二磷。

薄荷、茵陈、淡竹叶粉末，荆芥、泽兰、薄荷、肉苁蓉、穿心莲、白花蛇舌草、佩兰、蒲公英、青蒿、茵陈、淡竹叶、石斛、薄荷脑药材标本。

【实验内容】

薄荷的鉴别

1. 薄荷的 TLC 鉴别　取本品粉末 0.5g，加石油醚（60 ~ 90℃）5mL，密塞，振摇数分钟，放置 30 分钟，离取上清液作为供试品液。另取薄荷脑对照品，加石油醚制成每 1mL 含 2mg 的溶液，作为对照品液。吸取上述供试品液 10 ~ 20μL，对照品液 10μL，分别点于同一硅胶 G 薄层板上，以苯 - 乙酸乙酯（19∶1）为展开剂，展开，取出晾干，喷以 2% 香草醛硫酸溶液 - 乙醇（2∶8）的混合溶液，在 100℃烘约 5 ~ 10 分钟。供试品色谱中，在与对照品色谱相应的位置上，显相同颜色的斑点。

2. 薄荷含量测定　取本品约 5mm 的短段适量，每 100g 供试品加水 600mL，照挥发油测定法，保持微沸 3 小时测定。

判定标准：本品含挥发油不得少于 0.8%。

3. 薄荷熔点测定　固体物质的熔点是指在一个大气压下，由固体变为液体时的温度。纯的固体物质转变为液体时的温度变化非常锐敏，从初熔到全熔的温度范围常在 1℃以内。如果物质中含有少量杂质，就会使熔融范围显著增大，通常使熔点降低。所以熔点是衡量物质纯度的一个标准。

取供试品适量，研成细粉，除另有规定外，应按照各药品项下干燥失重的条件进行干燥。如该药品为不检查干燥失重、熔点范围低限在 135℃以上，受热不分解的供试品，可采用 105℃干燥；熔点在 135℃以下或受热分解的供试品，可在五氧化二磷干燥器中干燥过夜或用其他适宜的干燥方法干燥，如恒温减压干燥。

4. 使用数字显微熔点测定仪测定

（1）仪器标定：仪器首次使用前，以熔点标准药品的熔点标准值为 B，按以下以其操作步骤测出该熔点标准药品本台仪器的熔点测量值 C，得出本台仪器的误差修正值 $A = B - C$。

（2）操作：取供试品，研成细粉，置干燥器中干燥 24 小时，取少量（少于 0.1g），置用乙醚 - 乙醇（3∶1）混合溶液擦净并晾干的载玻片中央，均匀摊薄，盖上另一块载玻片（同法清洁），放置在加热测温台中央，盖上隔热玻璃；调节显微镜位置，找到被测供试品物像，并位于中央，调节对焦手轮和立柱锁紧手轮，使物像清晰；打开控制箱开关，根据被测物大致熔融温度范围，确定升温方案，首先将升温速度调节钮（1 为大幅度升温，2 为小幅度升温）调至最大（快速），进行快速升温，待仪器显示温度约距被测样品熔点范围40℃时，调解升温速度旋钮，减慢升温速度（中速），当距离被测样品熔点范围约10℃时，调解升温速度旋钮，使升温速度降到1℃/min 左右（慢速），从目镜仔细观察供试品熔融情况。

"初熔"系指供试品开始局部液化出现明显液滴时的温度。"全熔"系指供试品全部液化时的温度。

测定熔融同时分解的供试品时，方法如上述，但调节升温速度为每分钟上升2.5 ~ 3.0℃；供试品开始局部液化时（或开始产生气泡时）的温度作为初熔温度；供试品固相消失全部液化时的温度作为全熔温度。遇有固相消失不明显时，应以供试品分解物开始膨胀上升时温度作为全熔温度。某些药品无法分辨其初熔、全熔时，可以其发生突变时的温度作为熔点。

5. 仪器使用注意事项

（1）使用前、后应将其擦拭干净，尤其注意光学器件，用脱脂棉蘸乙醚乙醇混合液擦拭。

（2）载玻片、隔热玻璃在使用后，温度较高，用镊子夹持，不可用手拿。

（3）接近被测物熔点前升温速度要慢，因传感器有温度滞后性，影响读数准确。

【实验报告】

1. 绘制薄荷、石斛组织简图。
2. 绘制薄荷、茵陈、淡竹叶粉末详图。
3. 薄荷的鉴别和含量测定方法和结果。
4. 薄荷脑的熔点测定方法和结果。

实验十六 藻菌地衣、其他类中药鉴定

【实验目的】

1. 观察药材标本，掌握其性状鉴别特征。
2. 观察灵芝、马勃、茯苓粉末特征。
3. 掌握芦荟的鉴别、检查、含量测定方法。

【实验用品】

玻璃板，层析缸，量筒，硅胶 G，羧甲基纤维素钠（CMC - Na），蒸馏水，恒温干燥箱，显微镜，天平，乳钵250，超声清洗器，干燥器，电冰箱，离心机，电热风机，紫外光灯，试管，灰分炉，坩埚，坩埚钳，量瓶，具塞锥形瓶，冷凝器，4 孔恒温水浴箱，液漏斗，紫外分光光度计。

芦荟苷对照品，硼砂，硝酸，饱和溴水，甲醇，乙酸乙酯，10% 氢氧化钠甲醇溶液，1mol/L NaOH 溶液，四氯化碳，0.5% 醋酸镁甲醇溶液。

灵芝、马勃、茯苓、芦荟粉末，海藻、冬虫夏草、银耳、灵芝、茯苓、猪苓、雷丸、马勃、松萝、海金沙、青黛、冰片、五倍子、竹黄、芦荟药材标本。

【实验内容】

芦荟的鉴别

1. 芦荟 TLC 鉴别　取本品粉末 0.5g，加水 50mL，振摇，离取上清液。取 5mL，加硼砂 0.2g，加热溶解，取溶液数滴，加水 30mL，摇匀，显绿色荧光，置紫外光灯下观察，显亮黄色荧光；另取上清液 2mL，加硝酸 2mL，摇匀，库拉索芦荟显棕红色，好望角芦荟显黄绿色；另取上清液 2mL，加等量饱和溴水，生成黄色沉淀。

取本品粉末 0.5g，加甲醇 20mL，60℃超声处理 10 分钟，离取上清液，作为供试品溶液，另取芦荟苷对照品，加甲醇制成每 1mL 含 5mg 的溶液，作为对照品溶液。吸取上述两种液各 5μL，分别点于同一硅胶 G 薄层板上，以乙酸乙酯 – 甲醇 – 水（100：17：13）为展开剂，展开，取出晾干，喷以 10% 氢氧化钠甲醇溶液，置紫外光灯下检视。供试品色谱中，在与对照品色谱相应的位置上，显相同颜色的荧光斑点。

2. 芦荟总灰分检查　取芦荟供试品 2～3g，照《中国药典》2015 年版总灰分的测定方法，测定，计算。

判定标准：总灰分不得超过 4.0%。

3. 芦荟含量测定　取库拉索芦荟粉末（过 5 号筛）约 0.15g（或好望角芦荟粉末约 0.2g），精密称定，置 100mL 量瓶中，用甲醇 1mL 湿润，加 60℃ 水 5mL 混匀，再加 60℃ 水 75mL，振摇 30 分钟，放冷，加水稀释至刻度，摇匀，离取上清液 10mL，置盛有 60% 三氯化铁溶液 1mL 与盐酸 6mL 的烧瓶中，水浴加热回流 4 小时，放冷，移至分液漏斗中，用 1mol/LNaOH 溶液 4mL 和水 4mL，依次洗涤烧瓶，洗液并入分液漏斗，用四氯化碳萃取 3 次，每次 20mL，合并四氯化碳液，用水洗涤 2 次，每次 10mL，弃去水液，萃取液置 100mL 量瓶中，加四氯化碳稀释至刻度，摇匀，精密量取 20mL，水浴上蒸干，精密加入 0.5% 醋酸镁甲醇溶液 10mL 使溶解，在 512nm 的波长处测定吸收度，按芦荟苷（$C_{20}H_{20}O_8$）的吸收系数 240 计算（$E_{1cm}^{1\%}$）即得。

本品按干燥品计算，含无水芦荟苷库拉索芦荟不得少于 28.0%，好望角芦荟不得少于 18.0%。

【实验报告】

1. 绘制冬虫夏草组织简图。

2. 绘制马勃粉末、海金沙详图。

3. 芦荟的鉴别和含量测定方法和结果。

4. 芦荟总灰分测定方法和结果。

实验十七 树脂类中药鉴定

【实验目的】

1. 观察药材标本，掌握其性状鉴别特征。
2. 掌握血竭的鉴别、含量测定方法。

【实验用品】

玻璃板，层析缸，量筒，硅胶 G，羧甲基纤维素钠（CMC－Na），蒸馏水，恒温干燥箱，显微镜，天平，乳钵 250，超声清洗器，干燥器，电冰箱，离心机，电热风机，紫外光灯，紫外分光光度计，高效液相色谱仪，具塞锥形瓶，量瓶，棕色量瓶，乙醇，乙醚，醋酸乙酯，石油醚（30～60℃），3% 香草醛的乙醇溶液－硫酸的混合液（18∶1），乙腈，0.05mol/L 磷酸二氢钠，3% 磷酸甲醇溶液，血竭对照药材，血竭素高氯酸盐对照品。

苏合香、乳香、没药、安息香、血竭药材标本。

【实验内容】

血竭的理化鉴别

1. 血竭的 TLC 鉴别 取本品粉末 2g，置具塞锥形瓶中，加乙醚 20mL，密塞，振摇，放置 30 分钟，滤过，滤液挥干，残渣加醋酸乙酯 1mL 使溶解，作为供试品溶液。取血竭对照药材 0.5g，照上法操作，残渣加醋酸乙酯 1mL 使溶解，作为对照药材溶液。吸取上述 2 种溶液各 10μL，分别点于同一硅胶 G－CMC－Na 薄层板上，以石油醚（30～60℃）－醋酸乙酯（5∶1）为展开剂，展开，取出晾干，置紫外光灯下检视，再喷以 3% 香草醛的乙醇溶液与硫酸的混合液（18∶1），于 105℃ 烘约 5 分钟，供试品色谱中，在与血竭对照品色谱相应的位置上，显 6 个以上相同颜色的斑点。

2. 血竭的紫外最大吸收的测定 取样品 0.2g（相当于血竭含量为 310mg），精密称定，置 50mL 量瓶中，加乙醇溶解至刻度，摇匀，用干燥滤纸滤过，弃去初滤液，精密量取续滤液 1mL，置 25mL 量瓶中，加乙醇稀释至刻度，摇匀，再精密量取 0.5mL，置 10mL 量瓶中，加乙醇稀释至刻度，摇匀，测定。在 283nm 波长处有最大吸收。

3. 含量测定 色谱柱：C18（5μm，4.6mm×250mm）；流动相：乙腈－0.05mol/L 磷酸二氢钠（42∶58）；流速 0.7mL/min；检测波长：440nm；柱温：室温；纸速：0.25cm/分钟，血竭素高氯酸盐的理论塔板数不低于 4000。

4. 对照品溶液的制备 取血竭素高氯酸盐对照品约 7mg，精密称定，置 100mL 棕色瓶中，加 3% 磷酸甲醇溶液稀释至刻度，摇匀，即得。

5. 供试品溶液的制备 精密称取 0.2g，置 25mL 具塞锥形瓶中，精密加入 3% 磷酸甲醇溶液 10mL，密闭，称重，超声处理 40 分钟，取出称重，补足减失重量，摇匀，转入 10mL 具塞离心管中，离心，精密吸取上清液 2mL 置 5mL 棕色量瓶中，以甲醇稀释至刻度，即得。

6. 样品测定　分别精密吸取对照品与供试品溶液各 10μL，按上述色谱条件测定，计算样品中血竭素的含量。

【实验报告】

血竭的鉴别和含量测定方法和结果。

实验十八　动物类中药鉴定（一）

【实验目的】

1. 观察药材标本，掌握其性状鉴别特征。
2. 掌握蟾酥的鉴别、检查、含量测定方法。
3. 学习相对密度检查法，掌握蜂蜜的相对密度检查。

【实验用品】

玻璃板，层析缸，量筒，硅胶 G，羧甲基纤维素钠（CMC－Na），蒸馏水，恒温干燥箱，显微镜，天平，乳钵 250，超声清洗器，干燥器，电冰箱，离心机，电热风机，紫外光灯，韦氏比重秤，水浴箱，海砂，置索氏提取器，紫外可见分光光度计，量瓶，蒸馏器，灰分炉，坩埚，坩埚钳，定量滤纸，表面皿，玻璃漏斗。

蟾酥粉末，蟾毒配基对照品，华蟾蜍次素对照品，蟾酥对照药材，乙醇，环己烷，氯仿，丙酮，10% 硫酸乙醇溶液，氯仿。

水蛭、地龙、石决明、珍珠、牡蛎、海螵蛸、全蝎、蜈蚣、土鳖虫、桑螵蛸、斑蝥、僵蚕、蜂蜜、海马、蟾酥、龟板、鳖甲药材标本。

【实验内容】

（一）蜂蜜相对密度测定

1. 原理　指在共同特定的条件下，某物质的密度与水的密度之比。除另有规定外，温度为 20℃。

某些药品具有一定的相对密度，纯度变化，相对密度亦随同改变，测定相对密度可以区别或检查药品的纯杂程度。

液体药品的相对密度一般用比重瓶进行测定，易挥发的液体可用韦氏比重秤测定。

（1）比重瓶法：取洁净干燥并精密称定重量的比重瓶，装满供试品（温度应低于 20℃ 或品种规定温度）后，装上温度计（瓶中应无气泡），置 20℃（或品种规定温度）的水浴中放置 10~20 分钟，使内容物的温度达到 20℃（或品种规定温度），用滤纸除去溢出侧管的液体，立即盖上罩，然后将比重瓶自水浴中取出，再用滤纸将比重瓶的外面擦干，精密称定，减去比重瓶的重量，求得供试品的重量后，将供试品倾去，洗净比重瓶，装满沸过的冷水，在照上法测得同一温度时水的重量，计算。

（2）韦氏比重秤法：取20℃时相对密度为1的韦氏比重秤，用新沸过的冷水将玻璃圆筒装至八分满，置20℃（或品种规定温度）的水浴中，搅动筒内水调节温度至20℃（或品种规定温度），将悬于秤端的玻璃锤浸入筒内的水中，秤臂右端悬挂游码于1.0000处，调节秤臂左端平衡用的螺旋使平衡，然后将筒内的水倾去，拭干，装入供试液至相同的高度，并用同法调节温度后，再把干净的玻璃锤浸入供试液中，调节秤臂上游码的数量与位置使平衡，读取数值，即得供试品的相对密度。

2. 蜂蜜的相对密度测定　本品如有结晶析出，可置不超过60℃的水浴中，待结晶全部溶化后，搅匀，冷至25℃，照韦氏比重秤法测定，相对密度应在1.349以上。

（二）蟾酥的鉴别

1. 蟾酥 TLC 鉴别　取本品粉末0.2g，加乙醇10mL，超声处理15分钟，离取上清液，置10mL量瓶中，加乙醇至刻度，作为供试品液；取蟾酥对照药材，同法制成对照药材液；再取脂蟾毒配基及华蟾蜍次素对照品，加乙醇分别制成每1mL含1mg的溶液，作为对照品液。吸取上述四种液体各10μL，分别点于同一硅胶G薄层板上，以环己烷-氯仿-丙酮（4∶3∶3）为展开剂，展开，取出晾干，喷以10%硫酸乙醇溶液，热风吹至斑点显色清晰。供试品色谱中，在与对照药材色谱相应的位置上，显相同颜色斑点；在与对照品色谱相应的位置上，显相同的一个绿色及一个红色斑点。

2. 蟾酥的检查　总灰分、酸不溶性灰分测定灰分测定法操作。

判定标准：总灰分不得过5.0%，酸不溶性灰分不得过2.0%。

3. 蟾酥的含量测定　取本品约0.5g，于80℃干燥2小时，研成细粉，精密称定，加海砂5g，混匀，置索氏提取器中，加氯仿适量，提取4小时，回收氯仿，残渣加乙醇适量使溶解，滤过，滤液置100mL量瓶中，用少量乙醇分数次洗涤容器，洗涤液并入量瓶中并加乙醇至刻度，摇匀，精密量取1mL置25mL量瓶中，加乙醇稀释至刻度，摇匀，在299nm波长处测定吸收度，按脂蟾毒配基（$C_{24}H_{32}O_4$）的吸收系数（$E_{1cm}^{1\%}$）为154计算，即得。

判定标准：本品含蟾毒内酯按脂蟾毒配基（$C_{24}H_{32}O_4$）计，不得少于15.0%。

【实验报告】

1. 蟾酥的鉴别、检查和含量测定方法和结果。
2. 蜂蜜的相对密度检查方法和结果。

实验十九　动物类中药鉴定（二）

【实验目的】

1. 观察药材标本，掌握其性状鉴别特征。
2. 掌握牛黄的鉴别、含量测定方法。

3. 熟悉麝香的含量测定。

【实验用品】

玻璃板，层析缸，量筒，硅胶 G，羧甲基纤维素钠（CMC - Na），蒸馏水，恒温干燥箱，显微镜，天平，乳钵 250，超声清洗器，干燥器，电冰箱，离心机，电热风机，紫外光灯，紫外可见分光光度计，恒温水浴箱，量瓶，棕色量瓶，具塞试管。

氯仿，乙醇，异辛烷，乙酸乙酯，冰醋酸，10%硫酸乙醇溶液，对氨基苯磺酸，盐酸，亚硝酸钠，胆酸对照品，去氧胆酸对照品，胆红素对照品。

蛤蚧、金钱白花蛇、蕲蛇、乌梢蛇、穿山甲、熊胆粉、麝香、鹿茸、牛黄、人工牛黄、羚羊角、阿胶药材标本。

【实验内容】

（一）牛黄的理化鉴别

取本品粉末 0.1g，加氯仿 20mL，超声处理 30 分钟，取上清液，蒸干，残渣加乙醇 1mL，使溶解，作为供试品液；另取胆酸、去氧胆酸对照品，加乙醇制成每 1mL 各含 2mg 的混合溶液，作为对照品液。吸取上述 2 种液体各 2μL，分别点于同一硅胶 G 薄层板上，以异辛烷 - 乙酸乙酯 - 冰醋酸（15∶7∶53）为展开剂，展开，取出晾干，喷以 10%硫酸乙醇溶液，在 105℃烘约 5 分钟，置紫外灯光下检视。供试品色谱中，在与对照品色谱相应的位置上，显相同颜色的两个荧光斑点。

（二）牛黄中胆红素的含量测定

1. 对照品溶液的制备 取胆红素对照品约 10mg，精密称定，置 100mL 棕色量瓶中，加氯仿溶解并稀释至刻度，摇匀，精密量取 5mL，置 50mL 棕色量瓶中，加乙醇稀释至刻度，摇匀，即得（0.01mg/mL）。

2. 标准曲线的制备 精密量取对照品液 1.0、2.0、3.0、4.0、5.0mL，置具塞试管中，分别加乙醇稀释至 9mL，各精密加入重氮化溶液（甲液：取对氨基苯磺酸 0.1g，加盐酸 1.5mL 与水适量使成 100mL；乙液：取亚硝酸钠 0.5g，加水使溶解成 100mL，置冰箱内保存。用时取甲液 10mL 与乙液 0.3mL，混匀）1mL，摇匀，于暗处放置 1 小时，以相应的试剂为空白，在 533nm 的波长处测定吸收度，以吸收度为纵坐标，浓度为横坐标，绘制标准曲线。

3. 测定法 取本品细粉约 10mg，精密称定，置锥形瓶中，加氯仿和乙醇（7∶3）的混合溶液 60mL，盐酸 1 滴，摇匀，置水浴上回流加热 30 分钟，放冷，移至 100mL 棕色量瓶中。容器用少量混合溶液洗涤，并入量瓶，用上述混合溶液稀释至刻度，摇匀。精密量取上清液 10mL，置 50mL 棕色量瓶中，加乙醇稀释至刻度，摇匀。精密量取 3mL，置具塞试管中，照标准曲线的制备相下的方法自"加乙醇稀释至 9mL"起，依法测定吸收度，从标准曲线上读出供试品溶液中胆红素的含量，即得。

本品按干燥品计算，含胆红素不得少于35.0%。

（三）麝香的含量测定（GC法）

1. 系统适用性试验　以苯基（50%）甲基硅酮（OV－17）为固定相，涂布密度为2%；柱温200±10℃；理论板数按麝香酮计算，应不低于1500。

2. 对照品溶液的制备　取麝香酮适量，加无水乙醇制成每1mL含1.5mg的溶液，作为对照品液。

3. 供试品溶液的制备　取麝香干燥品0.2g，精密称定，精密加入无水乙醇2mL，密塞，振摇，放置1小时，滤过，滤液作为供试品液。

4. 测定法　分别精密量取对照液和供试液各2μL，注入气相色谱仪，计算，即得。

5. 判定标准　本品按干燥品计算含麝香酮（$C_{16}H_{30}O$）不得少于2.0%。

【实验报告】

1. 牛黄的鉴别及含量测定方法和结果。
2. 麝香的含量测定方法和结果。

实验二十　矿物类中药鉴定

【实验目的】

1. 观察药材标本，掌握其性状鉴别特征。
2. 朱砂、石膏、赭石的理化鉴别。

【实验用品】

试管，试管架，酒精灯，洁净铜片。

盐酸，硝酸，氢氧化钠试液，氢氧化钡试液，硫氰酸铵试液，亚铁氰化钾试液。

朱砂、赭石粉末，朱砂、轻粉、自然铜、赭石、雄黄、石膏、海浮石、龙骨、芒硝、炉甘石、琥珀药材标本。

【实验内容】

矿物类药材理化鉴别：

1. 取朱砂粉末2g，加盐酸与硝酸的混合液（3∶1）2mL，使其溶解，蒸干，加蒸馏水2mL溶解，滤过，滤液分置2个试管中，一管中加入氢氧化钠试液1~2滴，产生黄色沉淀（汞盐），另一试管中加入氯化钡试液，产生白色沉淀（硫酸盐）。

2. 取朱砂粉末少许，用盐酸湿润后，在光洁的铜片上摩擦，铜片表面显银白色光泽，加热烘烤后，银白色消失。

3. 取小块石膏约2g，置试管中，塞具小孔的软木塞，灼烧，可见石膏变成不透明体，管壁有水生成，显示含水硫酸钙失去结晶水生成白色沉淀。

4. 取赭石粉约 0.1g，置试管中，加盐酸 2mL，振摇后放置，取上清液 2 滴，加硫氰酸铵试液 2 滴，显红色，再加亚铁氰化钾试液 2 滴，生成蓝色沉淀，再加 25% 氢氧化钠试液 5~6 滴，沉淀变棕色。

【实验报告】

1. 朱砂的理化鉴定现象和结果。
2. 石膏的理化鉴定现象和结果。
3. 朱砂的理化鉴定现象和结果。

第十九章 中药炮制学实验 ▷▷▷▷

实验一 清 炒 法

【实验目的】

1. 了解清炒的目的和意义。
2. 掌握炒黄、炒焦和炒炭的基本方法和质量标准。
3. 掌握三种炒法的不同火候，炒后药性的变化及炒炭存性含义。

【实验内容】

1. 炒黄王不留行、白芥子、莱菔子、决明子。
2. 炒焦山楂、槟榔、麦芽、栀子。
3. 炒炭蒲黄、地榆、槐米。

【实验用品】

炉子，铁锅，铁铲，瓷盆，筛子，温度计，天平，竹匾等。

【实验方法】

（一）炒黄

1. 王不留行 取王不留行，称重，置热锅内，用中火加热，不断翻炒至大部分成白花，迅速出锅放凉，称重。

成品性状：本品炒后种皮炸裂，80%以上成白花，体轻质脆。

2. 白芥子 取净白芥子，称重，置热锅内，用文火加热，不断翻炒至深黄色，有爆裂声，并透出香辣气，取出放凉，称重。用时捣碎。

成品性状：本品炒后色泽加深，微有裂隙，具香气。

3. 莱菔子 取莱菔子，称重，置热锅内，用文火加热，炒至鼓起，有爆裂声，香气溢出时，取出放凉，称重。用时捣碎。

成品性状：本品炒后色泽加深，鼓起，质脆，具香气。

4. 决明子 取决明子，称重，置热锅内，用文火加热，炒至微有爆裂声，有香气时，取出放凉。称重。

成品性状：本品颜色加深，种皮破裂，略具焦斑，质脆，有香气。

（二）炒焦

1. 山楂 取山楂，称重，分档，置热锅内，先用中火后用武火加热，不断翻炒至表面焦褐色，内部焦黄色，有焦香气溢出时，取出放凉。筛去碎屑，称重。

成品性状：本品表面呈焦褐色，具焦斑，内部焦黄色。具焦香气，酸味减弱。

2. 槟榔 取净榔片，称重，分档，置热锅内，用文火加热，不断翻炒至焦黄色，具焦斑，取出放凉。筛去碎屑，称重。

成品性状：本品大部分为完整片状，表面焦黄色，具焦斑。有香气。

3. 麦芽 取麦芽，称重，置热锅内，先用文火后用中火加热，不断翻动，炒至表面焦褐色，喷淋少许清水，炒干取出，放凉。筛去碎屑，称重。

成品性状：本品呈焦褐色，鼓胀。

4. 栀子 取栀子，称重，置热锅内，用中火炒至焦黄色，具焦香气，取出放凉，称重。

成品性状：本品呈焦黄色或红棕色。有香气，味苦微涩。

（三）炒炭

1. 蒲黄 取净蒲黄，称重，置热锅内，用中火加热，不断翻炒至焦褐色，喷淋少量清水。灭尽火星，略炒干，取出，摊晾，干燥，称重。

成品性状：本品呈深褐色，质地轻松。味涩，存性。

2. 地榆 取净地榆片，称重，分档，置热锅内，先用中火后用武火加热，不断翻炒至外表焦黑色，内部棕褐色，喷淋清水灭尽火星。略炒至干，取出放凉。筛去碎屑，称重。

成品性状：本品表面呈焦黑色，内部棕褐色，部分炭化，质脆，存性。

3. 槐米 取净槐米，称重，置热锅内，用中火加热，不断翻炒至黑褐色，发现火星时，可喷淋适量清水熄灭，炒干，取出放凉，称重。

成品性状：本品呈黑褐色，保留原药外形，存性。

【注意事项】

1. 依据各法炮制程度及各药特点控制适宜的温度、时间，并注意药材外观变化。炒黄温度一般控制在 160~170℃，炒焦温度一般控制在 190~200℃，炒炭温度一般控制在 220~300℃。

2. 蒲黄如已结块，炒时应分散团块。王不留行翻炒不宜过快，否则影响其爆花率及爆花程度。

3. 在操作过程中，要勤翻动，避免生熟不匀的现象。炭药要注意防火，一定要待冷透后入库。

【思考题】

1. 炒黄、炒焦、炒炭各有哪些规格标准？三者炒后对药性各有什么影响？
2. 什么是火力？什么是火候？
3. 炒药为什么要用热锅？

实验二　槐米炒炭前后鞣质含量比较

【实验目的】

1. 了解槐米炒炭的目的、意义。
2. 通过对槐米炭中鞣质的含量测定，从而验证"炒炭存性"的传统经验及止血作用增强的原理。

【实验内容】

采用高锰酸钾法测定鞣质的含量。

【实验原理】

炮制加热使芦丁含量降低，鞣质含量升高。

【实验用品】

鞣质的含量测定温度计，吸量管，烧杯，乳钵，漏斗，垂熔玻璃漏斗，容量瓶，量筒，量筒，贮液棕色瓶，酸式滴定管，刻度吸管，抽滤瓶，高锰酸钾，靛胭脂，浓硫酸氯化钠，硫酸钡，明胶。

【实验方法】

1. 分别取槐米生品及炭，于乳钵内研成粗粉，精密称定约 10g，加蒸馏水 300mL，小火煮沸 30 分钟，过滤。药渣再加水 100mL 复提 2 次，提尽鞣质，合并滤液，定容于 500mL 容量瓶中，静置过夜。次日滤去析出沉淀物。精密吸取滤液 10mL 于 1000mL 三角烧瓶中，加蒸馏水 500mL，10.6% 靛胭脂 5mL，硫酸 20mL，用 0.02mol/L 高锰酸钾溶液滴定至出现黄绿色，消耗高锰酸钾的毫升数"A"。

2. 精密吸取上述提取液 100mL，加入 30mL 新鲜配制的 2.5% 的明胶液，用氯化钠饱和，加 10% 稀硫酸 10mL 及硫酸钡 10g，振摇数分钟，以干滤纸过滤。吸取滤液 10mL，同上法用 0.02mol/L 高锰酸钾溶液滴定，消耗之高锰酸钾 mL 数为"B"。

槐米中鞣质含量计算：以鞣酸为标准，每 1mL 0.1mol/L 高锰酸钾溶液，相当于 0.004157g 鞣酸。

$$X = (A - B) \times 0.004157 \times T \times 100 \times M_1/M_2$$

式中：X 为样品中鞣质含量（%）；A 为高锰酸钾的用量（mL）；B 为空白中高锰

酸钾的用量（mL）；T 为稀释度；W 为取样量；M_1 为滴定用高锰酸钾的毫摩尔数；M_2 为 0.1 mol/L高锰酸钾的毫摩尔数。

【注意事项】

1. 槐米炒炭时，铁锅温度不能超过 250℃，槐米温度不能超过 210℃。出炭率不能低于82%。

2. 槐米应在 60℃干燥，芦丁在 60℃干燥至恒重。

3. 加明胶和酸性氯化钠溶液后，必须振摇。

【思考题】

1. 含量测定的原理是什么？如何除去测定中的干扰物？

2. 槐米制炭前后鞣质、芦丁、槲皮素三成分有何关系？为什么？

实验三　加固体辅料炒法

【实验目的】

1. 了解加固体辅料炒的目的和意义。

2. 掌握加固体辅料炒的方法及质量标准。

3. 掌握加固体辅料炒的火候及注意事项。

【实验内容】

1. 麸炒　白术、枳壳、苍术。

2. 米炒　斑蝥、党参。

3. 土炒　山药。

4. 砂烫　马钱子、鳖甲、骨碎补。

5. 蛤粉烫　阿胶。

6. 滑石粉烫　水蛭。

7. 滑石粉煨　肉豆蔻。

【实验用品】

炉子，锅，铁铲，扫把，筛子，台秤，瓷盘，瓷盆，温度计等。

【实验方法】

（一）麸炒

1. 白术　先将麸皮撒于热锅内，用中火加热，至冒烟时，倒入白术片，翻炒至表面深黄色，有香气逸出时，取出，筛去麸皮，放凉。

白术每 100kg，用麸皮 10kg。

成品性状：本品表面呈黄棕色或黄褐色，偶见焦斑。有焦香气。

2. 枳壳　先将麸皮撒于热锅内，用中火加热，至冒烟时倒入枳壳片。迅速翻动，炒至枳壳表面深黄色时，取出。筛去麸皮，放凉。

枳壳片每 100kg，用麸皮 10kg。

成品性状：本品表面呈深黄色，内部淡黄色。具香气。

3. 苍术　先将麸皮撒于热锅内，用中火加热，至冒烟时，加入苍术片，翻炒至表面深黄色，取出。筛去麸皮，放凉。

苍术片每 100kg，用麸皮 10kg。

成品性状本品表面呈深黄色。有香气。

（二）米炒

1. 斑蝥　取斑蝥与米置热锅内，用文火加热，翻炒至米呈黄棕色，取出。筛去米粒，放凉。

斑蝥每 100kg，用大米 20kg。

成品性状：本品微挂火色。臭气轻微。

2. 党参　将大米置热锅内，用文火加热，至大米冒烟时，倒入党参片，翻炒至大米呈焦褐色，党参呈老黄色时，取出。筛去米、放凉。

党参片每 100kg，用大米 20kg。

成品性状：本品表面呈老黄色，微有褐色斑点。具香气。

（三）土炒

山药　先将伏龙肝粉（或赤石脂粉）置热锅内，用中火加热，倒入山药片，不断翻炒，至山药挂土色，表面显土黄色，并透出山药之固有香气时，取出。筛去土，放凉。

山药每 100kg，用伏龙肝 30kg。

成品性状：本品表面轻挂薄土，呈土黄色，无焦黑斑和焦苦味。具土香气。

（四）砂烫

1. 马钱子　将净砂置热锅内，用武火加热，需将辅料炒至易翻动时，投入马钱子，不断翻炒，至外表呈棕褐色或深褐色，内部鼓起小泡时，取出。筛去砂，放凉。

成品性状：本品表面呈深褐色或棕褐色，击之易碎，其内面鼓起小泡。具苦香味。

2. 穿山甲　将净砂置热锅内，用武火加热，需将辅料炒至易翻动时，倒入穿山甲片，不断翻炒，至鼓起，表面呈金黄色，边缘向内卷曲时取出。筛去砂子，及时倒入醋中，搅拌，稍浸，捞出，干燥。

穿山甲每 100kg，用米醋 30kg。

成品性状：本品膨胀鼓起，边缘向内卷曲，表面金黄电，质脆。略有醋气。

3. 骨碎补　将净砂置热锅内，用武火加热，需将辅料炒至易翻动时，骨碎补，不断翻炒，至鼓起，立即取出。筛去砂，放凉，撞去毛。

成品性状：本品膨胀鼓Ⅰ表面棕褐色或焦黄色，无鳞叶，质清脆。断面棕褐色或淡棕色，味微苦涩，气香。

（五）蛤粉烫

阿胶　先将胶块烘软，切成 10mm 小胶丁备用。取蛤粉置热锅内，用中火加热至灵活状态，放入阿胶丁，烫至阿胶丁鼓起呈圆球形，内无"溏心"，颜色由乌黑转为深黄色，表面附着一层薄薄的蛤粉时，迅速取出。筛去蛤粉，放凉。

阿胶每 100kg，用蛤粉 40kg。

成品性状：本品呈类圆球形，表面灰白色至灰褐色，内无"溏心"，质轻而脆，中空略成海绵状。

（六）滑石粉烫

水蛭　先将滑石粉置热锅，用中火加热至灵活状态，倒入净水，勤翻，炒至微鼓起，呈黄棕色时取出。筛去滑石粉，放凉。

成品性状：本品呈或黄接质松脆，易碎。有腥气

（七）滑石粉煨

肉豆蔻　先将滑石粉置热锅，加热至灵活状态，倒入肉豆蔻，翻炒至肉豆蔻呈深棕色并有香气溢出时取出，筛去滑石粉放凉。

每 100kg 肉豆蔻，用滑石粉 50kg。

成品性状：表面棕黄色或淡棕色，显油性。

【注意事项】

1. 需加辅料炒制的药材应为干燥品，并经过净选加工处理。

2. 麸炒药物火力可稍大，撒入麸皮应立即冒烟，随即投入药物，借麸皮之烟熏使药物变色，但火力过大，则麸皮迅速焦黑，不产生浓烟而达不到麸炒的目的。

3. 米炒火力不宜过大，温度过高会使药材烫焦，影响质量。

4. 阿胶颗粒一般在 10mm 左右为宜，大了不易透心，会成"溏心"过小易被烫焦，二者均影响质量。

5. 土炒必须先将土粉加热呈灵活状态时加入药物，如果温度过低，则药物挂不上土，颜色也不易改变；温度过高，使药物焦化。

6. 土、砂、蛤粉、滑石粉炒时，投药前辅料都应先加热至灵活状态，特别是第一次用于炒药时尤应如此。

7. 炒过剧毒药物的辅料，不能再用于炒制其他药物，也不可乱倒。

【思考题】

1. 实验药物加入固体辅料炮制的目的是什么?
2. 烫制药物为什么要掌握适当的温度,过高过低对药物有何影响?
3. 砂烫与土炒有什么区别?

实验四 马钱子炮制前后士的宁含量测定

【目的要求】

通过马钱子生品与炮制品中士的宁含量的比较,进一步了解马钱子的炮制意义。

【实验内容】

用分光光度法测定士的宁含量。

【实验用品】

具塞三角瓶,移液管,滴管,分液漏斗,量筒,玻璃棒,分析天平,容量瓶,滤纸,紫外分析仪。

氯仿,氨水,硫酸,正己烷,乙酸乙酯,甲醇,二乙胺,硅胶 GF254 板等。

【实验方法】

(一)样品的制备

1. 生马钱子粉 取生马钱子,粉碎,过 20 目筛。

2. 制马钱子粉 取砂烫马钱子,粉碎,过 20 目筛。

(二)含量测定

取生或制马钱子粉约 0.4g,精密称定,置 100mL 具塞锥形瓶中,精密加入氯仿 20mL 与浓氨溶液 0.3mL,密塞,称定重量,冷浸 24 小时,称重,用氯仿补足提取过程中损失的重量,充分振摇,滤过,精密量取滤液 10mL,置分液漏斗中,以 0.5mol/L 硫酸液萃取 4 次,萃取液合并后,用预先湿润的滤纸滤入 50mL 量瓶中,并以 0.5mol/L 硫酸液适量洗涤滤器,洗液并入量瓶中,再加 0.5mol/L 硫酸液至刻度,摇匀,精密量取 10mL,置 500mL 量瓶中,加 0.5mol/L 硫酸液稀释至刻度,摇匀,照分光光度法,在 262 nm 及 300 nm 的波长处测定吸收度,照下式计算,即得。

$$士的宁(\%)=5(0.321a-0.467b)/W$$

式中:a 为 262nm 吸收度;b 为 300nm 吸收度;W 为供试品重量(g)。

【注意事项】

1. 提取是否完全,以改良碘化铋钾试液,硅钨酸试液,碘-碘化钾试液检查。

2. 马钱子及其生物碱系剧毒药，实验时要注意安全，严禁带走。

【思考题】

1. 马钱子中的士的宁可用哪些定量方法进行测定？
2. 本实验测定士的宁含量的原理是什么？

实验五 炙 法

【实验目的】

1. 了解各种炙法的目的意义。
2. 掌握各种炙法的操作方法、注意事项、成品规格、辅料选择和一般用量。

【实验内容】

1. 酒炙黄芩。
2. 醋炙乳香、香附、延胡索。
3. 盐炙黄柏、车前子。
4. 蜜炙甘草、槐角。
5. 姜炙厚朴。
6. 油脂炙淫羊藿。

【实验用品】

炉子，锅铲，铁锅，瓷盆，瓷盘，量筒，台秤，纱布，酒，醋，姜，食盐，蜂蜜，羊脂油等。

【实验方法】

（一）酒炙

取黄芩片，加黄酒拌匀，稍闷，待酒被吸尽后，用文火炒至药物表面微干，深黄色，嗅到药物与辅料的固有香气，取出，晾凉。筛去碎屑。

黄芩每100kg，用黄酒10kg。

成品性状：本品呈深黄色，略带焦斑。微有酒气。

（二）醋炙

1. 乳香 取净乳香置热锅内，用文火加热，炒至冒烟，表面微熔，喷淋米醋，继续拌炒至表面显油亮光泽，取出放凉。

乳香每100kg，用米醋10kg。

成品性状：本品表面呈深棕色至黑褐色，粗糙。质松脆，微有醋香气。

2. 香附　取净香附粒块或片，加米醋拌匀，闷润至透，置热锅内，用文火加热，炒至香附微挂火色，取出晾干。筛去碎屑。

香附每 100kg，用米醋 20kg。

成品性状：本品制后颜色加深，微挂火色，具醋气。

3. 延胡索　取净延胡索片或碎块，加米醋拌匀，闷润至醋被吸尽，用文火加热，炒至黄褐色，干燥，取出放凉。

延胡索每 100kg，用米醋 20kg。

成品性状：本品呈黄褐色，略具醋气。

（三）盐炙

1. 黄柏　取净黄柏丝，加盐水拌匀，润透，置热锅内，用文火加热，炒至黄柏丝颜色变深时，取出晾干。筛去碎屑。

黄柏每 100kg，用食盐 2kg

成品性状：本品呈深黄色，带有焦斑。味苦微咸。

2. 车前子　取净车前子，置热锅内，用文火加热，炒至略有爆裂声，微鼓起时，喷入盐水，炒干后取出放凉。

车前子每 100kg，用食盐 2kg。

成品性状：本品鼓起，部分存裂隙。味微咸。

（四）蜜炙

1. 甘草　取炼蜜加适量开水稀释，加入净甘草片内拌匀，闷润，置热锅内，用文火加热，炒至表面棕黄色，不黏手时，取出放凉。筛去碎屑。

甘草每 100kg，用炼蜜 25kg。

成品性状：本品呈棕黄色，微有光泽。味甜，具焦香气。

2. 槐角　取净槐角，置热锅内，用文火加热，炒至鼓起时，加入用少量开水稀释过的炼蜜，迅速翻动，继续炒至表面光亮，松散不黏手时，取出放凉。

槐角每 100kg，用炼蜜 5kg。

成品性状：本品润泽光亮，鼓起，松散不黏手。

（五）姜炙

厚朴　取净厚朴丝，加姜汁拌匀，闷润，至姜汁完全吸尽，置热锅内，不断翻动，用文火加热，炒干，取出，放凉。筛去碎屑。

厚朴每 100kg，用生姜 10kg。

成品性状：本品色泽加深，具姜的辛辣气味。

（六）油脂炙

淫羊藿　先将麻油置锅内，用文火加热，至全部溶化时，倒入净淫羊藿丝，炒至微黄色，油脂被吸尽，取出放凉。

淫羊藿每 100kg，用炼羊脂油 20kg。

成品性状：本品表面微黄色，润泽光亮，质脆。具油香气。

【注意事项】

1. 各炙法中采用先拌辅料后炒方法炒制的药，一定要闷润至辅料完全被吸尽或渗透到药物组织内部后，才可进行炒制。酒炙药物闷润时，容器要加盖密闭，以防酒精迅速挥发。后加辅料炙的药物，辅料要均匀喷洒在药物上，不要沿锅壁加入，以免辅料迅速蒸发。

2. 若液体辅料用量较少，不易与药物拌匀时，可先加适量开水稀释后，再与药物拌润。

3. 在炙炒时，火力不可过大，翻炒宜勤，一般炒至近干，颜色加深时，即可出锅摊晾。

【思考题】

1. 实验中各药炮制目的是什么？

2. 蜜炙、油炙、姜炙、盐炙法所用辅料如何制备？

3. 为什么车前子、乳香等药物常采用先炒药后加辅料的方法？

实验六　延胡索炮制前后生物碱含量测定

【实验目的】

通过对延胡索炮制前后生物碱含量测定，进而了解延胡索的炮制意义。

【实验内容】

1. 醋煮法制备延胡索（或用醋炒延胡索）
2. 延胡索煎液总生物碱含量测定

【实验用品】

烧杯，电炉，分液漏斗，容量瓶，回收装置，刻度吸管，圆底烧瓶，碘瓶，碱式滴定管，氯仿，硫酸，氨水，无水硫酸钠，氢氧化钠，甲基红，溴甲酚绿，试纸，醋酸等。

【实验方法】

（一）炮制

1. 延胡索　除去杂质，洗净，打碎成颗粒状，干燥。

2. 醋延胡索　取净延胡索，加醋与适量水（平药面），用文火加热，煮至透心，水干时取出，捣碎成颗粒状，干燥。

延胡索每 100kg，用醋 20kg。

（二）总生物碱的含量测定

1. 样液制备　精密称取延胡索，醋延胡索各 10g，分别置于 500mL 烧杯中，加水（200mL，100mL）煎煮 2 次，每次微沸 20 分钟，用脱脂棉过滤，加氨水调至 pH10 以上，移入 250mL 分液漏斗中，用氯仿萃取至无生物碱反应，合并萃取液，加 20mL 蒸馏水洗涤，再用 5mL 氯仿洗涤水层，合并氯仿。加无水硫酸钠 3g 脱水后，回收氯仿。转入 10mL 容量瓶中，加氯仿至刻度，备用。

2. 含量测定　精密吸取上述样品液 5mL，至 100mL 锥形瓶中水浴挥去氯仿，加氯仿 2mL 溶解残渣，加 0.01mol/L 硫酸 20mL，水浴挥去剩余的氯仿，加溴甲酚绿 – 甲基红指示剂 2 滴，用 0.02mol/L 氢氧化钠溶液滴定，终点由红色变为绿色（或以电位测定法指示终点，等当点为 pH5.1）。

3. 计算方法　总生物碱含量以延胡索乙素计。每毫升 0.01mol/L 硫酸溶液相当于 7.1084mg 乙素。

【注意事项】

1. 水煎液因含淀粉而不易过滤，需用少量棉花过滤。
2. 萃取时出现乳化不易分层时，可用玻璃棒搅拌使其分层。

【思考题】

1. 延胡索的炮制方法有哪些？醋炙的原理，目的是什么？
2. 延胡索总生物碱的含量测定有哪几种方法？

实验七　煅法、蒸法、煮法、焯法、 提净法、制霜法、水飞法

【实验目的】

1. 了解煅法、蒸法、煮法、焯法、提净法、制霜法的目的和意义。
2. 掌握各种炮制方法的操作要点及火候、注意事项和质量标准。

【实验内容】

1. 明煅法　明矾。
2. 蒸　大黄。
3. 煮　远志。
4. 焯　苦杏仁，焯白扁豆。

5. 提净法 芒硝　硇砂。

6. 制霜法 巴豆。

7. 水飞 朱砂。

【实验用品】

炉子，铁铲，锅，坩埚，蒸锅，黄酒，甘草，铝锅，瓷盘，瓷盆，草纸，压榨器。

【实验方法】

（一）明煅法

明矾 取明矾除去杂质，筛或拭去浮灰，打碎，秤重，置于适宜的容器内，用武火加热，切勿搅拌，煅至水分完全蒸发，无气体放出，全部泡松，呈白色蜂窝状固体时，取出放凉，称重。

成品性状：本品呈洁白色，无光泽，蜂窝状块，体轻松，手捻易碎。

（二）蒸制

大黄 先将大黄切成小块，置于容器内，用黄酒拌匀，再装入砂锅中（或密闭容器内），锅口密闭，隔水加热。先用武火后用文火，蒸至酒被药物吸尽，大黄内外均呈黑褐色时，取出放凉，出罐，干燥。

大黄每100kg，用黄酒30kg。

成品性状：本品内外均呈黑褐色，略有清香气。

（三）煮制

远志 先将甘草片置锅内，加适量清水煮2次，过滤，弃去残渣，将滤液浓缩至适量，随即将净远志片投入药汁内加热煮沸后，改用文火，保持药液微沸，并勤加翻动，煮至药透水尽，略干，干燥。筛去碎屑。

远志片每100kg，用甘草6kg。

成品性状：本品味微甜，嚼之无刺喉感。

（四）焯制

1. 苦杏仁 取原药材，除去杂质及硬壳，置10倍量沸水中煮5分钟，待种皮微膨起易脱落时即捞至凉水中稍浸，捞起，搓开种皮与种仁，干燥，簸去种皮，用时捣碎。

成品性状：本品外表净白，无黑子或带皮者。

2. 白扁豆 取净扁豆置沸水中稍煮至皮软易脱时，取出搓开种仁与皮，干燥，簸取种仁与种皮，分别入药。

成品性状：种仁黄白色。嚼之有豆腥气。种衣呈不规则的卷缩状，乳白色，质脆易碎。

（五）提净法

1. 精制芒硝　先将萝卜切制成薄片，置锅内，加适量水煮，约 20～30 分钟过滤取汁去杂质，再将芒硝投入萝卜液中继续加热溶化，不断搅拌，使芒硝全部溶化后，趁热倒入布氏漏斗抽滤，滤液倒入烧杯中，置 10℃ 以下的地方结晶，待容器内结晶完全后约 2～3 天，取出避风干燥，即为成品芒硝，杯底不纯者可以反复精制，或和下次合并再提取。

芒硝每 100kg，用萝卜 10kg。

成品性状：无色透明，结晶为柱状或马牙状。

2. 精制紫硇砂　先将紫硇砂适当破碎，用适量的沸水溶化后，用漏斗加滤布过滤，除去杂质，再将滤液倒入烧杯中，加适量米醋，置电炉上加热至干即成紫硇砂。

紫硇砂每 100kg，用米醋 50kg，用水量约为硇砂的 2 倍。

成品性状：乳白色或微带黄色的粉末状结晶。

（六）制霜

巴豆霜　取净巴豆仁，碾成泥状，里层用纸，外层用布包严，蒸热，用压榨器榨去油，再蒸再压，如此反复几次，至药物松散成粉末，不再黏结成块为宜。少量者，可将巴豆仁碾碎后，用数层粗纸包裹，置电热板上烘热，压榨去油，换纸后再烘再榨，如此反复数次，至纸上不再出现油痕，药物呈松散粉末不再黏结成块为宜。

成品性状：本品含油量应为 18%～20% 呈暗黄色粉末，性滞腻，松散微显油性。味辛辣。

（七）水飞

朱砂　取朱砂粗粉，置乳钵内，加适量清水，研磨成糊状，至手捻细腻无声时，加多量清水，使成红色混悬液，稍停，即倾出上层混悬液。下层的粗粉如上法继续研磨，如此反复数次，除去杂质，合并混悬液，静置后分取沉淀，晾干，研散。

【注意事项】

1. 煅明矾，中途不得停火，并切忌搅拌。

2. 煅锅内药物不宜放得过多过紧，以容器的 2/3 容积为宜，

3. 蒸制时间必须从沸腾算起。蒸制过程中随时添加沸水，蒸好后要再闷一定时间。

4. 煮药加水量以淹没药物为宜。煮至透心后，药汁要吸尽。煮制时开始用武火，沸腾后改用文火。

5. 燀制时一定要水沸后投药，并应控制适宜的水量和时间。

6. 制芒硝、硇砂时加水量不宜过多，以达到药物全溶解即可，否则不宜结晶，硇砂有腐蚀性，应忌用金属容器。

7. 制备巴豆霜要注意劳动保护，应戴口罩、手套，实验用具应及时洗刷干净。

实验八 大黄蒸制前后游离蒽醌的含量测定

【实验目的】

1. 了解蒸制的目的和意义，辅料的性质和作用。
2. 通过大黄不同炮制品的成分含量比较，探讨大黄的炮制意义。

【实验用品】

分光光度计，小型索氏提取器，容量瓶，分液漏斗，磨口三角烧瓶，三角烧瓶，冷凝器，水浴锅，刻度吸管，秤量瓶。

1,8 - 二羟基蒽醌，混合碱溶液（5% NaOH 溶液加 2% 氢氧化铵溶液），乙醚，氯仿，混合酸（冰醋酸 10mL 加 25% 盐酸 2mL）等。

【实验方法】

（一）蒸制

大黄先将大黄切成小块，置于容器内，用黄酒拌匀，再装入砂锅中（或密闭容器内），锅口密闭，隔水加热。先用武火加热后用文火，蒸至酒被药物吸尽，大黄内外均呈黑褐色时，取出放凉，出罐，干燥。

大黄每 100kg，用黄酒 30kg。

（二）含量测定

1. 样品制备 取生、制大黄饮片，粉碎，过 40 目筛

2. 标准曲线的绘制 精密称取 1，8 - 二羟基蒽醌 25mg，置 250mL 容量瓶中，用氯仿溶解并稀释至刻度

精密量取上述标准溶液 0.50、1.00、2.00、3.00、4.00、5.00mL 分别放入 25mL 容量瓶中，在水浴上蒸去氯仿，加混合碱液（5% NaOH 溶液加 2% 氢氧化铵溶液）至刻度，摇匀，30 分钟后在 525nm 处测定光密度，以混合碱液为空白对照，绘出光密度（A）- 浓度（C）的曲线，并计算该曲线的回归方程。

3. 大黄中游离蒽醌的测定 精密称取样品 100mg，置索氏提取器中。以氯仿 110mL 回流提取至无色，氯仿提取液移入分液漏斗中，冷却至室温，以混合碱溶液（5% 氢氧化钠加 2% 氢氧化铵溶液）萃取至无色，合并碱液，用少量氯仿洗涤，弃去氯仿，碱液调整至一定体积，若不澄清，可用垂熔漏斗过滤，溶液沸水浴中加热 4 分钟，用冷水冷却至室温（注意应补足原来体积），30 分钟后在 525 nm 处测定光密度（以混合碱为空白），由标准曲线所得浓度计算含量。

4. 大黄中结合蒽醌的测定 精密称取样品 100mg，加混合酸 20mL（冰醋酸 10mL 加 25% 盐酸 2mL）溶液于 100mL 三角瓶中，回流水解 1 小时，冷后加入氯仿 30mL，继

续回流 20 分钟，氯仿提取液以滤纸过滤于分液漏斗中，药渣以氯仿洗 3 次，洗液通过原滤纸过滤到分液漏斗中，用少量水洗涤氯仿，氯仿液用混合碱液同上萃取测定，测得含量为游离蒽醌和结合蒽醌总量。从中减去游离蒽醌含量，即得结合蒽醌含量。

计算公式：

$$含量（\%）=(C \times T/W) \times 100\%$$

式中：C 为游离蒽醌的浓度（mg/mL）；T 为样品稀释度（即稀释倍数 × 原体积）；W 为样品的干燥重量（mg）。

【注意事项】

1. 标准品与检品的发色时间应相同。
2. 萃取与比色操作应在无阳光直接照射下进行，碱萃取液应避光保存。
3. 与样品接触的仪器应干燥。

【思考题】

大黄中的蒽醌类成分，可用何法进行？

实验九　巴豆制霜前后的含油量测定

【实验目的】

了解巴豆霜中巴豆油含量与巴豆霜质量关系。明确巴豆制霜的炮制原理。

【实验内容】

巴豆制霜前后巴豆油的含量测定。

【实验用品】

索氏提取器，秤量瓶，水浴锅，天平，滤纸，乳钵，蒸发皿，量筒，乙醚，无水硫酸钠等。

【实验方法】

（一）制霜

巴豆霜　取净巴豆仁，碾成泥状，里层用纸，外层用布包严，蒸热，用压榨器榨去油，再蒸再压，如此反复几次，至药物松散成粉末，不再黏结成块为宜。少量者，可将巴豆仁碾碎后，用数层粗纸包裹，置电热板上烘热，压榨去油，换纸后再烘再榨，如此反复数次，至纸上不再出现油痕，药物呈松散粉末不再黏结成块为宜。

（二）巴豆及巴豆霜的含油量测定

精密称取巴豆和巴豆霜约 5g，装入滤纸筒内，上下均塞脱脂棉，置干燥的索氏提取器中，由提取管上装入无水乙醚 120mL，连接冷凝装置，于恒温水浴提取 2.5～3 小时，水浴温度应控制在 50℃左右，巴豆油是否提取完全，按下法检查。

从提取管中吸取 10 滴乙醚提取液于表面皿上，置水浴锅上挥尽乙醚，然后加入 4～5 粒无水 Na_2SO_4，置电炉上加热，若无丙烯醛臭味，或乙醚提取液于白色滤纸上，使乙醚挥尽，若无油迹，则为提尽。利用原装置加热，回收乙醚，然后将烧瓶中的提取液倒入预先洗净，在 100℃干燥而精密称重的蒸发皿中，并用少量无水乙醚洗净烧瓶，一并加入蒸发皿中，在水浴上徐徐蒸发，挥尽乙醚，然后置烘箱中，100℃干燥 1 小时取出，移入干燥器中冷却 30 分钟，精密称定，计算巴豆油的百分含量。

巴豆油百分含量（％）＝（巴豆油重/样品重）×100％

【注意事项】

加入乙醚量不得超过烧瓶容积的 2/3。挥发乙醚时，水浴温度以 40～50℃为宜，温度太高，易溢出。必须将乙醚完全挥尽后，才能入烘箱内。

【思考题】

1. 巴豆有哪些制霜方法？其优缺点是什么？如何改进？
2. 巴豆霜的质量由哪些方面进行控制？

第二十章　中药药剂学实验 ▷▷▷▷

实验一　散剂的制备及质量检查

【实验目的】

1. 掌握一般散剂、含毒性成分散剂、含贵重药物散剂、含共熔成分散剂的制备方法及其操作要点。

2. 熟悉等量递增的混合方法，散剂的常规质量检查方法。

【实验用品】

1. 痱子粉　麝香草酚，薄荷脑，薄荷油，樟脑，水杨酸，升华硫，硼酸，氧化锌，淀粉，滑石粉。

2. 养阴生肌散　雄黄，人工牛黄，青黛，龙胆末，黄柏，黄连，煅石膏，甘草，冰片，薄荷冰。

3. 益元散　滑石，甘草，朱砂。

4. 所需物品　天平，药匙，乳钵（瓷或玻璃），筛子（6、7、8号），白纸，水分测所需物品定仪。

【实验指导】

1. 散剂的制备工艺流程一般为：药料准备→粉碎→过筛→混合→分剂量→质检→包装。散剂类型不同，其粉末细度要求不同。一般内服散剂，应通过5~6号筛；用于消化道溃疡病的散剂，应通过7号筛；儿科和外用散剂，应通过7号筛；眼用散剂应通过9号筛。

2. 混合是制备散剂的关键步骤。当处方中药物比例相差悬殊时，应采用等量递增法（又称配研法）混合；若各组分的密度相差较大，应将密度小的组分先加入研磨器内，再加入密度大的组分进行混合；若组分的色泽相差明显，一般先将色深的组分放入研磨器中，再加入色浅的组分进行混合。若含低共熔成分，一般应先使之共熔，再用其他成分吸收混合。制备含有毒性药、贵重药或药物剂量小的散剂时，应采用等量递增法混匀并过筛。

3. 若处方为毒性成分，应添加一定比例量的赋形剂制成稀释散（亦称倍散），或测定毒性成分的含量后再配成散剂。必要时还可加入着色剂和矫味剂。

4. 按《中国药典》2015 年版制剂通则中"散剂"项下的有关要求进行质量检查，均应符合规定。

【实验内容】

（一）散剂的制备

1. 痱子粉

（1）处方：麝香草酚 0.3g，薄荷脑 0.3g，薄荷油 0.3mL，樟脑 0.3g，水杨酸 0.7g，升华硫 2.0g，硼酸 4.3g，氧化锌 3.0g，淀粉 5.0g，滑石粉加至 50g。

（2）制法：麝香草酚、薄荷脑、樟脑研磨形成低共熔物，与薄荷油混匀。另将水杨酸、硼酸、氧化锌、升华硫及淀粉分别研细混合，用混合细粉吸收共熔物，最后按等量递增法加入滑石粉研匀，使成为 50g，过七号筛（120 目）即得。

（3）作用与用途：对皮肤有吸湿、止痒、消炎作用，用于汗疹、痱子等。

（4）用法与用量：外用，撒布患处，一日 1～2 次。

2. 养阴生肌散

（1）处方：雄黄 0.62g，人工牛黄 0.15g，青黛 0.93g，龙胆末 0.62g，黄柏 0.62g，黄连 0.62g，煅石膏 3.13g，甘草 0.62g，冰片 0.62g，薄荷冰 0.62g。

（2）制法：以上各药粉碎过 6 号筛。

①将黄连、黄柏、龙胆末、甘草置乳钵中研匀，倾出。

②将雄黄置乳钵中，分次加入石膏（按等量递增法），研匀，倾出。

③取青黛少许置乳钵底研匀，将冰片、薄荷冰放入乳钵轻研，均匀后，将青黛、人工牛黄、石膏和雄黄依次混合加入，每加一味药，都要充分研匀。

④将黄连等四味药混合散剂加入，研至颜色均匀，装瓶即得。

（3）作用与用途：清热解毒，用于湿热性口腔溃疡、复发性口腔溃疡及疱疹性口腔炎。

（4）用法与用量：取少量放至口腔溃疡处。

3. 益元散

（1）处方：滑石 30g，甘草 5g，朱砂 1.5g。

（2）制法

①朱砂水飞成极细粉（过八号筛），滑石、甘草各粉碎成细粉（过六号筛）。

②将少量滑石粉放于研钵内先行研磨，以饱和研钵的表面能。再将朱砂置研钵中，以等量递增法与滑石粉研匀，倒出。取甘草置研钵中，再以等量递增法加入上述混合物，研匀。按每包 3g 分包，即得。

（3）作用与用途：清暑利湿，用于感受暑湿、身热心烦、口渴喜饮、小便黄少。

（4）用法与用量：调服或煎服。一次 2 包，一日 2 次。

4. 氢溴酸东莨菪碱散

（1）处方：氢溴酸东莨菪碱 0.1g，乳糖（或淀粉）适量，食用色素溶液适量，制成散剂 100g。

（2）制法：研钵先以少量乳糖研磨，倒出。取氢溴酸东莨菪碱 0.1g 置研钵中加乳糖（或淀粉，下同）0.9g，食用色素溶液 1~2 滴混合均匀，使成 1∶10 的散（A）；再由（A）中称取 0.1g，加乳糖 0.9g 混合均匀，使成 1∶100 的散（B）；再由（B）中称取 0.1g，加乳糖 0.9g 混合均匀，使成 1∶1000 的倍散（C）；由（C）中称取 0.9g 分成 3 等份，包装即得。

（3）作用与用途：镇痛、解痉。用于肠、胃、肾、胆管及膀胱等绞痛。

（4）用法与用量：口服。必要时 1 包。

（5）注意：氢溴酸东莨菪碱的剂量小，应注意研钵吸附的损失。剩余的 1∶10、1∶100 的倍散，可留以后使用。

5. 硫酸阿托品散

（1）处方：硫酸阿托品 0.25g，1.0% 胭脂红乳糖 0.25g，乳糖 24.5g。

（2）制法：研磨乳糖使研钵饱和后倾出，将硫酸阿托品与胭脂红乳糖置研钵中研合均匀，再以等量递增法逐渐加入乳糖，研匀，待色泽一致后，分装，每包 0.1g。

（3）作用与用途：抗胆碱药，常用于胃肠痉挛、疼痛等。

（4）用法与用量：口服，疼痛时一次 1 包（相当于硫酸阿托品 0.001g）。

（5）注意：定性鉴别 取本品适量（约相当于硫酸阿托品 1mg），置分液漏斗中，加氨试液约 5mL，混匀，用乙醚 10mL 振摇提取后，分取乙醚层，置白瓷皿中，挥尽乙醚后，加发烟硝酸 5 滴，置水浴上蒸干，得黄色的残渣，放冷，加乙醇 2~3 滴湿润，加固体氢氧化钾一小粒，即显深紫色。

（二）散剂的常规质量检查

（照《中国药典》2015 年版四部通则 19~20 页）

1. 粒度检查法 除另有规定外，取供试品 10g，精密称定，照粒度和粒度分布测定法（通则 0982 单筛分法）测定。化学药散剂通过七号筛（中药通过六号筛）的粉末重量，不得少于 95%。

2. 外观均匀度 取供试品适量，置光滑纸上，平铺约 5cm²，将其表面压平，在明亮处观察，应色泽均匀，无花纹与色斑。

3. 水分 中药散剂的水分测定法（通则 0832）测定，除另有规定外，不得过 9.0%。

甲苯法测定水分——本法适用于含挥发性成分的药品。

（1）仪器装置：见《中国药典》2015 年版四部附录 104 页。

（2）测定法：取供试品适量（约相当于含水量 1~4mL），精密称定，置 A 瓶中，加甲苯约 200mL，必要时加入玻璃珠数粒，将仪器各部分连接，自冷凝管顶端加入甲苯，至充满 B 管的狭细部分。将 A 瓶置电热套中或用其他适宜方法缓缓加热，待甲苯开始沸腾时，调节温度，使每秒钟馏出 2 滴。待水分完全馏出，即测定管刻度部分的水量不再增加时，将冷凝管内部先用甲苯冲洗，，再用饱蘸甲苯的长刷或其他适宜的方法，将管壁上附着的甲苯推下，继续蒸馏 5 分钟，放冷至室温，拆卸装置，如有水黏附在 B 管的管壁上，可用蘸甲苯的铜丝推下，放置，使水分与甲苯完全分离（可加亚甲蓝粉末少量，使水染成蓝色，以便分离观察）。检读水量，并计算供试品中的含水量（%）。

4. 装量差异 单剂量包装的散剂，照下述方法检查，应符合规定。

除另有规定外，取供试品 10 袋（瓶），分别精密称定每袋（瓶）内容物的重量，求出内容物的装量与平均装量。每袋（瓶）装量与平均装量相比较［凡有标示装量的散剂，每袋（瓶）装量应与标示装量相比较］，超出装量差异限度的散剂不得多于 2 袋（瓶），并不得有 1 袋（瓶）超出装量差异限度的 1 倍。

5. 装量 除另有规定外，多剂量包装的散剂，照最低装量检查法（通则 0942）检查，应符合规定。

6. 无菌 除另有规定外，用于烧伤［除程度较轻的烧伤（Ⅰ°或浅Ⅱ°外）］、严重创伤或临床必需无菌的局部用散剂，照无菌检查法（《中国药典》2015 年版通则 1101）检查，应符合规定。

7. 微生物限度 除另有规定外，照非无菌产品微生物限度检查：微生物计数法（《中国药典》2015 年版通则 1105）和控制菌检查法（《中国药典》2015 年版通则 1106）及非无菌药品微生物限度标准（《中国药典》2015 年版通则 1107）检查，应符合规定。

【思考题】

1. 何谓共熔？处方中常见的共熔组分有哪些？
2. 采用等量递增法混合的原则是什么？
3. 散剂处方中如含有少量挥发性液体或酊剂、流浸膏时应如何制备？

实验二 糖浆剂的制备及质量检查

【实验目的】

1. 掌握糖浆剂的制备方法。
2. 熟悉含糖量与相对密度的测定方法。

【实验用品】

1. 养阴清肺糖浆的制备 丹皮，白芍，玄参，浙贝，生地，麦冬，薄荷油，甘草，单糖浆，95% 乙醇，纯化水。

2. 按糖浆剂通则制备单糖浆 纯化水，蔗糖。

3. 所需物品 天平，火，铁架台，真空泵，水浴锅，小锅，石棉网，烧杯，量筒，玻璃漏斗，铁圈，玻璃棒，布氏漏斗，抽滤瓶，冰箱，脱脂棉，纱布，水，回收装置所需仪器，手持糖量计，韦氏比重称。

【实验指导】

糖浆剂系指含药的高浓度蔗糖水溶液，一般含糖约在60%～65%，因其含糖量高，故渗透压高，微生物不易生长，浓度低的糖浆为细菌良好的培养基，容易滋生微生物，而使糖浆败坏变质；所以，除另有规定外，糖浆剂内可加苯甲酸、苯甲酸钠、尼泊金类等防腐剂。

糖浆剂的制备方法有热溶法、冷溶法、混合法三种，常用的是混合法。

混合法是将药物或药材提取物与糖浆混合的方法。用这种方法制备糖浆时，药物为水溶性固体，可先用少量纯化水将其溶解，然后加入糖浆中，搅匀即可。药物若为液体，可直接加入单糖浆中搅匀。必要时过滤。药物如为含乙醇的制剂，当与单糖浆混合时发生浑浊可加适量甘油或滑石粉反复过滤至澄清。

中草药糖浆剂一般是先将药物进行浸出处理，所得浸出液体浓缩至适量，再与单糖浆混合。"养阴清肺糖浆"即是采用此法制备的。

【实验内容】

1. 养阴清肺糖浆的制备

（1）处方：丹皮12.5g，白芍12.5g，玄参20.0g，浙贝12.5g，生地31.25g，麦冬18.5g，薄荷油0.25g，甘草6.25g。单糖浆110mL（相当于总量的30%），共制360mL

（2）制法

①取浙贝等六味药置小锅中，加水没过药面（约加水1000mL）浸泡半小时后直火加热，煮沸后25分钟，加入丹皮，继续煎煮，以双层纱布过滤，如此反复煎煮二次。时间分别为30分钟，25分钟，合并两次滤液，浓缩至每毫升相当于原生药1g。放冷，加95%乙醇使含醇量为60%置冰箱中静置过夜，过滤，回收乙醇，于水浴中浓缩至无醇味，以煮沸过的纯化水稀释至220mL。

②以适量的95%乙醇（约30mL），将0.25g薄荷油溶解加入已混匀的溶液中，混合药液中加入相当于总体积的30%（约110mL）的单糖浆，用煮沸过的纯化水补至360mL混匀即得。

（3）功能与主治：清热润肺，止咳化痰。用于由阴虚肺热引起的咳嗽、口渴咽干、喉痛声哑、痰中带血等症。

（4）用法用量：日服二次，每次20mL，温开水送服。

2. 按糖浆剂通则制备单糖浆

取纯化水50mL，煮沸，加入蔗糖94g搅匀，溶解后，继续加热至100℃，用脱脂棉滤过，自滤器上补加适量热纯化水使全量为110mL搅匀，放冷待用。

3. 含糖量的测定（手持糖量计）

（1）制法

①当被测制剂含糖量低于50%，将旋钮转动使目镜半圆视野中的分划尺拨为0～50。若含糖量高于50%时应拨为50～80处。

②掀开照明棱镜盖板。用柔软的绒布或镜头纸仔细地将折镜拭静。注意不要划伤镜面，取欲测糖浆 1~2 滴，置于折光镜面上，合上盖板，使溶液遍布棱镜面，将棱镜的进光窗对向光源或光亮处，调节目镜视度图，使视野内清晰可见，于视野中所见明暗分界线相应之读数，即为糖浆含量之百分数，记录即得。

4. 相对密度测定 相对密度系指在相同的温度、压力条件下，某物质的密度与水的密度之比。除另有规定外，温度为 20℃。

纯物质的相对密度在特定的条件下为不变的常数。但如果物质的纯度不够，则其相对密度的测定值会随着纯度的变化而改变。因此，测定药品的相对密度，可用以检查药品的纯杂程度为准。

液体药品的相对密度，一般用比重瓶测定，测定易挥发液体的相对密度，可用韦氏比重秤。

用比重瓶测定时的环境（指比重瓶和天平的放置环境）温度应略低于 20℃ 或各品种项下规定的温度。

（1）比重瓶法

①取洁净、干燥并精密称定重量的比重瓶，装满供试品（温度应低于 20℃ 或各品种项下规定的温度）后，装上温度计（瓶中应无气泡），置 20℃（或各品种项下规定的温度）的水浴中放置若干分钟，使内容物的温度达到 20℃（或各品种项下规定的温度），用滤纸除去溢出侧管的液体，立即盖上罩。然后将比重瓶自水浴中取出，再用滤纸将比重瓶的外面擦净，精密称定，减去比重瓶的重量，求得供试品的重量后，将供试品倾去，洗净比重瓶，装满新沸过的冷水，再照上法测得同一温度时水的重量，按下式计算，即得。

$$供试品的相对密度 = \frac{供试品重量}{水重量}$$

②取洁净、干燥并精密称定重量的比重瓶，装满供试品（温度应低于 20℃ 或各品种项下规定的温度）后，插入中心有毛细孔的瓶塞，用滤纸将从塞孔溢出的液体擦干，置 20℃（或各品种项下规定的温度）恒温水浴中，放置若干分钟随着供试液温度的上升，过多的液体将不断从塞孔溢出，随时用滤纸将瓶塞顶端擦干，待液体不再由塞孔溢出，迅即将比重瓶自水浴中取出，照上述①法，自"用滤纸将比重瓶的外面擦干"起，依法测定，即得。

（2）韦氏比重秤法：取 20℃ 时相对密度为 1 的韦氏比重秤，用新沸过的冷水将所附玻璃圆筒装至八分满，置 20℃（或各品种项下规定的温度）的水浴中，搅动玻璃圆筒内的水，调节温度至 20℃（或各品种项下规定的温度），将悬于秤端的玻璃锤浸入圆筒内的水中，秤臂右端悬挂游码于 1.0000 处，调节秤臂左端平衡用的螺旋使平衡，然后将玻璃圆筒内的水倾去，拭干，装入供试液至相同的高度，并用同法调节温度后，再把拭干的玻璃锤浸入供试液中，调节秤臂上游码的数量与位置使平衡，读取数值，即得供试品的相对密度。

如该比重秤在 4℃ 时相对密度为 1，则用水校准时游码应悬挂于 0.9982 处，并应将在 20℃测得的供试品相对密度除以 0.9982。

5. 质量检查　除另有规定外，糖浆剂应进行以下相应检查。（《中国药典》2015 年版通则第 20 页）

（1）装量：单剂量灌装的糖浆剂，照下述方法检查应符规定。检查法：取供试品 5 支，将内容物分别入经标化的和干燥的量入式量筒内，尽量倾净。在室温下检视，每支装量与标示装量相比较，少于标示装量的不得多于 1 支，并不得少于标示装量的 95%。多剂量灌装的糖浆剂，按照最低装量检查法（《中国药典》2015 年版通则 0942）检查，应符合规定。

（2）微生物限度：除另有规定外，按照非无菌产品微生物限度检查：微生物计数法（《中国药典》2015 年版通则 1105）和控制菌检查法（《中国药典》2015 年版通则 1106）及非无菌药品微生物限度标准（《中国药典》2015 年版通则 1107）检查，应符合规定。

【思考题】

1. 糖浆剂的制备方法有几种？本实验采用的是哪种？
2. 本品未加糖时等比稀释后含糖量为多少？成品含糖量为多少？相对密度是多少（精确至小数点 4 位）？
3. 为什么本糖浆剂未加防腐剂？

实验三　液体药剂制备

【实验目的】

1. 掌握常用各类液体药剂的制备方法与操作关键。
2. 熟悉影响液体药剂质量的因素与质量检查方法。

【实验用品】

1. 薄荷水　薄荷油，滑石粉，纯化水。

2. 复方碘溶液　碘，碘化钾，纯化水。

3. CMC – Na 胶浆　CMC – Na，纯化水。

4. 炉甘石洗剂　炉甘石，氧化锌，甘油，CMC – Na，纯化水。

5. 复方硫磺洗剂　沉降硫，硫酸锌，樟脑醋，甘油，纯化水。

6. 液体石蜡乳

处方一：液体石蜡，阿拉伯胶，5% 尼泊金乙酯醇溶液，纯化水。

处方二：液体石蜡，西黄蓍胶，聚山梨酯 – 80，乙醇，苯甲酸钠，纯化水。

7. 石灰搽剂　氢氧化钙溶液，植物油。

8. 所需物品　乳钵（磁），漏斗，铁圈，铁架台，量筒（10mL、100mL），烧杯（50～100mL），试管，具塞三角瓶（150mL、200mL），玻璃棒，滤纸。

【实验指导】

属于溶液型液体制剂的有：溶液剂、芳香水剂、甘油剂、醑剂、糖浆剂等。溶液剂的制备方法有三种，即溶解法、稀释法、化学反应法，从工艺上来看多用溶解法。络合助溶是增加难溶性药物溶解度的方法之一。碘在水中溶解度为 1：1250，欲制成 5% 的碘溶液，必须利用碘化钾与碘形成络合物，才能制得较高浓度的碘制剂。

胶体溶液分为亲水胶体和疏水胶体，羧甲基纤维素钠属于亲水胶体。亲水胶体的配制过程基本上与溶液型液体制剂类同，唯其将药物溶解时，宜先溶胀（冷溶胀），再溶解（热溶解），即采用分次撒布在水面上，使之迅速自然膨胀而胶溶。

混悬液既是热力学不稳定体系，又是动力学不稳定体系，故其物理稳定性较差，常须加入各种稳定剂以增加其物理稳定性。

根据 stokes 定律 $V = 2r^2 (\rho_1 - \rho_2)/9\eta$ 可知，要制备优良的混悬液，应减小微粒半径（r），或减小微粒与液体介质密度差（$\rho_1 - \rho_2$），或增加介质黏度（η）。故制备混悬液时，应先将药物研细，并加入助悬剂如 CMC – Na 以增加黏度，降低沉降速度。

混悬液一般配制方法有分散法和凝聚法，本实验采用分散法。即将固体药物粉碎成微粒，再根据主药的性质混悬于分散介质中并加入适宜的稳定剂。亲水性药物可先干磨至一定的细度，加纯化水或高分子溶液，加液研磨时通常药物 1 份，加 0.4 ~ 0.6 份液体分散介质；遇水膨胀的药物配制时不采用加液研磨；疏水性药物可加润湿剂或高分子溶液研磨，使药物颗粒润湿，在颗粒表面形成带电的吸附膜，最后加水性分散媒稀释至足量，混匀即得。

乳剂既是热力学不稳定体系，又是动力学不稳定体系，故其物理稳定性较差，常需加入乳化剂以增加其稳定性。乳剂可分为 W/O、O/W 型两类，其类型主要决定于乳化剂的类型和相体积。在药剂制备中，常用乳化剂的 HLB 值一般在 3 ~ 16 范围，其中 HLB 值 3 ~ 8 的为 W/O 型乳化剂，8 ~ 16 的为 O/W 型乳化剂。

小量制备乳剂多在研钵或烧杯中搅拌制得，大量制备可用搅拌器、乳匀机、胶体磨或超声波乳化器等器械。乳剂制备如以阿拉伯胶为乳化剂，常采用干胶法或湿胶法，本实验采用干胶法制备。

乳剂类型的鉴别，一般用稀释法或染色法进行，本实验采用稀释法，能与水混匀的为 O/W 型，能与油混匀的为 W/O 型。

【实验内容】

1. 薄荷水

（1）处方：薄荷油 0.2mL，滑石粉 1.5g，纯化水加至 100mL。

（2）制法：称取滑石粉 1.5g 置于干燥研钵中，将薄荷油 0.2mL 加到滑石粉上，充分研匀。量取纯化水 95mL，分次加到研钵中，先加少量，研匀后再逐渐加入其余部分的纯化水，每次都要研匀，最后留下少量纯化水。

将上述混合液移入 150mL 的有塞玻瓶中，用余下的纯化水将研钵中的滑石粉冲洗入玻瓶，加塞剧烈振摇 10 分钟。用润湿过的滤纸反复滤过，直至澄清。再从滤器上添加纯化水至 100mL，即得。

（3）作用与用途：芳香调味药与祛风药。用于胃肠胀气，亦可作分散媒用。

（4）用法与用量：口服，1 次 10~15mL。

（5）注意：滑石粉不宜过细，以免制出的溶液混浊。

2. 复方碘溶液

（1）处方：碘 2.5g，碘化钾 5g，纯化水加至 50mL。

（2）制法：取碘化钾，加适量纯化水，配成浓溶液，再加碘溶解，最后加适量纯化水至全量，即得。

3. CMC－Na 胶浆

（1）处方：CMC－Na 0.5g，纯化水加至 50mL

（2）制法：取纯化水 40mL，分次撒入 CMC－Na，待充分溶胀后，于水浴中加热溶解，再加纯化水至足量，即得。

4. 炉甘石洗剂

（1）处方：炉甘石 0.8g，氧化锌 0.5g，甘油 3mL，CMC－Na 0.1g，纯化水加至 50mL。

（2）制法：将炉甘石、氧化锌先用甘油研成糊状，再加入 CMC－Na 胶浆，继续研磨，最后加纯化水至足量，即得。放置，观察现象。

5. 复方硫磺洗剂

（1）处方：沉降硫 1.5g，硫酸锌 1.5g，樟脑醑 12.5mL，甘油 2.5mL，5% 新洁尔灭溶液 0.2mL，纯化水 加至 50mL。

（2）制法：取硫磺置乳钵中加甘油，再加入 5% 新洁尔灭溶液 0.2mL，研成糊状，缓缓加入硫酸锌水溶液（硫酸锌 1.5g 溶于 12.5g 水中），研匀，然后按处方量缓缓加入樟脑醑等其他成分，边加边研，最后加适量纯化水至全量即得。观察该洗剂的混悬性能。

6. 液体石蜡乳

（1）处方一：液体石蜡 12mL，阿拉伯胶 4g，5% 尼泊金乙酯醇溶 0.1mL，纯化水加至 30mL。

（2）制法：取液体石蜡置干燥研钵中，将阿拉伯胶粉分次加入研匀，加纯化水 8mL，迅速沿同一方向不停地研磨至初乳制成。再加尼泊金乙酯醇溶液及纯化水至全量，研匀，即得。加水稀释，无油滴析出。

（3）处方二：液状石蜡 25mL，西黄蓍胶 0.6g，聚山梨酯－80 1mL，乙醇 1mL，苯甲酸钠 0.2g，纯化水加至 50mL。

（4）制法：取西黄蓍胶，置乳钵中，加乙醇与聚山梨酯－80 研匀，分次加入液状石蜡并研匀，再加纯化水 20mL 制成初乳。另取苯甲酸钠溶于适量纯化水中，滤过，滤液缓缓加入初乳中并研匀，再加纯化水至全量，研匀即得。

7. 石灰搽剂

（1）处方：氢氧化钙溶液 10mL，植物油 10mL。

（2）制法：将两者共置烧杯（或试管）中，搅拌即得。加水稀释，有油滴析出。

【思考题】

1. 滑石粉在制备薄荷水中起何作用？薄荷水还可用哪些方法制备？

2. 复方碘溶液制备关键是什么？碘化钾起何作用？

3. 亲水胶体制备与一般溶液剂有何不同？

4. 石灰搽剂制备的原理是什么？它属于何种类型乳剂？影响乳浊液稳定性的因素有哪些？

5. 液体石蜡乳属何类型乳剂？

6. 混悬液的稳定性与哪些因素有关？

实验四　中药注射剂的制备

【实验目的】

1. 掌握中药注射剂的制备工艺过程及其操作注意事项。

2. 熟悉中药注射剂常规质量要求及其检查方法。

【实验用品】

1. 柴胡注射液。

2. 柴胡，吐温，氯化钠，纯化水。

3. 安瓿，放安瓿的铁盒，垂熔玻璃漏斗，电热套，铁架台，封口灯，水蒸气蒸馏装置所需仪器。

【实验指导】

1. 中药注射剂的制备工艺流程为：原、辅料的制备→药料的提取、精制→配液→滤过→灌注→熔封→灭菌→质量检查→印字包装→成品。

2. 中药注射剂处方组成可以是有效成分、有效部位或药材，由于历史原因，目前仍以后者为多。为确保和提高质量，注射剂的原、辅料必须符合《中国药典》或卫生部（药监局）药品标准中有关规定，现已开始逐步实施指纹图谱控制注射剂质量的方法。

3. 水醇法是该类注射液提取纯化常用方法之一，根据有效成分既溶于水又溶于醇的性质，采用水提取，乙醇沉淀，以达到除去杂质，保留有效成分。

4. 注射液配液方法有浓配法和稀配法两种。经初滤、精滤、质检合格后，注射液应立即灌封。对主药易氧化的注射液，配液和灌注时可通入惰性气体。灌注时药液不能黏附在安瓿颈臂上，以免熔封时出现焦头，且应按《中国药典》规定增加附加量，以保证注射用量不少于标示量。

5. 注射剂灌封后应立即灭菌。常用的灭菌方法有流通蒸汽灭菌、煮沸灭菌和热压灭菌法。可以据灌装容量、成分稳定性等因素选择。

【实验内容】

（一）注射剂的制备

1. 柴胡注射液

（1）处方：柴胡 100g，吐温 –80 1.0g，氯化钠 1.0g，注射用水加至 100mL。

（2）制法：取柴胡饮片，洗净，加入 1000mL 水进行水蒸气蒸馏，收集蒸馏液 200mL。蒸馏液再重蒸馏，收集重蒸馏液 95mL。重蒸馏液加吐温 –80 1.0g，振摇使完全溶解，再加氯化钠 1.0g 溶解，加注射用水至 100mL，用微孔滤膜（0.22μm）过滤，灌封，100℃流通蒸汽灭菌 30 分钟，即得。

（3）功能与主治：升阳散热，解郁疏肝。用于普通感冒及流行性感冒。

（4）用法与用量：肌内注射，1 次 2～4mL，1 日 2～3 次。

2. 丹参注射液

（1）处方：丹参 200g，亚硫酸氢钠 0.3g，注射用水加至 100mL。

（2）制法：

①提取：取丹参饮片 200g，加水浸泡 30 分钟，煎煮两次，第一次加 8 倍量水煎煮 40 分钟，第二次加 5 倍量水煎煮 30 分钟，用双层纱布分别滤过，合并滤液，浓缩至约 100mL（每毫升相当于原药材 2g）。

②纯化：第一，醇处理。于浓缩液中加乙醇使含醇量达 75%，静置冷藏 40 小时以上，双层滤纸抽滤，滤液回收乙醇，并浓缩至约 20mL，再加乙醇使含醇量达 85%，静置冷藏 40 小时以上，同法滤过，滤液回收乙醇，浓缩至约 15mL。第二，水处理。取上述浓缩液加 10 倍量纯化水，搅匀，静置冷藏 24 小时，双层滤纸抽滤，滤液浓缩至约 100mL，放冷，再用同法滤过 1 次，用 20% NaOH 调 pH = 6.8～7.0。第三，活性炭处理。上液中加入 0.2% 活性炭，煮沸 20 分钟，稍冷后抽滤。

③配液：取上述滤液，加入亚硫酸氢钠 0.3g，溶解后，加注射用水至 100mL，经粗滤，再用 G_4 垂熔漏斗抽滤。

④灌封：在无菌室内，用手工灌注器灌装，每支 2mL，以双火焰拦腰封口。

⑤灭菌：煮沸灭菌，100℃，30 分钟。

⑥检漏：剔除漏气安瓿。

⑦灯检：剔除有白点、色点、纤维、玻璃屑及其他异物安瓿。

⑧印字：擦净安瓿，用手工印上品名、规格、批号等。

⑨包装：将安瓿装入衬有瓦楞格纸的空盒内，盒面印上标签。

（3）功能与主治：活血化瘀。用于冠状动脉供血不足，心肌缺氧所引起的心绞痛、心肌梗死等。

（4）用法与用量：肌注，一次 2mL，一日 1～2 次。

（二）注射剂常规质量检查（《中国药典》2015年版）

除另有规定外，注射剂应进行以下相应检查

1. 装量 注射液及注射用浓溶液照下述方法检查，应符合规定。

检查法：供试品标示装量不大于2mL者，取供试品5支（瓶）；2mL以上至50mL者，取供试品3支（瓶）。开启时注意避免损失，将内容物分别用相应体积的干燥注射器及注射针头抽尽，然后缓慢连续地注入经标化的量入式量筒内（量筒的大小应使待测体积至少占其额定体积的40%，不排尽针头中的液体），在室温下检视。测定油溶液、乳状液或混悬液时，应先加温（如有必要）摇匀，再用干燥注射器及注射针头抽尽后，同前法操作，放冷（加温时），检视。每支（瓶）的装量均不得少于其标示量。

标示装量为50mL以上的注射液及注射用浓溶液，按照最低装量检查法（《中国药典》2015年版通则0942）检查，应符合规定。

也可采用重量除以相对密度计算装量。准确量取供试品，精密称定，求出每1mL供试品的重量（即供试品的相对密度），精密称定用干燥注射器及注射针头抽出或直接缓慢倾出供试品内容物的重量，再除以供试品相对密度，得出相应的装量。

预装式注射器和弹筒式装置的供试品：标示装量不大于2mL者，取供试品5支（瓶）；2mL以上至50mL者，取供试品3支（瓶）。供试品与所配注射器、针头或活塞装配后将供试品缓慢连续注入容器（不排尽针头中的液体），按单剂量供试品要求进行装量检查，应不低于标示量。

2. 渗透压摩尔浓度 除另有规定外，静脉输液及椎管注射用注射液按各品种项下的规定，按照渗透压摩尔浓度测定法（《中国药典》2015年版通则0632）测定，应符合规定。

3. 可见异物 除另有规定外，按照可见异物检查法（《中国药典》2015年版通则0904）检查，应符合规定。

4. 不溶性微粒 除另有规定外，用于静脉注射、静脉滴注、鞘内注射、椎管内注射的溶液型的注射液、注射用无菌粉末及注射用浓溶液按照不溶性微粒检查法（《中国药典》2015年版通则0903）检查，均应符合规定。

5. 中药注射剂有关物质 按各品种项下规定，按照注射剂有关物质检查法（《中国药典》2015年版通则2400）检查，应符合有关规定。

6. 重金属及有害元素残留量 除另有规定外，中药注射剂按照铅、镉、砷、汞、铜测定法（《中国药典》2015年版通则2321）测定，按各品种项下每日最大使用量计算，铅不得超过12μg，镉不得超过3μg，砷不得超过6μg，汞不得超过2μg，铜不得超过150μg。

7. 无菌 照无菌检查法（《中国药典》2015年版通则1101）检查，应符合规定。

8. 细菌内毒素或热原 除另有规定外，静脉用注射剂按各品种项下的规定，按照细菌内毒素检查法（《中国药典》2015年版通则1143）或热原检查法（《中国药典》2015年版通则1142）检查，应符合规定。

【思考题】

1. 水醇法制备中药注射剂的依据是什么？
2. 简要说明本实验在纯化时，各步操作的目的。
3. 注射剂的质量控制有哪些？
4. 讨论工艺的合理性，你有何其他建议？
5. 柴胡注射液在灭菌时有何现象？为什么？

实验五　5%维生素 C 注射液处方设计

【实验目的】

1. 学会如何用实验手段考察影响维生素 C 稳定的因素及增加其稳定性的方法，从而初步掌握注射剂处方及工艺拟定的途径；
2. 拟出 5% 维生素 C 注射液的处方及制备工艺。

【实验用品】

1. 维生素 C，纯化水，$NaHCO_3$，N_2，0.001mol/L 硫酸铜溶液，$NaHSO_3$，EDTA - Na_2，0.5% 半胱氨酸。
2. 量杯，烧杯，量筒，安瓿瓶，镊子，微孔滤膜（0.22μm），洗瓶，注射器，玻璃棒。
3. 分光光度计，pH 计，熔封装置，灌注器，澄明度检查仪，水浴锅，天平，铁架台。

【实验指导】

药物的结构、理化特征是药物及其制剂不稳定的根本原因，其不稳定性又受多种因素影响，但任何药物都有一个相对稳定的最佳条件，稳定制剂的处方拟定，就是要通过一系列的实验，找出影响的主要因素及这些因素中最稳定的条件，最终达到制剂疗效的稳定性和安全性。

维生素 C 不稳定的原因主要是分子中存在烯醇结构，溶液状态易于氧化，而影响氧化反应进行的主要因素是含氧量、金属离子、光线、温度、pH 值等。本实验用比较性实验方法，在煮沸的温度下作加速实验，单个考察各影响因素在不同条件下对抗坏血酸稳定性的影响程度，从而粗略地筛选适宜的稳定条件和工艺。

这样得到的处方和工艺，尚需作深入一步的实验工作，如处方的进一步筛选，加速试验、药理和临床试验、留样观察，质量标准的拟定等，其生产规模亦需由小到大，不断改进，最后才有可能筛选出比较理想的注射液处方和工艺。

【实验内容】

1. pH 对维生素 C 稳定性的影响 称取注射用维生素 C 10.0g，加纯化水溶解，再加水至 100mL，取出三份，每份 25mL，加水适量，按下表要求用 NaHCO₃ 固体调 pH 后，再准确稀释至 50mL，并测定 pH，过滤，灌装 4mL/支，熔封，分别编号。

原液制备：取剩余的 0.1g/mL 的维生素 C 溶液 20mL，加纯化水稀释至 40mL，灌装 4mL/支，熔封。

原液及每个 pH 组取出 2 支作参比液，即为 0 时刻的样品，其余装布袋，放入沸水中加速试验，定时每组取 2 支安瓿，倾出药液各自混合，分别用 1cm 的比色杯于 430nm 波长处测定透光率（T），结果记录于表 20 − 1 中。

表 20 − 1　实验报告记录表

编号	pH	煮沸时间及变化			
		T（0 分钟）	T（20 分钟）	T（40 分钟）	T（60 分钟）
1	原液				
2	4				
3	6				
4	8				

2. 含氧量的影响及惰性气体和抗氧剂的选用

（1）含氧量的影响：称取注射用维生素 C 7.0g，加纯化水溶解，用 NaHCO₃ 固体调 pH6.0 左右，加水至 140mL，过滤，按下表装量及通惰性气体，灌封安瓿 4mL/支，熔封。分别编号，取出 2 支（4mL/支）作参比液，其余装布袋，放入沸水中加速试验，定时各组取 2 支安瓿，各自倾出药液混合，分别用 1cm 的比色杯于 430nm 波长处测定透光率（T），结果记录于表 20 − 2 中。

表 20 − 2　实验报告记录表

编号	装量 mL	通惰性气体	煮沸时间及变化			
			T（0 分钟）	T（20 分钟）	T（40 分钟）	T（60 分钟）
1	1	未加				
2	2	未加				
3	2	通 N₂				

（2）抗氧剂的选用：称取注射用维生素 C 10.0g，加纯化水溶解，用 NaHCO₃ 固体调 pH6.0 左右，加水至 100mL，搅匀，分成三份，每份 25mL，按下表加入抗氧剂使之溶解后，用纯化水稀释至 50mL，过滤，灌装安瓿 4mL/支，熔封。分别编号，取出 2 支（4mL）作参比液，其余装布袋，放入沸水中加速试验，定时分别取 2 支安瓿，各组倾出药液混合，分别用 1cm 的比色杯于 430nm 波长处测定透光率（T），结果记录于表 20 − 3 中。

表 20 – 3　实验报告记录表

编号	抗氧剂及使用浓度	煮沸时间及变化			
		T（0 分钟）	T（20 分钟）	T（40 分钟）	T（60 分钟）
1	对照				
2	NaHSO₃ 0.2%				
3	NaHSO₃ 0.5%				

（3）金属离子的影响及络合剂的使用：称取注射用维生素 C 8.0g，加纯化水溶解，使总量为 80mL，搅匀，分成三份，每份 25mL，按下表分别加入试验液后，再加纯化水稀释至 50mL，过滤，灌装安瓿 4mL/支，熔封。分别编号，取出 2 支（4mL/支）作参比液，其余装布袋，放入沸水中加速试验，定时各组分别取 2 支安瓿，倾出药液混合，用 1cm 的比色杯于 430nm 波长处测定透光率（T），结果记录于表 20 – 4 中。

表 20 – 4　实验报告记录表

编号	实验液		煮沸时间（分钟）及变化			
	0.001M CuSO₄（mL）	1% EDTA – 2N（mL）	T（0 分钟）	T（20 分钟）	T（40 分钟）	T（60 分钟）
1	0	0				
2	1	0				
3	1	1				
4	1	5				

【思考题】

根据实验结果，设计 5% 维生素 C 注射液的处方及工艺。

实验六　软膏剂的制备及药物释放度测定

【实验目的】

1. 掌握不同类型软膏基质的配制方法，操作关键及注意事项。
2. 通过体外实验法（扩散法）了解不同类型基质对药物释放的影响。
3. 了解软膏剂的质量评定方法。

【实验用品】

1. 软膏剂　黄芩苷细粉，凡士林，羊毛脂，冰片，硬脂酸，单硬脂酸甘油酯，蓖麻油，甘油，三乙醇胺，尼泊金乙酯，甲基纤维素，苯甲酸钠，琼脂，格林氏溶液。

2. 所需物品　试管，乳钵，细玻璃棒，烧杯，量筒，天平，水浴锅。

【实验指导】

软膏剂是系指药物与适宜基质混合制成的半固体外用制剂，所制成的软膏是一种易涂布于皮肤、黏膜或创面的半固体外用制剂。软膏剂的主要组成是药物和基质。基质不仅是赋形剂而且对药物的释放和吸收都有重要的影响。常用的基质有：油脂性基质、乳剂型基质和水溶性基质三类。

软膏的制备，可根据药物及基质的性质选用研和法、熔和法和乳化法。

【实验内容】

（一）软膏剂的制备

1. 油脂性基质的软膏

（1）处方：黄芩苷细粉 0.80g，凡士林 17.40g，羊毛脂 1.80g。

（2）制法：称取凡士林，加入羊毛脂，水浴熔融后，加入黄芩苷细粉充分搅匀，搅至冷凝时，放置即得。

2. 乳剂型基质的软膏

（1）处方：黄芩苷 0.80g，冰片 0.04g，硬脂酸 2.40g，单硬脂酸甘油酯 0.80g，蓖麻油 4.00g，甘油 2.00g，三乙醇胺 0.30mL，尼泊金乙酯 0.02g，纯化水 10.00mL。

（2）制法

①将硬脂酸、单硬脂酸甘油酯、蓖麻油、尼泊金乙酯共置于干燥烧杯内，在水浴上加热 50~60℃，使其全溶。

②将甘油、黄芩苷、纯化水置另一烧杯中，加热至 50~60℃，边搅拌边加入三乙醇胺，使黄芩苷全溶。

③将冰片加入①中烧杯溶解。

④立即将①中液体逐渐加入②中烧杯，边加边搅拌均匀，冷却至室温，即成均匀的橙黄色乳膏。

3. 水溶性基质的软膏

（1）处方：黄芩苷 0.80g，甲基纤维素 3.40g，甘油 5.00g，苯甲酸钠 0.02g，纯化水 14.0mL。

（2）制法

①将黄芩苷、苯甲酸钠溶于水，水浴加热后冷却至室温。

②将甲基纤维素与甘油在乳钵中研匀。

③边研边将（1）中液体加入到（2）乳钵中，研匀即得。

（3）用途：主要用于急性湿疹、过敏性皮炎、接触性皮炎、毛囊炎等，对有渗出液、腐烂、继发性感染的病灶，应先用 0.05% 高锰酸钾或 0.025% 新洁尔灭擦净干后再涂药膏。

（4）用法：外用，一日两次，必要时用敷料包扎伤口。

4. 紫花地丁软膏

（1）处方：紫花地丁稠膏 84g，麻油 11g，蜂蜡 5.5g。

（2）制法

①紫花地丁稠膏的制备：取紫花地丁适量，用清水洗净，加水煎煮两次，第一次加 10 倍量水，煎煮 0.5 小时，用七号筛滤过，第二次加 5 倍量水，煎煮 0.5 小时，同法滤过，合并两次煎液，静置沉淀 12 小时以上，取上清液浓缩成 1∶2 稠膏状，加 0.5% 苯甲酸钠或 0.05% 对羟基苯甲酸乙酯，搅匀，即得。

②紫花地丁软膏的制备：取蜂蜡 5.5g 加热熔化，滤过，与麻油 11g 加热搅匀，保温 110~120℃，再与保温 40~50℃ 的紫花地丁稠膏充分搅拌至室温，即得。

（3）功能与主治：抗菌消炎。用于疖肿、乳腺炎。

（4）用法与用量：外用。根据患部面积大小，适量涂敷，1 日换药 1~2 次。

（二）药物释放度测定

1. 第一法：制备琼脂基质

（1）处方：琼脂 4g，林格氏溶液 200mL

（2）制法

①林格氏溶液配制　取氯化钠 1.7g，氯化钾 0.06g，氯化钙 0.096g 加水至 200mL 溶解。

②取琼脂 4g，加入林格氏液内，水浴加热溶解，冷至 60℃ 后加入 $FeCl_3$ 试液数滴，混匀，立即倒入事先预热的三个相同试管中，装量为距管口 2cm 处（倒时注意不得混入气泡，沿管壁倒入），直立静置凝固，备用。

（3）将制得含黄芩苷三种软膏填装于有琼脂基质的试管中。装量要一致，然后置恒温箱内，经一定时间测定药物向琼脂中渗透的距离（即变色的长度）。将测得的数据填入表内，并作曲线，用此比较不同基质药物释放的情况。

第二法：将以上配好的黄芩苷软膏 2g 均匀涂在载玻片上，厚度要求均匀，表面光滑。放入培养皿中，加入纯化水 40mL，经 2 分钟后自培养皿中吸取溶液 1mL，加 $FeCl_3$ 试液 1 滴，观察变化，溶液变色即为药物开始释放的时间，比较药物在不同基质中的释放速度。

表 20-5　实验报告记录格式

扩散时间（h）＼色区高度（mm）	软膏类型		
	油脂性基质	乳剂性基质	水溶性基质
1			
3			
6			
9			
24			
K			

根据实验所得数据，用显色区高度（即扩散距离）的平方为纵坐标，时间为横坐标作图，求直线的斜率即为扩散系数，填入表 20 – 5，K 值越大则释药越快，从测得不同软膏的扩散系数 K，比较各软膏基质的释药能力。

【思考题】

1. 中药软膏有哪些制备方法？各有何特点？如何选用？
2. 软膏中加入药物时，应注意什么事项？
3. 分析实验结果，讨论药物在不同基质中的释放情况？

实验七　栓剂的制备

【实验目的】

1. 掌握热熔法制备栓剂的工艺与操作关键。
2. 熟悉栓剂基质的特点与应用。
3. 了解评定栓剂质量的方法。

【实验用品】

1. 甘油栓　甘油，无水碳酸钠，硬脂酸，纯化水，液体石蜡。
2. 紫花地丁甘油明胶栓　紫花地丁，甘油，明胶。
3. 所需物品　蒸发皿，水浴锅，玻璃棒，栓模。

【实验指导】

栓剂是指药物与适宜基质制成的供腔道给药的固体制剂。常用的有肛门栓和阴道栓。栓剂中的药物与基质应混合均匀，栓剂应无刺激性，外形完整光滑，塞入腔道内应能迅速软化溶解于分泌液，逐渐释放出药物，产生局部或全身作用，并应有适宜的硬度，以免在包装和贮存中变形。

栓剂由药物和基质两部分组成，常用基质有脂肪性基质和水溶性基质两类。

栓剂的制法有三种：搓捏法、冷压法和热熔法。脂肪性基质的栓剂其制备可采用三法的任一种，而水溶性基质的栓剂多采用热熔法制备。

为保证在栓剂处方的设计和制备中确定基质用量，保证剂量准确，常需预先测定药物置换价。置换价是主物的重量与同体积基质的重量之比，不同的栓剂处方，用同一模型所制的栓剂容积相同，但其重量则随基质与药物密度的不同而有区别。如碘仿的可可豆脂置换价为 3.6，即 3.6g 的碘仿和 1g 可可豆脂所占的容积相等。根据置换价我们可对药物置换基质的重量进行计算。当药物与基质的密度相差较大或主药含量较高时，测定其置换价更有实际意义。

【实验内容】

1. 甘油栓

（1）处方：甘油24g，无水碳酸钠0.6g，硬脂酸2.4g，纯化水3.0mL。

（2）制法：取无水碳酸钠与纯化水置蒸发皿内，加入甘油混匀后置水浴上加热，缓缓分次加入硬脂酸细粉，随加随搅拌，待泡沫生成，溶液澄明，即可注入已用液体石蜡处理过的栓模中，放冷，整理。

（3）操作要点和注意事项

①制备甘油栓时，水浴要保持沸腾，且蒸发皿底部应接触水面，使硬脂酸细粉（少量分次加入）与碳酸钠充分反应，直至沸腾停止、溶液澄明、皂化反应完全，才能停止加热。其化学反应如下。

$$2C_{17}H_{35}COOH + Na_2CO_3 \longrightarrow 2C_{17}H_{35}COONa + CO_2\uparrow + H_2O$$

产生的二氧化碳必须除尽，否则所制得的栓剂内含有气泡，有损美观。

②甘油栓中含有大量甘油（约90%～95%），与钠肥皂混合凝结成硬度适宜的块状。

③栓模内需预先涂润滑剂。润滑剂有两类：一是脂肪性基质的栓剂选用软肥皂、甘油各1份及95%乙醇5份的混合液；二是水溶性基质的栓剂则用油类为润滑剂，如液体石蜡、植物油等。

2. 紫花地丁甘油明胶栓

（1）处方：紫花地丁20g，甘油6.5g，明胶6.5g，纯化水适量。

（2）制法

①药材提取：取紫花地丁加水适量，煎煮两次，每次0.5小时，滤过，合并滤液，浓缩至1∶2稠液，放置备用。

②基质制备：取明胶加入纯化水适量，使其充分溶胀，水浴加热搅拌至溶解，加入甘油继续加热搅拌，蒸去过量的水分，约15g时取下。

③栓剂制备：将栓模洗干净，用脱脂棉蘸润滑剂少许涂于模内，倒置，使多余的润滑剂流出。取紫花地丁浓缩液，加入甘油明胶基质中搅匀，注模，冷却，削去多余的部分，取出，即得。

甘油明胶由明胶、甘油和水三者按一定比例组成。明胶需先用水浸泡使之膨胀变软，再加热时才容易溶解。甘油明胶多用作阴道栓剂基质，具有弹性，在体温时不溶解，但能缓缓溶于体液中，释出药物。其溶解速度与明胶、甘油和水三者比例有关，甘油和水的含量高时则容易溶解。

（4）功能与主治：清热解毒。用于内痔及直肠炎。

（5）用法与用量：塞入肛门内。1次1颗，1日1次。

【思考题】

1. 热熔法制备栓剂应注意什么问题？

2. 甘油栓的制备原理是什么？操作时有哪些注意点？

3. 为什么皂化完全是制备甘油栓的关键？

4. 哪些药物可以选用甘油明胶基质，哪些药物不适于此基质？

5. 如何评价栓剂的质量？

实验八　蜜丸的制备

【实验目的】

掌握蜜丸的制备方法与操作要领。

【实验用品】

1. 大山楂丸　山楂，神曲，麦芽，蔗糖，炼蜜，纯净水。

2. 六味地黄丸　熟地黄，山茱萸（制），牡丹皮，山药，茯苓，泽泻，炼蜜，纯净水，石油醚，无水乙醇，氯仿，熊果酸对照品，环己烷，醋酸乙酯，甲酸，10%硫酸乙醇溶液。

3. 所需物品　天平，纸，筛子（60~80目），烧杯，火，棉花，搓丸器，蜡纸。

【实验内容】

1. 大山楂丸

（1）处方：山楂50g，六神曲（麸炒）7.5g，麦芽（炒）7.5g

（2）制法：以上三味，粉碎成细粉，过筛，混匀；另取蔗糖30g，加纯净水13.5mL与炼蜜30g，混合，炼至相对密度约为1.38（70℃）时，滤过，与上述粉末充分混匀，焖润。取适量丸剂，用搓条板搓成条形，即得。将所制丸剂用蜡纸包装。

（3）功能与主治：开胃消食。用于食积内停所致的食欲不振，消化不良，脘腹胀闷。

（4）用法与用量：口服，1次1~2丸，1日1~3次，小儿酌减。

2. 六味地黄丸

（1）处方：熟地黄16g，山茱萸（制）8g，牡丹皮6g，山药8g，茯苓6g，泽泻6g。

（2）制法：以上六味，粉碎成细粉，过筛（5~6号），混匀。每100g粉末加炼蜜35~50g与适量的水，泛丸，干燥，制成水蜜丸；或加炼蜜80~110g制成小蜜丸或大蜜丸，即得。

（3）山茱萸含量测定：取密称定水蜜丸、小蜜丸5g，或取大蜜丸5g，加水30mL，60℃水浴温热使之充分溶。加硅藻土2g，搅匀，滤过，残渣用水30mL洗涤后100℃烘干，研成细粉，连同滤纸一并置于索氏提取器内，加乙醚适量，加热回流提取4小时，提取液回收乙醚至干，残渣用石油醚（30~60℃）浸泡两次，每次15mL（浸泡约2分钟），倒去石油醚，残渣加适量无水乙醇－氯仿（3∶2）混合液，微热使之溶解，定量转移至5mL量瓶内，并稀释至刻度，摇匀，作为供试品溶液。另取熊果酸对照品适量，精密称定，加无水乙醇制成每 1mL 含 0.5mg 的溶液，作为对照品溶液。按照薄层色谱法试验，吸取大蜜丸或小蜜丸供试品溶液 10μL，或水蜜丸 5μL，分别对应对照品溶液 2μL 与 4μL，分别交叉点于同一硅胶 G 薄层板上，以环己烷 – 氯仿 – 醋酸乙酯 – 甲酸（20：5：8：0.1）为展开剂，展开，取出，晾干，喷以 10% 硫酸乙醇溶液，在 105℃ 加热 5~7 分钟，至斑点显色清晰，取出，在薄层板上覆盖同样大小的玻璃板，周围用胶布固定，按照薄层色谱法薄层扫描法进行扫描，波长：$\lambda s = 520nm$，$\lambda_R = 700nm$，测量供试品吸收度积分值与对照品吸收度积分，计算，即得。

本品山茱萸含量以熊果酸（$C_{30}H_{48}O_3$）计算，水蜜丸每 1g 不得少于 0.20mg，小蜜丸每 1g 不得少于 0.13mg，大蜜丸每丸不得少于 1.17mg。

（4）功能与主治：滋阴补肾。用于肾阴亏损，头晕耳鸣，腰膝酸软，骨蒸潮热，盗汗遗精，消渴。

（5）用法与用量：口服，水蜜丸 1 次 6g，小蜜丸 1 次 9g，大蜜丸 1 次 1 丸，1 日 2 次。

【思考题】

1. 炼蜜的目的是什么？如何根据药物的性质选择炼蜜的程度，用蜜量及合药时温度？

2. 蜜丸所用润滑剂是什么？

实验九　滴丸的制备

【实验目的】

学习滴丸的制备方法。

【实验用品】

1. 苏冰滴丸的制备　苏合香，冰片，液体石蜡，聚乙二醇 6000。

2. 盐酸黄连素滴丸的制备　盐酸黄连素，液体石蜡，聚乙二醇 6000。

3. 所用物品　冰箱，滴丸装置，表面皿，循环水浴箱，天平，称量纸，过筛器，玻璃棒，滤纸。

【实验指导】

滴丸是用滴制法制备，此法是用熔点较低的脂肪性基质或水溶性基质将主药溶解，混悬或乳化后，滴入一种不相混溶的冷却剂中凝固而成，熔融的液滴由于表面张力的作用而形成球形，并逐渐沉于容器底部（或浮于液面上）。常用的水溶性基质有聚乙二醇 6000，4000（PEG6000，4000）、硬脂酸钠、甘油明胶等，冷却剂常用液体石蜡。

【实验内容】

1. 苏冰滴丸的制备

（1）处方：苏合香1g，冰片2g，液体石蜡适量，聚乙二醇6000 7g。

（2）制法

①将仪器安装好。

②药物分散：称取聚乙二醇6000 7g置蒸发皿中于水浴加热至全部熔融后，加入苏合香及冰片搅拌至熔化，转移至储液筒中，并保温（80～90℃）。然后将液体石蜡倒入直形冷藏器中，调节滴出口与冷却剂之间的距离，并通入冷水进行冷却。

③滴制成丸：打开滴液阀门，以每分钟40滴左右的速度滴入10～15℃液体石蜡中。待完全滴完，滴丸冷却固化后，取出滴丸，将滴丸放在滤纸上擦干表面附着的液体石蜡，放入瓶中，即得。

（3）性状：本品为淡黄色，气味香，味辛、苦。

（4）功能主治：芳香开窍，理气止痛，适用于冠心病、胸闷、心绞痛等，能缓解症状。

（5）用法用量：口服，1次2～4丸，1日3次，发病时可含服或吞服。

（6）禁忌：胃病患者慎用。

（7）储藏：密闭、置阴凉干燥处保存。

2. 盐酸黄连素滴丸的制备

（1）处方：盐酸黄连素2g，聚乙二醇6000 10g。

（2）制法

①仪器：同苏冰滴丸。

②制备

a. 将蒸发皿中放入聚乙二醇水浴熔融，再加入盐酸黄连素，搅拌混合。

b. 滴丸器调至90℃，把上述药液转移到储液筒，调整后，滴入10℃以下的液体石蜡冷却剂中，冷凝成圆形。

c. 取出丸粒，滤纸上擦净冷却剂即得。

（3）用途：肠炎

（4）用法用量：口服，1次3～6粒。

【思考题】

如何选择滴丸的冷却液？

实验十　颗粒剂的制备

【实验目的】

1. 掌握颗粒剂的制备方法。

2. 熟悉颗粒剂的技术要求与质量检查方法。

【实验用品】

1. 感冒退热颗粒剂　大青叶，板蓝根，连翘，草河车（拳参），乙醇、糖粉、白糊精。

2. 所需物品　小锅，火，烧杯，玻璃棒，纱布，称量纸，天平，滤纸，真空泵，搪瓷盘，筛子（12目），回收装置所需仪器。

【实验指导】

1. 颗粒剂的制备工艺流程：原料的处理→提取液的精制＋辅料或药粉→软材→制颗粒→干燥→整粒→质检→包装。

2. 原药材一般多采用煎煮提取法、渗漉法、浸渍法及回流提取法进行提取。提取液的纯化以往常采用乙醇沉淀法，目前亦采用高速离心、微孔滤膜滤过、絮凝沉淀、大孔树脂吸附等除杂质新技术。颗粒剂常用的辅料有糖粉、糊精和泡腾崩解剂等。干浸膏粉制颗粒所加的辅料一般不超过浸膏粉量的 2 倍，稠膏［相对密度为 1.30 ~ 1.35（50℃ ~ 60℃）制颗粒所加的辅料一般不超过浸膏粉量的 5 倍。

3. 制粒是颗粒剂制备的关键工艺技术，常用挤出制粒、湿法混合制粒和喷雾干燥制粒等方法。喷雾干燥粉加用适量的干燥黏合剂干法制粒，可制得不加糖的颗粒剂。挤出制粒，软材的软硬应适当，以"手握成团，轻压即散"为宜。

4. 处方中若含有挥发性成分，常用适量的高浓度乙醇溶解挥发油，喷洒于干颗粒中，密闭使均匀吸收。亦可将挥发油用 β - 环糊精等包合后，再与制好的颗粒混合均匀。

5. 湿颗粒制成后，应及时干燥。干燥温度应逐渐上升，一般控制在 60 ~ 80℃。

【实验内容】

1. 感冒退热颗粒剂的制备

（1）处方：大青叶 50g，板蓝根 50g，连翘 25g，草河车（拳参）25g，赋形剂（乙醇、糖粉、白糊精）制成颗粒 200g。

（2）制法：

①煎煮：取以上四味药煎煮二次，每次加水 8 倍量，每次煮 30 分钟，过滤。

②浓缩：二次滤液合并，常压浓缩至 1∶1（每 mL 相当于生药材 1g）相对密度约为 1.08（90 ~ 95℃），浓缩液温度降至室温。

③酒沉：浓缩液加 1 倍量 95% 乙醇，边加边搅拌，静置 24 小时，过滤。滤液回收乙醇，并继续浓缩至稠膏状 1∶（4 ~ 5）（每 mL 相当于生药材 4 ~ 5g），相对密度约为 1.24（65℃）。

④制粒：以浸膏∶糖粉∶糊精 = 1∶3∶1.52 均匀混合。用适量 95% 乙醇湿润制成软材，经 12 目尼龙网筛制颗粒，湿粒于 60℃ 左右烘干，整粒，制成 200g 颗粒。

⑤包装：塑料袋密封，每袋 18g。

（3）用途、用法：主治上呼吸道感染，扁桃腺炎，咽喉炎。日服三次，每次一袋，体温 38℃以上者每日服四次。一次两袋。

2. 感冒清热颗粒剂的制备

（1）处方：荆芥穗 25g，薄荷 7.5g，防风 12.5g，柴胡 12.5g，紫苏叶 7.5g，葛根 12.5g，桔梗 7.5g，苦杏仁 10g，白芷 7.5g，苦地丁 25g，芦根 20g，制成颗粒 200g。

（2）制法：以上 11 味药，取荆芥穗、薄荷、紫苏叶提取挥发油（另器保存），蒸馏后的水溶液另收集；药渣与其余防风等 8 味药加水煎煮两次，每次 1.5 小时，合并煎液，滤过，滤液与上述水溶液合并。合并液浓缩至相对密度为 1.35～1.38（55℃）的清膏。取清膏，加入糖粉与糊精混合物（3∶1）适量，混匀，并加乙醇适量制颗粒，干燥，整粒，加入挥发油的 β-环糊精包合物，混匀，制成 200g。按每袋重 12g 分装密封，即得。

（3）β-环糊精包合挥发油的方法：取 β-环糊精 2g，加入纯化水 5mL，再加挥发油，研成糊状，低温干燥即得。

（4）功能与主治：疏风散寒。解表清热。用于风寒感冒，头痛发热，恶寒身痛，鼻流清涕，咳嗽咽干。

（5）用法与用量：开水冲服，一次 12g，一日 2 次。

3. 颗粒剂常规质量检查（《中国药典》2015 年版）

（1）粒度：除另有规定外，按照粒度和粒度分布测定法（《中国药典》2015 年版通则 0982 第二法双筛分法）测定，不能通过一号筛与能通过五号筛的总和不得超过 15%。

（2）水分：中药颗粒剂按照水分测定法（《中国药典》2015 年版通则 0832）测定，除另有规定外，水分不得超过 8.0%。

（3）溶化性：除另有规定外，颗粒剂照下述方法检查，溶化性应符合规定。

可溶颗粒检查法：取供试品 10g（中药单剂量包装 1 袋），加热水 200mL，搅拌 5 分钟，立即观察，可溶颗粒应全部溶化或轻微浑浊。

泡腾颗粒检查法：取供试品 3 袋，将内容物分别转移至盛有 200mL 水的烧杯中，水温为 15～25℃，应迅速产生气体而呈泡腾状，5 分钟内颗粒均应完全分散或溶解在水中。颗粒剂按上述方法检查，均不得有异物，中药颗粒还不得有焦屑等异物。

混悬颗粒以及已规定检查溶出度或释放度的颗粒剂可不进行溶化性检查。

取颗粒剂 10g，加入热水 200mL，搅拌 5 分钟，应全部溶化，不得有焦屑等异物。

（4）装量差异：单剂量包装的颗粒剂装量差异限度，应符合表 20－6 规定。

表 20－6　单剂量包装颗粒限度

标示装量	装量差异限度
1.0g 或 1.0g 以下	±10%
1.0g 以上至 1.5g	±8%
1.5g 以上至 6g	±7
6g 以上	±5

检查法：取供试品 10 袋（瓶），除去包装，分别精密称定每袋（瓶）内容物的重量，求出每袋（瓶）内容物的装量与平均装量。每袋（瓶）装量与平均装量相比较 [凡无含量测定的颗粒剂或有标示装量的颗粒剂，每袋（瓶）装量应与标示装量比较]，超出装量差异限度的颗粒剂不得多于 2 袋（瓶），并不得有 1 袋（瓶）超出装量差异限度 1 倍。

凡规定检查含量均匀度的颗粒剂，一般不再进行装量差异检查。

（5）装量：多剂量包装的颗粒剂，按照最低装量检查法（《中国药典》2015 年版通则 0942）检查，应符合规定。

（6）微生物限度：以动物、植物、矿物质来源的非单体成分制成的颗粒剂，生物制品颗粒剂，依照非无菌产品微生物限度检查：微生物计数法（通则 1105）和控制菌检查法（通则 1106）及非无菌药品微生物限度标准（通则 1107）检查，应符合规定。规定检查杂菌的生物制品颗粒剂，可不进行微生物限度检查。

【思考题】

1. 制备颗粒剂时，应注意哪些问题？
2. 颗粒剂通常应进行哪些质量控制项目检查？如何检查？
3. 颗粒剂处方中的挥发性成分，应如何处理？

实验十一 片剂的制备及质量检查

【实验目的】

学习将中草药制备成片剂的方法，掌握中草药片剂的制备特点及工艺过程。

【实验用品】

1. 抗感冒片 黄芩，荆芥，薄荷，板蓝根，95％乙醇。

2. 所需物品 小锅，纱布，烧杯，玻璃棒，滤纸，布氏漏斗，回收装置所需仪器，挥发油提取器，筛子（14 目、60 目），压片机。

【实验指导】

片剂是一种或几种药物与赋形剂混合后加压制成的片状固体制剂。为中草药、化学药品广泛应用的剂型之一。

由于中草药成分复杂，其中除含有效成分外还含有大量无效成分，故制粒之前须进行适当的提取，精制等过程，再按片剂的制备方法制片，药物有效成分的提取一般分以下几种情况。

1. 有效成分已清楚的中草药，可按有效成分性质，选择适当的溶媒和方法进行提取、精制。

2. 含挥发性成分的中草药，可先提取挥发油，必要时再将药渣与其他药材一起煮提、浓缩成稠膏再制粒压片。

3. 有效成分不清楚的中草药，一般可采用水煮、浓缩的方法制成稠浸膏或干浸膏。既保证了药效，又缩小了体积，减小了剂量。

4. 有些药物不易进行提取则可粉碎成细粉，与其他药物混匀后制粒压片。如一些含挥发性成分但不易提取的药物，都可用此法处理。

中草药片剂处方中药物的性质各有不同，所以在制粒压片时存在如下各种不同的具体情况。

1. 全部中草药磨粉制粒 取全部中草药磨成细粉，过 100 目筛混匀，加适量黏合剂，制成适宜软材，过 14～20 目筛制粒，此法简便，适用于剂量小，含多量挥发性成分、遇热易变质的成分。制粒时要选择适宜的黏合剂，一般常用的为 5～10% 的淀粉糊，但当药材中含较多矿物质、纤维性、疏水性成分黏性差时，可改用黏性较强的黏合剂，如糖浆、炼蜜、饴糖等。

2. 稠浸膏和部分药材细粉混合制粒 将处方中部分药材粉碎成细粉，过 100 目筛，或仅筛取部分细粉，将粗渣及其余药材用适当方法提取制成浸膏。两部分混合制成软材，过筛制粒。（一般药粉约为处方量的 10%～30%） 此法须注意根据有效成分及药材本身的性质适当选择细粉与提浸膏的药材。

3. 全浸膏制粒 即将全部药材提取后制粒。含挥发油的药材则可单独提取挥发油加入颗粒中或用 β－环糊精包合等方法包合后在加入颗粒中。此法一般分为两种情况。

（1）将干浸膏粗磨成适宜大小的颗粒，过筛整粒，再加入崩解剂、润滑剂等压片。

（2）将干浸膏全磨成细粉，过 80～100 目筛，加入适量的崩解剂，湿润剂制成软材，过筛制粒。湿颗粒的干燥温度一般在 60～80℃，以防颗粒结块或有效成分破坏。干粒水分含量通常在 2～3% 左右。

压片：片重计算，由于许多中草药片剂其组成的有效成分尚未明确，此时片重计算可根据每批颗粒总量相当于若干单服剂数。求单服剂颗粒重，根据单服剂颗粒重，再决定每服的片数及片重。

$$单服剂颗粒重 = \frac{干颗粒重 + 压片前加辅料重}{单服剂数}$$

$$片重 = \frac{单服剂颗粒重}{单服片数}$$

片剂质量检查：为保证产品的疗效和在储运过程中不损坏变质，除在生产中自始至终保证质量外，对产品还应严格按照药典进行质量检查。检查项目分化学和物理两个方面。化学为主要药物的鉴别和含量测定等，物理为外观、重量差异、硬度、崩解度以及包装等内容。

【实验内容】

1. 抗感冒片的制备

（1）处方：黄芩 125g，荆芥 93.8g，薄荷 93.8g，板蓝根 93.75g。

（2）有效成分的提取：

①黄芩中黄芩苷的提取：取黄芩125g加入适量沸水煎煮，水量没过药面即可（前后两次煎煮水量约8倍、6倍），共煎煮两次，每次煎煮时间分别为一小时、半小时，每次煎液趁热双层纱布过滤，合并二次滤液，趁热以浓盐酸调pH1~2于80℃保温半小时（水浴中保温），趁热过滤，得黄芩苷粗品，于60℃烘干。

②板蓝根有效成分提取：取板蓝根以适量水浸泡后开始煎煮，第一次一小时，第二次一小时，煎煮以双层纱布过滤。合并两次滤液，浓缩至94mL，加95%乙醇使含乙醇量为50%，离心，取其上清液，回收乙醇，于水浴上浓缩至每毫升相当于原生药2.5g，加适量淀粉（约50g）混匀，于60℃以下干燥，备用。

③荆芥、薄荷挥发油的提取：取荆芥、薄荷置于5000mL圆底烧瓶中，加水没过药面，浸泡约4小时，装好挥发油提取器，直火加热提取挥发油，约六小时左右提尽，放出挥发油后，再以少量95%乙醇洗涤提取器，将乙醇洗涤液与挥发油合并，备用。

（3）片剂的制备：

①将板蓝根干浸膏与黄芩苷粗粉分别粉碎过100目筛，反复过80目筛混合均匀。再以75%乙醇为湿润剂制成软材，用16~20目筛制粒，待乙醇挥发完毕后，于60℃烘箱干燥。

②颗粒干燥后过14目筛整粒，加入1%硬脂酸镁混合均匀。

③压片前将颗粒过60目筛，于细粉中加入荆芥、薄荷挥发油（以10mL 95%乙醇溶解）混合均匀后，计算片重，压片。

（4）功能与主治：主治风热感冒。

（5）用法与用量：口服，1次4片，1日3次。

2. 银黄片的制备

（1）处方：金银花提取物250g，黄芩提取物100g，淀粉适量，硬脂酸镁5g。

（2）制法：以上2味药物提取物，加淀粉适量混匀，以70%的乙醇制粒，过40目筛2次，干燥，加入硬脂酸镁混匀，压片，片重0.3g，即得。

①金银花的提取：取金银花分别加水10倍、7倍煎煮两次，第一次1小时，第二次45分钟。滤取药液。滤液以石灰乳调pH至10~12，静置，滤取沉淀，加水及硫酸适量，调节pH至6~7，搅匀，滤过，滤液浓缩至稠膏状，干燥，即得。

②黄芩的提取：取黄芩分别加水8倍、6倍煎煮两次，每次一小时。滤取药液。药液加硫酸调节pH至2，静置，滤取沉淀，用乙醇适量洗涤后，干燥，即得。

（3）功能与主治：清热解毒，抗菌消炎。用于急、慢性扁桃体炎，上呼吸道感染等。

（4）用法与用量：口服，1次2~4片，1日4次。

【质量检查】

《中国药典》2015年版四部通则第4页。

1. 外观 应光洁美观、边缘完整，色泽均匀，无斑点异物。

2. 重量差异 取供试品20片，精密称定总重量，求得平均片重后，再分别精密称定每片的重量，每片重量与平均片重比较（凡无含量测定的片剂或有标示片重的中药片剂，每片重量应与标示片重比较），按规定，超出重量差异限度的不得多于 2 片，并不得有 1 片超出限度 1 倍。

糖衣片的片芯应检查重量差异并符合规定，包糖衣后不再检查重量差异。薄膜衣片应在包薄膜衣后检查重量差异并符合规定。凡规定检查含量均匀度的片剂，一般不再进行重量差异检查。见表 20 – 7。

表 20 – 7 《中国药典》2015 年版规定的差异限度表

平均片重或标示片重	重量差异限度
0.3g 以下	±7.5%
0.3g 或 0.3g 以上	±5.0%

3. 硬度 将药片纵向夹在硬度测定器上测定硬度的卡钳中，开动马达，片子碎裂时指示的千克数值，即为此片子的硬度。测 5 片取平均值。（通常将药片置中指和食指间，以拇指轻压，根据药片的抗压程度，判定它的硬度。）

4. 崩解时限 《中国药典》2015 年版四部通则第 4 页，除另有规定外，按照崩解时限检查法（通则 0921）检查，应符合规定。

取药片 6 片，置于崩解仪玻璃管中，调节水浴的温度 37 ±1℃），按规定的速度和范围上下移动，除另有规定外，各片均应在规定时间内崩解，碎粒应通过筛网，如有部分颗粒不能通过时，请按上法另取 6 片药放入玻璃管内，并放入挡板，重新试验，结果应符合规定。

凡规定检查溶出度、释放度的片剂，一般不再进行崩解时限检查。见表 20 – 8。

表 20 – 8 《中国药典》2015 年版规定各种片剂崩解时限表

片名	崩解时限（分钟）
全粉片	30
浸膏片	60
半浸膏片	60
糖衣片	60
薄膜片	60

【思考题】

所做的片剂是否合格，若不合格试分析原因。

实验十二 膜剂的制备

【实验目的】

学习以聚乙烯醇（PVA）为膜材料制备膜剂的方法。

【实验用品】

1. 养阴生肌膜的制备　聚乙烯醇（17～88），养阴生肌散，甘油，吐温-80，纯化水。

2. 所用物品　玻璃板20cm×20cm，表面皿，三角瓶，小烧杯（200mL），水浴锅（火，小锅），研钵，天平。

【实验指导】

药物与成膜材料溶液混合，经加工制成的膜状的制剂称之为膜剂。膜剂是由药物、成膜材料、增塑剂、表面活性剂、填料、色素等组成。根据药物在膜剂中的存在状态，可分两种基本组成方法。

1. 药物均匀地混合在膜材料中制得的一般膜剂。

2. 药物外表面覆控制膜的恒释膜剂。药物必须通过控制膜释放，可保持恒定的释药速率，此为长效制剂。

膜剂的制备工艺流程大体有以下两种。

1. 成膜材料浆液配制→加入药物、着色剂等（搅拌混匀）→脱泡→涂膜→含量测定→分剂量，包装。

2. 成膜材料浆液配制→成膜→涂上药物或控释膜部分→含量测定，分剂量包装。

【实验内容】

1. 养阴生肌膜的制备

（1）处方：聚乙烯醇（17～88）5g，养阴生肌散1g，甘油1mL，吐温-80 5滴，纯化水50mL。

（2）制法：将聚乙烯醇以85%乙醇浸泡48小时后过滤，除去滤液，60℃烘干，备用。将泡过的聚乙烯醇置于200mL蒸发皿中，加入纯化水于水浴上加热使溶解，浆液自然冷却至60℃以下。另取养阴生肌散于乳钵中研细并加入吐温-80、甘油及适量纯化水研磨混匀，逐渐混入聚乙烯醇浆液中，搅拌均匀后脱泡，涂于用75%乙醇消毒并以液体石蜡擦过的玻璃板上，厚度为0.02～0.15mm，待薄膜自然干燥后裁成1.5cm的小块，包装。

（3）用途：复发性口腔溃疡及疱疹性口腔炎。

（4）用法：贴于口腔患处。

【思考题】

请写出养阴生肌膜处方中各成分的作用。

实验十三　微囊的制备

【实验目的】

学习用复凝聚法制备微型胶囊的方法，了解微型胶囊在增加稳定性方面的应用。

【实验用品】

1. 试剂　薄荷油，阿拉伯胶，A 型明胶，37% 甲醛溶液，10% 醋酸溶液，20% 氢氧化钠溶液。

2. 所需物品　显微镜，水浴锅，乳钵，烧杯（1000mL），普通天平，14 目筛，布氏漏斗，电磁搅拌器。

【实验指导】

微型胶囊是一种新剂型，包囊操作是一种新工艺。微型胶囊的制法很多，可根据药物性质及制备条件不同而加以选择，其中复凝聚法应用较广。基本原理是：亲水胶体是带有电荷的，当两种不同电荷的亲水胶体相遇时，则由电荷中和而产生沉淀。如阿拉伯胶带负电荷，A 型明胶的 pH 在等电点以上带负电荷，在等电点以下带正电荷，将药物先与阿拉伯胶溶液制成乳剂（内相为油，外相为水，阿拉伯胶为乳化剂，分散于两相界面间）。在 40～60℃ 温度下与等量明胶溶液混合，此时由于明胶带少量正电荷，并不发生凝聚现象，当用醋酸调 pH 至 4.5 时，则明胶带正电荷最多，与带负电荷的阿拉伯胶产生凝聚作用，而在药物周围包成微囊。但这时的微囊比较软，降低温度使达到胶凝点以下，由于胶凝而成为较硬的微囊。再加入甲醛，使形成甲醛明胶而使囊膜固化，在降温过程应不断搅拌，以防止微囊粘连，搅拌速度应适中，以防止微囊变形，最后用 NaOH 溶液调 pH 至 7～8，以中和除去酸性，并使囊膜固化较好。

【实验内容】

1. 薄荷油微囊的制备

（1）处方：薄荷油 3g（3.3mL），阿拉伯胶 4g，A 型明胶 3g，37% 甲醛 2.5mL，10% 醋酸溶液适量，20% 氢氧化钠溶液适量。

（2）制法：取阿拉伯胶 3g 溶于 100mL 纯化水中，得 3% 阿拉伯胶溶液备用。另取阿拉伯胶粉 1g 在乳钵中研细，加薄荷油 3g（3.3mL）研匀，加水 4.0mL，顺同一方向研磨制成初乳后逐渐加入 3% 阿拉伯胶溶液混匀，于显微镜下观察是否乳化完全，并记录结果。将此液转入 1000mL 烧杯中，置 50℃ 恒温水浴中恒温，另取 3% 明胶溶液 100mL，预热至 50℃ 左右，在搅拌下将此明胶溶液加入 1000mL 烧杯中，用 10% 醋酸调 pH 至 4.1，于显微镜下见许多油粒外面有一层薄薄的膜，即已成微囊。在不断搅拌下加入原体积 2 倍量的 30～40℃ 的纯化水，自然降温至 28℃ 左右，再在冰水浴中降温至 10℃ 以下，加 2.5mL 甲醛，继续搅拌 15～30 分钟，以 20% 氢氧化钠溶液调 pH 至 8～9，继续搅拌 30 分钟，除去上面悬浮的泡沫，过滤，用水洗至无甲醛味即可。抽干，加入 6% 淀粉，过 14 目筛，于 50℃烘干，称重。

【思考题】

做好本实验的关键是什么？在操作中应如何注意？

实验十四　药剂的稳定性加速试验

【实验目的】

1. 掌握应用恒温加速试验法预测制剂有效期的方法。

2. 熟悉制剂稳定性考核的项目和方法。

【实验指导】

1. 稳定性试验方法主要有比较试验法、留样观察法和加速试验法等。比较试验法一般常用于制剂处方组成和工艺设计，而对制剂成品有效期的预测多采用留样观察法和加速试验法单独或综合考察。

2. 稳定性试验一般应选择在一定条件（温度、光照、湿度）下制剂中不稳定的活性成分或指标成分作为考核指标。测定方法应灵敏、准确，能反映加速试验过程中指标成分的浓度（含量）变化，进而反映制剂的稳定性。

3. 应用化学动力学原理对制剂的稳定性进行加速试验，具体方法有经典恒温法、简便法、台阶型高温法及经验法等。经典恒温法的理论依据是 Arrhenius 指数定律。实验步骤是：①加速试验；②确定反应级数；③求各试验温度的 K 值；④以 $\lg K$ 对 $1/T$ 作图或作线性回归；⑤求室温（20℃或 25℃）时的 K 值；⑥求室温时的有效期 $t_{0.9}$。

【实验内容】

1. 小柴胡汤口服液稳定性恒温加速试验

（1）试验仪器与药物：薄层扫描仪，电热恒温水浴，硅胶 G 高效薄层板（10 × 10cm），微量进样器；黄芩苷，小柴胡汤口服液。试剂均为 AR 级。

（2）试液的制备

①对照品溶液：精密称取黄芩苷 1.0mg，置于 1mL 容量瓶中，加甲醇适量，水浴加热溶解，冷至室温，再加入甲醇至刻度，摇匀备用。

②样品溶液：精密取样品 0.5mL，置于 10mL 离心管内，加甲醇 0.5mL，摇匀，离心 10 分钟（3000r/min），取出，密塞，上清液备用。

（3）实验条件：采用薄层扫描法。

①仪器参数：反射式锯齿扫描，$\lambda_S = 280\,nm$，$\lambda_R = 307\,nm$，狭缝 $1.0 \times 1.0\,mm$，

$S_X = 3$。

②薄层条件：硅胶 G 高效薄层板，展开剂为正戊醇 – 甲醇 – 甲酸 – 水 ＝（7：2：1：1）。

③样品分析：精密吸取对照品液（2μL、3μL）、样品液（1μL），同时交叉点样于同一薄层板，展开，取出，加热除去溶剂，扫描测定，外标法计算含量。

（4）实验步骤及计算

①将 4 个恒温水浴的湿度分别调为：70 ±1℃，80 ±1℃，90 ±1℃，100 ±1℃。将小柴胡汤口服液分成 4 组，分别放入上述 4 个恒温水浴中，定时取样，迅速流水冷却终止反应，取样品液 0.5mL，按上述方法处理，扫描测定含量，见表 20 – 9。

表 20 – 9　实验报告记录格式

温度	T（h）	0	16	48	96
70 ±1℃	A				
	C（μg/μL）				
	C'（$C/C_0 \times 100\%$）	100			
	lg$C$	2			

温度	T（h）	0	16	20	24
80 ±1℃	A				
	C（μg/μL）				
	C'（$C/C_0 \times 100\%$）	100			
	lg$C$	2			

温度	T（h）	0	14	18	24
90 ±1℃	A				
	C（μg/μL）				
	C'（$C/C_0 \times 100\%$）	100			
	lg$C$	2			

温度	T（h）	0	2	4	6	8	10
100 ±1℃	A						
	C（μg/μL）						
	C'（$C/C_0 \times 100\%$）	100					
	lg$C$	2					

②以 lg［$C\%$］对 T 作图。

③计算：根据 $K = \dfrac{2.303}{T \cdot \lg C_0/C}$ 求出各温度下反应速度常数 K。

以 lg$K$ 对 $1/T$ 作图，将直线外推至室温，得 lg$K_{25℃}$，查反对数表得 $K_{25℃}$。根据公式

$T_{0.9} = 0.105/K$ 即可求出室温下该药物有效期。

2. 维生素 C 注射液稳定性恒温加速试验

（1）试验方法

①含量测定方法：精密量取维生素 C 注射液 2mL，加新鲜煮沸过的纯化水 85mL，丙酮 2mL，摇匀，放置 5 分钟，加稀醋酸 4mL，淀粉指示液 1mL，用 0.1mol/L 碘液滴定，至溶液呈蓝色并持续 30 秒钟不退。记下消耗碘液的毫升数（每毫升碘液相当于维生素 C 8.806mg）。

②加速试验：将同一批号的维生素 C 注射液样品分别置 4 个不同温度的恒温水浴中，温度和取样时间见表 25 - 10。当水浴温度为设置温度时，即投入维生素 C 注射液，待药液与水浴温度相等时，可取出数支立即冷却，并按①法进行含量测定，作为起始浓度 C_0。剩余安瓿继续恒温至规定时间，取出立即冷却，并测定其含量，记作 C_i，每个温度测定 5 次。

（2）实验数据处理

①记录含量测定时消耗碘液的毫升数，以不同温度下未经加热的样品所消耗碘液的毫升数（即初始浓度）为 100% 相对浓度，各温度下经加热样品所消耗碘液的毫升数与其相比求得各自的相对百分浓度。数据记录于表 25 - 10 中。

②求各试验温度下维生素 C 氧化降解的速度常数 K。

回归法：将不同温度各加热时间（x）与其所对应的样品相对百分浓度（y）回归，得各温度下的回归方程、直线截距、斜率（b）、相关系数（r），并可求得各温度的降解速度常数：

$$K = -2.303b$$

图解法：以不同温度各加热时间（x）为横坐标，其所对应的样品相对百分浓度（y）为纵坐标，作图得一直线，由斜率 b 值即可求得各温度的 K 值。

③求维生素 C 氧化降解反应的活化能（E_a）和频率因子（A）。

以 $1/T \times 10^3$ 为横坐标，$\lg K$ 为纵坐标作图，求出截距、斜率（b）、相关系数（r）。频率因子 A 即为直线截距的反对数。维生素 C 氧化降解反应的活化能：$E_a = -2.303bR$（R 为气体常数，b 为直线斜率）。

④求室温（25℃）时维生素 C 的氧化降解速度常数 K。

由公式 $\lg K_{25℃} = -\dfrac{E_a}{2.303R} \cdot \dfrac{1}{T} + \lg A$ 可求得 $K_{25℃}$，亦可将 $\lg K - 1/T$ 图中的直线外延至室温求得。

⑤求室温时的 $T_{0.9}$。

由公式 $T_{0.9} = 0.1054/K_{25℃}$，即可求得室温 25℃ 时分解 10% 需要的时间。结果记录于表 20 - 10。

表 20 – 10 维生素 C 注射液加速试验数据

温度（℃）	取样时间（h）	消耗碘液数（mL）	相对浓度 C（%）	对数浓度 lgC	回归结果	
60					回归方程	
					相关系数 r	
					速度常数 K	
70					回归方程	
					相关系数 r	
					速度常数 K	
80					回归方程	
					相关系数 r	
					速度常数 K	
90					回归方程	
					相关系数 r	
					速度常数 K	

3. 青霉素 G 钾盐水溶液的稳定性试验

（1）实验目的

①初步了解用化学动力学测定药物稳定性的方法。

②掌握恒温加速实验预测药物制剂贮存期或有效期的方法（经典恒温法）。

（2）实验用品

①青霉素钾盐，醋酸缓冲液（pH4），枸橼酸磷酸氢二钠缓冲液（pH4），1mol/L NaOH 溶液，1mol/L 盐酸溶液，0.01mol/L 硫代硫酸钠溶液，0.01mol/L 碘液，淀粉溶液。

②恒温水浴锅，天平，碘量瓶，滴定瓶，移液管（5mL），容量瓶（100mL）。

（3）实验指导：青霉素 G 钾盐在水溶液中迅速破坏，残余未被破坏的青霉素 G 钾盐可用碘量法测定，即先经碱处理生成青霉酸，后者可被碘氧化，过量的碘则用硫代硫酸钠溶液回滴，反应方程式如下：

随着青霉素 G 钾盐溶液放置时间的增长，主药分解越来越多，残余未破坏的青霉素 G 钾盐越来越少，故碘液消耗量也相应减少，根据碘液消耗量（mL）的对数对时间作图，得到一条直线，表明青霉素 G 钾盐溶液的破坏为一级反应，因为这个反应与 pH 值有关，故实际上是一个伪一级反应。

一级反应的速度方程式如下。

$$\lg C = -\frac{K}{2.303} \cdot t + \lg C_0$$

设 C 为 t 时间尚未分解的青霉素 G 钾盐的浓度；C_0 为初浓度；K 为反应速度常数。

（4）实验内容

精密称取青霉素 G 钾盐 70mg，置 100mL 干燥容量瓶中，用 pH = 4 的缓冲液（枸橼酸 - 磷酸氢二钠缓冲液）定容，将此容量瓶置恒温水浴中，立即用 5mL 移液管移取该溶液 2 份，每份 5.00mL，分别置于两个碘量瓶中（一份为可检品，另一份为空白），并同时以该时刻为零时刻记录取样时间，以后每隔一定时间取样一次，方法和数量同上。

每次取样后，立即按下法进行含量测定。

向盛有 5.00mL 检品的碘量瓶中加入 1mol/L 的 NaOH 溶液 5mL，放置 15 分钟，使充分反应后，加入 1mol/L 的盐酸溶液 5mL，醋酸缓冲液（pH = 4.5）10mL，摇匀，精密加入 0.01N 碘液 10.00mL，在暗处放置 15 分钟，立即用 N/100 硫代酸钠溶液回滴，以淀粉液为指示剂，至蓝色消失，消耗硫代硫酸钠溶液的量记录为 b。

向盛有 5.00mL 空白的另一个碘量瓶中加 pH = 4.5 醋酸缓冲溶液 10mL，精密加入 0.01N 碘液 10.00mL，放置 1 分钟，用 0.01N 硫代硫酸钠溶液回滴，消耗硫代硫酸钠溶液的量记录为 a，"$a - b$" 即为实际消耗碘液量。

实验温度选择 30℃、35℃、40℃、45℃ 四个温度，取样时间应视温度而定，温度高取样间隔宜短，一般实验温度为 30℃，两次取样间隔 60 分钟；实验温度为 35℃，间隔时间 30 分钟；实验温度 40℃，间隔时间 20 分钟；实验温度 45℃，间隔时间为 15 分钟。

（5）实验数据处理

①将实验所得 a、b、$a - b$ 数据，按实验温度及取样时间填入下列各表中，并用回

归法计算出各温度 lg $(a-b)$ 对 t 作图的直线斜率 m，进一步求出各温度的反应速度常数 K 值再计算出 $t_{0.5}$、$t_{0.9}$。

在一级反应中 $t_{0.5}$、$t_{0.9}$ 与反应速度常数的关系是：

$$t_{0.5} = 0.693/K, \quad t_{0.9} = 0.1054/K$$

②根据 Arrhenius 方程

$$\lg K = -E/2.303R \cdot (1/T) + \lg A$$

以 $\lg K$ 对 $1/T$ 回归可求得 $\lg A$ 及 $-E/2.303R$ 的值。将 $T = 298$ 代入上式，即可求得室温（25℃）时的 K 值，再计算得室温（25℃）时 $t_{0.5}$ 及 $t_{0.9}$。

（6）数据记录

m 为 lg $(a-b)$ 对 t 作图的直线斜率，K 为该温度下的反应速度常数，$\lg K$ 为反应速度常数的对数，$t_{0.5}$ 为药物在该温度下的半衰期，T 为实验温度（绝对温度），$1/T$ 为该温度的倒数。结果记录于表 20 - 11，表 20 - 12，表 20 - 13，表 20 - 14。

表 20 - 11   实验报告记录格式

实验 温度 （30℃）	取样时间（分钟）	0	60	120	180	240
	a（mL）					
	b（mL）					
	$a - b$（mL）					
	lg $(a-b)$					
$m =$	$K =$			$\lg K =$		
$t_{0.5} =$	$T =$			$1/T =$		

表 20 - 12   实验报告记录格式

实验 温度 （35℃）	取样时间（分钟）	0	30	60	90	120
	a（mL）					
	b（mL）					
	$a - b$（mL）					
	lg $(a-b)$					
$m =$	$K =$			$\lg K =$		
$t_{0.5} =$	$T =$			$1/T =$		

表 20 - 13   实验报告记录格式

实验 温度 （40℃）	取样时间（分钟）	0	20	40	60	80
	a（mL）					
	b（mL）					
	$a - b$（mL）					
	lg $(a-b)$					
$m =$	$K =$			$\lg K =$		
$t_{0.5} =$	$T =$			$1/T =$		

表 20 – 14 实验报告记录格式

	取样时间（分钟）	0	15	30	45	60
实验 温度 （45℃）	a（mL）					
	b（mL）					
	$a - b$（mL）					
	lg $(a - b)$					
$m =$		$K =$		lg$K =$		
$t_{0.5} =$		$T =$		$1/T =$		

【思考题】

1. 药物制剂稳定性研究的范围是什么？
2. 留样观察法、加速实验法各有何特点？影响本次实验结果的操作关键有哪些？

第二十一章 生物药剂学与药物动力学实验 ▷▷▷▷

实验一 片剂溶出度实验

【实验目的】

1. 掌握片剂溶出度测定方法及数据处理方法。
2. 了解溶出度测定的重要意义及其应用。

【实验用品】

电子天平，智能溶出仪，紫外分光光度计，容量瓶（50mL、1000mL），烧杯（50mL、100mL、200mL、500mL），研钵，玻璃棒，移液管（1mL、5mL），吸耳球，微孔滤膜过滤器，水浴箱，普通坐标纸、威布尔概率纸。

对乙酰氨基酚片（0.3g/片或0.5g/片），稀盐酸（1mol/L），氢氧化钠，纯化水等。

【实验内容】

（一）测出比较法的 A 值，用 A_W 表示，作为对照品

取对乙酰氨基酚片剂 10 片，精密称定，计算平均片重 W，将称定的药片研细，再精密称取相当于 W 的量，加约 600mL 溶出介质（稀盐酸 24mL 加水至 1000mL），水浴（40~50℃）中搅拌溶解，冷至室温，移入 1000mL 容量瓶中，加入介质至足量，摇匀，过滤，精密吸取滤液 1mL 置 50mL 容量瓶中，加入 0.04% NaOH 溶液稀释至 50mL，摇匀，按照分光光度法（《中国药典》2015 年版），在 257nm 的波长处测定吸收度 A 值，用 A_W 表示。

（二）对乙酰氨基酚片溶出度的测定

1. 仪器准备 第一法篮法。

（1）转篮：分篮体与篮轴两部分，均为不锈钢或其他惰性材料制成，其形状尺寸如图 21-1 所示。篮体 A 由方孔筛网（丝径为 0.28mm ± 0.03mm，网孔为 0.40mm ± 0.04mm）制成，呈圆柱形，转篮内径为 20.2mm ± 1.0mm，上下两端都有封边。篮轴 B 的直径为 9.75mm ± 0.35mm，轴的末端连一圆盘，作为转篮的盖；盖上有一通气孔（孔径为 2.0mm ± 0.5mm）；盖边系两层，上层直径与转篮外径相同，下层直径与转篮内径

相同；盖上的 3 个弹簧片与中心呈 120°。

（2）溶出杯：一般由硬质玻璃或其他惰性材料制成的底部为半球形的 1000mL 杯状容器，内径为 102mm ± 4mm（圆柱部分内径最大值和内径最小值之差不得大于 0.5mm），高为 185mm ±25mm；溶出杯配有适宜的盖子，盖上有适当的孔，中心孔为篮轴的位置，其他孔供取样或测量温度用。溶出杯置恒温水浴或其他适当的加热装置中。

（3）篮轴：与电动机相连，由速度调节装置控制电动机的转速，使篮轴的转速在各品种项下规定转速的 ±4% 范围之内。运转时整套装置应保持平稳，均不能产生明显的晃动或振动（包括装置所处的环境）。转篮旋转时，篮轴与溶出杯的垂直轴在任一点的偏离均不得大于 2mm，转篮下缘的摆动幅度不得偏离轴心 1.0mm。

第二法桨法。

除将转篮换成搅拌桨外，其他装置和要求与第一法相同。搅拌桨的下端及桨叶部分可涂适当的惰性材料（如聚四氟乙烯），其形状尺寸如图 21 - 2 所示。桨杆对度（即将轴左侧距桨叶左边缘距离与桨轴右侧距桨叶右边缘距离之差）不得超过 0.5mm，桨轴和桨叶垂直度 90° ±0.2%。桨杆旋转时，桨轴与溶出杯的垂直轴在任一点的偏差均不得大于 2mm；搅拌桨旋转时，A、B 两点的摆动幅度不得超过 0.5mm。

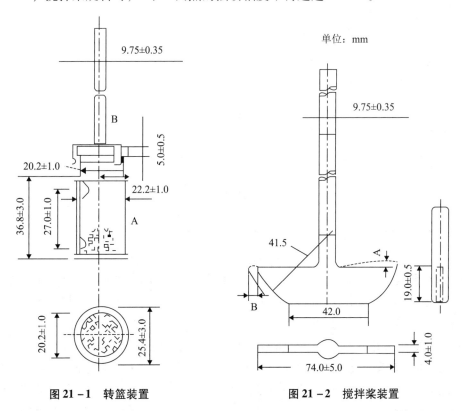

图 21 - 1 转篮装置　　　　　图 21 - 2 搅拌桨装置

2. 测定方法 溶出介质配制：取 24mL 稀盐酸（1mol/L）加纯化水稀释至 1000mL。

普通制剂测定前，应对仪器装置进行必要的调试，使转篮或桨叶底部距溶出杯的内底部 25mm ±2mm。分别量取溶出介质置各溶出杯内，实际量取的体积与规定体积的偏

差应在 ±1% 范围之内，待溶出介质温度恒定在 37 ± 0.5℃后即可开始实验。

将精密称定的对乙酰氨基酚片 1 片（质量 W）放在转篮内，调节转篮转速为 100r/min，以溶出介质接触药片时为零时刻开始计时。分别在 2、5、10、15、20、30 分钟定时取样，取样位置固定在转篮上端液面中间、距离杯壁 1cm 处，每次取样 5mL（同时从补液杯中取 5mL 空白溶液进行补充），取出的样品立即用适当的微孔滤膜滤过（自取样至滤过应在 30 秒内完成）。吸取滤液 1.00mL，用 0.04% NaOH 溶液稀释定容至 50mL，摇匀，在 250nm 处测定吸收度 A 值，用 A_S 表示。

3. 注意事项

（1）对所用的溶出度测定仪，应预先检查其是否运转正常，并检查温度的控制、转速等是否精确，升降转篮是否灵活等。

（2）溶出方法分转篮法、桨法和小杯法三种。本实验选用转篮法，转篮的尺寸和结构应符合药典规定。

（3）每次取出样品液后，应同时补充相同体积的空白溶液。

（4）根据《中国药典》2015 年版规定，应同时测定 6 片的溶出度，鉴于实验时间限制，每实验组仅要求完成 1 片的测试。

（三）测定结果与数据处理

1. 测定结果记录

实验数据记录于表 21 - 1。

表 21 - 1 对乙酰氨基酚吸光度测定结果

标号	1	2	3	4	5	6
取样时间（分钟）	2	5	10	15	20	30
A_S						
A_W						
累计溶出度						

$$累计溶出度（\%）= A_S/A_W$$

2. 用普通坐标纸作图求 t_{50} 以累计溶出百分比对溶出时间逐一描点，用图估法拟合平滑曲线，在累计溶出百分比 50% 处引一条与时间轴平行的直线，与溶出曲线相交于 A 点，在 A 点向 t 轴引垂线交于 t_1，此 t_1 即为 t_{50}，此值供方差分析用。

3. 用威布尔分布概率求 t_{50}、t_d 和 m 三个参数 从上面所作溶出曲线所见，累计溶出百分比对相应时间各数据在一般直角坐标纸上作图，并不成直线关系，但可将累计溶出百分比与时间的关系看作统计学上的概率分布函数，用威布尔概率纸使之直线化，从图上即可极为方便地找到 t_{50}（溶解 50% 所需时间）、t_d（溶解 63.2% 所需时间）及 m（斜率）三个参数。在威布尔概率纸作图的基本步骤如下。

（1）以 F（t）尺代替累计溶出百分比，t 尺为释放时间，用原数据描点，若各点基本上呈直线分布，则可直接拟合一条直线，尤其注意照顾 F（t）在 30% 至 70% 范围内的点，使之优先贴近该直线。

（2）若各点排布呈曲线状，则沿曲线趋势延伸，与 t 尺交点的数值作为 α 的初步估计值，以 F（t）对 $t-\alpha$ 再作图，若所得各点的排列接近直线，则拟合成直线，若 F（t）对 $t-\alpha$ 作图仍为一曲线，则可用类似的方法反复修改，直至作得一直线为止。

（3）在 F（t）对 t［或 F（t）对 $t-\alpha$］所作图上拟合一直线，有 $X=1$ 和 Y 轴的交点（称 m 点）作该直线的平行线，该平行线和 Y 轴交点在 Y 尺上投影点的读数即为 m 值（取绝对值）。

（4）所拟合的直线与 X 轴的交点在 t 尺上投影点的读数即为 $\eta=\beta/m$ 的估计数，本实验中称为 t_d 值（溶出 63.2% 所需时间）；与溶出 50% 的交点在 t 尺上的投影点的读数即为 t_{50}。

（5）用威布尔概率纸求出 t_{50}、t_d 和 m 三个参数后，可利用方差分析，相关与回归分析的数理统计法来评定同类产品不同批号或不同厂家的片剂质量；另外，还可以评定同一产品体内、体外的相关程度。

4. 用溶出参数做方差分析　将两个批号共 8 片，按本实验方法测得的累计溶出百分比共 8 组数据，经威布尔概率纸作图得 8 条直线，由图中求出 t_{50}、t_d 和 m 值，将所得参数列表如下，供方差分析用。

【思考题】

1. 检查固体制剂的溶出度有何意义？
2. 哪些种类的制剂需检查溶出度？

实验二　对乙酰胺氨基酚血管外给药的药物动力学研究

【实验目的】

1. 通过本实验，掌握生物样品分析方法的基本要求。
2. 掌握对乙酰氨基酚（APAP）的血药浓度测定方法及有关参数的计算。

【实验用品】

对乙酰氨基酚注射剂、对乙酰氨基酚标准品、肝素钠试管、移液枪、离心机、高效液相、万分之一电子天平、家兔、兔笼、注射器（2.5mL）、微孔滤膜过滤器、棉球、10mL 容量瓶、100mL 容量瓶等。

【实验原理】

生物利用度是指药物吸收进入体循环的程度和速度，是评价药物制体内质量的重要指标。在制剂的研发以及临床用药时经常测定制剂的绝对生物利用度或相对生物利用度。

在评价生物利用度的参数中，绝对生物利用度常用血药浓度 – 时间曲线下面积（AUC）或尿药排泄总量（X_u^∞）的相对比值（F）反映吸收程度；相对生物利用度则常用 AUC 或 X_u^∞ 的相对比值（F）反映吸收程度，用血药浓度达峰时间、峰浓度或 k_a 反映吸收速度。

本实验以对乙酰氨基酚为模型药物，测定 APAP 在家兔体内的药物动力学参数与相对生物利用度。

【实验内容】

（一）HPLC 条件及方法学考察

1. 色谱条件　色谱柱：ODS C_{18} 柱，460×250mm，5m；流动相：甲醇 – 乙酸铵溶液（0.05mol/L）= 10：90；检测波长：245nm；流速：1.0mL/min；进样量：20μL。

2. 溶液制备

（1）APAP 标准品溶液：精密成定 APAP 0.1g，以流动相作溶剂配成 APAP 标准品储备液至 10mL，取其 0.50mL，流动相稀释至 10mL，混匀，过滤，得标准品溶液。

（2）样品溶液：家兔称重，以剂量为 100mg/kg 肌肉注射 APAP，30 分钟后自耳缘静脉取血至肝素化试管中，3000rpm 离心 10 分钟，取血浆 0.20mL，加 1.80mL 流动相稀释，混匀，0.22 μm 微孔滤膜过滤（下同），作供试品溶液。

（3）阴性对照溶液：精密取纯化水 0.50mL，加空白血浆 1.00mL，流动相稀释至 10mL，混匀，过滤，作为阴性对照溶液。

3. 系统适用性考察　分别取 APAP 标准品溶液、供试品溶液、阴性对照液，按照色谱条件检测，目的是验证该方法测定家兔给药后 APAP 血药浓度的可靠性、精确性、灵敏性、稳定性。

4. 标准曲线　量取 APAP 标准品储备液 1.00mL 稀释 20 倍，过滤，分别进样 10、20、30、40、50μL，测定各进样量的 APAP 峰面积，以峰面积（y）对浓度（x）进行线性回归，制作标准曲线。

（二）家兔给药方法、血浆取样及样品处理方法

家兔（雌兔应未孕）称重，肌肉注射给对乙酰氨基酚注射剂 100mg/kg。分别于给药前、给药后 10 分钟、20 分钟、30 分钟、60 分钟、90 分钟、2 小时、3 小时、4 小时、5 小时、7 小时耳缘静脉取血约 1.0mL 至肝素化 EP 管中。取样周期中，家兔自由进水进食。各血样经 3000rpm 离心 10 分钟，取上层血浆 0.20mL，加 1.80mL 流动相稀释，混匀，0.22μm 微孔滤膜过滤，测定 APAP 的含量。

（三）结果记录

1. 求出回归方程，计算相关系数，即得对乙酰氨基酚的标准曲线（回归方程）。结果记录于表 21 – 2。

表 21 - 2　对乙酰氨基酚标准曲线结果

进样量（μL）	2.5	5.0	10.0	15.0	20.0	25.0
浓度（μg/mL）						
AUC						

2. 记录对乙酰氨基酚注射给药后血药浓度检测结果，并计算血药浓度。测定结果记录于表 21 - 3，计算结果记录于表 21 - 4。

表 21 - 3　记录对乙酰氨基酚注射给药后血药浓度检测结果

家兔体重：　　　　　　　　　　　　　　　　　　　　　　　给药剂量：

序号	1	2	3	4	5	6	7	8	9	10
T（h）	0.17	0.33	0.5	1	1.5	2	3	4	5	7
AUC										
C（μg/mL）										
lg*C*										

表 21 - 4　对乙酰氨基酚注射给药后血药浓度计算

时间 *T*（h）	血药浓度 *C*（μg/mL）	尾段直线相外推线浓度的对数（lg$C_{外推}$）	外推线浓度（$C_{外推}$）	残数浓度（μg/mL）$C_残 = C_{外推} - C$	残数浓度的对数 lg$C_残$
0.17					
0.33					
0.5					
1					
1.5					
2					
3					
4					
5					
7					

尾段直线相斜率 =　　　　　　　　　　　　　　k =

残数斜率 =　　　　　　　　　　　　　　　　　k_a =

（四）数据处理

1. 以血药浓度（μg/mL）为纵坐标，时间为横坐标，作吸收曲线图（血药浓度 - 时间曲线）。

2. 以血药浓度（μg/mL）的对数对时间作血药浓度 - 时间的半对数图，从图中求出消除速度常数 k，再用残数法求出吸收速度常数 k_a。

3. 提取参数（$t_{1/2吸收}$、$t_{1/2消除}$、t_p、C_p）

（1）吸收半衰期：

$$t_{1/2吸收} = 0.693/k_a$$

（2）消除半衰期：

$$t_{1/2消除} = 0.693/k$$

（3）血药浓度 – 时间曲线下的总面积（$AUC_{0-\infty}$）

（4）达峰时间（t_p）：根据 k_a 及 K 求出达峰时间 t_p。

（五）注意事项

1. 家兔的持法，不能揪耳朵，抓背部的皮，然后托它的身体后部。耳缘静脉取血时，先从远心端开始，然后逐次向近心端推进。

2. 定量取血浆时，注意吸取速度，避免气泡混入，以保证取量准确。

【思考题】

1. 血药浓度法求算药物动力学参数的原理？

2. 血药浓度法测定药物动力学参数的要求？